陈安民
临床经验撷英

石　琳　　冯　磊◎主编

世界图书出版公司

图书在版编目（CIP）数据

陈安民临床经验撷英 / 石琳 , 冯磊主编 . -- 北京：
世界图书出版公司 , 2019.6
ISBN 978-7-5192-6337-9

Ⅰ . ①陈… Ⅱ . ①石… ②冯… Ⅲ . ①中医临床—经
验—中国—现代 Ⅳ . ① R249.7

中国版本图书馆 CIP 数据核字 (2019) 第 105428 号

书　　　名	陈安民临床经验撷英	
（汉语拼音）	CHEN AN MIN LINCHUANG JINGYAN XIEYING	
主　　　编	石　琳　冯　磊	
总　策　划	吴　迪	
责 任 编 辑	韩　捷	
装 帧 设 计	包　莹　杨丽杰	
出 版 发 行	世界图书出版公司长春有限公司	
地　　　址	吉林省长春市春城大街 789 号	
邮　　　编	130062	
电　　　话	0431-86805551（发行）　0431-86805562（编辑）	
网　　　址	http：//www.wpcdb.com.cn	
邮　　　箱	DBSJ@163.com	
经　　　销	各地新华书店	
印　　　刷	农安县胜达印刷厂	
开　　　本	787 mm×1092 mm　1/16	
印　　　张	22.5	
字　　　数	299 千字	
印　　　数	1—3 000	
版　　　次	2019 年 10 月第 1 版　　2019 年 10 月第 1 次印刷	
国 际 书 号	ISBN 978-7-5192-6337-9	
定　　　价	68.00 元	

编委会

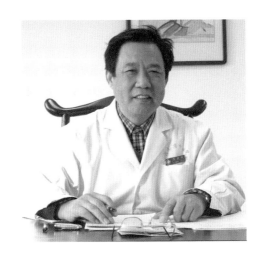

主审简介

　　陈安民，主任医师，教授。1966年毕业于河南中医学院六年制本科。现就职于河南省中医院名医堂，第五批师承博士学位指导老师。曾任河南省中医药学会血液病专业委员会首届主任委员。全国名老中医药专家传承工作室陈安民名老中医药专家传承工作室指导老师。

　　擅长：各类贫血，尤其是再生障碍性贫血、难治性血小板减少性紫癜、紫癜性肾炎、骨髓增生异常综合征、真性红细胞增多症、血小板增多症、急慢性白血病、粒细胞缺乏症、阵发性睡眠性血红蛋白尿、骨髓瘤、淋巴瘤等，以及肿瘤、发热待查、各种汗证、睡眠障碍等内科杂病，亚健康、养生保健等。

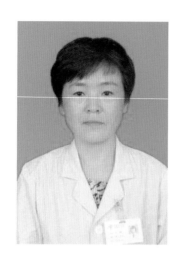

第一主编简介

　　石琳，女，医学博士，副主任医师，河南省中医院血液科副主任，陈安民名老中医药专家传承工作室负责人。中国中西医结合血液病专业委员会委员、中国医师协会河南血液医师分会委员、慢性粒细胞白血病大病救助注册医师。从事再生障碍性贫血、白血病、淋巴瘤、骨髓瘤、各类贫血、MDS、血小板减少症等血液病中西医结合诊治20余年，发表学术论文20余篇，参编著作5部，参与各级科研多项，目前主持厅局级中医药科研2项。

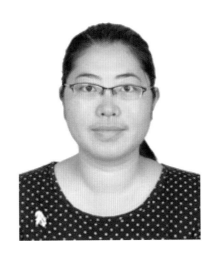

第二主编简介

冯磊，女，主治医师。河南省新乡市原阳县人。于 2002 年 7 月本科毕业于北京中医药大学中医系。从 2002 年 7 月至今在河南省中医院血液科工作。2013 年第五批全国名老中医师承专业师从陈安民教授，2016 年取得硕士学位。发表多篇相关论文及著作。擅长于各种血液病的诊断和中西医结合治疗。

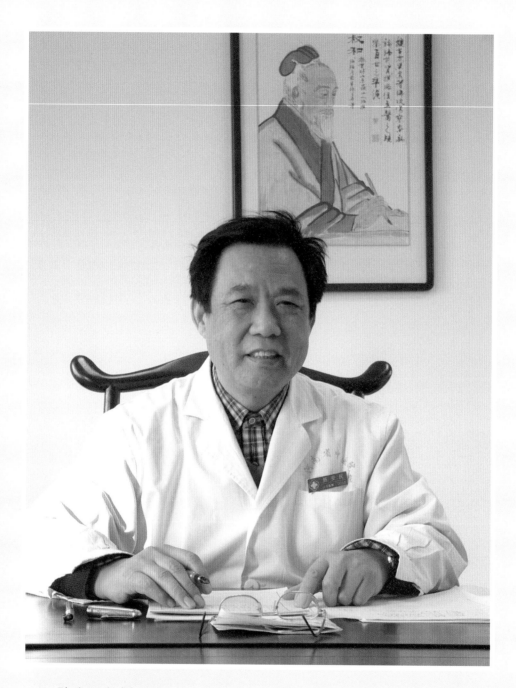

▲ 陈安民教授近照

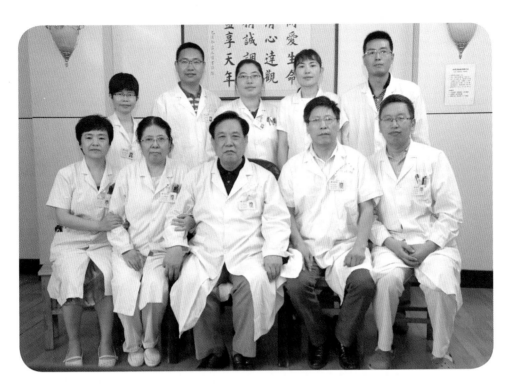

▲ 陈安民全国名老中医药专家传承工作室团队

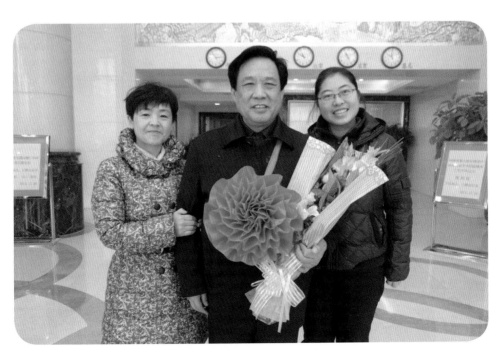

▲ 陈安民与第五批师承弟子石琳、冯磊合影

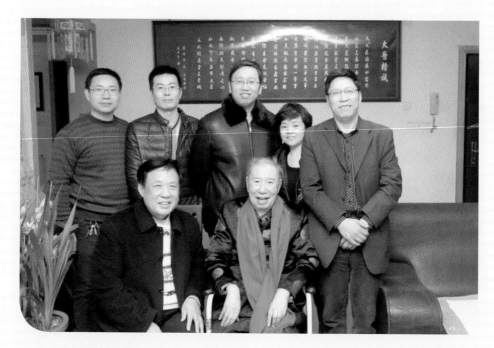

▲ 陈安民拜访国医大师李振华

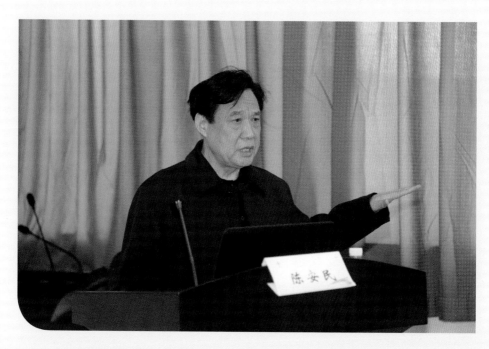

▲ 陈安民教授传承讲学

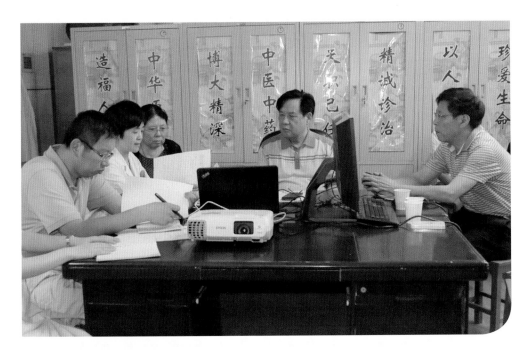

▲ 陈安民教授病案讨论

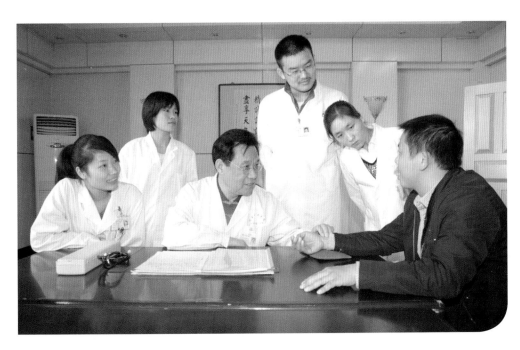

▲ 陈安民教授门诊带教

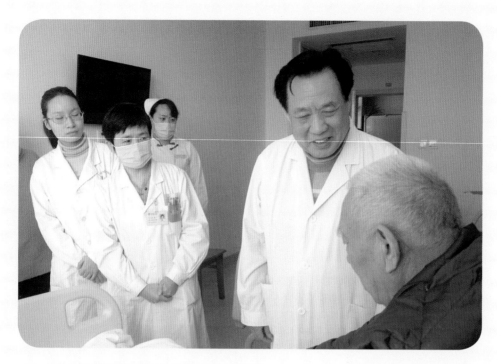

▲ 陈安民教授教学查房

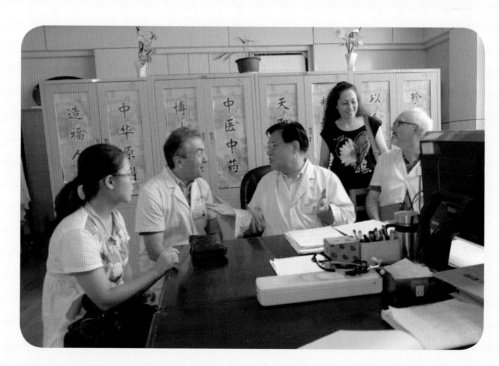

▲ 陈安民教授带教洋学生

自　序

中医药学是中华民族的原创医学，历经数千年而长存，对中华民族的繁衍昌盛做出了巨大的、不可磨灭的贡献。中医药学是一座伟大的宝库，等待我们去发掘、去提高、去升华、去弘扬，使其辐照寰宇、造福万代，为中国人民、为全人类谋福祉。

中医药文化是在伟大的中华文化中孕育而成的，她有着五千年的光辉历史，丰富多彩、底蕴深厚，世界上罕有哪个国家与民族的文化可与之比肩，优秀的中华文化与中医药文化是我们伟大祖国的瑰宝，是我中华民族的骄傲，是我等中医人的自豪。

中医药学有其完善、独特而系统的理论，融医理、哲理、文理为一体，融天地人文为一体，以精妙绝伦的古汉语而展现，言简意赅，寓意深邃，她的每个章节、每段经文都堪称医学定理定律，一直在指导着中医临床诊疗与生命学科建设，这是一个千古不衰的理论。中医的原创理论虽然诞生于两千年以前，但她所具有的"天人合一"的整体观念、辨证论治理论、情志致病、情志治病、以人为本、诸内形外、治疗未病、标本论治、内病外治、外病内治、针法灸法、推拿按摩、气功导引、食疗食养等诸多理论与观点到科学极为发达的今天都还是处于领先领域。

中医诊疗接地实用，简便验廉，也非其他医学能比。其以人为本的高度个性化治疗是辨证施治的真谛。中医之辨证施治遵循"以人为本"的理念，因人、因时、因地"三因制宜"。因人制宜就包涵了人之性别、年龄、体质、职业、文化素养、情志壮志、饮食嗜好、生活习惯、经济状况、家庭背景、社会角色、经历变故、荣辱盛衰及病情轻重缓急、病程长短等诸多因素，都要予以参辨，故其辨证本身就是极其精细精准的。

中药的治疗作用是调和、平衡脏腑功能，改善机体内环境，促生与增强人体自身抗病能力，通过扶正促发内生动力，是人体自身正气祛除病邪，是医学治疗之正道，其药理作用是非对抗性的，因而中药治疗更平和、更安全、更少毒副反应，其所产生的疗效也更为持久、更为稳定，在获得一定疗效后不会因为中药的停用而随即消逝。

余在临证之际，常温经典，博览前贤，深感中医之博大精深，其医理、哲理、文理至精至高至深，言虽简而意深长，引人发省，耐人思悟，虽高度概括，但指导性极强，真乃经典至理。余 1959 年考取河南中医学院六年制本科中医系，就此跨进了神圣的中医殿堂，与中医药学结下了不解之缘。积近 60 年习医行医之路，历经公社（乡镇）、县、市、省级各层医疗机构，接受了各层次的医疗实践锻炼。在实践中学，在实践中练，在实践中充实提高。博古览今，汲取经典与前贤名家精粹，深省深悟，以求明达奥妙之旨。与此同时，关注现代研究最新进展，融入中医理论及诊疗之中，用诸临床实践，半个多世纪以来，对常见病、多发病积累了丰厚的全科知识，也在血液科、内科杂病方面获取了一些较为成熟的经验。临床治疗以中医药为主，中西医结合，充分发挥中医整体观念、辨证施治、以人为本的特色优势，治疗内科杂病、血液系统疾病、时令热病、内伤发热、亚健康等病证多能取得显著效果。积数十年医、教、研实践与研习，提出"四维生血论"，并研制了"滋髓清髓生血养血系列"专药，治疗贫血、出血、血瘀诸证，充分发挥了中医药疗效稳定持久、平和安全，费用低廉之优势，与西药联合应用，则可实现减轻西药毒副反应，减少化疗耐药，延长化疗间期，减少治疗输血，缩短总体疗程、提高生存质量的作用，更有可喜者可使一些难治性血液病获得长期缓解乃至临床痊愈。

斗转星移，天体行运，跨进 21 世纪大飞跃、大发展的新时代，中医伟业喜逢盛世。我被荣幸地遴选为全国名老中医药传承指导老师，并为我建立了全国名老中医药专家传承工作室，组建了相应的传承工作团队，搭建如此良好的工作平台，创造如此优良工作条件，真乃我之幸事。我感恩党和国家，感恩各级领导对中医传承工作的关怀与支持。我工作室同仁，同心同德，真做学问，做真学问，认真做好中医传承的每一项工作，一丝不苟。期间，我整理了近年来的论文、医话及临证医案，编纂成书，而为《陈安民临床经验撷英》。

《陈安民临床经验撷英》分上、中、下三篇：上篇为陈安民学术思想，中篇为陈安民临证经验，下篇为陈安民临证医案。三篇内容均为近年临床素材，由工作室同仁医学博士石琳副主任医师与医学硕士冯磊主治医师任主编；医学博士郭志忠主任、医学硕士廉万营主治医师、医学硕士张宽顺、医学博士马秋玲任副主编。上、中两篇皆我平时所写临床心得体会、感悟及学术讲座底稿，由石琳博士整理编纂，计 25 篇；下篇医案乃我近年临床病历实录，由冯磊、程志、郭志忠、廉万营、马秋玲、石琳以及几位研究生分列病证整理，计 120 余则医案，附以分析按语，画龙点睛，升华理论。这些同志大都在临床一线，门诊、病房、教学、科研、义诊、帮扶基层医院……工作繁多，不分正常上班与节假日，夜以继日，辛勤劳录，笔耕不缀，终成本书。在此我向工作室的同人们致以深深的谢意，感谢他们将我散乱的临床资料整理成书，感谢他们对中医传承工作所做的贡献。

由于我等水平有限，本书不足不妥之处在所难免，恳望同仁不吝赐教，予以斧正，我等不胜感谢之至。

2018 年 9 月於郑州

3

前　言

　　陈安民教授从医 50 余载，毕业于河南中医学院六年制本科，从基层走来，一生从事中医临床、教学与科学研究。熟读经典，博古览今，治学严谨，精研医术，融贯中西，重视临床，躬行实践，成绩斐然。临床治疗以中医药为主，发挥中医特色优势，同时吸纳现代医学知识为中医临床诊疗所用，治疗内科杂病、血液系统疾病多能取得显著效果，形成了独特的学术思想、技术专长和临证特色。2012 年成为全国第五批名老中医药专家师承指导老师，2014 年获批陈安民全国名老中医工作室建设，并顺利通过验收，培养了大批中医人才。陈教授曾获全国红十字会先进个人、河南省中医工作先进个人、三育人先进个人、优秀共产党员等多项荣誉称号。

　　本书分上中下三篇。上篇是学术思想，分别介绍了陈安民教授的悬壶生涯、医论医话以及学术思想、成就、荣誉；中篇详细介绍了陈安民教授的临证经验，主要包括陈教授治疗血液病创立的"四维六合"理论以及治疗临床常见血液病如再生障碍性贫血、白血病、紫癜病、骨髓增生性疾病、肿瘤放化疗后等经验，临证方药包括其临床治疗血液病四大基本方、四十一验方、杂病方、常用小方对药以及膏方、食疗药膳等，同时也介绍了陈教授对脾胃学说的临床体悟以及血液病的预防措施；下篇是临证医案，主要介绍了血液病医案和内科杂病医案。血液病医案包括常见的虚劳病（再生障碍性贫血、白细胞减少、骨髓增生异常综合征等）、紫癜疾病（血小板减少性紫癜、过敏性紫癜、单纯性紫癜）、急劳（急性白血病）、癥积痰核（骨髓增生性疾病、淋巴瘤、白血病）等；内科杂病有肿瘤疼痛、感冒咳喘、胸痹、胃肠病、水肿、头晕耳鸣、汗症以及头面五官、皮肤、情志、亚健康等疾病。每种疾病除典型案例外，还包括一些兼症、变症，分别介绍患者情况、中西诊断、治则方药、诊治过程，并以按语阐明辨治的心得体会。

　　本书编写中，陈安民教授亲力亲为，以浅显易懂、诙谐的语言介绍了其悬壶生涯并强调了为医之道，而整理的临床经验及医案内容详实具体。故本书既通俗易懂又强调学术性、系统性，可为读者提供实用而不失深刻的临证经验心得。适合各级中医临床医师、中西医结合工作者、中医师承人员、中医院校学生及自学中医者参阅。

　　由于水平有限，书中难免存在不妥之处，请广大读者赐教斧正，以冀臻于完善。

编　者

2018 年 9 月 15 日

上篇　陈安民学术思想

第一章　陈安民悬壶生涯 / 2

第二章　陈安民医论医话 / 26

　　第一节　陈安民论为医之道 / 26

　　第二节　陈安民之施治理念 / 45

　　第三节　陈安民之杂谈感怀 / 64

第三章　陈安民学术思想、成就与荣誉 / 71

中篇　陈安民临证经验

第四章　关注表象认知血液病 / 78

第五章　四维六合、生血调治贫血 / 84

　　第一节　四维六合理论及其临床应用 / 84

　　第二节　四维生血辨治再生障碍性贫血 / 88

第六章　陈安民辨治白血病 / 92

　　第一节　白血病治疗体悟 / 92

　　第二节　白血病治疗十法 / 96

　　第三节　白血病十法临床应用 / 101

　　第四节　白血病并发感染发热论治 / 103

　　第五节　清瘟败毒饮在白血病治疗中的应用 / 106

第七章　中医药辨治肿瘤放化疗反应 / 112

第八章　陈安民辨治过敏性紫癜经验 / 119

第九章　陈安民辨治骨髓增生性疾病 / 127

第十章　脾胃学说悟理及临床 / 129

　　第一节　脾胃学说悟理 / 129

　　第二节　践行血液病治疗 / 134

第十一章　陈安民临证方药 / 137

　　第一节　陈安民血病四大基本方 / 137

　　第二节　陈安民血病四十一验方 / 143

　　第三节　陈安民杂病方 / 165

　　第四节　陈安民善用之小方对药 / 167

　　第五节　陈安民膏方 / 171

第十二章　食疗药膳 / 179

第十三章　四大措施预防血液病 / 182

下篇　陈安民临证医案

第十四章　再生障碍性贫血医案 / 188

　　医案一　虚　劳（气血虚弱）/ 188

　　医案二　虚　劳（气血不足，脾肾亏虚）/ 189

医案三　虚　劳（气血亏虚）/ 190

医案四　虚　劳（心脾两虚，肾气不足）/ 192

第十五章　血小板减少医案 / 194

医案一　紫癜病（心脾两虚，肝肾不足）/ 194

医案二　紫癜病（肝肾不足，血瘀热郁）/ 195

医案三　紫癜病（心脾两虚，气血虚弱）/ 197

医案四　紫癜病（气血亏虚，脾不统血）/ 199

医案五　紫癜病（孕期）/ 199

医案六　紫癜病（小儿阳热内盛）/ 201

医案七　紫癜病（肝肾不足，心脾两虚）/ 203

医案八　紫癜病（肝肾阴虚）/ 205

医案九　紫癜阳痿（肝肾不足，阴虚火旺）/ 208

医案十　血　证（肝肾阴虚，元阳不足，湿热蕴结）/ 210

医案十一　齿　衄（气虚脾不统血）/ 211

第十六章　过敏性紫癜医案 / 213

医案一　紫癜风（胃肠湿热，迫血妄行）/ 213

医案二　紫癜风（虚体感邪）/ 215

医案三　紫癜性肾炎（血分郁热，湿热下注）/ 216

医案四　紫癜性肾炎（风热犯络，迫血妄行）/ 217

第十七章　单纯性紫癜医案 / 219

第十八章　骨髓增生性疾病医案 / 221

骨髓增生异常综合征 / 221

医案一　虚　劳（血虚血瘀）/ 221

医案二　虚　劳（脾肾两虚）/ 222

原发性血小板增多症 / 224

骨髓纤维化 / 225

医案一　癥　瘕（气虚血瘀）/ 225

医案二　癥　积（气虚血瘀）/ 226

真性红细胞增多症 / 227

  医案一　眩　晕（阳亢血瘀）/ 227

  医案二　血　瘀（瘀血内阻）/ 229

  医案三　血　瘀（瘀血内阻）/ 229

第十九章　白血病医案 / 231

急性髓系白血病 / 231

  医案一　急　劳（邪毒深伏骨髓，耗伤气阴）/ 231

  医案二　急　劳（气阴两虚，热郁血瘀）/ 232

急性淋巴细胞白血病 / 233

  急　劳（气血亏虚）/ 233

慢性淋巴细胞白血病 / 235

  痰　核（痰郁血瘀，肝阳上亢）/ 235

慢性粒细胞白血病 / 237

  癥　积（气虚血瘀）/ 237

第二十章　白细胞减少症医案 / 239

  虚　劳（气虚不固）/ 239

第二十一章　恶性淋巴瘤、骨髓瘤医案 / 240

恶性淋巴瘤 / 240

  医案一　心　悸（气阴不足）/ 240

  医案二　癥瘕、心悸（气血亏虚，痰瘀互阻）/ 242

骨髓瘤 / 243

第二十二章　内科杂病医案 / 244

肿瘤疼痛 / 244

感冒咳喘 / 247

  医案一　风寒感冒（外感风寒，肺气不宣）/ 247

  医案二　体虚感冒（卫阳不足，肝脾不和）/ 247

  医案三　咳　嗽（痰湿阻肺）/ 248

  病案四　咳　嗽（肺阴不足）/ 249

医案五　小儿咳嗽（肺阴不足，肺气不宣）/ 250

医案六　咳　喘（痰热蕴肺，肺失宣降）/ 251

医案七　咳　喘（肺脾肾虚）/ 252

胸痹心悸 / 253

医案一　胸　痹（气虚血瘀，肝脾不调）/ 253

医案二　胸　痹（心阳不振，气虚血瘀）/ 254

医案三　胸　痹（气滞血瘀，脾胃不和）/ 254

医案四　心　悸（心气不足，气虚血瘀）/ 255

医案五　心　悸（心脾两虚）/ 256

胃肠疾病 / 257

医案一　胃脘痛（脾胃虚弱）/ 257

医案二　胃脘痛（肝胃不和，脾胃虚弱）/ 260

医案三　胃脘痛（肝阳上亢，肝胃不和）/ 261

医案四　痞　证（肝胃不和）/ 262

医案五　痞　证（脾胃虚弱，肝胃不和）/ 264

医案六　痞　证（肝胃不和，脾肾阳虚）/ 266

医案七　痞　证（脾胃虚弱，卫阳不足）/ 267

医案八　反　酸（肝胃不和）/ 268

医案九　反　酸（肝胃不和）/ 269

医案十　腹　痛（肝胃不和，气滞血瘀）/ 270

医案十一　泄　泻（肝郁脾虚）/ 271

病案十二　泄　泻（湿热内蕴，下注肠间）/ 272

情志疾病 / 273

医案一　郁　证（肝郁脾虚）/ 273

医案二　郁　证（肝脾不调，气阴不足）/ 274

医案三　郁　证（痰郁、湿郁、血郁、气郁）/ 275

医案四　郁　证（心气不足，气郁痰郁）/ 276

医案五　癔　症（肝脾不调，心脾两虚）/ 277

医案六 胁 痛（肝脾不调）/ 278

代谢内分泌疾病 / 279

医案一 代谢综合征（气血亏虚）/ 279

医案二 消渴病（肺胃肾蕴热）/ 280

医案三 消渴病（脾虚，气阴不足）/ 282

医案四 水 肿（气滞血瘀）/ 283

医案五 寒 厥（肾阳不足，血脉郁滞）/ 284

医案六 少阴病（肾阳不足，外感寒邪）/ 286

头晕耳鸣 / 287

医案一 头 晕（肝肾不足，阴精亏虚）/ 287

医案二 头 晕（肝肾阴虚）/ 288

医案三 头 晕（心脾两虚）/ 289

医案四 眩 晕（痰湿中阻，清阳不达头目）/ 290

医案五 眩 晕（肝脾不调，痰湿阻遏清阳）/ 290

医案六 头 懵（脾虚湿困，清阳不升）/ 291

医案七 耳 鸣（肝肾不足）/ 292

医案八 耳 鸣（肾阴不足，脾肾阳虚）/ 292

医案九 耳 鸣（肝肾阴虚，肝脾不和，痰郁血瘀）/ 293

汗 症 / 294

医案一 多 汗（气虚脾弱，肾气不足）/ 294

医案二 多 汗（气阴不足，肾气虚弱）/ 295

医案三 多 汗（营卫不和，表虚不固）/ 296

医案四 盗 汗（阴虚内热，迫津外泄）/ 296

医案五 盗 汗（气阴不足）/ 297

不 寐 / 298

医案一 不 寐（痰扰心神，心神不安）/ 298

医案二 不 寐（气阴不足）/ 299

内伤发热 / 300

医案一　内伤发热（气虚血瘀）/ 300

医案二　内伤发热（肝脾不调，阴虚内热）/ 301

第二十三章　妇科杂病医案 / 303

医案一　月经不调（肝郁脾虚，湿郁血瘀）/ 303

医案二　月经不调（气虚血瘀）/ 305

医案三　痛　经（气滞血瘀）/ 306

医案四　产后身痛多汗（气虚血瘀，气阴不足）/ 306

医案五　产后多汗（产后气虚，卫气不固，营阴外泄）/ 307

医案六　带　下（脾虚湿停，湿热下注）/ 308

第二十四章　男科疾病医案 / 309

医案一　阳　痿（肝肾亏虚，气滞血瘀）/ 309

医案二　血　精（湿热下注，精血外泄）/ 310

医案三　气　淋（气血亏虚兼血瘀）/ 311

第二十五章　头面五官疾病医案 / 312

医案一　颜面红赤（肝经郁热夹湿）/ 312

医案二　唇　风（湿郁痰郁，卫阳不足）/ 313

医案三　乳　蛾（血郁热郁）/ 314

医案四　喉　痹（血郁痰郁）/ 315

医案五　喉　痹（热郁痰郁）/ 316

病案六　牙龈萎缩并口糜（肾阴不足，胃火上炎）/ 317

医案七　寒冷磕牙症（心肺气虚，肾阳不足）/ 318

医案八　嗅觉失灵（肺阴不足，血郁痰郁）/ 318

医案九　鼻　鼽（肺肾阳虚）/ 319

医案十　黑　苔（肺肾气虚，脾失健运）/ 320

第二十六章　皮肤病医案 / 322

医案一　痤　疮（肝郁血瘀）/ 322

医案二　痤　疮（肝胆郁热，肺胃虚火）/ 323

医案三　痤疮并四肢疖病（肝脾不调，血郁热郁湿郁）/ 324

医案四　荨麻疹（血郁热郁）/ 325

医案五　顽固性瘾疹并鼻衄（血分湿热）/ 326

医案六　斑　秃（血分郁热）/ 327

医案七　脱　发（气虚，湿郁，血郁）/ 329

医案八　化疗后严重脱发（肝肾阴虚，血分郁热）/ 330

医案九　老年斑（血郁湿郁）/ 331

第二十七章　甲状腺结节医案 / 333

甲状腺结节（痰郁血郁）/ 333

第二十八章　亚健康医案 / 334

亚健康（肾阴肾阳虚弱，气血不足）/ 334

上篇

陈安民学术思想

第一章　陈安民悬壶生涯

一、基层医院得锻炼，医德医技双获益

陈安民，男，生于 1942 年 6 月，河南卫辉人，主任中医师、教授，中华中医药学会首届血液病专业委员会顾问。

陈教授 1959 年毕业于卫辉一中高中部，同年考取河南中医学院中医系（6 年制本科），求学期间因身体欠佳休学 1 年，于 1966 年毕业。由于"文化大革命"的原因，延至 1967 年才分配工作。当时大学毕业生分配工作的政策是"三面向"——面向农村、面向基层、面向边疆。当时陈教授被分配到驻马店地区汝南县王岗公社医院，此地处于汝南县、正阳县与平舆县三县交会处，距离三县县城都在 35 公里之遥。当时还都是土路，没有通公共客车，仅有解放牌敞篷车载客，一天一趟，经常不准点，下雨下雪就停运，交通很不方便，可谓偏远乡野。

王岗在汝南县可算上一个大镇，南北街长有一里多地，街上同样是土路，下雨后道路泥泞，特别黏人，且泥也深，穿胶鞋都会把鞋陷入泥中。当地老百姓下雨天都穿"泥几子"，就像脚下绑了个小板凳，冬天则穿木底大草鞋行路。王岗公社医院分两院，老院在王岗街上，是两进民房连通一起的，十多间草房，门诊、内科（实为全科）、外科（实为简陋的换药室与注射室）、一台显微镜的化验室、药房收费一体室，医疗器械就是听诊器、体温计、注射器、镊子、血管钳、切脓包的刀子，这些基本上是全部家当。在与街心门诊院约 400 米处有个老庙台基，有两排房：一排六间，一间医生护士办公兼做值班室，一间妇科治疗室，四间简易病房，所有房间都没有地板砖或水泥地面，十几张少床板或坏床腿的木制病床，两个木制输液架，一张产床，一个污物桶；另一排是十间低矮简陋的职工宿舍，还有三间厨房并储藏室，一眼水井。这就是医院

两部的全部建筑与设施。

就是这样一所简陋得不能再简陋的医院对陈教授悬壶济世的生涯产生了终生的影响。陈教授是六年制中医大学毕业生，很受器重，到院后就成了主管病房的医生，而且是病房唯一的医生，护士是县卫生员培训班结业的"打针员"，一医一护就把病房全部管理起来了。如此一来，中医一招就不够用了，中诊、西诊、中药、西药都用得着。陈教授诊余抓紧看书，遇什么病就看什么书，哪里拿不准、心里不踏实就即刻请教书本。原来的教科书已满足不了临床需要，于是就买了参考书，急用先学，速学速用。

当时各大队（现在的行政村）都有大队医生与卫生员，逢五（每月5日、15日、25日）开会学习，由主管防疫的医生布置防疫任务。陈教授负责教学，讲授常见病、多发病、时令病的中西医诊断与治疗，诊余备课，当然大多在夜间，会多少讲多少，现学现卖，这样也得以学习提高，教学相长两相宜，而且与赤脚医生（当时对乡村医生的称呼）也建立了深厚的情谊，以致数十年后还有来往。

"文化大革命"期间，上海川沙县提出了"农村合作医疗"新生事物，在没有上级文件及指示的情况下，院长派陈教授下到大队兴办合作医疗。陈教授与三位赤脚医生在大队的支持下掀开了合作医疗的篇章，宣传、动员、定制度、定标准等，只是依据新闻报道就红红火火办起了公社的第一个合作医疗室并成了学习榜样、先进典型。所有这些充分发挥了中医药"简便验廉"的优势，少花钱能治病，不花钱也能治病，受到了广大社员（当时的群众被称为公社社员）赞许与欢迎。而后陈教授又回到公社医院，门诊病房一条龙地工作起来。

当时医院能看病的医生没有几个，陈教授大学刚毕业，黑夜白天连轴转，三两分钟看一个患者（病情以发热、腹泻、腹痛等比较单纯的疾病为多），夜里陈教授和药房的同志就睡在诊室，等候患者随时就诊。这样过了2个月，陈教授精神崩溃了，合上眼就是患者，甚至出现了夜游症，正睡觉忽然起来端着泡子灯（有玻璃灯罩的煤油灯）在院里喊"谁看病呀？你在哪儿呀？"，其他同志也帮助找，前后院都找了个遍，没见人影。第二天，大家知道了此事，都说这个院子"不净"，陈医生着了魔了。一位公社副社长得知此事后，说："太累了，换换脑筋吧！会不会拉说学唱和画画"，就让陈教授暂时去公社正在筹办的"毛泽东思想宣传站"，除外出采购绘画颜料金铂、金粉、银铂、银粉，陈教授在那里还画了一张巨幅毛主席板画，画得挺像的。经过一个月的换岗放松，陈教授紧张的精神得以缓和，又回到了医院。

之后，又赶上了兴办中草药运动，提倡"一根针一把草"的"新医疗法""新针疗法"，"三土四自"上马，可谓全国全军兴起了中草药运动，自采、自种、自制、自用，促使陈教授对中医中药增加了更为浓厚的兴趣与情感，与同志们到野地、河沟沿采集中草药，陈教授出处方与同志们一道制中药散剂、片剂、丸剂、合剂（实为加了点儿防腐剂的中药汤剂）等，还制作了当地中草药干压标本，这个中医大学毕业生在这里真的大有用处、大有用场。在这个简陋的公社医院陈教授过得很充实、很愉快，觉得这里可以充分体现自我人生价值，没有觉得什么不好。

在这里他知道了农民的纯朴、厚诚、勤劳、艰难、困苦、病痛、隐忍、生活不易。一次陈教授为一位六十多岁的老太太看病，开出处方后，老太太问道："你开这药得几个钱啊，你可别给我开怹贵的药！"说着她举起她手巾兜里的七八个鸡蛋，说："我就这几个鸡蛋，一会儿我到集上把它卖了来拿药。"陈教授说："事情过去半个世纪了，此情此景还常常在我脑海里浮现，令我永远要为患者着想，做医一定要大仁大爱，保持高尚的道德情操。命比钱贵，人命关天，以商业机制行医，把医技当做赚钱的工具便失去了医学原创初心，当受万众唾弃。"

"文化大革命"期间，各种大学、大专、中专全部停办，为了广大农村防病治病的需要，汝南县革委文卫局举办"毛泽东思想统帅赤脚医生培训班"，陈教授被抽去当教师，自编教材，教师刻钢板，学生夜油印，装订了三册中医教材（《中医基本理论》《中药方剂》《中医临床各科》）。

之后，应生产一线的需要，当地筹办了"汝南县工农业专科学校"，开设农医、农电、农机、农林、兽医五个专业，陈教授被抽去当农医班教师，自编讲义，培训农村急需人才。同时开办门诊，留观病房，为农民疗伤看病。为了增加学生的实践知识，还曾带领学生上山扎营采药，下乡实习。陈教授从中也得到了学习提高的机会。

1975年8月驻马店遭遇了特大洪涝灾害，陈教授参加了抗洪抢险，医疗救灾。到了一片汪洋的灾区，牛马猪羊鸡鸭死尸及霉粮共凑疫疠，冲天臭气，发热、腹泻、痢疾、湿疮普遍发生，但又缺医少药，陈教授与医疗队的同志们和当地医院的医生根据现有的药材，制订协定处方，以山楂、黄芩为主制成大锅汤剂治疗泻痢，充分发挥中医药救灾的威力，使疫情得以迅速控制。

在基层医院的数年间，给陈教授留下了终生的财富，在医德医风、医疗技能、全科知识方面都得到了丰厚收益。基层受锻炼，终生得收益，至今陈老都怀念在基层行医生活的年代。

陈教授的医路是这样走来的：大学毕业后分配到公社医院，后抽到县城办赤脚医生培训班、县办实用专科学校农医专业班，县人民医院，地区卫校、地区中医院、地区卫生局、河南省中医院。历经乡、县、市、省各级医院，从医已52年，一生从事中医临床、教学与临床研究，一生献身于自己所钟爱的中医事业。治学严谨，熟读经典，博古览今，学宗岐黄，精研仲景，博学前贤，求教今人，学习百家，向患者学习，向临床学习，精研医术，融贯中西，重视临床，躬行实践，成绩斐然。一生临床、教学，言传身教、诲人不倦；作风严谨，求真求实，真做学问，做真学问，身体力行，倾心传承，突破自我，传承传新，精读深省，汲取前贤名家精粹，关注现代研究进展，融汇中西医理论及诊疗方法，用诸实践，对常见病、多发病积淀了坚厚的全科基础。临床治疗以中医药为主，充分发挥中医特色优势，同时吸纳现代医学知识为中医临床诊疗所用，治疗内科杂病、血液系统疾病多能取得显著效果，诸如各类贫血、紫癜、骨髓增生异常综合征、真性红细胞增多症、血小板增多症、急慢性白血病、白细胞减少症、粒细胞缺乏症、血友病、阵发性睡眠性血红蛋白尿等；同时擅长治疗外感及内伤发热、肝胆脾胃、肺系、肾系内科杂症及亚健康诸症。

临床之余，陈教授奋笔耕耘，撰写《白血病中医治疗十法》《滋髓生血治疗血液病》等医学论文50余篇；主编参编医学专著有《血液病良方汇粹》《百病宜忌》《名家新秀效方》《中西医结合防治急性脑血管病》《神经精神疾病古今效方》《中成药的辨证应用》等9部医学专著；主持并完成多项医学科研课题，获奖科研成果有"消癌利生治疗晚期贲门癌的临床与实验研究""顽固性心衰辨证论治的研究""消渴证临床治疗研究"等13项。

陈教授临诊，对待每一位患者无论干部群众、男女老幼，普同一等，热情接诊，视如亲人。诊治认真细心，充分发挥中医特色优势，因病、因人、因时、因地制宜，辨证论治，以人为本，从患者的根本利益出发，设身处地为每一位患者着想，在保证正确诊断及确保疗效的前提下，尽可能地降低诊疗费用，同时辅以心理疏导，推荐饮食疗法，讲解疾病相关知识，授以调理养护措施，充分调动与发挥医患双方的积极性，实施最贴切的个体化治疗方案，争取最佳疗效。其患者来自全省、全国各地，凡经过他诊治的患者都为其热忱、诚信、认真、负责的精神所感动，深得广大患者的信任。

陈教授曾获"全国红十字会先进个人""河南省中医工作先进个人""三育人先进个人""优秀共产党员"等多项荣誉称号。

二、深悟中医血液病学，辨证论治独具见解

陈教授潜心临床治疗，悟病悟治悟理，对血液病有独到见解。他认为血液病病因繁多复杂，与体质、外感、疫毒、饮食起居、情志劳伤等密切相关，其发病机制多正虚、血瘀、热毒交织，相互影响，相互转换，从而导致复杂多变的血液系统疾病。血液系

统疾病总体上分虚证、血证、热证、瘀证四大证候。立"补、活、清、消"四法，四法的运用也是根据证候的变化而变化的，单施一法者少有之，往往是二法、三法合用，且各法权重也是根据证候的不同而有所侧重，证变治变，辨证施治充分体现于其中。陈教授独到理念可以概括为以下 8 个方面：

1. 先天为根，后天为本，肾脾并重。

肾为先天生发之根，脾为后天生化之源，无先天之根则无生命，无后天生化之源则难以活命。后天之所化生一则源源不断地充实先天生机，二则充实脏腑器官形体四肢百骸而使人体得以生长发育，并保持身体各部正常生理功能。补益先天则生机旺盛，补益后天生命泉源不竭，是故生命与时俱进，寿敝天地。先天后天得以补益而充实旺盛，则诸虚劳损皆因治本而得痊愈。因此，补益脾肾在五脏补法中居于首要地位。肾主骨藏精生髓，精可生血，血可化精，精血互生，补肾即可生精化血，是谓从生发源头补起，是谓从根而治。补脾者，乃脾胃为后天之本，气血化生之源，此《内经》之谓"中焦受气取汁，变化而赤，是谓血也"。"受气"者乃受先天生发之气，"取汁"者乃取后天水谷之精微汁液，二者和合，气化成一，是为血也。补血生血之法仅补先天而不补后天，则仅有生血之生机而无生血之后源，仅补后天而不补先天则仅有精微而不得先天生机之气化则不能化赤而为血。脾之作用非但化水谷精微为血源，治疗药物的吸收运化同样有赖于脾。脾气健旺，药物有效成分吸收转输畅达，治疗效果自会显著。由此可见，脾脏在化生新血与血液病的治疗中都有着他脏无可替代的作用。故而，补益先天健运后天，两者不可偏废，补肾健脾应摆到同等重要的位置。当然，在临床治疗中并非各取五成，而是根据脾肾病机侧重何脏、症状孰轻孰重，仔细权衡，有机和合，方可达到科学组方遣药而增进疗效。

尚需说明的是，人体是一个有机的整体，脏腑之间相互联系，相互影响。在生理上相互协调，相互促进，而病理上又常常相互影响，当一脏腑发生病变时，会影响到其他脏腑及全身生理功能。因此，血液病与五脏皆有密不可分的关系，非独脾肾两脏。血液病四大基本证候：虚证、血证、热证、血瘀，均非一脏一腑之单一病机，因此治疗血液病，在注重脾肾两脏的同时，尚需注意其余脏腑病机变化，统一调治。

2. 和调阴阳，四维生血，六合共治。

《灵枢·决气篇》曰："中焦受气取汁，变化而赤，是谓血"。"受气"者实乃受先天生发之气，"取汁"者则是取后天水谷精微之汁液，二者和合，气化成一，乃为血也。

血液病为多发病、久病、难治之病，单从气血阴阳或脾肾任何一个方面均难以奏效，必须从气血阴阳四维发力，其治在于"补气、补血、滋阴、壮阳"之"四维生血"。"六合"本义为"上下四方、天下宇宙"，在此则指在"四维"基础上加上脾肾二脏。陈教授认为：脾主化源，肾主生机，在五脏中非常重要，在血液的生成以及血液病的治疗中尤为关键，故而另外列出。陈教授指出："六合共治"即是"补气、补血、滋阴、壮阳、健脾、补肾"，陈教授还指出：血液病多有出血表现，且补益气血阴阳之品多滋腻碍胃，故在四维生血基础上加健脾和胃及止血之品，亦为"六合共治"。

　　用药时注意"补中有泻、守中有走"，大批补益之品中配合活血、健脾、和胃等剂即是此意。陈教授提出：脾不仅化水谷精微为血源，同时治疗药物的吸收运化同样有赖于脾，脾脏在化生新血与血液病的治疗中都有着他脏无可替代的作用。补先天健后天，两者不可偏废，补肾健脾同等重要，先后天肾脾并重；气血阴阳互根互生；要辨病，更要辨证；遣方用药，求效于和；遵从生命化生规律，多维发力，循序稳步治疗。四维生血方临床中治疗再生障碍性贫血以及血液病见有贫血诸症者，取得了良好疗效。

　　"气行则血行，气滞则血瘀"，气之与血，携同运行。治疗血瘀，必以气推之运之帅之，是为行血而祛瘀，如若气之不足尚需补气以推之运之帅之。血之瘀阻既成，必定阻碍气之运行，故治气滞也需辅以活血化瘀。由是可知，气血实乃一体，不可分割，故诊治中也不要将之分割开来。

　　阳根于阴，阴根于阳，阴阳互根，相互资生，相互为用。阳化气，阴成形，两者相反相成、相辅相成，一分为二，合二为一，两者同样是不可分割的统一体。无论生理病理，两者变化自始至终永远相互影响。失此概念，便不能很好调理阴阳，治疗便失偏颇，疗效将大打折扣。治疗血液病始终要注意阴阳燮理变化，以阴阳为纲，补阴之中需兼以补阳；补阳之中需兼顾补阴。诚如明代张介宾所云："善补阳者，必于阴中求阳，则阳得阴助而生化无穷；善补阴者，必于阳中求阴，则阴得阳升而泉源不竭。"故血液病的治疗始终要统一权衡，辨识气血阴阳各部变化，总体共调，以防纠彼偏而出此偏，越纠越偏，越调越乱，顾此失彼，病情好好歹歹，总不见明显好转。

　　3. 西医辨病、中医辨证，吸纳西医知识为中医所用。辨证施治是中医学的精髓，在血液病的诊治过程中，同样需要因人、因时、因地结合疾病发展趋势准确地判断疾病的"证"，这是中医施治的前提和取得疗效的保证。陈教授指出：血液病的诊治中尤其注意"同病异治、异病同治"，这就要求病证结合。在辨病时要善于将现代医学的诊断技术为我所用，如血常规、骨髓象、细胞遗传学、基因诊断等，在再生障碍性贫血、白血病、骨髓增生异常综合征等疾病的诊断中至关重要。新技术的广泛应用使中医辨证治疗时对疾病特定阶段的证候及性质把握更加准确，从而更好地判断病势发展，选择更适合的治疗方法。不要将中西医绝对割裂开来，现代医学诊断技术同样是人类与疾病斗争的智慧结晶，是社会发展、医学进步的结果，也可以视为中医"望闻问切"四诊方法的发展与延伸。治疗疾病时坚持中西医并重，采用中医药为主的方法，突出中医药的地位，把中医传统"理法方药"贯穿治疗始终，使数千年的中医理论方药在临床实践中充分发挥效用，并得以弘扬与传承。一切以患者得到更好的治疗为出发点与落脚点，既为初衷，也应成为结果。西医药同中医药一样，有其特色与优势，拿来为我所用，取西之长，助中辨治，而达优势互补，诊断既知其病又明其证，施治更精更准，临床疗效可得显著提高。

根据血液系统疾病不同病种、不同阶段的临床表现，从总体上可将之归属为虚证、血证、热证、瘀证四大基本证候。病发过程中的具体证候繁多，诸如气虚、血虚、气血两虚、阴虚、阳虚、阴阳两虚、五脏诸虚，如心气不足、心血不足、肝血不足、脾虚、肾虚、脾肺气虚、心脾两虚、肝肾阴虚、脾肾阳虚、里虚诸不足等；发热诸证可见外感邪热、肺胃热盛、邪热充斥三焦、热入血分、热毒袭髓、气虚发热、血虚发热、血郁发热、肝郁发热等；出血诸证可见邪热迫血妄行、虚热所致出血、气虚不能摄血、脾虚不能统血等；血瘀之证可见气滞血瘀、气虚血瘀、热结血瘀、邪热痰血互结成瘀、气血瘀阻经络脏腑而见各种杂症等，复杂纷纭。

证候是疾病某一阶段病因病机、临床表现（症状、体征）、病位、病性之高度抽象、高度概括的综合概念，它既不是病名，也不是单一孤立的症状，它是疾病某一特定阶段的因、机、症、位、性的综合称谓，它可以独立存在，也会有所转化。某一疾病的全部过程可以由数个或多个证候组成，愈是病情复杂、愈是病程长久的疾病，其证候愈多。诸多证候之中，单纯证候少有，大多为虚实并存、寒热错杂，且在疾病进展的过程中证候会不断变化。因此，疾病的治疗，不可能一方一法通治全程，必须针对一个阶段、一个证候做具体治疗。证候是中医治疗的靶点。中医治疗血液病，不仅需要辨病，更需辨证，同一疾病的不同阶段会呈现不同的证候，而不同的疾病又会呈现相同的证候。中医治疗的靶点是证而不是病，因而也就形成了中医特有的"同病异治"与"异病同治"。确当的辨证是中医认知疾病的核心，是中医施治的前提。补、活、清、消四法的运用是根据证候的变化而变化，单施一法者少有之，往往是两法、三法合用，且各法权重也是根据证候的不同而有所侧重，证变治变，辨证施治充分体现其中。

4.遣方用药，贵在和谐平和，贵在和中求效，万勿急切邀功。

《内经》云："大毒治病，十去其六……无毒治病，十去其九，谷肉果菜，食养尽之。"行医治病当视毒性大小、药力缓峻把握病去分寸，并非直捣疾病巢穴穷追猛打强行根除，留余病情"食养尽之"，让身体自生正气清理残局，驱邪外出而达病愈。

　　现行的冲击疗法、根治疗法、清除微小残留等，采用化疗、放疗手段，以实验室检测数据为标准，强降强升、速降速升，直捣病穴，消灭残留，彻底根除，不留后患。主观愿望甚好，但却违背了气血化生规律，升不上去以药力推升强升硬行逼迫其上升，降不下来即以药力强行逼迫其下降，其升其降均非生理所成，医者喜见检测数值达标，接下来或递减治疗，或暂告疗程，或完成所有治疗，医生患者均可松口气而高枕无忧。却不料想，不隔多日，升者复升，降者复降，如此反复数次，患者正气日渐衰败，气息奄奄，促其命期，促其早逝，此等病例临床所见比比皆是。对于再生障碍性贫血、慢性白血病及其他难治性慢性疾病的治疗，一定要遵循疾病内在的、固有的病理转化规律，顺势疏导，扶正祛邪，强身除病，不可违背其病理机转，强行扭转病机，如此只会是过度治疗，复生变端，促其命期。医生与患者都要坚持韧性治疗，患者不可心浮气躁要求速效高效，医者也不可心狂妄为邀射功名。既来之，则安之，心态平稳，平缓治疗，慢中取效。

　　中医"君臣佐使"的组方原则既治现病现证阻断病情恶化发展，同时预见不良反应，防其发生的"治未病"的理念也寓其中，阻断病情恶化、防止不良反应的发生均属"治未病"的内涵。在此原则指导下，组方务求合理得当，务使处方和谐、平和、平稳，以保胃气、正气及用药依从性。血液病多起病缓慢，病程较长，且虚证较多，补其所虚多需漫长时日，经月经季而愈者少有之，多半需经年治疗。长期服药，往往伤及脾胃，或由药之偏性伤及脏腑正常生理功能而见不良反应或毒副反应，严重影响正常治疗。鉴于此，在制方之时即需周全考虑，预见药后反应，予以规避，此也"治未病"思想在立方之中的具体运用，当然尚需考虑预防疾病传变的问题。例如益气养血之品其味多甘，甘令中满，制方之时需配伍消导助消化之品，如砂仁、木香、枳壳、山楂之属；恐其致生胃热，可加连翘、蒲公英等；若虚不受补胃气上逆而致呕恶，可于方中配伍陈皮、半夏、藿香、竹茹、生姜和胃降逆；如若药味厚重滋腻，脾运不及而致泄泻，可伍以炒白术、车前子、炒薏米、炒山药等；若平素肝阳亢盛血压较高者宜伍用川牛膝、夏枯草、广地龙之属，如此等等，确保用药平和、安全、有效及长期用药的依从性。此即"和中求效"之本意。

　　血液病多为虚证及虚实夹杂之证，纯实证者甚少，而且大多为慢性病，病程较长，治之需放稳心态，心安勿躁，缓图治本，安全求效。非实勿攻，非虚勿补。追求疗效应符合气血化生之生理规律，缘由"有形之血不能速生"，血液细胞之新生或病态细胞之凋亡均非药到即生、药到即亡，均需按其生长规律、凋亡程序循序而行，均需一定时日方可完成。生也罢，亡也罢，均非一朝一夕之易事。"病属虚证，宜治以缓。治虚无速法，亦无巧法"。（《本草经疏·治法提纲》）治虚如此，治实同样需要相当长的时间，需要反复攻邪与攻补兼施，这一过程多为累月经年。如若心浮气躁求效心切，或投以大剂猛剂重剂，为害正气，致伤元气，虚虚实实，实实虚虚；或反复改弦更张，方药不守，寒热补泻，更叠不定，均致变端丛生，病情复杂难辨，实医者过度及不当治疗为害。血液病中有相当一部分是慢性病、难治性疾病及顽固重症，就目前的医疗水平而言，这一部分血液病难以速效、高效，甚至无法治愈，故而临床治疗尚需戒除浮躁贪功之心，慢病缓治，坚持韧性治疗，即便不获痊愈，但保命延年，减轻苦痛，保证基本的生存质量也是难得的、很好的疗效。医者患者皆须明白此理。当然，这里并不是说我们可以心安理得地故步自封，不要积极探寻追求高效、速效，而是在力所不能的情况下切勿强求，以免原发疾病未得治疗反生新病，给患者带来更大的痛苦。

疗效勿强求，不孟浪，不过度，辨证明确，施治贴切，心平神定，守方缓治，以图稳定良效，此即"和中求效"也。

5. 科学组合个体化治疗方案，多维发力，争取最佳疗效。

《素问·藏气法时论》曰："毒药攻邪，五谷为养，五果为助，五畜为益，五菜为充，气味合而服之，以补益精气。"这是在两千年以前先哲就总结出来的药食并治大法，如今医学历经了数千年的历练，医学科学高度发展，治疗方法和治疗药物多多，使得我们后来人有幸在临床治疗中做多种选择和组合，制定最佳治疗方案，获取最佳疗效。

疾病之因常常是复杂的，临床表现也是复杂的：疾病转归变化多端，人体结构、体内新陈代谢的各种生命活动（生、长、化、收、藏、衰老、死亡等）、人的情志和思想则更为复杂。人们生存空间、生活元素也在无时无刻地变化着，人们用于治病的药物也在不断地变化着，施一方治万人一病、施一药治多种疾病都是不符合客观现实的。况且人们对于疾病的认知往往落后于疾病的发生、发展与变化，不识与无知则无从找到治疗疾病的切入点，纵使推理而治也往往带有一定的盲目性。同时，各种治疗方法皆有一定的针对性、局限性，少有一病一方治到底的，更不可能万病一方一法。由于这些复杂的因素就决定了临床治疗不可能是单一的，而要综合多方因素全方位多维治疗，故而临床治疗要针对患者个体的全部情况（年龄、性别、体质、新病、旧病、主症、兼症、心态、经济承受能力、治疗依从性等）予以全盘考虑，设计科学合理现实实用的多重组合的个体化治疗方案，组建"医疗联合舰队"，共同作战，各"舰"各司其职，各施其能，多方位多层面应对复杂的病情，从而获得较好的疗效，这对于目前尚无特效药及特效疗法的疾病尤为重要。中医的、西医的、内治的、外治的、保守的、手术的、病因的、对症的、传统的、现代的、主流的、辅助的，针法、灸法、导引、按摩、药浴、敷贴、食疗、茶疗等，凡能在治疗中发挥积极协同作用、给予正能量的疗法均应纳入"医疗联合舰队"。当然，医疗联合舰队的"成员"并非多多益善，要科学地组合、科学地调遣、科学地运用，就此也当视为医疗"系统工程"。即如再生障碍性贫血，根据中医辨证施治理论主打中医药补益气血、滋补肝肾之药，施以十全大补汤、归脾汤、左归丸、右归丸等，食疗施以生血八宝粥（黑米、黑豆、大枣、花生米、桂圆肉、枸杞子、菟丝子、红莲藕等），鲜果可食桂圆、大枣、猕猴桃、樱桃、山楂、苹果、橘子、草莓、桑葚等季节时令水果，干果可食核桃、大枣、桂圆、黑枣等，蔬菜可食多种时令新鲜蔬菜，至于谷物类和动物性食品则根据自己胃口食欲自由选用，但总以谷肉果菜有一恰当比例为佳。

6. 回归医学本旨，以人为本。

作为医生，无论治疗何种疾病都不可脱离医学初衷。医学原创的初始目的：一是为了减轻以及消除各种致病因素加害于人的各种苦痛，保全人的各种生理功能，保障生存质量；二是保全生命、延长寿命。如果我们费尽心机耗费了许许多多的人力、财力、物力，病情非但没有减轻反而日渐加重，生命非但没有延长反而加速了死亡，这种治疗则与医学初衷完全背道而驰，这种医疗不是我们需要的。然而，这种加重病情、促人命期的治疗还在大量地、堂而皇之地实施着，而且进行得相当认真、非常辛苦，此即"过度治疗""无为治疗""无效治疗"。这种治疗，大治不如小治，小治不如不治。不治可生，治之反促命期。

对于临床治疗我们可以考虑三种状况、三种举措：一是疗效显著，自当继续积极治疗，直至疾病痊愈，此为"愈病治疗"。二是治疗可以在一定程度及某一层面控制病情发展，可以保证患者正常生活或基本生存质量，但却不能彻底根治，只能人与病共生共存，平和延年。对于这种状况，医患双方均不可妥协气馁，应更加密切合作，更积极、更慎重、更耐心地予以持久治疗，此为"控病治疗"。血液病的不少病种属于这种状况。三是对于业已证明无论采取现时何种前沿、何种先进方法都不能取得预期的疗效，反而会增加患者痛苦的治疗，应予果断停止，取而代之的治疗唯需健脾益肾，固其先天后天，益气养血，扶正固本，最大限度地保全人的正气，保得一分正气就保得一分生机，使能继续与疾病抗争，直至终结自然病程。如是则更为人道，更具医学人文精神，此为"保命治疗"，也是一种"姑息治疗"。

难治的血液病病程大都较长，且常常会有反复。疗效不满意，病情反复而无明显起色不应是放弃治疗的理由，其能维持病情的现状也即延缓了疾病的进展，这本身就是现行治疗的作用。不见起色就中断治疗只能是使机体失去医疗助力，而由微弱的正气与疾病单打独斗，岂止仅仅病情不见起色，而是病情恶化急转直下，险象丛生，病情就会日重一日，终致殒命。

漫长的疗程不仅使患者身心难耐，对医生也是一种意志的考验。为了将治疗进行到底，不妨在其治疗过程中适当变换给药方式，汤剂、丸剂、膏滋、药膳等可以依季节、依病情交替进行，以提高中药治疗的依从性。长期缓治，干扰和阻碍死亡的进程，人病共存，对于尚未攻克的血液病同样是治疗的效果，对于患者来说也是一种可以接受的选择。此即人为本，病为标；病为本，工为标；生为本，岁为标；效为本，法为标。以本为本，是为上工；标本相合，方显工效。保命延生第一，生存质量第一，符合医学的根本宗旨。

7. 体恤病患，及时有效沟通，标本相得，邪气乃服。

《内经》云："病为本，工为标，标本不得，邪气不服"，明确指出了医患在疾病诊疗过程中的位置与医患配合对于治疗的重要作用。后世医家多有精粹论述，如现代医家郭霭春说："治病先治心，以我心印人心，心心相印"，如是医患和谐配合如一人，及时有效沟通，治疗自是顺心顺手，得力有效。

医患良好沟通，是谓"标本相得"，病邪方可退却，治疗才能获取良好的治疗效果，是谓"邪气乃服"。作为医者，在整个治疗过程中，要对患者积极开展血液病防治知识科普教育，在对疾病的认知度、树立正确的治疗观、生活起居注意事项、饮食疗法等诸多方面予以科学指导，着力调动患者主观能动性，务使积极参与治疗，如是医患结合，标本相得，对于提高疗效、缩短病程、提高生存质量都将大有裨益。

具体而言，医生要做到以下两点：①尊重患者，珍爱患者生命，视患者为自家尊长、弟兄姐妹、子女，施诊、施治、关照、爱护、服务与自家亲人等同。②珍惜患者赐予的治疗机会。患者在众多医院、众多医生中选择了我们，说明患者对我们寄予了无限的希望及信任，他们把最珍贵的生命托付给我们，我们必须"以我心印人心，心心相印"，做到心灵上的沟通，想患者之所想，急患者之所急，送患者之所需。我们所做的一切都应该是为了患者。医生这个职业是因患者而诞生的，就此种意义而言，医生是为患者而生存的，我们没有理由不为他们做好愈病康复的所有事情。

作为患者要做到以下四点：①认知自己所患的疾病，如所患疾病是慢性病，需要长期治疗；是重症，但是积极治疗是可以治愈、基本治愈或是得以改善等。②要承认并正确对待患者角色，既不满不在乎，也不精神紧张惊恐害怕。既为患者，要知道什么能做，什么不能做，怎样做才能促使疾病康复早愈，且要身体力行。思想上不畏惧，治疗上要积极，要以健康的心态对待疾病。③对医生要有足够的信任，对治疗要有足够的信心，要以积极的态度主动参与治疗，要一心治疗，坚持韧性治疗。④主动调理心境情志、生活起居、饮食宜忌、工作学习、人际交往、社会活动等，使之利于疾病康复。

8.研制"滋髓清髓生血养血系列"专药，用于诸血液病治疗安全有效。

针对血液病四大基本证候，依据血液病四大基本治法，研制血液病临床基本用药——"滋髓清髓生血养血系列"专药。其中"滋髓生血胶囊"于血虚及贫血之证，采用补法，强先天后天生血养血之本，脾肾并重，气血阴阳共调，融合止血和胃，标本共治，用于诸再生障碍性贫血，其有促进造血提升全血细胞的功能。有以止血为主治疗各类血证的"血症安胶囊"，有以清除热毒病邪用于治疗骨髓无序增生的白血病与骨髓增生性疾病的"清髓解毒胶囊"。临床应用已达20余年，三药有机配合，或随证变化改用汤剂，治疗血液系统疾病，安全平缓，疗效显著。其不仅可单独治疗相关血液系统疾病，还可伍以西药化疗之法，起到增效减毒、减轻病痛、提高生命质量、延长化疗间期、缩短病程的作用，甚至可使一些难治血液病获长期完全缓解或临床痊愈的卓著疗效。

在长期的临床实践中，对于贫血类疾病总结拟定了施治十法：①益气生血法；②协同双补法，气血双补、补益心脾、健脾补肾、补益气阴、滋养肝肾、肾阴肾阳并补；③活血化瘀法（含祛瘀生新法）；④清热利湿法；⑤清热解毒法；⑥凉血止血法；⑦益气摄血法；⑧滋阴清热法；⑨甘温除热法；⑩解表清热法。而对白血病的治疗也拟定了施治十法：①清髓解毒法；②荡邪清热法；③凉血化斑法；④软坚散结法；⑤破血行瘀法；⑥滋髓生血法；⑦益气养阴法；⑧化湿除满法；⑨益气摄血法；⑩扶正固本法。

在血液病的治疗中，自拟血液病膏方6首，力倡膏方治疗慢性再生障碍性贫血、慢性粒细胞白血病、慢性淋巴细胞白血病及慢性难治性血小板减少症，以提高治疗用药的依从性。这些治法、方药都为血液病的辨证施治提供了很好的路径与措施，使得中医药治疗血液病更上一层次。

另外，陈教授在临床治疗中善用小方、组药、对药组合方，也充分体现了灵活施治、力求精准贴切、倍增疗效的思想。

三、六十年习医从医路，求真务实，感悟深邃

1.为医先修德，无德者不可以为医；做事先做人，行医先修德。

陈教授非常注重医德建设。在建立名老中医药专家传承工作室之初，就为工作室

同志编印了一本《精诚大医》，后又编纂了一本《精诚为医》，选录了历代前贤及当代医家关于医德的论述，同时也选录了关于医生形象、风采、人品及为医之道的阐述，使后学者有榜样有标杆，加强修为，锻造高尚职业道德。陈教授强调，修德是跨入医门的第一必修课，只有具备了高尚的医德才有可能成为一个好医生，无德者绝不可以为医。

为医德领先，无德者不可以为医。明代医家龚廷贤说："医道，古称仙道也，原为活人"，医道乃"生人之术"。医生是一个神圣而高尚的职业，救死扶伤、治病救人，关系一个人的健康与生命，进而又关系到一个家庭甚至几个家庭的幸福安康。往大处说关系着全民族的健康与社会安定及国力盛衰、国家建设，决非等闲小事。

历代医家都十分强调为患者治病的动机必须纯正，不能把医术作为谋取钱财或达到其他不正当目的的手段。四川省"首届十大名中医"李孔定常说："只有具备高尚医德的人才可以业医。古往今来，荣极当代、名炳医林、光照后世的名医无一不是医德高尚之人。"我们对待患者，首先要尊重患者，理解患者，同情患者，关心患者，安抚患者，帮助患者，而后才是治疗患者。加拿大医生安德墓志铭写得好，道出了医生的职责与本领：医生对于患者"有时是治愈，常常是帮助，总是去安慰"。可见，医生对患者的心灵安抚与大仁大爱是医疗的不可或缺的重要组成部分。

作为一名好医生，必当以德为先。医生要具有良好的人文修养和道德操守，要能够急患者所急、痛患者所痛，对患者要热忱，要负责任。唯有"医者父母心"的仁厚和关爱，才能做好一个尽心尽力为人民群众真心服务的受百姓爱戴的"民医"。孙思邈、张仲景、扁鹊、华佗、李时珍直至现代大医大家如施今墨、蒲辅周、吴阶平、林巧稚、巴德年、胡佩兰等乃至当今白求恩奖章获得者，个个都是医界榜样，大医风范。他们热爱自己的职业，有高尚的道德情操，坚守为医者职业道德，怀大仁大爱之心，视患如亲，行大仁大爱之责，不惧风险，不顾个人安危，勇于担当，先人后己，先国后家，终生医疗施救无竟时，善待同道同仁，相互尊重，谦虚和善，同心同德，是同志，是战友，既不相互贬损、诋毁、拆台，也不无端吹捧，对于学术问题，相互学习，求真求实，求同存异，取长补短，共做学问，共为人类健康服务。愈是名医，愈应谦恭。大医大家，海纳百川，胸怀博大，能容多元，从不炫耀自己，道说同道是非。反此，则于己、于同道、于整个医界都百害而无一利，医者慎之戒之！

德艺双馨是医生的修为目标，然德为术之先导，没有为民解除疾苦、为人类健康奉献之心，学医目的夹杂私念，缺乏钻研医术的动力，浅尝即止，不深不透，医理若明若暗，业术不精，临证赴救，没有担当，遇有急危重症，退避三舍，不去钻研，故而一世平庸无为，难得群众拥戴。医者无高尚医德，无大仁大爱之心，很难有高超医术。

医者须得德术并重，然德为医者灵魂，德为术之先导，德为术之统帅，无德者不可以为医。

2. 医学乃人学，医学的一切须得人说了算。

医学是人学，判定疗效不可机械、教条，不能形而上学。判定疗效必须以人为本，离开了患者的感觉套框框、看数字、对条条的疗效只是医学专家所要的"论文疗效"，不是患者所要的疗效。一定要把这位患者的所有影像、物理、生化检验指标都回归至"正常"指标之内才算没病，才算恢复了健康？数据指标都是有才干的、善于综合总结的专家按照循证医学理论制订的，而被循证理论舍弃的那部分人的指标该是什么样的标准才算正常呢？他们的检验标准又在哪里呢？一句话说到底，医学是货真价实的人学，脱离了人的"科学"都不是医学科学。它必须以人为本，凡是人体所有的活动，所有的现象都是生命活动、都是生命现象，不在你拟定的指标之内就不正常，就是病态，这是标准的形而上学。医学离开了人就再也不是人的医学了。人体的各项指标都恢复正常但仍有不适是何道理？有患者的检验指标未达规定的正常范围，但是他的生命活动完全正常，又作何解释？如果说，所有的检测结果都必须在"标准"以内才算健康、才是正常无病之躯的话，那么世界上就很难找到健康的正常人了。可以说：所有的医学"正常值""金标准"统统是"参考值"，唯有人的感觉才是第一位的。疗效标准的制定必须把人的自觉症状放在第一位，而各种检验指标则是第二位的，仅供参考，因为不少检测项目是非特异性的，没有捕捉到疾病本质的标志物，而是似是而非的东西；况且，一种疾病有多重的病理变化，会有多个变化了的物质，抓住一点不及其余必然会出现偏差，出现失误。

人之感觉最真实，当为诊断疾病、检验疗效的第一依据。实验室检验指标、影像学检测结果可作诊断疾病、检验疗效的第二依据，仅供临床参考。治人之病，必须患者说了算。

3. 病乃人病，以人为本，治病治人。

中医治疗是激发体内一切积极因素，调动人体自身存在的抗病能力，使正气充沛，用自身固有的力量（正气）驱除病邪，而达邪祛病愈的目的。"扶正"是关键。中医治疗，强调扶助人之正气，一切都是围绕着人身固有的内在生机与抗病能力选择最佳治疗措施，正复邪却，人之阴阳重新恢复平衡状态，疾病自可痊愈。因而，中医治病，实在治人。

临床治疗有两种不同的治疗观念，一为"治病"，一为"治人"。"治病"的观念是把疾病看作是一种附着于人身的相对独立、割裂的事物，其治靶向是病，是彻底消灭病原体，或尽可能切除病理组织，结果常常会导致"治住了病，治没了命"，"病"给治住了，但"人"也没了。

而"治人"的观念则是将人看作是"社会人"，并将疾病看作是"生物人"在与自然和社会环境的互动中所导致的不和谐现象。其治则是激发体内一切积极因素，调动人体自身存在的抗病能力，使正气充沛，用自身固有的力量（正气）驱除病邪，而达邪祛病愈的目的。"扶正"是关键，所谓"正气内存，邪不可干"的道理就在于此。

以维护人之身心健康，减轻人之苦痛，获取自然寿命为中医学的初衷。中医之治未病与治已病均强调重视自然环境、社会环境、家庭、人际关系、人文因素对疾病的影响。人之所以为人，是因为其存在于自然环境和社会之中，与自然环境、社会环境浑然融为一体，自然环境、社会环境的每一种变化都与人身人心息息相关、息息相通，其作用于人体，人之阴阳失衡而发病。外因是通过内因发生变化的，因而疾病之发生责之于人之正气。而山崩地裂、车祸人祸所致死亡，另当别论。

正因为中医学是"仁学"，拯救患者于苦痛危难之中，其治是以人为中心，故曰中医治病是在"治人"。医生的治疗措施必当通过人之固有驱病动力——正气的运作，才能发挥治疗效能，如果患者的正气已绝，阴阳离决，再好的治疗措施也难起死回生。所以中医治疗不仅注意病，还十分注意人，更注意人的自身因素及人与自然环境、社会环境等多种因素对疾病的生成与发展变化的影响，针对所有情况，以患者自身因素为核心，综合考虑，全面分析，从而制定贴切的个体化治疗方案，亦即辨证施治的方案。

现代医学发现，人类超过80%的疾病，小至疮疖、脱发，大至肿瘤、心脑血管疾病，均与人类的自身免疫系统紊乱有关。而人类的免疫系统的正常运行又与自然环境、社会环境和心理因素密切相关。因此，调整和调动患者自身的免疫系统，就成为中医治疗的关键所在。中医治疗不是靶向导弹，而是激发人体自身的自愈潜能。一切医疗的最终目的都是激发患者与生俱来的自愈潜能。医者一定要坚信这种能量无比巨大，帮助患者找到他的能量库，并把这种能量一点一点释放出来。因此，中医治疗时强调"正气存内，邪不可干""精神内守，病安从来"，强调扶助人之正气，一切都是在围绕着人身固有的内在生机与抗病能力优选择最佳治疗措施，正复邪却，人之阴阳重新恢复平衡状态，疾病自可痊愈。因而，中医治病，实在治人。

4. 谨守病机，展开施治。疾病过程中所呈现的不同的证候，是病理机制发生转变所致，辨证的关键所在就是要辨明辨准病机，抓住病机就抓住了证候的本质，也就抓住了治疗的关键，即可根据病机的变化，施以针对性的治法方药。此以《内经》"谨守病机"而治，直至"以平为期"，此乃辨证施治的真谛。

陈安民教授认为，医学研究的对象为"阴阳失衡"的人，而中医的治疗初心与最终目的在于恢复人体阴阳平衡正常生态。《素问·至真要大论》明确指出中医治疗须得"谨察阴阳所在而调之，以平为期，谨守病机，各司其属。有者求之，无者求之，盛者责之，虚者责之，必先五胜，疏其血气，令其调达，而致和平"。《素问·阴阳应象大论》明示我们："治病必求于本"。本者人之阴阳也，阴阳归属于人，故而中医之治：调达人之阴阳，以人为本。

明·张介宾曰："本者，原也，始也，万物之所以然也。"既有本，必有标。标本者乃相对概念，其在不同的命题与不同的生理病理语境中又各有其本。如：病之与人，以人为本；阴阳表里虚实寒热，阴阳为本；人之诸气，元气为本；人之长养存活，胃气为本；五脏者，脾肾为本，肾者先天乏本，脾者后天乏本；疾病所生，病因为本；病之进退转变，病机为本。阴阳、元气、胃气、脾肾、先天、后天、病因、病机等，莫不以人为本。临证时注意病证结合，同一种疾病过程的不同阶段因病理机转的变化可呈现多种不同的证候，而不同的疾病也会因为出现相同的病理机转则呈现相同的证候。例如，贫血疾病常可见到心血不足、脾气虚弱的状况，其病机是为心脾两虚，而血小板减少症、白血病在其病变过程中也会出现心脾两虚的病机，其治均需补益心脾而施以归脾汤，其结果都能使病情得到改善。临床诊疗就是这样，辨明辨准了病机，中医诊断就明确了，抓住了病机就抓住了证候的本质，抓住了治疗的关键所在，即可根据病机的变化，施以同病异治、异病同治之法，均可获得预期疗效。此即《内经》"谨守病机"而治，直至"以平为期"。以人为本的高度个性化治疗是辨证施治的真谛。

时时关注正邪消长变化，临床施治重在扶正。病理状态正邪之争：邪定伤正，正必抗邪；正胜邪却，正退邪进。临证治疗：扶正以祛邪，祛邪以复正；扶正勿助邪，祛邪勿伤正。预后效果：邪衰正升，邪去正复，疾病向愈；力避状况：邪衰正伤，邪去正竭，病进危重。治疗疾病，以人为本，本在正气，人若完全失却正气，则任何治疗都毫无意义。

公认的化疗方案大都是经过多中心、大样本循证医学临床验证总结出来的，被西医奉为"放之四海而皆准的真理"，我们中医引进过来尚须结合"国情"，因人、因时、因地制宜，不能将一个化疗方案"一竿子插到底"，尚须严密注意正邪消长情况，不然，肿瘤小了，白血病细胞没了，人也走了，岂不医而无功，留下莫大遗憾。《素问·五常政大论》谓："大毒治病，十去其六，常毒治病，十去其七，小毒治病，十去其八，无毒治病，十去其九，谷肉果菜，食养尽之。无使过之，伤其正也。不尽，行复如法。"为什么我们非要"剩勇追穷寇"直至彻底耗竭正气而殒命呢？残留的一分病邪让正气与之抗衡或能活得更久一些，生命质量也会更好一些。

（1）临证组方，经方、时方构架，对药、组药合方：陈教授深谙经方、时方精髓，针对主证选择经方、时方，或方方组合，构筑处方骨架，再以对药、组药、小方填充组合，也充分体现了中医制方遵从"君臣佐使"配伍原则，也充分体现了其遵古不泥古，灵活施治，力求精准贴切，倍增疗效的思想。

（2）标本相得，医患和谐，合力施治，其病可愈：临床治疗须坚持人文标本理念，人为本，病为标；病为本，工为标；生为本，岁为标；效为本，法为标。以本为本，是为上工；标本相合，方显工效。医患双方及时有效沟通，密切配合，目标一致，双方合力，方可达到预期的治疗目的。

医学本旨即减轻病痛，祛除疾病，维护健康，延长寿命。但人之疾病万千种，并不是每种疾病都是可以治愈的，因此，临床疗效大抵可分为治愈、好转（减轻）、无效三个层次，作为救死扶伤的医生自当积极治疗，力争最佳疗效。然而，积极治疗不是急功急利的过度治疗，过度治疗往往使疾病发生变化，加重病情，促人命期，因而，治疗必须遵从生命规律、科学适度原则，要在辨明证候、客观预后转归的基础上，正确把握"愈病治疗""控病治疗"与"保命治疗"三个层次，坚持人文标本理念。医患双方及时有效沟通，密切配合，积极治疗，保命延生第一，生存质量第一，方合医学的根本宗旨。临证中强调饮食、心理，注重医患沟通。

用药平和、安全有效，确保长期用药的依从性。同时考虑预防疾病传变，将"治未病"的理念寓于处方配伍之中。例如益气养血之品其味多甘，甘令中满，制方之时需配伍健脾消导之品，如木香、砂仁、枳壳、山楂之属；若恐其致生胃热，可加连翘、蒲公英等；若虚不受补，胃气上逆而致呕恶，可于方中配伍陈皮、藿香、半夏、竹茹、生姜和胃降逆；如若药味厚重滋腻，则脾运不及而致泄泻，可以炒白术、炒薏米、车前子、炒山药等伍之。如此等等，确保用药平和、安全、有效以及长期用药的依从性。此即"和中求效"之本意。过度治疗不如不治。

（3）带病生存，是为人生常态：就目前的医学水平而言，很多疾病尚无法治愈，但是由于医学的干预能使其减轻疾病苦痛、延长寿命，人病共存已是医学的前沿水平了。病至"回天无术"之时，若是能使患者生存下来，得以人病共生共存，无论对于医生还是患者这都是一种无可奈何的选择，也是一种可以接受的选择、一种最佳的选择。医学并非无所不能，医学、医疗所能做到的是尽量让人们活得无病、少病，活得更长久。人之一生无病者少有之，而带病生存却是人生之常生态。

治疗，有时是治愈疾病，有时仅是保命延寿，带病生存，不让疾病戕害生命，但也无法彻底根除疾病。在根治与保命之间寻求平衡，在疾病与生命共存状态下构建疾病与生命的平衡状态，也是治疗的一种状态与结果。例如血小板增多症，目前尚无法根治，用活血化瘀药及羟基脲降低血小板，但同时又会使白细胞、红细胞和血红蛋白下降，导致白细胞减少症及贫血。这种情况下的治疗就是要使过高的血小板降下来，又不致白细胞、红细胞和血红蛋白降得太低，这就要寻求两者之间的平衡点，使病与命呈现相对平衡、相对稳定的态势。疾病虽未治愈，但人之生存也无大碍，此即带病生存。

中医治疗本身就是平衡治疗，"阴病治阳""阳病治阴""阴中求阳""阳中求阴""阴平阳秘，精神乃治"，中医之治，求之中庸、中和，和谐相处，平安度生。

癌症是威胁人之生命的重大疾病，人们在长期治癌的过程中总结了其预防方法，一级预防是病因学预防，二级预防主要指早期发现，三级预防就是带癌生存。带癌生存实质上就是延缓生命，保持较好的生活质量，不因患癌痛苦不堪与早亡。如今对癌症治疗效果的评价已不仅是让肿瘤消失或缩小，而是让患者的生活质量得到改善。癌症患者最大的愿望就是生命的延长和保持常人的生活质量。

就目前的医学水平而言，很多疾病尚无法治愈，但是由于医学的干预能使其减轻疾病之苦痛、延长寿命、人病共处、人病共存已是医学之"壮举"了，血液病更是如此。这样说并不是我们心安理得安于现有水平而不思进取，实质上对于疑难病症的每一个治疗措施都是一种探求，都是一定意义上的创新。但是无论动用了怎样顶级的药物与前沿的技术，一些病也是治不好的，这就叫"回天无术"。若是能使患者生存下来，人病无碍共处共生共存，无论对于医生还是患者，这都是一种无可奈何的选择，也是一种可以接受的选择、一种最佳的选择。现在有一种新的说辞叫做"功能性治愈"，其含义即通过药物治疗，使肿瘤以低水平在机体内长期存在，且不影响患者的基本生活质量。实质上也是我们所说的"人病共处、人病共存"。

作为医生，我们所有的医疗方案、措施都必须围绕着患者而制订，"以人为本"是医生行医必须遵从的第一原则，"治住了病，治不了命"既不是患者需要的，也不是医生需要的。作为医生与患者讨论病情既不要危言耸听，也不要不客观地尽言美好愿景，不能无限度地调高患者及其家属对医疗的过度企望。面对现实，接受现实，有益于医患和谐相处。真孝、真爱，就莫让亲人接受明知毫无意义的多重折磨的过度治疗。作为医生、作为患者都需要重新审视我们传统的人生价值观，需要接受死亡教育，让留不住的人平静地离去，这是真正的仁爱、真正的孝道、真正的人道。当然，这是全民族的事情，但作为医生我们应赞同这种新的转变。

　　陈教授对标本理论深有思悟：人之与病，人为本，病为标；患者与医生，病为本，工为标；作为中医临床诊疗当中为本、西为标；察验疾病，病因为本，症状为标；辨证之时病机为本，查验为标；实施临床治疗医学宗旨为本，治疗方法为标。医学宗旨是什么？陈老之谓：由于医学、医疗的存在，让人们活得无病、少病，生活自由自在，活得长久高寿。

　　5.中医学乃生命学科，中医人需有足够的自信。中医药学是中华民族的原创医学，历经数千年而长存，对中华民族的繁衍昌盛做出了不可磨灭的贡献。中医药学是一座伟大的宝库，等待我们去挖掘，去提高，去弘扬。

　　习近平总书记在谈及中国特色社会主义与实现伟大中国梦时说道："要坚持中国特色社会主义道路自信、理论自信、制度自信、文化自信"，由此使我联想到我们的中医事业，要振兴中医、实现伟大的中医振兴梦，我们中医人必须有满满而坚强的中医自信，要有文化自信、理论自信、技能自信、道路自信。

　　（1）中医文化自信：中医文化是在伟大的中华文化中孕育生成的，有着五千年的光辉历史。她丰富多彩，底蕴深厚，世界上罕有哪个国家与民族的文化可与之比肩。优秀的中华文化与中医药文化是我们伟大祖国的瑰宝，是我中华民族的骄傲，是我等中医人的自豪。

　　（2）中医理论自信：中医理论融医理哲理为一体，天地人文为一体，并以精妙绝伦的古汉语予以展现，言简意赅，寓意深邃。她的每个章节、每段经文都堪称绝世定理定律，一直在指导着中医临床诊疗与生命学科建设。这是一个千古不衰的理论。

　　（3）中医技能自信：数千年来历代医家前贤创立的内治、外治，针灸、推拿、按摩、敷贴、针刀、洗浴、吐纳、气功，治已病、治未病及临床各科均有丰富且具卓著疗效的方药、技能，简便验廉，接地实用，也非其他医学能比。

　　（4）中医道路自信：认知生命、认知疾病可以从不同的侧面与嵌点切入，并以此认识采取措施强身健体、祛除疾病、挽救生命。切入侧面与切入点的不同，也就成就了不同的理论，不同的技法，也就有了各自的路径。中医有独特的理论、独特的技能，自然有自己独特的规律、独特的道路。中医要发展、要传承，就必须按照自身的规律走自身发展的道路。此路宽阔，前途光明，因其根本认识论是稳固而扎实的天人合一的整体论，而不是孤立地、片面地、形而上地看待人体与疾病，因而，中医的认识论是科学的、正确的。沿着这条道路行进，研究中医，发展中医，传承中医，中医必将以更强更新的姿态屹立于世界医林。

　　中医学乃生命学科，有自然科学与社会科学的双重属性，是医学与哲学高度融合的学科。医学是科学领域内最为特殊的学科，它面对有生命和情感的"人"，不仅需要科学手段，也需要人文关怀。近年来兴起的复杂性科学使人们肯定了中医独特的思维方式与理念，中医学实为复杂性科学。

古老的并非是落后的、不科学的。中医药是在中国古代产生的，支撑她的核心知识体系也是中国古代的自然、人文、思维等方面的智慧，我坚持认为"古老的"并不都是落后的、不科学的，"现代的"也并不都是先进的、科学的。

中医的原创理论虽然诞生于两千年以前，但是她所具有的天人合一的整体观念、辨证论治理论、情志致病、情志治病、以人为本、诸内形外、治疗未病、标本论治、针法灸法、内病外治、外病内治、推拿按摩、气功导引、食疗食养等诸多理论与观点，到科学极为发达的今天都还是处于领先的前沿阵地。西医学历经了几百年甚至上千年的艰苦实践才悟出了情志、天体与人疾病的关系，他们经过许多碰壁与艰难曲折才发现了单纯的生物学观点并不能涵盖生命科学的全部，正亦步亦趋地向中医学的原创理论靠拢。

客观存在是最大的科学，疗效是最真实的科学。中医的科学性是被临床实践所证明了的，但却又不能用目前的科学理论予以完全解释。现代科学解释不了的现象不一定全是伪科学，因为宇宙万象能被现代科学解释的只是很少一部分。看不到的事物并非不存在，解释不了的现象并不都是迷信。

中医存在的基石是临床疗效，它充分体现在中医临床实践中。中医的疗效来自博大精深的中医经典，疗效背后必有精妙精微的理论，只是现代的科学无力揭示罢了。陈教授坚信：疗效本身就是科学，当今不能圆满揭示，但总有一天能够圆满诠释。我们不能因为对现有理论的不完善、不深刻、不圆满而否定客观存在的疗效，存在本身就是科学。

中医人必须有中医理论的自信。以人为本的高度个性化治疗是辨证施治的真谛。中医之辨证施治遵循"以人为本"的理念，因人、因时、因地"三因制宜"。因人制宜就包含性别、年龄、体质、职业、文化素养、情志状态、饮食嗜好、生活习惯、经济状况、家庭背景、社会角色、经历变故、荣辱盛衰及病情轻重缓急、病程长短等诸多因素，都要予以参辨，故曰辨证本身是极其精细精准的。

进入具体诊疗过程则为：①全面详细搜集疾病相关资料。②诊断精准。何病何证，何脏何腑何经。③治法治则精准，与病因病机丝丝入扣。④精准选方。根据病之所在，在表在里、在脏在腑、在经在络、在皮肤肌肉筋脉骨骼关节；病性如何，孰寒孰热，热轻热重、痛轻痛重，证属何型等病情诸多情况选方用药。⑤精准配伍，精准酌定剂量。

⑥按规范正确煎药，按时按量正确用药。每一环节都马虎不得，极精极细极准，高度个性化。可见辨证论治就是中医精准治疗，是真正的个性化治疗。辨证施治的方案才是最佳治疗方案。

悉乎哉，一方能治百人病，百人之病而用一方。循证医学以多中心、大样本寻求一方而治百人之病，循来循去失却了个性，失却了辨证。不符合人之生理病理，不符合两千年来中医辨证施治大律。中西医学对病机切入点不同、视角不同、思路不同，自然理论不同、治法不同。但是都能治病，都能治好病。谁对谁错，什么科学什么不科学？没有定论。

中医临证组方遵循"君臣佐使"的组方原则，多靶点发力，是为中医原创思维。现代药物研发思路的转变，刚刚悟出复方思路，复方药物是 21 世纪国际新药研发的重要方向，《Nat Rev Drug Discover》《DDT》等著名杂志认为多成分组合药物将成为未来治疗药物的主流。美国 FDA 批准的复方制剂量在逐年上升，复方药物设计已成为新兴的药学研究前沿。其针对不同靶点，对已上市单分子药物进行组合设计，以研发治疗复杂性疾病的新药。由此使我们联想到两千年前中医即按照"君臣佐使"的原则配伍众多的中药复方，确是治疗复杂性病变多靶点发力的科学措施。君药在方中占有首要地位，治主病主证；臣药协助主药治疗主病主证，同时治疗兼病兼症；佐药顾全本方平和安全，不使产生毒副反应；使药则引经报使，使药力直达病所，且可调和诸药顾护胃气。君臣佐使组分组合，整体治疗，全方位多靶点发力，所组处方用于治疗安全有效，充分体现了中医原创思维的先进性与科学性。

中药的治疗作用是调和平衡脏腑功能，改善机体内环境，促生与增强内生抗病能力，通过扶正而祛除病邪，而不是药物的直接作用于病菌病毒。其药理作用是非对抗性的，因而中药治疗更平和、更安全、更少毒副反应，其所产生的疗效也就更为持久、更为稳定，在获得一定疗效后不会因为中药的停用而随即消逝。中医药治疗化疗毒副作用更为积极、有效，也是因其所产生的疗效是中药生来的内生动力，而非"外援"的、"救济"的作用。扶正祛邪犹如"思想扶贫""科技扶贫"，是正气内生的动力，是人体自生正气祛除病邪，是医学治疗之正道。

6.行医非易事，中医须杂家。西医诊治有明确的条条框框，拿着搜集来的疾病资料认真对号，是 5 占 3 还是 5 占 1，是必备条条还是次要条条，做一权衡即可断言，据此即可选择"一线药物""二线药物"。医生只要遵此行事，有效是对的，无效也是对的，因为是按照"指南"条条框框"循证医学"行事的。

中医则不然。医生将搜集到的四诊资料，结合八纲辨证、脏腑辨证、六经辨证、卫气营血辨证、三焦辨证、经络辨证等诊断路径，再结合患者的性别、年龄、体质、职业、居住环境、季节天气、饮食结构、生活习惯、兴趣爱好、经济状况、社会地位、文化修养、人事交往、情感世界、人生经历、各种变故等所有人生因素，思辨疾病的发生、发展、变化转归，悟出疾病证候的病因、病机、属性，据此制定治疗法则、遣方用药。其整个诊疗过程在于辨，在于悟。其辨其悟并非医生主观想象推理，其辨悟基础是医生搜集和占有的疾病资料、与患者疾病相关的人文资料、天地自然资料及医生自身的包括医学在内的所有素养。所以，医生的思辨省悟能力与其诊疗水平密切相关，这也是同病同证而不同的医生有不同的诊断、不同的治法、不同的处方、不同的选药、不同的剂量、不同的疗效之缘由。做医生不容易，做名医、大医更不容易，其原因他不仅仅是医生，他还必须是心理学家、社会学家、哲学家、杂家。行医非易事，中医须杂家！所以，作为医生要上知天文，下知地理，中晓人事，要尽可能多地涉猎多学科知识，犹如刑侦破案的公安专家一样，需是杂家，遇到各种情况才能调取大脑中积淀储存的信息，才便于条分缕析，辨明真伪，明察秋毫，才能做出贴切实际的诊断，进而做出正确的治疗。

中医人不要把自己局限到哪个门派中，学习中医，传承中医，不泥古，不拘今，不泥经方，不拘时方，以患者为本，以疗效为本，辨证施治，该用什么就用什么，该怎么办就怎么办。因于门派，就等于绑架了你灵动的头脑，束缚了你的手足，万不可效仿，万不可为。

7. 唯传承创新并举，中医才能做强做大。中医事业要发展，须得传承创新并重。中医没有中医特色不行，没有中医特色便不再是中医；中医没有好的中药不行，没有了中药中医也就不复存在；中医没有现代科技不行，没有现代科技的渗透参与就没有中医的创新，就会落伍，就不再有生机。

学科学术的进步与发展历来都是相互渗透相互影响的，纯粹的学科学术是不存在的，世界上没有纯而又纯的东西。因此，"纯中医"的提法是不科学、不现实的。学习西医，引进先进诊疗思维与设备，为我所用，补我所短，阔我思路，长我技能，完善中医之功能，是明智之举。中医诊疗技艺扩张了延伸了，在原有的基础上长本领了，仍然是中医的根，中医仍然姓"中"，犹如中国人的黄皮肤和中国心一样，不会因为身着洋装说几洋话就不再是龙的子孙了。

在历史发展的长河里，整个世界都在变，一切事物都在变。变是正常的，不变是非正常的，不变的事物是没有的。对学术学科而言，"变"是一种改进，是学习，是补缺，是完善，使原有的学科更丰满、更实在，是学科的前进与发展，是学习型创新。

发展前进之路不是独木桥。中医研究者根据自己的特长和需要，可以只搞纯粹的古典中医学术，也可以搞中西医结合研究，各选其路。走对了就发展就前进，走得不对就另择其路。多元化研究中医之路是充分发挥人们聪明才智的开放之路，是和谐发展之路。发展中医，弘扬中医，把中医做强做大，一要传承，二要创新，两手都要抓，两手都要硬。

创新需得依民众的需求而创新。医学学科的存在因广大民众的需求而存在，高效、速效、安全、简便、价廉、少创伤、无创伤，维护健康延年益寿的医学是民众需求的医学。不问地之南北西东、国内国外，哪个符合民众的需求，民众就欢迎哪个，就将之奉为上宾引入正位；哪个相形见绌就自然而然地被列入后排下席，与民众需求差距甚大者，民众就不再亲近不再选择了，就此可能被打入冷宫，或许就将遭遇永远被淘汰出局的厄运。物竞天择，无以能违。作为中医人，我们就要努力促使中医事业朝着民众需求的方向发展，为了民众的需求去创新。

质疑是创新的起点，没有质疑就没有创新。新发现就是创新，就是成果。一个诊法，一种疗法，经过长期的反复实践检验，发现了原来的认识、理论、做法是错误的或是有偏差的、不完善的。提出质疑，做出修正，或者予以否定，同样是里程碑式的创新。因为它使我们变得更为聪明了，不再犯错误了，不再做傻事了。它拯救了真理，发现了真理，发展了真理，这是绝顶的好事。然而，在现实的生活中做出否定是非常艰难的事情，往往要付出意想不到的甚至是极其悲凉的代价。中医领域里更是如此，容不得半点质疑，当然更不提倡质疑，提出质疑是大逆不道的，在这里只能高唱赞歌，只能颂扬。这也是中医不能快速发展、较少创新的桎梏。哈佛大学无论是老师还是学生，都允许挑战原有的理论与学说，展开积极地学术辩论。不破不立，没有否定永远没有创新。古人云，争论烈真理出矣！无质疑无争论不符合历史唯物辩证法，不符合事物发展的客观规律。我们不能听人说中医一个"不"字就暴跳如雷，我们是中医学者，学者的基本素养就是大度，唯大度才能听进不同意见，进而才能更为深入地思考探究，才能进一步创新。但愿中医界的质疑声多起来。

8.力倡提高中医总体素质。自1959年学医从医以来，由浅入深，逐渐地接受了中医理论、中医疗法，也渐渐地熟悉了这支队伍、这支力量及其医界地位、社会地位。总体认为：中医理论难以被当今民众所接受，给患者解说半天，患者仍一头雾水，最后所见到的是患者似懂非懂一脸迷茫，眼中放射出的仍是不解与疑虑的目光，医生费尽口舌未能讲得明白而很无奈的尴尬局面。

中医队伍水平参差不齐，虽宗岐黄、仲景又各自立门派，各说各理自执一词，谁也说服不了谁，或相互吹捧，或相互贬低，相互否定，甚或相互攻击。

学术门槛没有一个明确的标准，真乃千家万家立宗成神，远远超过春秋战国诸子百家，各家各医技术含量天地悬殊，但却都是中医。更有甚者，不知岐黄、仲景，持一方而治百病，借中华文化词语鼓吹疗效，欺人骗人，败坏中医声誉。

中医所用药物多半来自大自然，品种繁多。一个药物常常会有多个品种，天南地北，生长环境不同，品相不同，成分不一，含量不一，功效也有差异，甚至相去甚远。中药炮制日趋简化，昔日的药室生香气味愈来愈淡。药材自然生态环境遭遇破坏，人工种植、饲养成为中药材的主要来源，其农药与重金属含量超标，一些矿物类中药材储量愈来愈少，诸多问题影响着中药的品种、品质与功能。有好的医师也需有好的药师、技师、药工，药剂人才愈来愈少，已成为中医事业的短板，将滞碍中医事业的发展。

商品经济冲击各个领域，中医界也不例外，自挣工资自挣奖金，医方医技已和商品经营紧紧地糅合在一起了。国家政策中西并重，但就医院建设、人才培养，政府投入却差距甚大，中医如此状态，怎能会有大作为？

"一花不是春，一木不成林"。纵使有一百位中医大师、数百位名中医，其在中医群体中只是微乎其微，对于14亿人口的大中国简直谈不上人口占有比。只有提高中医总体素质才是中医生存发展，做强做大的根本措施。因此，陈教授力倡提高中医总体素质，并身体力行积极作为。

2001年陈老主动请缨主办院刊——《医药临床学报》，历经17年，计105期，1100万字，建立医院内部学术交流平台，促进互通信息，知识共享，提高论文撰写水平，促进医务人员总体素质提高。

2006年陈教授向医院、向省中管局积极建议建立河南省中医高层论坛，论坛将通过传统中医学术讲学、研讨，传道、授业、解惑，培养传统中医高层人才，提高传统中医学识水平，保持与发扬中医特色和优势，并使之发扬光大，催生自主创新，促进中医事业创新发展，传承千秋万代，造福人类。实质上，这也是实施中医继续教育的一个具体举措。

上级为其建立中医药专家传承工作室后，焕发了陈教授振兴中医事业的活力，认真总结经验，认真带教，认真传道授业解惑，为自己定下传承铭言：真做学问，做真学问；求真务实，传承创新。不遗余力地积极认真做好工作室团队传承及院内传承，同时还主动走出医院，传承到基层，为提高基层中医人员的素质做出奉献，虽然已至耄耋之年，振兴中医仍矢志不移，真乃"老骥伏枥，志在千里"，神不衰，力不减，天天上班，门诊查房，带教传承，总结经验，诸事亲恭，满负荷工作。

第二章　陈安民医论医话

第一节　陈安民论为医之道

一、为医之术，须得博通精专

清·徐文弼《寿世传真》曰："盖医之一道，须上知天文，下知地理，中知人事。三者俱明，然后可以语人之疾病。"此语道出为医者需通晓百科知识。清·赵晴初《存存斋医话稿》曰："医非博不能通，非通不能精，非精不能专。必精而专，始能由博而约。"此言为医者的知识素养当为"博通精专"。《如皋医学报·证治丛录序》曰："医学非智、仁、勇三者俱全不可。非智无以明病因，非仁无以济时艰，非勇无以肩重任。"此言医者仁心仁术、大智大爱，而且要勇于进取、敢于担当。所论都很深刻到位。

由此悟出医者之最高境界当是：诸家之说，兼容并蓄；精勤不倦，多闻博学；仁心仁术，勇进敢当。为医者一辈子也不可停止学习。医学发展无尽头，原来不知的现在认知了，原来认为是正确的现在被推翻或是被修正了，原来有效的药物现在不那么有效了，原来被热衷的疗法被淘汰了，细菌在耐药抗药，病毒在变异，新的疾病不断涌现，新的理论、新的学说不断问世，新的诊疗仪器日新月异……作为医生怎敢故步自封、停滞不前？真乃医海无涯，医生一辈子也游不到边啊！大医、大家在医学奋进的道路上往往如此，何况我等中工、下工呢？长到老学到老，一辈子也不可停止学习。

二、为医者当博极医源，精勤不倦

"医乃仁术"为医界同仁之共识。明·龚廷贤曾指出："医道，古称仙道也，原为活人"，故古代医家称：医者为"生人之术"。为医者应始终以救死扶伤、保护人民健康为神圣的职责。

古代医家十分强调为患者治病的动机必须纯正，不能把医术作为谋取钱财、诋毁同道、自夸己道的手段。明·陈实功云："无论病家大小贫富，有请便往，勿得迟延厌怠，药金勿计较轻重，一律尽心施治。"历代医家多有为了救治患者，不计私利得失。如宋代医家庞安时为人治病不以谋其财，其轻财如粪土，而乐义耐事如慈母。其高尚医德，至今仍为医界之美谈。

医术为医者诊治疾病的手段，"医而无术，则不足以生人"。孙思邈在《大医精诚》中指出："故学者必须博极医源，精勤不倦，不得道听途说，而言医道已了，深自误哉。"古代医家均强调为医者必当医术求精，"凡为医师，当先读书，详检方书，精求药道""凡为医之道，必先正己，然后正物""正己者，谓能明理以尽求也。"

以上言辞均说明古代卓越医家在一切为了救治患者的宗旨下不断精读方书，力求精于医术，尽可能掌握全面的治疗手段。否则，即使有良好的救人心愿也难以达到救死扶伤的崇高目的，反而会造成"庸医杀人"的严重后果。

观今之医者，也实如此，若没有优良的技术，谈何救死扶伤，总不能在患者危重关头，医生陪着患者及其家属悲叹流泪。

三、医学博大精深，为医须干到老，学到老

人类的疾病千万种，治不好的疾病千万种。能减轻痛苦、提高生存质量、最大限度延长寿命实乃医学本旨，也乃医学之巨大荣幸。什么病都能彻底治好，人人都能万寿无疆，只不过是人们的美好愿望。据目下医疗水平及临床实践，明知已经留不住的患者硬要予以过度治疗，并非明智也非仁爱、人道之举，任何高端与顶级的专家也一样治不了、治不好所有的疾病。陈教授说："医学领域里存在太多的空白与未知，这一点不仅要心知肚明，也一定要让我们的患者知道。"

古人云："书山有路勤为径，学海无涯苦作舟。"医学之海无边无涯且深邃无底，医学高峰其高无极无顶，它的变数太多太大，见所未见、闻所未闻的东西很多，人类在医学面前向来不敢言大、不敢言高、不敢言精，需要的是永远的谦虚谨慎，甚至是谨小慎微。作为医生一生都不可怠慢，一生都不可停止学习。学中医，学西医，向多学科学

习，向同行学习，向患者学习，向专家学习，向基层及民间医生学习，向老百姓学习，向经典向书本学习，向临床向实践学习，凡对治病、对健康有利的知识我们都要努力汲取。要当好一个医生必须活到老、学到老，要真做学问、做真学问，戒除浮躁之风，反对学术腐败。做一个名副其实的中医学人，做一个确能祛除患者病痛的医生。

习近平总书记 2013 年 3 月 1 日在中共中央党校举行建校 80 周年庆祝大会上的讲话中指出："我们的干部要上进，我们的党要上进，我们的国家要上进，我们的民族要上进，就必须大兴学习之风，坚持学习、学习、再学习，坚持实践、实践、再实践。全党同志特别是各级领导干部都要有加强学习的紧迫感，一刻不停地增强本领。好学才能上进。"

习书记的讲话同样适用于我们每一位医生，每一位中医人。中医人要把中医的事情做好，同样需要大兴学习之风，坚持学习、学习、再学习，坚持实践、实践、再实践。而且这种学习应该是全面的、系统的、富有探索精神的，既要抓住学习重点，也要注意拓展学习领域；既要向书本学习，也要向实践学习。既要向人民群众学习，向专家学者学习，也要向国外有益经验学习；要有加强学习的紧迫感，好学乐学，如饥似渴地学习，一刻不停地增强本领。做到只要坚持下去，必定会积少成多、积沙成塔、积跬步以至千里。我想，我等应遵照习近平总书记的讲话去办，定会圆我中医梦。

四、夯实基础，打造名医

名医，是以其高超的医术和高尚的医德凝练而成。高超的医术以牢固扎实的基础理论、基本知识、基本技能为基础，且在长期的医疗实践中留心学问，博采众长，不断汲取当代科技成果，融会贯通，顿悟创新，有所突破，则可跻身巅峰而为当代名医。这一切是要付出艰辛劳动和宝贵年华的。人皆学而知之而非生而知之。从医学生成长为名医专家，其全过程始终贯穿着一个学习的问题。向书本学，向实践学，向专家学，向患者学，向民众学。要终生学习，终生受教育，做到"长到老，学到老"，一步一个脚印，扎扎实实拾级而上。在未成名之前最重要的就是要打好基础，牢固掌握基础理论、基本知识、基本技能。对于系统的基础知识无积淀无储存，在临床上遇到问题就无法提取知识信息，就不可能发生诊断治疗联想，就不会有正确的临床思维，自然诊断难明，药方难处，疗效难说。博学是正确临床思维的前提。为什么我们感到病证莫名其妙无从下手，而名医专家却能慧眼识病，药（手）到病除，就是因为他们有一个庞大而厚重的知识库，遇到问题即可随时调用。博学则举重若轻，不学则举轻若重。作为医生，人之性命攸关，容不得误诊误治。既为医，必为"上工"、必为名医才是，这是职业的要求。陈教授说："我们必须把自己打造成名医，否则愧对医生这一神圣职业。"

科技在飞速发展，知识在不断更新。我们不仅要熟练掌握历代传承下来的知识，还要与时俱进，不断更新知识，否则就会落伍，就会被淘汰出局。我们要把精力用到学习上，要时时学，处处学，读经典，多临床，涉猎多学科广博知识。中医人要充分认识学习的重要性，付出时间和精力，夯实基础，充实自己，为神圣的医疗职业、为成为生命的保护神打造自己。

学习，主要靠自学。中医人要永不停息地学习，永不停息地实践，理论密切联系实际，在学习中受益，在实践中升华，精诚行医，成为人民拥戴的一代名医。

五、做学问需得多读书

多读书，读各种各类的书，对提高专业知识同样有很大助益，科技类、人文类、哲学类、文史类、自然科学、社会科学、诗歌、小说、科幻的、儿童的、动漫的、评论的、报道的、戏剧歌曲、琴棋书画、古典的、当今的、中国的、外国的等，无所不及，无所不览，间或有一点启示，可能就会打开一条思路，甚或成就你的事业，成就你的一生。

读书就是听高人讲学。多读书，读好书，开阔眼界，博取知识，充实自身，提高素养。

多读书，读好书，并非专业书才是必读之书，有时创新灵感恰是来自非专业的启迪，因而，读书当有广泛兴趣，博览群书，不定何时何地何种场合你就用上了书中的知识，看似课外实非课外，看似业余实非业余。

多读书，读好书，读一辈子，学习一辈子，做学问就该如此。

六、真做学问，做真学问

观学界而生感悟：如今，浮躁造就了各种类型的骗子，学术界、医学界、西医界、中医界都有学术骗子。学术骗子实为"学术流氓""流氓学者"，各个层次都有这样的人，从京城到地方、从中科院到地方科研机构和基层学术组织，到处都有他们的身影，可谓学术骗子、"流氓学者"遍天下。他们无真才实学，但脑袋十分灵活，抄袭、剽窃、拼凑、剪接、拉大旗作虎皮、捏造神奇故事，既说中也说西、既远古又现代、既医学又多学科、杂烩掺和、胡编乱造大忽悠，十八般武艺样样精通、样样高端，且颇具"抓心"本领。虽为"流氓"，但不乏市场。他们也会有"论文"，有"著作"，有"成果"，有"产品"，甚至有各种头衔、各种名号、各种光环，获得有各种奖项，正是他们有这些东西才好招摇撞骗。这些学术流氓坑害百姓，毁坏医生形象，毁坏医界声誉，当然，毫无疑问是肥了他们自己。陈教授说："我们必须昭告世人，这些人不是专家、不是学者、不是大师，他们是十足的骗子，地地道道的学术流氓。"

中医同道同仁们，为了中医事业永存，为了中医事业的发展，为了中医事业坚如磐石，高高屹立于世界医林，为了实现伟大的中医振兴梦，要高度警惕学界腐败之风，反腐拒腐，真心实意地共同来做中医学问，真做学问，做真学问！

七、采用现代技术，服务于中医药发展

卫生部副部长、国家中医药管理局局长王国强在 2011 年全国中医药工作厅局长座谈会分组讨论中，谈到市县中医院、民族医院能力建设项目时发表讲话说："中医院（民族医院）一方面要坚持"姓中"，另一方面要积极采用现代技术和设备。这些设备要发挥辅助诊断、提高疗效、检验中医药（民族医药）治疗效果和评价的作用，要服务于中医药和民族医药的发展。"

坚持中医药理论，比如理法方药、君臣佐使、辨证施治的指导理念和因人而异的治法等，在保持这些中医药整体特色精髓不动摇的前提下，所有有利于中医药发展的全世界文明成果、文化技术皆可为我所用。比如，中医骨伤科配备 X 线机，可以查看手法复位的效果怎么样，经过内服外敷治疗后，检查恢复情况。再比如中医药治疗肿瘤，用现代仪器设备检查，能检验其疗效，用影像检查结果让患者信服。这样的情况，配备诊疗设备理所当然，也能避免有人认为中医院买仪器设备就是西化。

八、多元化的世界才是真实的世界

普天之下，不可能都是一个声音，不可能都唱一首歌，不可能就那么一种医学。多种医学、多个学科并存共同发展是件好事。为什么世界上只能是西医而不能有中医的存身，有中医的位置呢？世界上有各种各样的事物，与之相伴的就有各种各样的标准，为什么要拿一个标准衡量所有的学科呢？难道你的标准就是天经地义的吗？如果说有统一标准的话，那应该是谁给生命造成的伤害更小，谁能让患者的生活质量更高，谁能让患者活得更久。当然，在这些方面中西医各有千秋，既然如此，为什么你可以存在而我就得被取缔呢？学域霸权主义！世界原本就是多元的，真若变成了一元世界，世界便不成为世界了。学术界同样需要大度、宽容，甚而至于远远超过政界的大度与宽容。

蔡元培主政北大时，不拘一格，网罗各家、各派、各路货真价实的人才，学术上古今中外、三教九流，但凡对文化文明、科学技术有积极意义者，皆为其兼容并包于麾下；但各家各派多"自耕其田"而又尊重他方的存在，通则融，歧则敬，于是大师云集而成一时之盛。在中医界，能如此"万紫千红"该多好！

陈教授说："我想也的确应该如此。"春秋战国时期诸子百家争鸣成就了我国古代中华文化的盛明，直至两千年后的今天先贤们所创立的学说、理论仍大放异彩，为我们所学，为我们所用。当今的时代是多元的时代，政治也好，经济也好，都不是一家独尊别无他人。一个声音不是浑厚雄壮的交响乐，一个腔调也不是一台完美的戏剧。中医、西医、中西结合医、民族医、殿堂医、民间医、全科医、一技医以及各医中的多个门派，各有特色，各有特长，各有绝技，各有优势，都应该获得与享用自由呼吸自由发展的空间。宇宙之大，包容一切，我们当有宇宙样的博大胸襟，让各种学科、各个门派按照其自身规律成长发展，这个世界才会更美好，人类才会获得最大的幸福。唯包容才会有繁荣，唯包容才会创造辉煌的奇迹。

九、站在科学技术的"肩膀上"腾飞

山西中医学院中西医结合医院张英栋撰文如是说："在古代，中医是开放的，就没有'纯中医'的提法。胡黄连、番泻叶、安息香、高丽参等药物，在名字上都能明显看出外来的痕迹。如果强调'纯'的话，这些药物在最初进入中国的时候都不能用，到如今也不会成为现代中医笔下名正言顺的中药了。"

中医讲"纯"，相对西医似乎从来不在乎纯还是不纯。现在，大部分的中成药和中药注射剂，西医都在用着。抛开是否用得对、用得好不谈，单从形式上来看，西医从不在乎自身"纯"否。为什么我们中医要用一个形式束缚住自己的手脚，束缚自己的心胸呢？医生的任务是辨清影响健康的问题所在，并且帮助患者恢复健康。无论中医、西医，都应该是这样。

近代中医大家张锡纯是典型的"拿来主义"者，别人有好用的东西，我们也可以"拿来"用，在用的过程中鉴别、发展自身。既给了患者方便，也给中医学的发展引进了新鲜的血液。不论结果如何，开放的态度是值得后人学习的。

任何的技术手段是不分中西的，只是解读的方式、应用的方式不同而已。一个用"中医药理论"武装起来的同时践行中医理论指导治疗的医生就是一个很地道的中医，临证治疗过程中并不妨碍我们吸纳其他学科的理论与方法。现代前沿的科学技术，是既不姓中也不姓西的。西医凭借这些，取得了日新月异的进步；中医需要迎头赶上，站在科学技术的"肩膀上"，奋起腾飞。

世界上没有纯粹的学科，所有的知识最初都是浑然一体的，只是后世人们的工种职业需要而择起其中对其所从事职业工种使知识越来越专业、越来越细化了，学科是无法完全割裂的，都是相互渗透、相互借鉴、相互学习而与时俱进的，所谓的"纯中医"

纯吗？中医大家讲科普、讲养生不照样使用了很多的西医名词、西医语言吗？原来西医用的辅助检查现代中医不是都用了吗？"纯中医"的提法本身就违背了中医的发展史，更不符合中医的现状，"纯中医"一词不提为好。

十、同仁之德，谦恭为上

清·毛祥麟所著《墨余录》载有这样一则故事，令我中医人深省深思，对待同行同仁应该尊重为先，谦恭为上，不可昂头戴面，傲视他人，訾毁诸医。

清时，何书田与苏州徐秉楠皆精于医术，名重一时。时有富家刘某的独生子患了伤寒，病势已危，群医束手。遂以重金延徐、何二人诊治。徐先至，诊视良久曰："察其形症，变在旦夕，虽扁鹊复生，亦无法下手矣。"这时何书田至，徐乃退入另室。何诊之，亦认为症情危重，因曰："方才切脉时，两手虽奄奄欲绝，而阳明胃脉一线尚存，因思一线之脉，即有一线之生机。唯有轻可去实一法，以轻清之品，或可宣其肺气，冀得津液来复，神志能清，再图良策。勉拟一方服之，于寅卯之交若有微汗，则可望生机。否则，势已无及矣！"其时徐独坐室中，令仆从索方观之，大笑曰："此方能愈是病耶？果然如此，可将我招牌撤去，终身不谈医道！"此话被何之仆从告之于何。何对病家说："听说徐先生也在此，今晚虽不能相见，明天一定与之共同处方，千万为我留下他。"徐自知失言，起身辞归，刘苦苦留之。服药后，病儿果然得汗，形色略安。何氏再诊曰："尺脉已起，可望生矣。但须留住徐先生，余为郎君疗此病。徐若去，余亦去耳。"徐闻见病有转机，无以自容，急欲辞归。刘曰："何先生有言，先生去他也不留，儿病悬于先生，唯先生怜之。虽日费千金亦不吝。"徐知前言之失，默默无语。不数日，病者已能起坐进粥。何乃对刘曰："今病已愈，我将返归。徐先生已屈留多日，谅亦欲归，但前有招牌一说，或余便道去取，或彼自行送来，乞代一询。"徐只好厚颜乞求刘从中周旋。刘乃设席相劝，始得调解。

此位苏州医生徐秉楠之言"此方能愈是病耶？果然如此，可将我招牌撤去，终身不谈医道！"癫也，狂也！即或经验丰富的名医，也不能出此狂言。自取尴尬，窘迫难言，给后学留下深思，留下教训。

十一、万勿空谈，误了发展

发展是必需的，也是必然的。但是怎样发展，走什么路子，可以说从国家有关部门、高端专家直至基层中医药人员乃至热爱、关心、支持中医事业的社会各阶层人士一直都处在热议之中，百家争鸣高谈阔论，仁者见仁，智者见智，从不同的角度探讨都有一定的道理，但始终未理出一条清晰的思路来，没有做出能够立得住足的策略来。虽说中医药学科有些许进步，但却微不足道，未曾见得里程碑的贡献问世。大家都知道中医日渐衰萎，大家的心情如焚，大家一直在讨论、在热议，从新中国成立至今，六十多年来一直未能平静下来，却也未能找出一条中医发展的金光大道来。

其实发展的问题也是事物的客观规律和自然规律，而不是人为规定的，大家可只管按自己设想的"正确"方案去实施，按照自己设想的"正确"道路去攀登。百条江河归大海，条条道路通北京，探索行进阶段尚不能过早地下谁对谁错、谁劣谁优的结论，不要认为与己不合就是错的。大家都在力图把中医的事业留住，进而弘扬发展壮大，各自只管努力就是了，不要指责、不要埋怨，更不要恶言相向甚则是谩骂。大家心平气和搞学问才是正道，才是正理。在探索行进的过程中，谁的进步了，谁的出彩了，谁将中医的理论、疗效提升了，不仅使中医存留了下来，且使中医创新了，发展了，谁的路子就对了。关于中医的问题不要总是为姓"中"姓"西"争来争去又都什么事也没干成，岂不白白消磨了大好春光，耽误了中医大业的发展。

十二、莫要盲从"经方热"

知识原本就没有什么派别，所谓的派别、派系是后人根据其学术特点、时代、地域而人为地将其"派化"的，如经方派、时方派、攻下派、补土派、滋阴派、火神派、岭南派、海派等，不一而足，各有特色，各有所长，不可以一派一家之说盖全中医之学，更不可以相互诋毁、贬谪、攻击，理当相互学习，相互借鉴，而致中医学更加至善至美。如若不是探讨研究学术，而是一味诋毁、贬谪、攻击某一特点特色（或曰派系），这就突破了学术探讨的底线，严重涉及医德及人品问题，实实的可恶。

近年来，随着国家对中医药事业的大力支持，以及中医药文化的推广与普及，中医药事业正迎来一个发展的高峰。在中医药文化复兴的浪潮中，经方与经方派引起了很多中医从业人员的重视，从而呈现出一种"经方热"，然而，"经方热"的背后不是简单的繁荣，也隐藏着一定的危机。

在"经方热"的背后，存在不顾客观实效，盲目以多用经方为荣的现象。比如，不知辨证论治内涵却标榜自己为经方派而盲目使用经方，独尊经方却贬低或排斥他家学说理论而不能在学术上兼容并蓄，宣扬见临床百病必用经方，不用经方不可的极端主义。这种不良风气是不容忽视的。

《伤寒论》是方书之祖，也是中医临床的根基之作。《伤寒论》方一般方简药精，配伍恰当，药少效宏，具有"简、便、廉、验"的特点，用之临床，方证对应，则临床疗效必然显著。但是，经方背后是完整的六经辨证理论体系，经方效显的前提是医者深刻理解并灵活运用六经辨证理论，只知方药而不知理论则难以达到理想的临床效果，所以，只强调盲目崇拜经方而不谈深入研习六经辨证理论是一种误区。

另外，经方派与后世各家流派的理论及用药思路本就是源与流的关系，具有相辅相成、互相补充的作用。后世各家学派是在中医药的发展长河中，因时因地而形成的，对于某方面的疾病也有独到的认识和显著的疗效，比如，李杲的脾土派对于脾胃疾病的治疗有自己独到的见解，叶天士、薛雪等人的温病学派理论对于流行疾病的预防与治疗有很重要的意义。

所以，目前"经方热"的现象实为"虚热"之象，需要客观面对，中医界需要正确的学术导向。中医药的发展在于理论学习与临床实践相结合，当代中医人在面对经方派与后世各家流派时，不能厚此薄彼，要兼容并蓄、各取所长，在系统学习、全面掌握、融会贯通的基础上整体提高，为继承与发扬祖国的中医药事业做出贡献。

十三、大方小方因证而制，无须强行划一

所谓的大方是指药味多用量轻，或药味少用量重的方剂，属于《内经》"七方"之一，与为了追求利润胡乱拼凑的大方不同。前者如《金匮要略》薯蓣丸21味药、鳖甲煎23味药；后者如《伤寒论》小柴胡汤药味不多，但柴胡用了8两；炙甘草汤有9味药，但生地黄用了1斤。

经典方是古人在当时的条件下，根据患者当时的具体病情制定的，不一定都适合于现代人的疾病。如金·张元素所说："运气不齐，古今异轨，古方新病，不相能也。"对于经典要灵活运用。历代医家在使用大方治疗慢性复杂性病证或急性危重病时，多使用膏丹丸散剂型，如大活络丹、安宫牛黄丸、紫雪散、至宝丹、薯蓣丸、鳖甲煎丸等。

中医治疗的精髓是辨证施治，辨证施治的精髓就是一个个的精准化个体化治疗，因而中医治疗从来不会一个模板，"因时、因地、因人制宜"是中医治疗的基本原则之一，是中医的特色优势之一，没有"因时、因地、因人制宜"原则也就没有了辨证论治。现在有些人发论处方药物少，轻灵者乃中医高手，而有人则谓敢下重剂才是良医。评价一个医生为上为中为下在乎方之大小、药量轻重吗？两千多年前的周朝即按其疗效"十全为上，十失一次之，十失二次之，十失三次之，十失四为下"分划医生等级并依此赐予相应的俸禄。而今我们要按方之大小、药味多少来评价医生良莠吗？为医者关键看其疗效，有疗效、疗效高才是硬道理。

处方用药蕴含着医生医疗实践经验，是难以整齐划一加以规范的。如果事物本身

无法规范而硬要人为地规范，治疗疾病只能万人一方了。片面追求随机、双盲、大样本、可重复、循证医学等标准可能会失去自我。"观其脉证，知犯何逆，随证治之"仍是我中医人临证必须遵循的原则，个性化的治疗方案不能丢。正如现代医学证实的世界上没有任何一个人的所有基因与另外一个人是完全相同的，既然人不同而却要追求同一方治之，岂不匪夷所思？

临床上应用大方、小方，都应该遵循辨证论治的原则，对于没有兼证、比较单纯的病证，可以使用小方；而对那些病情复杂或有合病、并病、兼证的病证可以根据病情施以大方。切中病机，大方小方都是良方。近代名医施今墨处方用药常常 20 味以上，其一胃病丸药方多达 40 余味，方中药物由多方组合而成，虽不比仲景少而精，但以方为"构方单位"君臣佐使配伍也很精妙，结构严谨，疗效同样卓著。现在临床所用膏方药味也常达三四十味，也颇具疗效。陈士铎构方药味少用量大是其特点，临床疗效也很好。制方用药各有特色，不必强求万医一方，不必追究其方药味多少、量之大小，疗效第一，我们要的是疗效。

十四、治勿过度

《内经》于两千年前就告诫说："大毒治病，十去其六，常毒治病，十去其七，小毒治病，十去其八，无毒治病，十去其九，谷肉果菜，食养尽之。无使过之，伤其正也。不尽，行复如法。"（《素问·五常政大论》）

《素问·六元正纪大论》曰："大积大聚，其可犯也，衰其大半而止，过者死。"

《素问·藏气法时论》曰："毒药攻邪，五谷为养，五果为助，五畜为益，五菜为充，气味合而服之，以补益精气。"

这三段经文均告诫我们：临床治疗必须以人为本，治疗不可太过。过度用药，常会带来风险，多生变端，甚则致死。谷肉果菜，辅助药物治疗，平稳康复，乃治疗正道、大道。如若尚未完全康复，可以"行复如法"，进行第二轮或曰第二个疗程的治疗。言终一句话："无使过之，伤其正也"，治需顾护正气，这是中医治疗的第一原则，是中医任何治疗都必须遵循的极其重要的理念。试想，病邪虽去，而与之同时人也失却了正气，元气化零，生命还将存在吗？

十五、医患有效沟通是医生必备的基本功

在医患沟通的过程中，首要的问题是解除患者的各种顾虑，诸如病情轻重、能否治好、将要实施的疗法（如手术、放疗、化疗、介入、中医药疗法等）对身体有无伤害、

会不会留下后遗症、需要多长时间治疗、费用约需多少等，凡大医大家都能给患者和家属以明晰而满意的回答。

试问，我们能解除患者多少顾虑，能否收获预期的沟通效果？当然，要消除患者的种种顾虑是需要深厚的专业与人文知识底蕴的，它不是一般意义上的谈话交流，这同样是一门高超的学问，这也是医生必备的一门基本功。

良好的情绪力量能促进身体健康。70%的患者只要消除了恐惧和忧虑，病就会自然而然地痊愈；98%以上的疾病会因为心情愉快而出现明显好转。可见，良好有效的医患沟通消除患者的恐惧、顾虑对于治疗具有不可估量的积极意义，同时对于构建和谐医患关系、减少医疗纠纷有着积极的意义。良好有效的医患沟通实乃治疗疾病不可或缺的重要措施，而良好有效的医患沟通技艺实乃医生必备的基本功之一。

十六、答疑是医生不可忽视的基本功

面对患者我们医生都在接受严格的考试，我们要建立一个患者题库，准备随时解答患者的各种问题。例如会问：我的病是怎么得的，我平素很健康怎么会一下得了这种病，这病传染不传染，遗传不遗传，我的西药要不要停，这药能否和西药一块吃，为什么要给我做这种检查，还需要做什么检查，什么时候检查，这检查报告是什么意思，检查前能不能吃饭喝水，为什么有的让喝水有的不让喝水，能不能去旅游，能不能坐飞机，能不能冲凉，能不能汗蒸，能吃什么，需要忌什么等，一切与病情有关的无关的问题都向你涌来，让你应接不暇。有的我们能够顺利解答，有的则超越了我们的知识范畴难于给答，有的不好作答，如我的病需吃多少剂药，需要治疗多长时间，能不能治好，什么时候能好，会不会复发等，这些问题是他们亟需知道的问题。虽说我们心里对这些问题有个底数，但是病情随时都是可以变化的，疗效是受多重因素影响的，不是由医生说了算数的。我们解答得好，患者就打开了心结，就增强了治疗的信心，就会积极配合治疗；解答得不好，就会增加患者的思想负担，不利于疾病康复。

同时，医生为患者答疑问题解答得好，就能在患者心目中建立威信；解答得不好，你还没有患者知道得多，你在患者心目中的威信就直线下降，以致跌落谷底。如是，为患者答疑确是医生的一项必具的基本功，此功源于专业基础素养，更来源于平日的百科学习，这也是平时我们强调的医生必须博学、大医多是杂家的原因。

十七、临床疗效构成因素及评判标准

唯有疗效才是真格的。唯疗效使中医不灭，使中医屹立世界医林；唯疗效使中医

才能获得认可，中医才会有地位。疗效乃中医之魂。

疗效的构成大抵有医方、患方、医患双方与社会大环境四大方面的因素。

1. 医方因素

医生的诊疗水平：学验俱丰，德艺双馨，对患者热忱、负责任；倾真情，倾智慧，倾技能，倾全力；选择、制定、实施最为适合的治疗方案；处方药品质量优，剂量恰当，制法规范；科学护理，及时到位，奉献最优医疗服务。医院条件：设备水平、管理水平、医疗团队水平、当今医学水平等都比较高，都比较好，则疗效就好，反之则疗效就差。

2. 患方因素

患者先天因素、后天状况、对自身疾病的认知程度、心理状态、体质属性、正气强弱、对药物的敏感程度，治疗依从性等。性格特征、心态、文化程度、医药卫生知识、参与治疗的主观能动性、治疗参与度、治疗疾病的信心、决心、耐心；沟通能力、沟通状况、遵循医嘱、配合治疗的状况、服药得法及时、自我关爱、自我调护、自身体质、年龄、性别、生活环境、生活习惯等，都关乎治疗效果。疾病本身：病变性质、常见病、罕见病、新病种、危重急险程度、治疗难易程度等与治疗效果密切相关，甚则决定治疗的成败。家人关注程度：家属亲友关心、安抚鼓励患者积极治疗，坚持治疗；生活起居好生护理，营造适宜治疗养病氛围环境，对患者自始至终都有高度的爱心、耐心；经济充分保障，疗效会高，反之疗效会低。

3. 医患共为因素（含患者家属、亲友）

相互相信，相互尊重；及时、无阻碍、良好、有效沟通；为了治疗疾病，真诚合作，密切配合，则疗效会好，反之则差。

4. 社会关注程度（社会愈病大环境）

全民医疗保障制度，优抚政策如特困无照管弱势群体，难以治愈的慢病、重病、罕见病、疫病、意外急危大病等；社会关怀救助，志愿者服务等，诸多方面关注到位，疗效可得有力保障，否则会影响疗效。

同病同治疗效不尽相同。由以上因素观之，疗效各不相同：同病不同效，同医不同效，同药不同效、同法不同效。人不同（体质、年龄、痼疾、心态、营养、护理、生存环境、人文环境、经济状况、医患沟通状况、配合治疗状况等），所施药术作用于病体后变化各不相同，故而疗效不尽相同。病同医同方同效不同，临床司空见惯，故而患者不要抄用别人的效验处方，也不要做疗效攀比，我病故我，切实做好自己的治疗与康复活计。

评判疗效的三条标准基本标准可概括：一是生存质量，二是存活时间，三是检验指标。

评判之时应遵循"人本为主""人本为先"的原则，应以生存质量与存活时间为主，检验指标是第二位的。有时，仪器检验检查正常而患者确有不适状况在临床并非罕见，生活质量仍然不高也是常有的，故而检验放在从属地位。当然，"从属地位"也是重要参考指标，不可忽略。

十八、评判疗效不可违背医学初衷

疗效是检验医学唯一的标准。患者最关注最需要的就是疗效，作为医生我们应当想方设法首先把疗效搞上去。就目前的医疗水平而言，很多疾病难以速效、高效。医患双方均需戒除浮躁之心，紧密配合，安心治疗，积极治疗，坚持治疗，功到自然成，即不获痊愈，也可保命保康，提高生存质量。

人类生活中为什么会有医学，医学原创的初心是什么？答案显而易见：一是为了减轻乃致消除各种致病因素带给人们的各种痛苦，二是不至于因病因伤而很快毙命，尽可能地保全生命、延长生命。直白地说，医学是为了让人们活得痛快些、潇洒些，多活两天。如果我们费尽心机耗费了许许多多的财力、物力，病情非但没有减轻反而加重了，生命非但没有延长反而很快死亡了，这种治疗则与医学原创初衷完全背道而驰，这种医疗不是我们需要的。然而，现实却是这种加重病情、催促命期的治疗还在大量地实施着，这种医疗进行的认认真真、辛辛苦苦，到头来却是帮了倒忙，此即"过度治疗""无为治疗"。这种治疗，大治不如小治，小治不如不治；不治可生，治之反死。如是，不如干脆不治，此为不治而治；如是，可谓最佳选择，最佳治疗。

我们应该进行一番认真思考，我们是否可将我们的认识和医疗行为回归到医学原创初衷上来：我们所实施的所有治疗能够减轻病痛同时又能延长生命是为有效，这种治疗就可以继续进行，否则就果断停止，以免除这种无为治疗带给患者新的或是更惨重的痛苦。由此可以考虑三种情况：一是与医学初衷一致的就治下去，直至达到我们预想的目的；二是"与狼共舞"，与疾病共存；三是对于业已证明无论采取何种治疗都将增加患者痛苦的则不再予以治疗，不去触犯它的"神经"，保留人的一分正气使之能继续与疾病抗争，直至终结自然病程。如是则更为人道，更具医学人文精神。带病生存同样是一种不错的明智的选择。

长治才能久安。很多难治的疾病大都病程漫长，即令治疗对路也很难速效，甚至还常常会有反复，不会直线上升。疗效不满意就放弃治疗，这是任由疾病发展，病情就会日重一日，终致殒命。对于这些疾病仍需积极治疗，虽不能获取最后的痊愈，但却可以减轻病痛，乃致可以干扰和阻碍死亡进程，这同样是可观可喜的疗效，这样的"治不好""治不了"同样是疗效。治疗慢性难治性疾病一定要放稳心态，要有打持久战的精神，勿急勿恼，不抛弃，不放弃，慢病慢治，坚持治疗，平稳进取，节节取效。

十九、疗效是检验诊断与治疗是否正确的唯一标准

学以致用，医学之用在于治病救人，在于疗效。不管中医、西医、中西结合医，各自都要努力扬己之长，避己之短，倾情倾力救助患者。作为医生，疗效是第一位的。疗效是医学各类指标中最硬的指标，因为医生面对的是活生生的人和他们承载的无与伦比的鲜活的生命，他们关心的是你能不能治好他的病，能不能救下他的命，而不在乎你是中医、西医、中西结合医。因此各路医生都应"八仙过海，各显神通"，向着疗效进取。

真正会治病的大医是有大德大涵养的人，他们谦虚谨慎，求真求实，实话实说，从不夸大其词自誉自美自我包装。什么样的专家也都有他不熟悉的领域，都有他治不好的病。实践是检验真理的唯一标准，疗效是检验诊断与治疗是否正确的唯一标准，勿轻信广告宣传，不听、不看名气，只认疗效！

二十、中医治疗应充分发挥膏方的临床效用

迄今为止，膏方用于临床治疗已有2000多年的历史，膏方已由一种临床治疗手段发展成为具有理论体系支撑的一门中医学专门学科。

膏方是以中医药理论为指导、辨证论治为基础，依法汇聚多种中药煎取精华浓汁再加辅料及矫味品收膏而成。膏方，又称膏剂、膏滋。此处所说膏方系指内服之膏滋，膏方多由滋补之品组成。

膏方治养合方，调养治疗并行，具有调阴阳，补气血，润皮肤，充肌肉，实四肢，濡百骸，利关节，养五脏，畅六腑，实先天，强后天，扶正祛邪，强身延寿。

膏方实乃药疗、食疗，治、防、调、养同方，多靶点、全方位调治调养药剂，药力不峻不猛，平缓效彰，安全性高，依从性好，适用人群广泛，老少皆宜。对慢性病需长期治疗的患者如慢再障、肿瘤及缓进调养人群如年老体虚、亚健康、美容美体等尤为适宜。内服膏方治养合一，口感好，依从性高，适合慢病长期治疗，更适合汤药不耐受及小儿患者，不受季节限制。膏方可单独使用，也可与中药其他剂型配合应用或交替使用，也可与西药化疗、放疗同用，而起到减毒增效、保驾护航的作用。

膏方是中药重要剂型之一，它充分体现了中医"治未病"的重要理念。然而很长

一个时期其被边缘化了，没有能够充分发挥其预防保健、治疗疾病的积极作用。而今我们应该把它找回来，用诸临床，充分发挥膏方特色优势，使中医治疗及疗效更上层次，使其在"健康中国""全民健康"宏伟工程中发挥应有的作用。

二十一、改善服务态度，提高服务质量无终时

我们的服务态度并不像我们自己说的那样好，生硬冰冷在一些医务人员中存在。如果用硬件比喻技能的话，态度就是软件。你硬件上不去软件也不行，人家来你这里干什么？找气受呀？即使你硬件过硬，软件配合不上，你这个科室、这个医院仍然不会受患者欢迎。

一女士因病住进一家三甲医院。一次，一护士床头送仪器检查前患者需要服用的药物，该女士问如何服用，护士冷冰冰地答道："不知道，你去问医生吧！"言毕转身而去。这位女士觉得失去了做人应得到的起码的尊严，当然，她遭遇的不仅仅如此，还有其他使她不快的事，于是她下定决心办了出院手续离开了这家医院。

这位护士所答，是我们医务人员的语言吗？是一个护士所尽的责任吗？可能这位护士认为如此作答没什么毛病，没有过错，医生给你开的药我怎么知道如何服用？你不问医生你问谁？看似挺有理由的。

须知，语言是有温度的，古谚云："良言一句三冬暖，恶言伤人六月寒"。语言是人们交流情感、传递信息的工具，它使人欢笑，使人悲哀，使人得以鼓励安慰，使人心烦恼怒，它可以拉近人们的距离，也可以离间远你而去，可成事可败事，可暖可寒，万望我等医务人员注重语言艺术、语言修炼。

二十二、不要丢失了感恩之心

知恩不报，总有一天会被周围的人抛弃。无论遇到什么情况，永远都会有些事情需要感谢的。感恩不花一分钱，却是一项具有无穷魅力的投资，它会充实你的人生，成就你的未来。虔敬之辞应该经常挂在你的嘴边，千万不要吝啬。以特别的方式表达你的感谢之意，付出你的时间和心力，比物质的礼物更可贵，更持久。生活中处处存在感激，不要忽略了理解你、支持你、帮助你的人。

我们做医生的同样不要丢失了感恩之心，一定要感恩我们的患者。是他们给了我们治疗一显身手的机会，使我们增长了见识，增长了才干，提高了学识与治疗水平，是他们成就了人类医学的进步。他们是我们成长过程和前进路上的恩人，我们要时时尊重他们、关爱他们、感恩他们。

二十三、有创新才会有发展，有发展才不会被淹没

国家卫生健康委员会副主任、国家中医药管理局局长王国强非常关心并强调中医创新，他在首届中医科学大会上强调："构建中医药传承创新体系，建立协同创新机制，整合重大研究项目，坚持中医原创思维，充分学习利用现代科技手段和多学科联合攻关的方法，力争在中医药理论、方法学、标准规范体系等方面有所突破，进一步推动中医药科技进步和疗效提高。"

国医大师、河北省中医药文化交流协会会长李佃贵教授所谈中医创新问题，也颇有见地。他说："在坚持中医学理论体系独立发展、重点突破的前提下，充分利用现代科学技术进行多学科研究并从宏观和微观上对中医理论进行多方位、多角度、多途径的研究，弥补中医理论在微观研究方面的不足，以促进中医理论在新形势下的发展及其与当代医学的有机融合。"

有创新才会有发展，有发展才不会被淹没。在寻求创新的道路上，应抓住几个原则：不能用"中医研究"取代"研究中医"的原则；不能用消除病因疗法取代辨证论治的原则；不能用对抗疗法取代调动疗法的原则；不能讲"治病"为主的方法取代"治病人"为主的原则；不能将"治已病"为主的方法取代"治未病"为主的原则；不能用逻辑思维方法取代形象思维方法的原则；不能将疾病医学取代健康医学的原则；不能将物质科学取代生命科学的原则；不能将共性为主的方法取代个性差异的原则。

二十四、被质疑、被挑战才能打造出真学问

学术批评与学术争鸣是我们最为缺少的精神。交流必有一定保留，批评恐伤对方情感，会使对方汗颜没面子，是为大不敬，且伤了一团和气日后不好相处，不敢"碰撞"，也就不去"碰撞"，因而也就没有"火花"迸发，学术空气也就窒闷，学术也就没有创新。学术不争不论，则无所作为，无所长进。

美国芝加哥大学和英国牛津大学是获诺贝尔奖最多的两所大学，听听他们的校长所说获得诺奖的"秘诀"。芝加哥大学校长罗伯特·齐默说："芝加哥大学崇尚激烈学术论战是高产诺贝尔奖得主的'秘诀'，学生和教师团队始终在'充满挑战性'的氛围中做学术，任何研究成果都必须经受得起来自多方面的、激烈的论战才能'站得住'。诺贝尔奖得主跟本科生一样，发表任何学术成果也要被质疑、被挑战。"

英国牛津大学校长安德鲁·汉密尔顿说："牛津崇尚学术论战，营造并维持'公开、自由、激烈'的学术论战氛围是学校办学精神的灵魂。"

中医的境状又如何呢？这个问题也很值得我们中医同人反思。对于中医学而言，去粗存精、去伪存真，加强多学科联系，吸纳现代相关学科新发现、新理论、新技能充实中医内涵。提高对疾病的认识水平和处理能力是必须要做的工作。任何学科都在不断前进、不断发展、不断更新、不断淘汰、不断完善，世界上没有一成不变的学科。不变是暂时的，变化是永久的，中医当与时代同步，与时俱进。中医学术领域出了异样的声音，来点质疑、来点争论对推动中医学术进步会大有好处。

二十五、中医人对中医也应有所反思

中医应学会在逆境中成长。中医发展至今最令人担忧的是当今中医学界的些许放弃、混乱和无序。试问，现在有多少中医院仍在坚持中医的理论和特色？又有多少中医师放弃了中医工作而从事西医？这种放弃既有对"人文中医"的不屑，也有对中医骗子的憎恨，更有对现代医学进步的崇拜。这样的结果只能导致人们对中医的看法由信任转向失望。

根据《中国青年报》社会调查中心的一项调查（14 677 人参与调查），87.8% 受访者表示自己"相信中医"。但奇怪的是，仅有 27.7% 的人声称"如果生病，愿意首先看中医"；某网站的一项调查（55 690 人参与调查）中，认为"中医应该大力扶持"的人占到了 74.37%，认为"中医有优势"的人占到了 81.30%，但在被问到"你看病一般选择中医还是西医"时，选择西医的人占到了 57.52%，选择中医的人仅占到了 42.48%，这与认为"中医有优势"的比例"相映成趣"。这应该引起中医界的重视和自省，真正的中医学在哪里？真正的中医人士应该走向何处？

诚然，中医学存在一些不足，最近一些反对中医的声音很多。陈教授认为，中医学发展需要这样的反对声音，直面甚至学习研究这样的反对声音，并在这样的声音中健康成长。既说"中医有优势"却又不首选中医治疗，这很值得我们中医人反省深思。习近平总书记在中国经济改革中提出了一项极其重要的措施，叫"供给侧改革"，我们是医疗服务的"供给侧"，我们应当怎样去改革？我等应当按照大众的医疗需求去改革，患者需要什么我们就应该想方设法提供什么，哪里不方便患者，哪些地方患者有意见、百姓有意见就改革哪些。群众需要的我们供给，而且是优质的，群众看病自然而然地就会首选中医了。

二十六、医学大家做科普传递真经，净化卫生科普园地

著名哲学家苏格拉底曾对他的学生们说："除掉杂草的最好方法是种上庄稼，让

庄稼来占据杂草的生存之地。"如果说保健领域是一大块田地，但真正的、地道的、有话语权的保健专家却不来耕作这块田地，那么这块田地就只会成为滋生杂草、滋生"神医"的沃土，所谓"大师"也就会像韭菜一样一茬又一茬地冒出来。现在我们要清除杂草，就应该积极主动耕种这块田地，种上庄稼。

医学大家做科普，一是客观，不会传递模棱两可模糊的概念，可信度高，传授的是真经，传递的是正能量；二是百姓掌握了医药卫生知识就能够主动防病就医，不致无病乱补乱治，不致小病酿成大病、重病；三是早防体康健，早治早康复，不仅少受疾病折磨的苦痛，也省却了一笔可观的医药费，利民利国；四是医药骗子、假医、无良医生将失去忽悠市场与上当受骗群体，失去了市场、失去了饭碗，或有利于其改邪归正，社会上就会减少一些悲剧。我们的国家、我们生存的环境会更加和谐、更加清新。

德国哲学家歌德曾说："我们对于真理必须经常反复地说，因为错误也有人在反复地宣传，并且不是有个别的人，而是有大批的人宣传。"我想，对于中医药文化、中医理论及中医科普知识也当如此，必须经常反复地说，我等中医人要积极主动地把握话语权，大力宣传，大力传播。

二十七、把健康教育融入每天的诊疗工作中

饮食营养及诸多健康常识是疾病康复不可或缺的知识，但是我国医务人员在校和以后的再学习，基本不学习营养膳食、合理运动等非药疗干预疾病的知识，不少医生的健康讲座常常误导听众。"不学营养的医师一定不会成为21世纪的名医。"我们应抓紧补上这一课，努力学习相关的非药物疗法干预疾病的知识。以便多方面、全方位地开展医疗活动。

科普宣传就在我们身边，就在我们的诊疗活动中。多向患者讲解疾病的发生、发展、转归、养护、防复等，也就是多说几句话的事情，健康教育也就在其中了。另外，医生做好医药卫生科普宣传也是医患沟通、构建和谐医患关系的重要措施之一。患者医学知识知道的多了，医患沟通就比较容易，就顺利，就容易达成共识，就便于密切配合而利于治疗，有利于疾病早日康复。

二十八、医学乃未知学科，医学非万能

医学是一把"双刃剑"，在治疗疾病的同时，还会对人体造成一定的伤害。因此，每项医疗行为都带有一定的风险。加上医学是未知学科，诸多的未知因素影响着医生的行为，其中一些因素及变化是"史无前例"的，医学史上未曾发生、未曾见过的，

这也是医生无法预料的。但老百姓并不知晓这些，加之极个别的医生医德败坏，又有一些不明真相抓来就大肆炒作的媒体无限发酵、无限放大地挑斗渲染，致使医患鸿沟加深加大，人与人之间普遍猜疑互不信任而导致的整个社会的信任危机，因而，现实中患方拒绝或否定医务人员治疗行为的事情时有发生，由此酿成悲剧的案例也并非少见。这是患者（方）的悲哀，也是医生（方）的悲哀，归根到底是整个社会的悲哀！

二十九、患者与医生均须心平气和地对待疾病与治疗

很多疾病的治疗不是一蹴而就的，治疗、康复都需要时间，都需要一个过程，甚至是一个漫长的过程，或许这一过程就是你的余生。治病急不得，急躁于事无补，有时还会适得其反。故而，患者对治疗要有耐心。

与此同时，这里还存在一个对医生对治疗要有耐心的问题。医生治病也是一个认识疾病的过程，医生只不过比一般行外之人多一些医药专业知识而已，不是万能之人。治疗不是"神仙一把抓"，不是吹口"仙气"疾病就跑掉了。治疗是一个完整的认识过程，是一个不断加深认识，修正、更新认识的过程，是一个不断实践、不断探索的过程。凡是过程都是需要时间的。

三十、人病共存乃人生常态

疾病的发生、发展、变化都是极其复杂的，诊断治疗很难又快又准又好。每一位前来就医的患者都有一个美好的愿景，药到病除，立竿见影。但由于疾病的复杂性和医学的局限性，并不是所有的病都能达此愿景。

一是医生的诊治在时间上属于"断面认识"。从疾病的初期、急性期到慢性期、恢复期或终末期，疾病有不断变化的自然过程。医生诊治时，在时间上属于"断面认识"，必然存在一定局限性。慢性病、疑难病的诊治更不可能速战速决。

二是人不同，证也不同。由于患者年龄、性别、文化水平、生活习惯、个体免疫状态等方面存在很大差异，即使同一疾病在不同患者身上的临床表现也不尽相同，医生很难第一时间做出最为准确的诊断和治疗。

三是人的生存环境和致病因子都在不断地变化，致使疾病愈来愈复杂。随着社会、自然环境、生活方式的变迁，疾病也在不断变化，病因和病种也更为复杂。加之细菌耐药、新病毒出现、环境污染等新问题也给人类战胜疾病带来新挑战。医生认识的有限性与疾病的无限复杂之间的矛盾无法消除，人类就不可能完全认识和战胜所有疾病。

医学不是万能的，对于疗效要有一个"理性期待"。医学不是万能的，很多疾病

人类还不能认识，有的病认识了也不能治疗，有的病可以治疗但效果并不好，有的病需要长期甚至终身治疗。患者只有客观、理性地认识生命和健康规律，才能在就医时有合理期待。北京安贞医院洪昭光教授表示：患者就医需要具有文化、健康、科学三个素养。要客观地看待疾病、医疗及生命规律，对于疗效要有一个"理性期待"。"根治""彻底治愈"是治疗的最为理想的结果，但更多的时候是一种苛求。由于人类对疾病的认识存在局限性，有的疾病目前病因、发病机制还不清楚，诊断治疗找不到切入点，防不胜防；很多疾病只能预防发病或减缓症状，但不能根治，如由于花粉、螨虫、动物皮毛等过敏引起的特应性皮炎，只能控制症状，无法根治。

带病生存实乃人类常生态。患者要有与疾病长期共存的思想准备。许多慢性疾病际上是一个漫长的由量变到质变的过程，最后进展到不可逆阶段。现有的医学水平还无法逆转器官的器质性改变，使患者恢复无病状态。但不少患者和家属总以为所有的病变都可以逆转，也难以认同要长期带病生存，对治疗存在不切实际的幻想。

患者对于药物治疗的效果不能只盯着眼前，要把眼光放得长远些。不能因为不能根治现有的病就放弃治疗，只能会加重病情，使疾病变得更为复杂，使并发症提早到来。如高血压病需要长期用药，服药控制血压的目的不仅是把血压降下来，更重要的目的是减少脑卒中、冠心病等严重并发症的发生。坚持慢性病长期正规治疗的重要意义也正在于此。

人在患病后要学会与疾病和平共处，对治疗结果有一个合理期待。很多慢性病现在虽然无法根治，但可以通过预防和治疗控制病发作和进展。带病生存实乃人类正常生存的态势，不必一定要搞个"你死我活"的斗争，到头来"两败俱伤"，便失去了医疗的初衷。

当然，这里所说的"人病共存"并不是看着有病不治疗，恰恰相反，要予以积极地更科学地更实际地治疗，"理性期待""理性治疗"。

第二节　陈安民之施治理念

理念是人们在**观察**认识客观事物的表象、一般本质特征的基础上，通过对事物进行分析、综合、判断、推理等认识活动，从而升华为高度概念化的思想认识，形成人们具有普遍指导意义的认知、处理客观事物的思想意识，是人们认知、处理事物、各类问题可借鉴、可遵循的直达捷径。理念也可谓观念。

中医施治理念就是中医施治时的思维向导，是中医施治的定理、定律，它是中医人数千年来医疗实践经验的结晶。医学具有自然科学和人文科学的双重属性，而中医药学的人文属性更为强烈。中医药文化根植于中国的传统文化中，从理论到方法都有古代哲学及儒、道、释、兵、理诸家思想的印记，不了解其相应的文化背景，就很难准确地理解与把握中医诊疗理念。

中医施治理念从中医医疗实践中来，又服务到中医医疗实践中去，循环往复无端，历经数千年医疗砥砺，一直在指导着中医临床治疗。思维理念的重要性要远大于具体知识学习的重要性，思维理念混乱的后果必然导致临床诊疗的混乱，必然影响中医药的疗效。

当今中国存在中西两大医学，西医学偏重于微观、局部，表达多为记述、直观；中医学则偏重于宏观、整体，表达多为描述、模糊。因此，对于具有现代理科背景的今人而言，学西医易而学中医难，难就难在微观与宏观、直观与模糊的冲突与不融，以致严重抵触而不予接受；难就难在古今人文背景、大众语境、知识结构、思维方法、认知观念大不相同。不少学人、达人试图将两者合而为一，或用西医理法改造中医都陷入格格不入的巨大困境，至今尚未见有重大突破。因而中国的医学仍然是西是西、中是中，面对中西医尚难化一的现实，我们能用中西两种思维、两种方法去诊治疾病就是绝顶高明了。我们要运用中医技能诊疗疾病，就必须回归到中华传统文化中去思考、研讨中医之理法方药，方可有所收获，方可获得中医学内核、真经。

一、治病求本

治病必求于本。（《素问·阴阳应象大论》）

凡诊病施治，必须先审阴阳，乃为医道之纲领。（明·张景岳《景岳全书·传忠录·阴阳篇》）

本者，原也，始也，万事万物之所以然也。（明·张介宾《类经·十二卷·论治类》）

1. 以人为本

"医当医人，不当医病"（清·杨乘六《医宗己任编·东庄医案》）一语，深合《内经》治病求本之旨。

陈安民按：中医施治以人为起点，以人为终点，整个诊疗过程全部以患者为中心，一切措施、一切服务全都围着患者转，而不是以疾病为中心围着疾病转。

2. 阴阳为本

凡治病者，在必求于本，或本于阴，或本于阳。（明·张介宾《类经·论治类》）

3. 元气为本

治病必先固其元气，而后伐其病根，不可以欲速计功利。（郭霭春《中国分省医籍考·江苏省·第一类，医经·运气化机》）

4. 胃气为本

四时百病，胃气为本。（清·何书田《何氏四言脉诀》）

人以胃气为本，四时失调，致生疾病，仍调其胃气而已。胃调脾自调矣，脾调而肝、心、肺、肾无不顺矣。（清·岐伯天师等《外经微言·卷九·善养篇》）

五脏者，皆禀气于胃，胃者五脏之本也。（《素问·玉机真藏论》）

5. 气血阴阳为本

后天之治本气血，先天之治法阴阳。（清·吴谦等《医宗金鉴·杂病心法要诀》）

6. 脾肾为本《内经》曰："治病必求于本。"

本之为言，根也。世未有无源之流、无根之木。澄其源而流自清，灌其根而枝乃茂，自然之经也。故善为医者，必责根本，而肾应北方之水，水为天一之源，后天之本在脾，脾为中宫之土，土为万物之母。（明·李中梓《医宗必读》）

7. 病因为本

表里寒热虚实——万病之本。万事皆有本，而治病之法，尤唯求本为首务。所谓本者，唯一而无两也。盖或因外感者，本于表也；或因内伤者，本于里也；或病热者，本于火也；或病冷者，本于寒也；邪有余者，本于实也；正不足者，本于虚。但察其因何而起，便是病本。万病之本，只此表里寒热虚实六者而已。知此六者，则表有表证，里有里证，寒热虚实，无不皆然。（明·张介宾《景岳全书·传忠录·求本论》）

8. 病机为本

见病医病，医家大忌。盖病有标本，多有本病不见而标病见者，有标本相反不相符者。若见一证，即医一证，必然有失。唯见一证，而能求其证之所以然，则本可识矣。（明·周之千《慎斋遗书》）

9. 治求"专本"

所谓本者，有万病之公本，有各病之专本。治病者当求各病专本，而对治之，方称精切。（清·周学海《读医随笔·评释类》）

陈安民按：公本者，阴阳也。

10. 治虚三本

治虚有三本，肺脾肾是也。肺为五脏之天，脾为百骸之母，肾为性命之根。治肺治肾治脾，治虚之道毕矣。（明·汪绮石《理虚元鉴·治虚有三本》）

11. 伤寒以固阳为本，温病以固阴为本。（翟竹亭《湖岳村叟医案·温疫门张按》）

二、天人一体，勿伐天和，调而达之，以平为期

1. 治疗疾病要达到两个统一

（1）人与外环境协调统一：天人相应，天地人和，天人合一。

（2）人体自身内环境协调统一：生克制化，相辅相成，相反相成，相互促进，相互制约，畅达和平。

2. 因人制宜

谨守病机，各司其属，有者求之，无者求之，盛者责之，虚者责之，必先五胜，疏其血气，令其调达，而致和平。（《素问·至真要大论》）

无盛盛，无虚虚，而遗人夭殃；无致邪，无失正，绝人长命。（《素问·五常政大论》）

3. 因时制宜

必先岁气，无伐天和。（《素问·五常政大论》）

因时而补，易为力也。（清·汪昂《医方集解·补养之剂》）

4. 因地制宜

人与天地相参也，与日月相应也。（《灵枢·岁露篇》）

用寒远寒，用凉远凉，用温远温，用热远热，食宜同法。（《黄帝内经素问·六五正纪大论》）

治不法天之纪，地之理，则灾害至矣。（清·喻昌《医门法律·申明内经法律》）

凡治病，不察五方风气，服食居处，各不相同，一既施治，药不中窍，医之过也。（清·喻昌《医门法律·申明内经法律》）

三、医当医人——以人为本，因人施治

1. 世人各殊

夫七情六淫之感不殊，而受感之人各殊，或气体有强弱，质性有阴阳，生长有南北，性情有刚柔，筋骨有坚脆，肢体有劳逸，年力有老少，奉养有膏粱藜藿之殊，心境有忧劳和乐之别，更加天时有寒暖之不同，受病有深浅之各异，一概施治，则病情虽中，而于人之气体迥乎相反，则利害亦相反矣。（清·徐大椿《徐灵胎医书全集·医学源流论》）

2. 施药视患者的耐受程度而异

能毒者以厚药，不胜毒者以薄药。（《素问·五常政大论》）

3. 施药视患者之所喜而异

病者喜食凉，则从其凉。喜食温，则从其温。（金·张子和《儒门事亲·立诸时气解利禁忌式》）

陈安民按："胃喜则补"之谓也。

4. 体质不同，治法迥异

肥人湿多，瘦人火多。白者肺气虚，黑者肾气足。形色既殊，脏腑亦异。外证虽同，治法迥别。（元·朱丹溪《格致余论·治病先观形色然后察脉问证论》）

5. 病同人不同，效也不同

天下有同此一病，而治此则效，治彼则不效。且不唯无效，而反有大害者，何也？则以病同而人异也。（清·徐大椿《徐灵胎医书全集·医学源流论》）

四、针锋相对，是为正治

1. 正治法——逆治法，针对病证本质施治

治诸胜复，寒者热之，热者寒之，温者清之，清者温之，散者收之，抑者散之，燥者润之，燥者濡之，急者缓之，坚者软之，坚者削之，脆者坚之，衰者补之，强者泻之，客者除之，劳者温之，结者散之，留者攻之，损者益之，逸者行之，惊者平之，上之下之，摩之浴之，薄之劫之，开之发之，适事为故。各安其气，必清必静，则病气衰去，归其所宗，此治之大体也。（《素问·至真要大论》两条类同经文整合之）

2. 反治法——从治法，从其病证表象施治

微者逆之，甚者从之。（《素问·至真要大论》）

陈安民按：病轻浅多无假象，病重则万象丛生而可见假象，从假象而治是为"甚者从之"。

逆者正治，从者反治，从少从多，观其事也。（《素问·至真要大论》）

热因寒用，寒因热用，塞因塞用，通因通用，必伏其所主，而先其所因。（《素问·至真要大论》）

逆从者，以寒治热，以热治寒，是逆其病而治之；以寒治寒，以热治热，是从其病而治之。（清·喻昌《医门法律·申治病不审逆从之律》）

陈安民按：或正或反，或逆或从，皆针对病证本质施治，四种说实质则一。

五、真气生人，胃气活人，治当固真气、保胃气

1. 真气当急固

有形之精血，不能速生；无形之真气，所宜急固。（明·汪绮石《理虚元鉴·阳虚三夺统于脾》）（有形之血不能速生，无形之气所当急固）

2. 顾正为先

凡治病必先固正气。（元·朱丹溪《丹溪心法·拾遗杂论九十九》）

3. 治须顾胃

凡欲治病者，必须常顾胃气。（明·张介宾《景岳全书·脾胃》）

陈安民按：前贤云："有胃气则生，无胃气则死"，无胃气者后天绝也。

六、虚劳内伤，脾肾攸关

肾为先天，脾为后天，施治重心，脾也，肾也。先天之本在肾，后天之本在脾。（明·李中梓《医宗必读·肾为先天本、脾为后天本论》）

虚劳内伤，不出气血两途。治气血虚者，莫重于脾肾。（清·费伯雄《医醇剩义·劳伤》）

古人或谓补脾不如补肾者，以命门之火可生脾土也；或谓补肾不如补脾者，以饮食之精，自能下注于肾也。（清·程国彭《医学心悟·医门八法》）

陈安民按：补益脾肾之至理。

补气者，求之脾肺，补血者，求之肝肾。脾为生痰之源，治痰不理脾胃，非其治也。凡补剂，无不以脾为主。治气者，必以脾为主。治血者，必以脾为主。（清·唐容川《血证论·阴阳水火气血论》）

七、六腑以通为用，以通为补

脾宜升则健，胃宜降则和。（清·徐玉台《医学举要·治法合论》）

六腑以通为用，以降为顺。六腑以通为补。（清·叶天士《临证指南医案·木乘土》）

陈安民按：六腑者，传化物而不藏，故实而不能满也。所以然者，水谷入口，则胃实而肠虚，食下则肠实而胃虚，故曰实而不满。（《素问·五脏别论》）

夫胃、大肠、小肠、三焦、膀胱，此五者天气之所生也，其气象天，故泻而不藏，此受五脏浊气，名曰传化之府，此不能久留，输泻者也。魄门亦为五脏使，水谷不得久藏。（《素问·五脏别论》）

　　六腑通顺畅达才能受纳传化，才会有卫气营血之化生，资卫气生营血自是充盈补益之为；反之六腑滞而不行，当下不下，当纳不纳，其功不用，其能不能，则无卫气营血化生，气血渐少渐衰而虚也。由是，故曰六腑以通为补。

八、治内伤从容镇定，治外感去邪从速

　　新病可急治，久病宜缓调。（清·喻昌《医门法律·申明内经法律》）

　　治内伤如相，坐镇从容，神机默运，无功可言，无德可见，而人登寿域。

　　治外感如将，兵贵神速，机圆法活，去邪务尽，善后务细，盖早平一日，则人少受一日之害。（清·吴鞠通《温病条辨·治病法论》）

　　陈安民按：缓非消极磨蹭，如帅布阵，胸有成竹；急非莽撞，英勇果敢，出击命中。

　　病有当急治者，有不当急治者。外感之猛悍慓疾，内犯脏腑则元气受伤，无以托疾于外，必乘其方起之时，邪入尚浅，与血气不相乱，急驱而出之于外，则易而且速。若俟邪气已深，与血气相乱，然后施治，则元气大伤，此当急治也。（清·徐大椿《徐灵胎医书全集·医学源流论》）

九、阴阳同调，补偏救弊

　　1.阴阳相互资生转化，治当同时顾护

　　阳化气，阴成形。孤阳不生，孤阴不长。（《黄帝内经·素问》）

　　阴平阳秘，精神乃治。阴阳离决，精气乃绝。（《素问·生气通天论》）

　　盖人身本阴阳二气化成，二气平调人无疾病，二气一有偏胜则疾患生矣……虽病状变化莫测，不外阴阳偏虚之患，治以补偏救弊之法。自古及今方治虽多，总不外补偏救弊而已。（明·袁班《证治心传》）

　　陈安民按：协调阴阳，以平为期。

　　无阳则阴无以生，无阴则阳无以化。（明·李中梓《医宗必读·水火阴阳论》）

　　回阳之中，必佐阴药；摄阴之内，必兼顾阳气。（清·叶天士《临证指南医案·脱·华岫云按》）

　　2.阴中求阳，阳中求阴

　　善补阳者，必于阴中求阳，则阳得阴助而生化无穷；善补阴者，必于阳中求阴，则阴得阳升而泉源不竭。（明·张介宾《景岳全书》）

　　阳从阴化，养阳即所以养阴。阴从阳生，养阴即所以养阳。（清·徐灵胎《内经诠释》）

　　阴虚补阴，而必兼顾其阳；阳虚补阳，而必兼顾其阴。（清·韦协梦《医论三十篇》）

举例明示：①余谓阴阳不可偏补，阴不离阳，阳不离阴，阴阳相配，天地以位，万物以育。如古方中六味丸、复脉汤，补阴药也，内配茱萸、桂枝之阳味是矣；建中汤、附子汤，补阳药也，内皆佐芍药之阴品是矣。诸如此类，不可枚举。孤阳不生，孤阴不长，阴阳不可偏废也。（《医法心传》）②阴中有阳，阳中有阴，阴阳同一气也。是知人参、黄芪，补气亦补营之气。补营之气，即补营也，补营即补阴也。经曰：阴不足者补之以味，参芪味甘，甘能生血，非补阴而何？又曰：阳不足者温之以气，参芪气温，能补阳。故仲景曰：气虚气弱，以人参补之。可见参、芪不唯补阳，而亦补阴。（《石山医案·营卫气血论》）

3. 阳病治阴，阴病治阳

诸寒之而热者取之阴，热之而寒者取之阳，所谓求其属也。（《素问·至真要大论》）

陈安民按：此阴虚之热、阳虚之寒是也。

益火之源，以消阴翳；壮水之主，以制阳光。（唐·王冰《素问·至真要大论注文》）

4. 阴阳两虚，补阳优先

阴阳并需，而养阳在滋阴之上。（明·李中梓《医宗必读·水火阴阳论》）

阴阳两虚，唯补其阳，阳生而阴长。（明·龚信《古今医鉴》）

5. 阴阳俱虚，将以甘药

阴阳俱不足，补阳则阴竭，滋阴则阳脱，如是者，可将以甘药。（《灵枢·终始篇》）

6. 伤寒重温阳，温病重救阴。（清·吴鞠通《温病条辨·中焦篇》）

7. 温病后期，养阴为主

调理大要，温病后期以养阴为主。（清·吴鞠通《温病条辨·下焦篇》）

十、气血同治，补气在先

中焦亦并胃中，出上焦之后，此所受气者，泌糟粕，蒸津液，化其精微，上注于肺脉，乃化而为血，以奉生身，莫贵于此，故独得行于经隧，命曰营气。营卫者，精气也；血者，神气也。故血之与气，异名同类焉。（《灵枢·营卫生会篇第十八》）

1. 治血者必调气

血不自生，须得生阳气之药，血自旺矣。（元·杜思敬《济生拔粹》）

血脱益气，古圣人之法也。血虚者，须以参、芪补之，阳生阴长之理也。（《医门法律·气血阴阳虚》）

2. 补气在补血之先

气血俱要，而补气在补血之先。（明·李中梓《医宗必读·水火阴阳论》）

若血受病，亦先调气，谓气不调则血不行。（清·汪昂《医方集解·和解之剂》）

治血必先理气，血脱益气，立补血汤方，以黄芪一两为君，当归四钱为臣，气药多而血药少，使阳生阴长，盖阳统乎阴，血随乎气也。又如失血暴甚欲绝者，以独参汤一两顿煎服，纯用气药，斯时也，有形之血不能速生，几微之气所当急固，使无形生出有形，盖阴阳之妙原根于无也。（清·冯兆张《锦囊秘录·阴阳论》）

3. 血虚补气，血滞调气

血虚者，补其气而血自生；血滞者，调其气而血自通。（清·吴鞠通《温病条辨·杂说·治血论》）

凡凉血必先清气，气凉则血自归经；活血必先顺气，气降而血自下行；温血必先温气，气暖而血自运动；养血必先养气，气旺而血自滋生。（清·李用粹《证治汇补·血症》）

十一、补虚泻实

1. 实泻虚补

实则泻之，虚则补之。（《素问·三部九候论》）

虚则补其母，实则泻其子。（《难经·六十九难》）

治虚邪者，当先顾正气，正气存则不至于害。治实证者，当直去其邪，邪去则身安。（清·徐玉台《医学举要·治法合论》）

2. 补泻互动：泻必兼补，补必兼泻

先圣用药，泻必兼补；补正必兼泻邪，邪去则补自得力。（清·程国彭《医学心悟·医门八法》）

气实则宜降宜清，气虚则宜温宜补。（明·李中梓《医宗必读·辨治大法论》）

陈安民按：补宜动补，不宜静补，动则生，静则滞，施补宜加促动之品，此补方之"鲶鱼效应"。大补、纯补、滋阴补血味厚之剂必加理气行气之品即是此义。

3. 补气补血祖方

一切补气之方，皆从四君化出；补血之方，皆从四物化出。

4. 气味之补

形不足者，温之以气；精不足者，补之以味。（《素问·阴阳应象大论》）

十二、癥积结块之治

1. 软削散攻行

坚者软之，坚者削之，结者散之，留者攻之，逸者行之。（《素问·至真要大论》）

2. 治积第一法

盖气温则行，血寒则凝。运行其气，流通其血，为治积第一法。（清·王旭高《王旭高临证医案·积聚门》）

3. 结者当温

结者非温不行。（清·张秉成《成方便读·外科之剂》）

陈安民按：温可化，温可散，温可通，温可行，温可消。

4. 养正除积

养正积除，此积之微者也。如脾胃失于健运，而气积、食积之不疏导者，唯养脾胃之正气，而滞积自疏矣。（隋·巢元方《诸病源候论·卷十九·症瘕病诸候》）

大抵脾胃乃聚痞块之根，宜以大补脾胃为主，脾胃之气一旺，则邪气自消，故洁古有养正积自除之说。（明·龚廷贤《医学入门万病衡要·卷之四·积聚痞块症瘕痃癖肠覃石瘕》）

5. 渐磨溃削

凡使血气沉滞留而为病者，治须渐磨溃削，使血气流通，则病可愈矣。（宋赵佶《圣济总录·积聚门》）

6. 宜消宜化

凡积不可用下药，徒损真气，病亦不去，只宜消积，使之融化，则积消矣。积去宜补之。（明·周之千《慎斋遗书·卷八·积聚》）

7. 攻之宜缓宜曲，补之忌涩忌呆

治癥瘕之要，用攻法，宜缓宜曲；用补法，忌涩忌呆。（清·叶天士《临证指南医案·卷九·癥瘕》）

8. 调气、破血、消食、豁痰

善治癥瘕者，调其气而破其血，消其食而豁其痰，衰其大半而止，不可猛攻峻施，以伤元气。宁扶脾胃正气，待其自化。（明·武之望《济阴纲目·卷之五·积聚癥瘕门》）

大法，结者散之，客者除之，留者行之，坚者削之，咸以软之，苦以泄之，辛以开之，莪术、三棱、鳖甲，专治积聚。凡磨积之药，必用补正之药兼服，消及半即止，过则伤正。（清·何梦瑶《医碥·卷二·杂症·积聚》）

陈安民按：调气：枳壳、木香、陈皮、厚朴；破血：赤芍、郁金、桃仁、红花，三棱、莪术、水蛭、蛰虫；消食：鸡内金、山楂、六曲、大麦芽；豁痰：陈皮、半夏、贝母、天竺黄；软坚：穿山甲、鳖甲、牡蛎、鸡内金。

9.善治者，攻补须量新久酌虚实

量新久，酌虚实，或一补一攻，或三补一攻，以积聚由渐而成，治必由渐而去，故缓攻通络，勿峻用吐下，致伤胃气，而损真元也。（清·林珮琴《类证治裁·积聚》）

善治者，当先补虚，使血气壮，积自消也。不问何藏，先调其中，使能饮食，是其本也。此为轻浅者言耳。若夫大积大聚，不搜而逐之，日进补养无益也。（清·张璐《张氏医通·积聚》）

10.积去及半，甘温调养

去积及半，纯与甘温调养，使脾土健运，则破残之余积，不攻自走，必欲攻之无余，其不遗人夭殃者鲜矣。（明·李中梓《医宗必读·卷七》）

治积之法，理气为先。（明·王肯堂《灵兰要览·积聚》）

11.初、中、末三期治法

治积聚者，当按初、中、末之三法焉。邪气初客，积聚未坚，宜直消之，而后和之；若积聚日久，邪盛正虚，法从中治，须以补泻相兼为用；若块消及半，便从末治，即住攻击之药，但和中养胃，导达经脉，俾荣卫流通，而块自消矣。更有虚人患积者，必先补其虚，理其脾，增其饮食，然后用药攻其积，斯为善治，此先补后攻之法也。予尝以此三法互相为用，往往有功。（清·程国彭《医学心悟·卷三·积聚》）

须分初、中、末三治。初起正不甚弱，邪尚浅可攻。中则邪深正弱，可补泻迭用。末但补益正气，兼导达经脉，使气旺流通，破残之邪，不攻自走矣。又日久则气郁已久，其初即寒，至此亦郁成湿热，积得湿热愈大，当兼驱湿热之邪。胃弱少食，勿与攻下，二贤散常服自消。（清·何梦瑶《医碥·卷二·杂症·积聚》）

按：二贤散（《百一选方》）：橘红120 g，炙甘草30 g，二药为末，白汤调服。功用：化痰理气，健脾消滞。主治：痰阻气滞，食后胸满。——摘自《中华名医方剂大全》

按：当代医家治癌理念参考。

郭子光（国医大师，成都中医药大学主任医师、教授）理念：①久病通络之治：治久病遵"久病入络"说，治当取祛瘀通络之品施以通络法。常用全蝎、地龙、穿山甲、蛰虫、蜣螂等药以搜剔络脉，松动病根。自拟通络方（全蝎、地龙、僵蚕），根据寒热加入穿山甲、桃仁、桂枝等行散逐瘀之品，治疗多种经久不愈的神经痛，往往应手取效。②内伤实证：治当痰瘀同治，温胆汤为主方。"有痰必致瘀""有瘀必夹痰"。

沈绍功（全国中医传承导师，中国中医科学院主任医师）理念：癌症之"人癌共存"之治。先开胃口，后调阴阳；平和延生：目前尚无法治愈的癌症，不要强求治愈，但求平和延生。

十三、治有八法

论治病之方，又以汗、吐、和、下、消、补、清、温八法尽之。

1. 补益之法

（1）气充形，味填精：形不足者温之以气，精不足者补之以味。（《素问·阴阳应象大论》）

（2）治虚三本：治虚有三本，肺脾肾是也。肺为五脏之天，脾为百骸之本，肾为性命之根。治肺治肾治脾，治虚之道毕矣。（明·汪绮石《理虚元鉴·理虚三本》）

（3）补宜先轻后重，攻宜先缓后峻：用补之法，贵乎先轻后重，务在成功。用攻之法，必须先缓后峻，及病则已。（明·张介宾《景岳全书·传忠录》）

（4）补多兼温，泻必兼凉：虚实之治，大抵实能受寒，虚能受热，所以补必兼温、泻必兼凉。（明·张介宾《景岳全书·论治篇》）

2. 治汗之法不尽相同

自汗者属阳虚，治宜实表补阳；盗汗者属阴虚，治宜清火补阴。体若燔炭，汗出而散。（《素问·正气通天论》）

若治风湿者，发其汗，但微微似欲出汗者，风湿俱去也。（汉·张仲景《金匮要略方论·痉湿暍病脉证》）

3. 卫气营血治法

在卫汗之可也，到气才可清气，入营犹可透热转气……入血就恐耗血动血，直须凉血散血。（清·叶天士《温热论·辨证纲领》）

4. 治热之法

小热之气，凉以和之；大热之气，寒以取之；实热之气，下以折之；虚热之气，温以从之；郁热之气，因其势而发之；假热之气，求其属而衰之。（清·李用粹《证治汇补·发热》）

治热之法，凡微热之气宜凉以和之；大热之气宜寒以制之；郁热在经络者宜疏之发之；结热在脏腑者宜通之利之；阴虚之热者宜壮水以平之；无根之热者宜益火以培之。（明·张介宾《景岳全书·寒热》）

5. 治火之法

虚火补之，实火泻之，郁火发之，浮火敛之。（清·李用粹《证治汇补·火症》）

盖外感之火，以凉为清；内伤之火，以补为清也。（清·程国彭《医学心悟·医门八法》）

6. 治寒之法

内寒者温中为急，外寒者发散为先，虚寒者壮阳兼固本。（清·刘一仁《医学传心录·病因赋》）

7. 治血之法

治血之法有五：曰补、曰下、曰破、曰凉、曰温是也。（清·李用粹《证治汇补·血症》）

治血有三法：一曰补血，二曰凉血，三曰和血、行血。（清·顾靖远《顾松园医镜》）

气虚血脱，宜温补以摄之。血瘀而结，宜苦泻之，酸泄之。血积而坚，宜咸寒以软之。血燥，宜甘润以滑之。血虚而滞，宜辛甘以和之。血滞而痛，宜辛温以行之。血陷下，宜辛苦香以举之。血滑脱，宜酸涩以收之。（清·林珮琴《类证治裁·血症总论》）

存得一分血，便保得一分命。脾统一身之血。补血者总以补肝为要。止血之法虽多，而总莫先于降气。治血者必调气。（清·唐容川《血证论·鼻衄》）

泻心即是泻火，泻火即是止血。（清·唐容川《血证论·仲景泻心汤》）

8. 治气三法

治气有三法：一曰补气，二曰降气，三曰破气。（清·顾靖远《顾氏医镜·格言汇纂》）

气实则宜清宜降，气虚则宜补宜温。（明·李中梓《医宗必读》）

9. 除湿之法（除湿路径）

凡风药可以胜湿，泄小便可以引湿，通大便可以逐湿，吐痰涎可以祛湿。（清·李用粹《证治汇补·湿症》）

治湿不利小便，非其治也。（金·李东垣《脾胃论·调理脾胃治验》）

10. 伤寒六经病治法

太阳宜汗，少阳宜和，阳明宜下，太阴宜温，少阴宜补，厥阴宜清。（清·俞根初《重订通俗伤寒论》）

太阳、太阴、少阴，大旨宜温；少阳、阳明、厥阴，大旨宜清。（清·俞根初《重订通俗伤寒论》）

11. 急下可救阴

既有下多亡阴之大戒，复有急下救阴之活法。（清·汪昂《医方集解·攻里之剂》）

12. 治利之法

调血则便脓自愈，调气则后重自除。（清·唐容川《血证论·便脓》）

下利，腹胀满，身体疼痛者，先温其里，乃攻其表。（汉·张仲景《金匮要略方论·呕吐哕下利病脉证并治》）

13. 医风先医血，血行风自灭。

14. 疼痛实泻，痒麻虚补

荣气虚则不仁，卫气虚则不用，荣卫俱虚则不仁且不用，肉如故也。（《素问·逆调论》）

十四、标本缓急

1. 急则治标，缓则治本

病有本标，急则治标，缓则治本。（明·龚信《古今医鉴·卷之一·病机赋》）

2. 病发有余治本，病发不足治标

病发而有余，本而标之，先治其本，后治其标。病发而不足，标而本之，先治其标，后治其本。（《素问·标本病传论》）

3. 中满、大小不利必先治

诸病皆当治本，而唯中满与小大不利两证当治标耳。（明·张介宾《景岳全书·传忠录》）

4. 标急而元气衰剧者当以顾护元气为本

标急而元气不甚惫者，先救其标。标急而元气衰剧者，则当本而标之也。（明·缪希雍《先醒斋医学广笔记·妇人》）

陈安民按：证无急症治其本，元气衰微治其本，急危索命治其标，标本同治乃常法。

十五、治有次第

1. 内外次第

从内之外者，调其内；从外之内者，治其外；从内之外而盛于外者，先调其内而后调其外；从外之内而盛于内者，先治其外而后调其内，中外不相及，则治主病。（《素问·至真要大论》）

2. 阴阳次第

阴盛而阳虚，先补其阳，后泻其阴而和之。阴虚而阳盛，先补其阴，后泻其阳而和之。（《灵枢·终始篇》）

病先起阴者，先治其阴，而后治其阳；病先起阳者，先治其阳，而后治其阴。（《灵枢·终始篇》）

阳气不足，阴气有余，当先补其阳，后泄其阴；阴气不足，阳气有余，当先补其阴，后泄其阳。（《难经校释·七十六难》）

3. 痼疾卒病次第

夫病痼疾加以卒病，当先治其卒病，后乃治其痼疾也。（汉·张仲景《金匮要略方论·脏腑经络先后病脉证》）

4. 虚实次第

良工之治病者，先治其实，后治其虚。（金·张子和《儒门事亲·汗下吐三法该尽治病诠》）

5. 脾肾次第

脾弱而肾不虚者，则补脾为急。肾弱而脾不虚者，则补肾为先。（清·程国彭《医学心悟·医门八法》）

6. 治积次第

壮人无积，虚人则有之。……故善治者，当先补虚，使气血旺，积自消。（清·汪昂《医方集解·攻里之剂》）

7. 风血次第

治风先治血，血行风自灭。（明·李中梓《医宗必读·真中风》）

陈安民按：肌肤麻木不仁、瘙痒、荨麻疹等之治。

8. 治燥次第

治燥须先清热，清热须先养血，养血须先滋阴。（清·李用粹《证治汇补·燥症》）

陈安民按：干燥综合征之治。

十六、治虚要有韧性耐性

1. 阴虚之治，勿急勿躁

阴无骤补之法，非多服药不效。（明·缪希雍《先醒斋医学广笔记·吐血》）

阳虚易补，阴虚难疗。治虚损者，当就其阴血未枯之时而早补之。（清·程国彭《医学心悟·虚劳》）

陈安民按：骨髓纤维化治疗特应如此。

人身之阴，难成而易亏，所谓受于天，与谷气并而充身者也。然益阴之药，必无旦夕之效。（清·冯兆张《冯氏锦囊秘录》）

2. 治虚以缓，坚韧施治，既无速法，也无巧法

病属于虚，宜治以缓。虚者，精气夺也。若属沉痼，亦必从缓。治虚无速法，亦无巧法。盖病已沉痼，凡欲施治，宜有次第，故亦无速法。（《本草经疏·治法提纲》）

十七、杂症治疗四字诀

杂症主治四字者，气、血、痰、郁也。

丹溪先生治病，不出乎气、血、痰，故用药之要有三：气用四君子，血用四物汤，痰用二陈汤，久病属郁，立治郁之方，曰越鞠丸。（明·王纶《明医杂著·医论》）

十八、大病大方，小病小方

患大病，以大药制之，则病气无余；患小病，以小方攻之，则正气无伤。（清·徐灵胎《医学源流论·医道通治道论》）

十九、制方平稳

制方原则，以君臣佐使法度配伍，自当平和而无偏弊。（陈安民）

1. 制方贵在"和"

和方之制，和其不和者也。凡病兼虚者，补而和之；兼滞者，行而和之；兼寒者，温而和之；兼热者，凉而和之。（明·张介宾《景岳全书·新方八略》）

凡火盛者，下可骤用凉药，必兼温散。（元·朱震亨《丹溪心法·火六》）

2. 制方贵在适中

制药贵在适中，不及则功效难求，太过则气味反失。

3. 制方有禁忌

十八反、十九畏、妊娠用药之禁忌均在其列。（陈安民）

半夏有三禁，渴家汗家血家是也。（明·缪希雍《先醒斋医学广笔记·春温夏热病大法》）

按：郭子光（国医大师，成都中医药大学主任医师、教授）组方模式：大多寒温并用，攻补兼施，升清降浊，升降两行，补勿壅滞，泻不伤无，重视反佐，注意引经。

治疗法则以利为通为主。

二十、治勿过度

1. 治疗用药，无使过之，伤其正也

大毒治病，十去其六，常毒治病，十去其七，小毒治病，十去其八，无毒治病，十去其九，谷肉果菜，食养尽之。无使过之，伤其正也。不尽，行复如法。（《素问·五常政大论》）

陈安民按：留一分病证交予正气，使机体充分发挥自身修复能力而康复。

2. 根据病情轻重，治疗可分三个层次——调之、平之、夺之

微者调之，其次平之，盛者夺之。（《素问·至真要大论》）

3. 大积大聚，衰其大半而止

大积大聚，其可犯也，衰其大半而止，过者死。（《素问·六元正纪大论》）

涌吐之药，或丸或散，中病则止，不必尽剂，过则伤人。（金·张子和《儒门事亲·凡在上者皆可吐式十四》）

凡用药太过不及，皆非适中，而不及尚可加治，太过则病去药存，为害更烈，医之过也。（清·喻昌《医门法律·申明内经法律》）

4. 审症度势，个性调治

夫病有新久，新则势急，宜治以重剂，久则势缓，宜调以轻剂。一切内外伤，邪气已退，药宜间服，当以饮食调之，于中有缓急之意存焉。若服药过度，反伤其气，病益绵延不愈，或者反致增添新病，医须识此，庶无虚虚之害矣。（明·周之千《慎斋遗书·缓》）

5. 治疗虚人与老少之疾，尤宜实施个性化方案，审慎调护

至于虚人与老少之疾，尤宜分别调护，使其元气渐转，则正复而邪退。医者不明此理，而求速效，则补其所不当补，攻其所不当攻，所服之药不验，又转求他法，无非诛伐无过，至当愈之时，其人已为药所伤。（《医学源流论·治病缓急论》）

二十一、未雨绸缪治未病

1. 积极态度治未病

圣人不治已病治未病，不治已乱治未乱，夫病已成而后药之，乱已成而后治之，譬犹渴而穿井，斗而铸兵，不亦晚乎。（《素问·四气调神大论》）

上工救其萌芽，必先见三部九候之气，尽调不败而救之，故曰上工。（《素问·八正神明论》）

2. 无论何种疾病，均应早治

故邪风之至，疾如风雨。故善治者治皮毛，其次治肌肤，其次治筋脉，其次治六腑，其次治五脏。治五脏者，半死半生也。（《素问·阴阳应象大论》）

大凡客邪贵乎早逐，乘人气血未乱，肌肉未消，津液未耗，病人不至危殆，投剂不至掣肘，愈后亦易平复。欲为万全之策者，不过知邪之所在，早拔去病根为要耳。（明·吴有性《温疫论·注意逐邪勿拘结粪》）

3. 即令几微隐晦之疾，也须加意防之，用药治之

圣人治未病，不治已病，非谓已病而不治，亦非谓已病而不能治也。盖谓治未病，在谨厥始，防厥微，以治之，则成功多而受害少也……圣人起居动履，罔不摄养有方，间有几微隐晦之疾，必加意以防之，用药以治之。圣人之治未病，不治已病有如此。（明·徐春甫《古今医统·慎疾慎医》）

二十二、知传知变，当先阻断

夫治未病者，见肝之病，知肝传脾，当先实脾，四季脾旺不受邪，即勿补之；中工不晓相传，见肝之病，不解实脾，唯治肝也。（《金匮要略·脏腑经络先后病脉证第一》）

陈安民按：治疗不可死盯病处，要从脏腑关系、人乃统一整体考虑，总揽全局。

肺虚者补脾，土生金也。脾虚者补命门，火生土也。心虚者补肝，木生火也。肝虚者补肾，水生木也。肾虚者补肺，金生水也。（清·程国彭《医学心悟·医门八法》）

二十三、力戒虚虚实实之弊

必先岁气，无伐天和，无盛盛，无虚虚，而遗人夭殃；无致邪，无失正，绝人长命。（《素问·五常政大论》）

大实有羸状，误补益疾；至虚有盛候，反泻含冤。（明·李中梓《医宗必读》）

凡治病，不明岁气盛衰，人气虚实，而释邪攻正，实实虚虚，医之罪也。（清·喻昌《医门法律·申明内经法律》）

二十四、同病异治，异病同治

同治异治，均在证候、均在病机。

以病言之，则同病同治、异病异治是其常；同病异治、异病同治是其变。

以医生用方言之，则在于灵活应用。不但通治之方可通治多病，即使原属专治之方，也可通治其他病。（金寿山《金匮诠释·自序》）

同治者，同是一方，而同治数病也。……异治者，一病而异治之也。（清·陈士铎《石室秘录》）

陈安民按：中医施治靶向在于证。一种疾病在不同阶段、不同地域、不同时节、不同之人会有不同证型，证不同则治不同，故有"同病异治"之法。同理，不同疾病在病变的不同阶段会因其脏腑病机相同而出现相同证候，证同则治同，虽不同之病竟用同法同方，此即"异病同治"。或同治或异治均在证候、均在病机也。

二十五、标本相得，邪气乃服

标本相得，方能治疗顺利，方可取得预期效果。

病为本，工为标，标本不得，邪气不服。（《素问·汤液醪醴论》）

陈安民按：及时有效的医患沟通，密切配合，是为"标本相得"。"标本相得"，大学问也。

二十六、不可或缺的食治

1. 食疗机制

五味入口，藏于肠胃，味有所藏，以养五气，气和而生，津液相成，神乃自生。（《素问·六节藏象论》）

陈安民按：总体上讲食疗属于补益之法，培补正气，化生气血，调和阴阳，恢复强健脏腑正常生理功能，生长发育、修复损伤的组织器官（脏腑、肌肤、四肢百骸）等诸多方面均需强健旺盛的营养支持。食疗虽见功缓慢，但无偏弊，无任何痛苦，患者乐于接受，当是一个很好的值得深入研究、大力弘扬的疗法。北京协和医院基本外科蒋朱明教授认为：有营养障碍患者经合适的营养干预，感染并发症发生率降低；合适的营养干预还可节约少量费用。病程漫长的慢性消耗性疾病尤需营养支持疗法，在特定的状况下其所释放的治疗效能并不低于药物及手术的效能，甚至更为重要。

2. 药食合治

毒药攻邪，五谷为养，五果为助，五畜为益，五菜为充，气味合而服之，以补精益气。（《素问·藏气法时论》）

3. 食治平疴乃良医

食能排邪而安脏腑，悦神爽志以资血气。若能用食平疴、释情、遣疾者，可谓良工。（唐·孙思邈《备急千金要方·食治》）

4. 食药次第

夫为医者，当须先洞晓病源，知其所犯，以食治之。食疗不愈，然后命药。（唐·孙思邈《备急千金要方·食治》）

5. 食养收功

大毒治病，十去其六，常毒治病，十去其七，小毒治病，十去其八，无毒治病，十去其九，谷肉果菜，食养尽之，无使过之，伤其正也。（《素问·五常政大论》）

黄牛肉补气，与棉黄芪同功。羊肉补血，与熟地黄同功。……唯胆于肝，肚于胃，

腰子于肾，脊髓于骨，心于血，可引诸药入本经，实非其补。（明·孙一奎《医谙余·医通节文》）

禽则鹅善疏风，稚鸡补损，老鸡作羹起衰。（明·孙一奎《医谙余·医通节文》）

粥饭为世间第一补人之物。若人众之家，大锅煮粥时、俟粥锅滚起沫团，糍滑如膏者，名曰米油，亦曰粥油。撇取淡服，或加炼过食盐少许服亦可，大能补液填精，有裨羸老。贫人患虚证，以浓米饮代参汤，每收奇绩。（清·王士雄《随息居饮食谱·谷食类》）

日食二合米，胜似服参芪。（清·龙绘堂《蠢子医》）

二十七、为医者永当进取

医贵乎精，学贵乎博，识贵乎卓，心贵乎虚，业贵乎专，富贵乎显，法贵乎活，方贵乎纯，治贵乎巧，效贵乎捷。（清·赵濂《医门补要·自序》）

生民何辜，不死于病而死于医，是有医不若无医也。学医不精，不若不学医也。（清·吴鞠通《温病条辨·自序》）

病无不治，未得其术也。（《黄帝内经·灵枢》）

二十八、施治总体观念

1. 保命第一。
2. 提高生存质量。

第三节 陈安民之杂谈感怀

一、陈安民励志铭

时以秒计竟成万年
时不我待抓紧快干

二、陈安民治学十六字铭

求真务实传承创新

真做学问做真学问

三、事业无黄昏

人生有夕阳，事业无黄昏。
吾爱吾中医，吾献吾终身。

四、宽与专

爱好可宽泛，成就须当专。
涉猎虽多多，诸事一般般。
为医需得宽，更需业术专。

五、我为中医

岐黄筑基，通识博学，中医为本，多科融合，全生第一，学术第二。

六、安民治学观

中医知识与技能：我知，我会，我能
西医知识与技能：我知，或会，或能
多学科知识：与中医学相关者，量力尽知
多读、多记、多悟、多用
同道共享，总体提高。我愿将我所学与同道分享，共同提高。

七、安民治疗观

能中不西
中西医结合
活人第一
不求纯，但求效
治好疾病，全生活人
——须知，世界上原本就没有纯而又纯的东西，何况学科、学问、学术呢？

八、名医传承工作室抒怀

诸君入室诵岐黄，薪火相传业兴旺。

吾道吾洼池水浅，观鱼不抵富春江。

中医药学是宝库，蕴藏宝藏无限量。

只把陋室作入口，发掘尚须苦韧强。

借问愚公今何在，中医学子续华章。

九、弘扬中医药学造福人类

中医中药，博大精深；

中华原创，济世活人。

仁心仁术，以人为本；

精诚诊治，天职己任。

学宗岐黄，做真学问；

求真务实，传承创新。

我为民医，力为明医。

十、中医人

祝贺河南中医高层论坛成立并致中医同仁共勉

跨进中医门，志为中医人。

读中医经典，求中医学问，

说中医话语，办中医实事。

穷中医之理，立中医之法，

制中医之方，施中医中药，

传中医之道，兴中医之业，

固中医之本，创中医之新，

突出中医特色，弘扬中医优势，

走自主发展道路，登世界医学高峰。

唯有自尊自信，方可自强自立。

中医学术，中华仁术，

兴学兴术，即兴仁术。

爱我中医，爱我中华，

兴我中医，兴我中华！

陈安民

二〇〇六年九月九日于郑州

十一、兴中感怀

衡阳之春，劲送东风
中医院群，如笋应生
国之大计，民之大幸
振中兴中，民意国情
时节真好，当机俱兴
兴院兴业，全赖"三名"
天空海阔，属归精英
诸子蜂起，群体推动
力戒浮躁，传承真经
百科聚变，创新前行
德艺双馨，大医精诚
吾生吾强，内因决定
天地之间，邪孽时涌
搅舌鼓噪，杂音轰鸣
吾自屹立，岿然不动
不卑不亢，大智寓胸
不骄不馁，永进不停
学习实践，雷厉风行
科学发展，必由路径
今日辉煌，明日美景
先生后生，会聚众生
奋力拼搏，伟业垂成！
——庆贺驻马店市中医院建院三十周年
二〇〇八年十月十六日于郑州

十二、痛悼恩师邵经明

恩师邵子，经明者也
中州神针，誉满杏林

胸襟博大，妙手仁心

慈颜善行，克己为人

治学严谨，德艺双馨

教书育人，点石成金

桃李天下，惠及黎民

不邀功名，不计己利

国之大医，医之大师

而今驾鹤，谁人领军

呜呼！

伟哉！恩师！

痛哉！国人！

五九六〇学子陈安民

二〇一二年十月九日

十三、沉痛悼念国医大师李振华

伟哉，李振华大师！伟哉，敬爱的恩师！

巨星殒落，恩师仙逝，

我河南中医药大学失去了一九五八以来的一颗泰斗，

仲景故乡失去了一个高大的医圣巨子，

中原百姓失去了一位苍生大医，

中华大地失去了一颗晶亮耀眼的星辰，

中医事业失去了首届国医大师中的一位承前启后的领军，

我等中医晚辈失却了一位指点迷津的哲人，

啊！

我们失去了一位终生奋发、砥砺前行，为实现振兴中医梦的领路人，

一位备受我辈中医人尊重敬仰的恩师、大师、岐黄真人！

呜呼！大师仙逝，我辈悲恸，恩师西去，天地动容。

大师德术，尽我再学，尽我再承。

您为典范，您为楷模，您为榜样，

我等一生追随，终生力学，遵师教诲，

仁心仁术，服务健康中国，奉献黎民百姓，

倾情倾心倾力，圆我中医人振兴中医伟梦！

伟哉大师，伟哉恩师，一路走好！

伟哉大师，伟哉恩师，辛劳一生，您就静静地、沉稳地歇息吧！

学生陈安民顿首敬挽

二〇一七年五月二十四日

十四、拜读张磊先生《临证心得》

感怀

心血凝聚《心得》成，

字字珠玑乃真经。

悬壶济世六十载，

岐黄仲景一脉承。

德厚术精品高尚，

大医精诚传美名。

治学严谨吾榜样，

立法创新真精英。

陈安民

二〇〇八年十一月一日

十五、一辈子，十二句话

1. 真心诚心待患者，尊重患者，关爱患者，尽心尽力诊治患者，绝少医疗纠纷。

2. 活到老，学到老，一辈子学习不停息。向患者学习，向经典学习，向前贤学习，向同仁学习，向实践学习，向民间疗法学习，向书报杂志学习，向相关学科学习。

3. 勿说大话，无损同仁。

4. 守心守身，行端立正，遵守法规，廉洁行医。

5. 人无全能，医无神医。行医一辈子，没见过的病、治不了的病多多，故而治病不包不揽，举荐高明，该转就转，不要自找麻烦，陷入沼泽泥潭。

6. 尊西学西，各有所长，各有定位，不与西医试比高低。

7. 医患关系有底线，纯洁医患关系。

8. 良好沟通，标本相得。治疗慢病，医患均需耐力毅力。

9. 多省多悟，总结经验教训。经验教训，同等价值，受用一辈子。

10. 完善医疗文书，当记一定要记，慎言慎行，保护自我。

11. 自信自尊，坚守中医阵地。遇有贬谪，淡定屹立。

12. 只管耕耘，勿问收获。权钱名利，非我目的。

十六、一辈子，二十个方

十全大补汤

归脾汤

补中益气汤

香砂六君子汤

左右归丸

小柴胡汤

五味消毒饮

黄连解毒汤

犀角地黄汤

清瘟败毒饮

龙胆泻肝汤

二陈汤

消瘰丸

血府逐瘀汤

逍遥散

天王补心丹

当归补血汤

四君子汤

四物汤

青黄散

第三章　陈安民学术思想、成就与荣誉

　　陈安民 1966 年毕业于河南中医学院中医系（6 年制本科），历经乡、县、地（市）、省各级医院。1966 年 9 月任中医师，1980 年任主治中医师、讲师，1992 年任副主任中医师，1997 年任主任中医师，2002 年退休，是年遂即返聘，现专事临床医疗及临床研究与中医传承工作。

　　陈安民教授从医业已 50 余载，治学严谨，熟读经典，博古览今，学宗岐黄，精研仲景，博学前贤，求教今人，学习百家，精研医术，融贯中西，躬行实践，重视临床，成绩斐然。他始终工作在临床、教学一线，言传身教、诲人不倦；作风严谨，求真求实，真做学问，做真学问，身体力行，倾心传承，突破自我，传承传新，精读深省，用诸实践，突出整体观念，辨病辨证相结合，治疗主导思想谨遵医学原创初心，以人为本，身心同治，不唯一法，综合治疗，遵从"标准"，不唯"标准"，疗效第一，生活质量第一，半个多世纪的医疗生涯积累了丰厚的医疗经验。其临床治疗注重生命质量与生活质量，对于难治性疾病，推崇功能性治愈，临证思维施治理论独树一帜。

一、学术思想

　　陈安民教授汲取前贤名家精粹，关注现代研究进展，融汇中西医理论及诊疗方法，用诸实践，对常见病、多发病积淀了坚厚的全科基础。他临床治疗以中医药为主，中西医结合，充分发挥中医整体观念、辨证施治、以人为本的特色优势，特别是治疗血液系统疾病大多能取得显著效果，诸如再生障碍性贫血、急慢性白血病、粒细胞缺乏症、难治性血小板减少性紫癜、紫癜性肾炎、骨髓增生性疾病、骨髓增生异常综合征、阵发性睡眠性血红蛋白尿等，积累了丰富的临床经验。

　　陈安民教授指出：血液病病因繁多复杂，总与体质、外感、疫毒、饮食起居、情志劳伤等密切相关，其发病机制多正虚、血瘀、热毒交织，相互影响，相互转换，从而导致复杂多变的血液系统疾病。血液系统疾病总体上分虚证、血证、热证、瘀证四大证候。立"补、活、清、消"四法，四法的运用也是根据证候的变化而变化的，单施一法者少有之，往往是二法、三法合用，且各法权重也是根据证候的不同而有所侧重，证变治变，辨证施治充分体现于其中。跟师陈安民教授，通过读经典，亲临证，总结临证经验，探讨学术思想，以指导临床，造福患者。

1. 先天为根，后天为本，肾脾并重

"中焦受气取汁，变化而赤，是谓血。""受气"者实乃受先天生发之气，"取汁"者则是取后天水谷精微之汁液，二者和合，气化成一，乃为血也。补血生血之法若仅补先天而不补后天，则仅有生血之生机而无生血之后源；而仅补后天而不补先天，则仅有精微而不得先天生机之气化，终致不能化赤而为血。肾藏精，主骨生髓，其所藏之精既有先天之精，也包含脾运化之水谷精微，为气血生化之根。后天脾的作用非但化水谷精微为血源，治疗药物的吸收运化同样有赖于脾，脾气健旺，药物有效成分吸收转输畅达，治疗效果自会显著。由此可见，脾脏在化生新血与血液病的治疗中都有着他脏无可替代的作用。故而，补益健运先天后天，不可偏废，补肾健脾同等重要。

2. 以人为本，病证结合，和中求效

陈安民教授指出医学研究的对象为"阴阳失衡"的人。《素问·阴阳应象大论》论述的："阴阳者，天地之道也，万物之纲纪，变化之父母，生杀之本始也，神明之府也，然治病必求于本"；《素问·至真要大论》论述的："谨察阴阳所在而调之，以平为期，谨守病机，各司其属。有者求之，无者求之，盛者责之，虚者责之，必先五胜，疏其血气，令其调达，而致和平"。注意以人为本，也要注意人的阴阳失衡。

明·张介宾说："本者，原也，始也，万物之所以然也。"如是，"本"者自当唯一者是也，但是，既有本，必有标。标本者乃相对概念，其在不同的命题与不同的生理病理语境中又各有其本。如：病之与人，以人为本；阴阳表里虚实寒热，阴阳为本；人之诸气，元气为本；人之长养存活，胃气为本；五脏者，脾肾为本，肾者先天本，脾者后天本；疾病所生，病因为本；病之进退转变，病机为本。阴阳、元气、胃气、脾肾、先天、后天、病因、病机等，莫不以人为本。临证时注意病证结合，同一种疾病过程中可能会出现多种不同的证候，而不同的疾病也可能出现同一证候，抓住疾病的本质，同病异治，异病同治，同时考虑预防疾病传变，将"治未病"的理念寓于处方配伍之中，用药注意平和、安全、有效及患者长期的依从性。例如益气养血之品其味多甘，甘令中满，制方之时需配伍健脾消导之品，如木香、砂仁、枳壳、山楂之属；若恐其致生胃热，可加连翘、蒲公英等；若虚不受补，胃气上逆而致呕恶，可于方中配伍陈皮、藿香、半夏、竹茹、生姜和胃降逆；如若药味厚重滋腻，则脾运不及而致泻泄，可以炒白术、炒薏米、车前子、炒山药等伍之。如此等等，确保用药平和、安全、有效以及长期用药的依从性。此即"和中求效"之本意。

3. 和调阴阳，四维生血，六合共治

《素问·阴阳应象大论》中曰："阴阳者，天地之道也，万物之纲纪，变化之父母。"阴阳之理乃大道，气血之论乃小道。小道隶属于大道。气血分属阴阳。气之与血，互根互生。"孤阳不生，孤阴不长""阳中求阴，阴中求阳"。血液病始终要注意阴阳燮理变化，辨识气血阴阳，总体共调。

血液病为气血阴阳脾肾的亏虚，辨证应以气血阴阳为纲，五脏虚证为目。由于气血同源，阴阳互根，五脏相关，故应同时注意气血阴阳相兼为病及五脏之间的相互影响。"虚则补之"，补益是治疗虚劳的基本原则。陈教授指出：病属虚证治以缓，治虚无速法、无巧法，应多种治法联合应用，"和中求效"。临床中陈教授受《内经》《伤寒杂病论》《景岳全书》《血证论》《脾胃论》《理虚元鉴》等影响，善用十全大补汤、归脾汤、左归丸、右归丸等，食疗施以生血八宝粥，食补选用淮山药、桂圆、大枣、核桃等，并适时、适量食用鲜果及时令新鲜蔬菜。逐渐形成了其治疗血液病的"四维生血""六合共治"思想。陈教授指出：血液病多大病、久病、难治之病，单从气血阴阳或脾肾任何一个方面均难以奏效，必须从气血阴阳四维发力，并重视先后天脾肾即"六合共治"。所谓"四维"即"气、血、阴、阳"四个方面，不仅仅指在病因上存在"气、血、阴、阳"四个方面的不足，而且包括在治法上的"补气、补血、滋阴、壮阳"之"四维生血"生血之法。所谓"六合"本义为"上下四方、天下宇宙"，在此则指在"四维"基础上加上脾肾二脏。陈教授认为：虽脾肾亦各有气血阴阳，因其为先后天之脏，脾主化源，肾主生机，在五脏中非常重要，在血液的生成以及血液病的治疗中尤为关键，故而另外列出。陈教授指出："六合共治"即是"补气、补血、滋阴、壮阳、健脾、补肾"。陈教授还指出：血液病多有出血表现，且补益气血阴阳之品多滋腻碍胃，故在四维生血基础上加止血健脾和胃之品，亦可称之为"六合共治"。

用药时注意"补中有泻、守中有走"，大批补益之品中配合活血、健脾、和胃等亦有此意。陈教授提出：脾不仅为水谷精微之血源，同时治疗药物的吸收运化同样有赖于脾，脾脏在化生新血与血液病的治疗中都有着他脏无可替代的作用。补先天健后天，两者不可偏废，补肾健脾同等重要，先后天肾脾并重；气血阴阳互根互生；要辨病，更要辨证；遣方用药，求效于和；遵从生命化生规律，多维发力，循序稳步治疗。

四维生血方临床中治疗再生障碍性贫血以及血液病见有贫血诸症者，取得良好疗效。在此基础上研制了"滋髓生血胶囊""血症安胶囊"在临床中广泛应用，取得满意疗效。

4. 西医辨病、中医辨证，中西结合

辨证施治是中医学的精髓，在血液病的诊治过程中，同样需要因人、因时、因地结合疾病发展趋势准确地判断疾病的"证"，这是中医施治的前提和取得疗效的保证。陈教授指出：血液病的诊治中尤其注意"同病异治，异病同治"，这就要求病证结合。在辨病时要善于将现代医学的诊断技术为我所用，如血常规、骨髓象、细胞遗传学、基因诊断等，在再生障碍性贫血、白血病、骨髓增生异常综合征等疾病的诊断中至关重要。新技术的广泛应用使中医辨证治疗时对疾病特定阶段的证候及性质把握得更加准确，从而更好地判断病势发展，选择更适合的治疗方法，不必将中西医绝对割裂开来。现代医学诊断技术实际是社会发展、医学进步的结果，也可以视为中医"望闻问切"四诊方法的发展延伸。治疗疾病时坚持中西医并重，采用中医药为主的方法，突出中医药的地位，把中医传统"理法方药"贯彻于其中，使几千年的中医理论方药实践得以继承。一切以患者得到更好的治疗为根本，对于白血病、骨髓瘤等某些恶疾，西医药有明显的优势，我们也应当取其所长，做到优势互补。

5. 医学本旨，人文标本，医患沟通

陈安民教授指出：医学本旨即减轻病痛，祛除疾病，维护健康，延长寿命。但人之疾病万千种，并不是每种疾病都是可以治愈的，因此，临床疗效大抵可分为治愈、好转（减轻）、无效三个层次，作为救死扶伤的医生自当积极治疗，力争最佳疗效。然而，积极治疗不是急功急利的过度治疗，过度治疗往往使疾病发生变端，加重病情，促人命期，因而，治疗必须遵从生命规律，科学适度，要在辨明证候、客观预后转归的基础上，正确把握"愈病治疗""控病治疗"与"保命治疗"三个层次，坚持人文标本理念：人为本，病为标；病为本，工为标；生为本，岁为标；效为本，法为标。以本为本，是为上工；标本相合，方显工效。医患双方及时有效沟通，密切配合，积极治疗，保命延生第一，生存质量第一，方合医学的根本宗旨。临证中强调饮食、心理，注重医患沟通。

二、学术成就

陈安民教授对血液病有较为深刻的认识，有其独到见解：血液病之病理机制为正虚、血瘀、热毒三大方面；总观血液病临床表现，归属为虚证、血证、热证、瘀证四大基本证候；据其基本病机和基本证候，制定血液病四大基本治法：补法、活法、清法、消法。大法之下据其具体证候制订 26 种具体治法，基本涵盖了血液系统常见疾病的治疗。研制出"滋髓清髓生血养血系列"专药，其中有促进造血、提升全血细胞的"滋髓生血胶囊"，有以止血为主治疗各类血证的"血症安胶囊"，以清除热毒病邪用于治疗骨髓无序增生的白血病与骨髓增生性疾病的"清髓解毒胶囊"。这些药临床应用已达 20 余年，三药有机配合，或加用汤剂，治疗血液系统疾病疗效显著。其不仅可单独治疗相关血液系统疾病，且可伍以西药化疗之法，起到增效减毒、减轻病痛、提高生命质量、延长化疗间期、缩短病程的作用，甚至可使一些难治性血液病获得长期稳定、完全缓解或临床痊愈的卓著疗效。陈教授在临床治疗中尤为强调：先天为根，后天为本，肾脾并重；阴阳互根，气血互生，整体共调；选方用药，和中求效；以人为本，治病治人。

　　陈教授对于内科杂病之诊治感悟颇深，具有一定造诣：①遵照《内经》天人相应之整体观念与一统认识论及其独特的传统的临证哲理与思维模式认知疾病，由表及里，由此及彼，分析病因病机、预后转归，指导治疗。②辨病辨证紧密结合。依据中医及西医诊断标准能够明确诊断的首先要确立疾病之诊断，以便把握疾病总体认识与转归，继而辨明证候，以便施以具体治疗措施；无明确诊断依据之病症则根据中医传统八纲、六经、卫气营血、三焦、脏腑、经络辨证诸法辨明具体证候，施以具体治疗。③立法制方遵古不泥古，遵经义，习前贤，结合当今中西之研究成果及个人多年临床实践，创制血液系统疾病"滋髓清髓生血养血系列"药物，用于临床，疗效可观。对于杂病之治，或经方或时方，或加减或化裁，均有自己的独到见解与新义。陈教授擅用经典小方组合及对药、组药，并能根据方中药物成分及患者体质、痼疾预见不良反应，寓"治未病"之药味而于方中，实施最贴切的个体化治疗方案，以求取效的同时用药平和，提高治疗之依从性。④慢病慢治，勿违疾病发展变化规律，治当因势利导，不可强求速效、高效，欲速欲高，必将过度治疗，反生药害变端，实乃医之大忌。⑤治疗辅以心理治疗畅达病患情志，充分调动与发挥患者的积极性，使其积极主动配合治疗；辅以食疗以增协同药效，辅以适宜锻炼调畅气血，科学组合各种疗法之合力，力求最佳疗效。

　　临床之际，待患如亲，不论高下，一视同仁，均热情接诊，关怀备至。其诊其治细心认真，充分发挥中医特色优势，因病、因人、因时、因地制宜，辨证论治，从患者的根本利益出发，设身处地地为每一位患者着想，在保证正确诊断及确保疗效的前提下尽可能为患者节约医疗费用。

　　陈教授撰写过《滋髓生血是治疗血液病的根本治则》《白血病中医治疗十法》《难

治性特发性血小板减少性紫癜中医疗法》《扶正固本治疗白细胞减少症》等医学论文50余篇，主编了《百病宜忌》《名家新秀效方》，参编了《中西医结合防治急性脑血管病》《神经精神疾病古今效方》《中成药的辨证应用》《血液病良方选粹》《精诚为医》《陈安民临床经验撷英》等12部医学专著。

陈教授主持并完成多项医学科研课题，获奖科研成果有"消癌利生治疗晚期贲门癌的临床与实验研究""顽固性心衰辨证论治的研究"等13项。

陈安民教授钟爱中医事业，退而不休，坚持天天半天门诊，每周到血液科重点查房半天。另外，还做了以下两件事：①在河南省中医药管理局领导下、在河南省中医药学会的大力支持下，组建河南省血液病专业委员会，编印血液病专业资料，邀请名家讲学，指导血液学科建设，开展学术交流；②创办编印医院内部学术刊物《医药临床学报》，2个月1期，自2001年始至今已17个年头，旨在为全院各科室及医务人员搭建一个自我展示相互交流的平台，着力促进医药护技人员总体素质的提高。

三、所获荣誉

陈教授曾获"第五批全国老中医药专家学术经验继承指导老师""全国名老中医药专家传承工作室指导老师""中华中医药学会首届血液病专业委员会顾问"称号，曾任中国中医药学会内科疑难病专业委员会委员、中国中医药学会微量元素专业委员会常务理事及临床研究组主任、中华中医药学会血液病专业委员会委员、河南省中医药学会中医药学会常务理事、河南省中医药学会血液病专业委员会首届主任委员、河南省老年学会老年保健专业委员会理事、《中医研究》杂志专家委员会委员，《河南医药信息》杂志特聘副主编。

陈安民教授热爱中医、学习中医、从事中医、传承中医，为振兴中医事业勤勤恳恳、扎扎实实奋力拼搏一辈子，还曾获全国"红十字会先进个人""河南省中医工作先进个人""三育人先进个人""优秀共产党员"等多项荣誉称号。

中篇

陈安民临证经验

第四章　关注表象认知血液病

提起血液病，人们首先想到的是白血病，因此，大家不免对血液病有一种恐惧感。其实，血液系统疾病有 100 多种疾病，它是血液中红细胞、白细胞、血小板与血浆中凝血物质异常引起的病变，同时还包括造血器官本身发生的病变。血液病并非人们想象得那么可怕，它同人体其他系统的疾病一样可防可治。就目前的医学水平而言，对于某些白血病如急性早幼粒细胞白血病、急性淋巴细胞白血病，尤其是小儿急性淋巴细胞白血病，只要做到早期发现、及早就医、早期正确诊断、早期规范治疗，完全可以治愈；对于其他目前尚不能治愈的恶性血液病，经规范的、合理的中西医结合治疗，也都能获得长期缓解，带病生存。

具体而言，常见的血液病有：缺铁性贫血、巨幼细胞性贫血、再生障碍性贫血、纯红细胞再生障碍性贫血、真性红细胞增多症；白细胞减少症、粒细胞缺乏症、白细胞增多症及各种白血病、骨髓增生异常综合征；过敏性紫癜、特发性血小板减少性紫癜、原发性血小板增多症、血友病；淋巴瘤、多发性骨髓瘤、骨髓纤维化等。

大凡疾病，虽在脏腑、在血液、在骨髓，但皆有外在征象，此即《内经》所谓"有诸内者，必形诸外。"我们只要留意身体的外在表象，就能初步得知是否患有血液病的可能，即可主动就医。因此，高度关注血液病，及时、及早捕捉血液病的信息，对于认知血液病、辨识血液病具有重要意义。

大体而言，可从如下诸多方面辨识血液病的蛛丝马迹，较早捕捉血液病。

观面色：无论人的基础面色偏红、偏白、偏黄或是偏黑，但凡健康的面色均红润而有光泽。如若面色萎黄不泽或苍白虚浮无华，多是贫血貌；如若红赤如醉，或紫暗缺乏光泽，多为真性红细胞增多症。

观唇舌：正常人的口唇红润而有光泽，正常人的舌体淡红而附着一层薄薄的白苔。

如若口唇色淡，舌质颜色浅淡而少血色，多为贫血；若舌红光无苔状如生牛肉样，多为巨幼细胞性贫血；若舌质紫黯，多为真红细胞增多症或原发性血小板增多症；舌面有血泡（排除咬伤血泡），则多是血小板减少所致。口唇黏膜及舌面常有溃疡，排除维生素缺乏症，则常与白细胞减少或粒细胞缺乏症有关。

观眼睛：主要观察眼结膜、巩膜与眼窝。正常眼结膜（眼睑内面黏膜）红润而有光泽，若色淡无光泽多为贫血；巩膜（白睛部分）正常为白色而有光泽，若白睛黄染即为黄疸之征，在排除消化系统肝胆疾病外，当警惕血液病之溶血性贫血；目黯（黑眼圈、黑眼窝）排除睡眠不足外，血小板减少症可见此征。若白睛见出血斑，在排除外伤等其他情况下多为血小板减少所致。

观毛发：正常头发色黑油润光亮，若枯槁不泽、细脆易折或脱发严重，多为贫血表现之一。

观指甲：健康人指甲饱满，光整平滑柔韧且有光泽。若平塌，甚则凹陷呈勺状，易折易裂，当是贫血之征；若指甲指端青紫，排除心脏病之外多是真红细胞增多症。

观口腔：正常口腔黏膜浅红而光整，若口腔黏膜有溃疡、牙龈肿胀、增生、疼痛，经过口腔科系统治疗不见好转，同时合并有发热、乏力、皮肤出血点或瘀斑要警惕血液病的可能，如急慢性白血病、重型再生障碍性贫血、急性造血功能停滞等。

各种急慢性白血病常见的口腔症状有牙龈出血、牙龈增生肥大、肿胀、坏死、溃疡等，肿胀增生的牙龈甚则可包裹牙齿。血液病口腔溃疡常常反复发作，好好坏坏，久治不愈。白细胞严重减少时患者还会经常发生化脓性扁桃体炎，还可发生坏死性咽峡炎。

观出血：出血是各种血液病常见症状之一。常见出血证候为：肌肤出血斑点或青紫斑块，轻微刺伤、划伤出血即难以自止，肌肤受到碰撞挤压皮下即见大片青紫瘀斑、血肿；鼻出血、牙龈出血、口腔血泡，女子月经过多如崩如注，或不分周期淋漓不断。

皮肤出血点是皮肤毛细血管出血的表现，它的大小就像大头针的针头，不高出皮面，压之不退色。此症多见于单纯性紫癜、各种原因引起的血小板减少、再生障碍性贫血、各种急性白血病发病时及白血病化疗后的骨髓抑制期血小板减少等。

皮肤瘀斑是皮下出血的表现，颜色为紫色，呈片状，随着皮下出血的吸收，瘀斑的颜色可从紫色变为青黄色。健康人被碰撞后出现的皮肤瘀斑一般 14 天左右可以自行吸收，如无碰撞或外伤而自发皮肤瘀斑应想到血液异常的可能。此症常见于各种原因引起的血小板减少、血小板功能异常及凝血因子缺乏的血友病、急性早幼粒细胞白血病等。

皮肤血痘是重症血小板减少的表现。血痘似粟粒、绿豆大小，高出皮肤。血痘之间可夹杂出血点及瘀斑。此当与皮肤毛细血管瘤相鉴别，毛细血管瘤位置固定不移，终年不退，而血小板减少所见皮肤血痘此起彼伏，常在动态变化之中。毛细血管瘤对健康无碍。

皮肤血肿表现为皮下有大片出血斑，造成局部肿胀，若为四肢则见局部增粗。血肿多为凝血因子缺乏、凝血功能障碍病患。

口腔、舌面血泡、牙龈出血主要见于血小板减少引起的出血，如重型再生障碍性贫血、急性原发性血小板减少性紫癜、急性早幼粒细胞白血病等。

关节腔出血，关节肿胀、疼痛多见于重型血友病，以承重关节如膝、踝关节部位出血多见，日久关节僵硬变形。过敏性紫癜也会见关节疼痛，但症状较轻，病程也短，不会导致关节变形。

肌肉出血以遗传性凝血因子缺乏症如血友病、纤维蛋白原缺乏症、弥散性血管内凝血多见。

月经过多见于再生障碍性贫血、慢性原发性血小板减少性紫癜血小板显著降低的患者。

视网膜出血（眼底出血）表现为视物不清或眼前有黑色或暗红色的影子。除眼科疾病外，可见于重型再生障碍性贫血、重症原发性血小板减少性紫癜及各种急性白血病和多发性骨髓瘤等。

外伤或手术后出血不止常见于血小板减少、血小板功能异常及凝血因子缺乏等。

新生儿脐带残端出血不止见于各种先天性凝血因子缺乏症。

消化道出血（呕血、柏油样便）及泌尿道出血（尿血）在血液病中一般不首发出现，呼吸道出血（咯血）通常较少见。

观发热：发热是血液系统疾病的另一常见症状。经过系统检查找不到原因的发热，应想到罹患血液病的可能，尤其是血液系统恶性肿瘤。发热可为低热、高热、间断性发热、不规则发热、周期性发热等。

常如感冒，经久不愈，表现为持续低热或间断性发热，应考虑慢性粒细胞白血病或慢性淋巴细胞白血病。

不规则的高热或低热经久不退时，应考虑恶性淋巴瘤、白血病等的可能。周期性高热是霍奇金病（淋巴瘤的一种）的典型症状之一。

观尿液：血液病中全程血尿多见于急性再生障碍性贫血、急性早幼粒细胞白血病、血友病、各种急慢性血小板减少性疾病。终末血尿往往是膀胱部位的炎症所致，一般与血液病无关。

酱油色尿常常是血管内溶血的表现，常见于阵发性睡眠性血红蛋白尿。此病特点是睡眠时尿色加深，白天尿液颜色相对较浅。

蚕豆病是一种特殊的人群进食了新鲜蚕豆后所引起血液病，其由患者先天性体内红细胞缺乏葡萄糖 6- 磷酸脱氢酶所致的急性血管内溶血性疾病。尿色因溶血程度和急缓而有不同表现，可有茶色、红葡萄酒色、血红色或酱油色。

遗传性球形红细胞增多症常常会出现浓茶色尿，一半患者家族中有同样的患者。

食用某些食物或服用某些药物尿色也会改变，如过多食用柑橘、南瓜，或服用维生素 B_2 后，尿液可呈金黄色，但停食这些食物和药物后尿色即恢复正常，并非是血液病。

腰痛、骨痛、关节痛：骨骼及关节疼痛是急性白血病和多发性骨髓瘤及其他部位的实体癌瘤转移至骨髓引起骨骼破坏造成的。

胸骨中、下段压痛对白血病的诊断有重要意义。

多发性骨髓瘤可引起腰及全身其他部位骨痛，病损在哪里就会引起哪个部位的骨骼疼痛，且会出现疼痛局部的包块或骨折。

自发性骨关节疼痛主要表现于急性淋巴细胞白血病，部分儿童急性淋巴细胞白血病患者常以骨关节疼痛为首发症状。

白血病浸润引起的骨骼疼痛常无关节红、肿、热、痛表现，看似痛在骨头上，而实际上病变却在血液里。遇到骨痛症状，其疑似疾病应将血液病考虑在内。

不明原因的头晕、乏力：神疲、乏力、四肢酸软、懒动、心悸、气短，动则尤甚，头晕、头痛、头昏、眼花、耳鸣等，在血液系统疾病中极为常见，但这些症状都是悄行慢进的，常常不为患者察知，待有这些症状的感觉时，往往已拖延日久，病已深重。

不明原因的上腹部包块：正常人腹部柔软无包块无压痛，如若左上腹胀满坚硬，触之有一包块，多是脾大，右上腹包块多为肝大。

慢性粒细胞白血病的主要体征为脾大，甚至是其首发症状；若合并骨髓纤维化或原发性骨髓纤维化，脾大更为显著。

传染性单核细胞增多症是由于病毒感染所致，肝脾大的同时常合并有发热和颈部淋巴结肿大，儿童尤为多见。

慢性淋巴细胞白血病起病缓慢，脾大往往伴发淋巴结肿大，同时有消瘦、低热、乏力、多汗等，发病年龄较大，一般在 50 岁以上。

急性淋巴细胞白血病以儿童为多见，往往表现为脾大伴发热、骨及关节疼痛及淋巴结的肿大。

无痛性淋巴结肿大或肿块：人体浅表部位可以触到的淋巴结多在颈部、腋窝及腹股沟处，能够触摸到的淋巴结仅如玉米粒及黄豆大小，位于皮下，上不黏皮肤，下不黏肌肉，扁平光滑，推之可以移动，压之不痛。若这些部位触摸到肿大的淋巴结，或大如杏核，或大如秋枣，亟需高度警惕。肿大而疼痛的淋巴结一般为炎症所致，多是邻近组织器官有感染病灶；无痛性浅表淋巴结肿大则往往提示有恶性血液病的可能。

淋巴结肿大是慢性淋巴细胞白血病的较常见体征，随着疾病进展的淋巴结逐渐增大，由局部发展到全身各处，多为对称性。小的浅表淋巴结往往不被患者所注意，仅在体检时发现，大的浅表淋巴结可有核桃、鸡蛋样大小，由于没有痛感，患者也多漠然置之。所以，这里要特别强调的是：若遇见肿大而不疼痛的淋巴结应予高度警惕，应及时就医，千万不要因为不痛而耽误了治疗时机。

急性淋巴细胞白血病的早期表现可见淋巴结肿大，常伴见低热、乏力及脾大等症。

恶性淋巴瘤典型症状是浅表淋巴结无痛性肿大，肿大的淋巴结初期可活动，后期可互相粘连，融合成块状，质地硬韧如石。恶性淋巴瘤的诊断需要淋巴结活检病理确诊。

不明原因的消瘦：凡是不明原因的进行性消瘦，应考虑是否有恶性慢性消耗性疾病，如各类肿瘤疾患，但不要轻易将血液病排除在外，应警惕是慢性血液病所为。

足趾疼痛、跛行、耳鸣、视物障碍：血液病中高黏滞综合征的患者往往容易继发血栓形成。所谓血栓形成即血液成分在血管内凝固的过程，致使血液瘀阻不行而致生他症。血液病中的血栓部位一般在四肢末端，如脚趾的血栓引起疼痛、跛行；发生在眼底的血栓可以引起视物障碍；发生在内耳的血栓致供血障碍可引发耳鸣、听力减退甚至失聪。当然也可引起心、脑血管血栓形成。

血液病中许多疾病可发生高黏滞综合征，如真性红细胞增多症、原发性血小板增多症、多发性骨髓瘤等。原发性血小板增多症也可引发血瘀之症而见下肢及臀部肌肤硬结包块，按之疼痛。

当身体见到以上所述各种病状时，应高度警惕血液病侵袭的可能，要主动就医，进一步做血液病相应的化验检查，如查周围血象（血常规检验）、骨髓细胞学检查、骨髓活检、免疫学检查以及淋巴结病理检查等，以便确立正确的诊断，及时予以正确的治疗。

血液病 12 危候：血液病在疾病进展过程中，会出现一些极其危重的证候，我们务必要高度警惕：①高热持续不退；②白细胞居高不下；③出血不止；④口腔满口血泡；⑤血小板计数在 1.0×10^9/L 以下；⑥血红蛋白在 30 g/L 以下；⑦中性粒细胞绝对值在 0.5×10^9/L 个以下；⑧巨脾不见回缩；⑨肌肤大面积肿硬瘀血紫斑；⑩多组淋巴结肿大且坚硬如石；⑪全身多处骨痛；⑫面色铁青晦黯无华。遇到这些情况则需高度关注，采取积极的得力的医疗措施，以挽救危厄之生命。

　　需要指出的是，血液乃人体生命之河，血液灌注全身各个系统所有的组织器官，因而血液病往往会有一些和其他系统疾病相似的症状与体征，而非血液病所特有，所以，若发现上述病状应作为发现血液病的参考，作为查寻血液病的门径，并非见到上述表现就一定是血液病。正确的态度与做法是：发现疑似症状既不要恐慌，也不可麻痹大意、不以为然，要及时主动到血液病专科就医。

第五章　四维六合、生血调治贫血

第一节　四维六合理论及其临床应用

一、贫血概述

贫血是指外周血中单位容积内血红蛋白（Hb）的浓度、红细胞（RBC）计数和（或）血细胞比容（HCT）低于相同年龄、性别和地区正常标准。成年男性 Hb < 120 g/L，RBC < 4.5×10^{12}/L 和（或）HCT < 42%；成年女性 Hb < 110 g/L，RBC < 4.0×10^{12}/L 和（或）HCT < 37%，其中以 Hb 浓度低于正常最为重要。

根据红细胞形态或发生贫血的病理生理分类可将贫血分为 3 类：大细胞性贫血、正常细胞性贫血、小细胞低色素性贫血。

按病情轻重分类：依据每升血液内血红蛋白（Hb）的浓度划分为：轻度贫血：Hb 90 g/L，男 120/L，女 110 g/L，孕妇低于 100 g/L；中度贫血：Hb 60 ~ 90 g/L；重度贫血：Hb 30 ~ 60 g/L；极重度贫血：Hb 30 g/L 以下。

贫血是一个症状或称为综合征，不是独立的疾病，称其为病者都与其特定的原因、临床表现及检验指标密切相连，常见的有：营养性贫血，如缺铁性贫血、巨幼细胞性贫血、妊娠贫血；再生障碍性贫血，如急性再障（Ⅰ型重型再障）、慢性再障、纯红细胞再生障碍性贫血；溶血性贫血，如地中海贫血、自身免疫性溶血性贫血、阵发性睡眠性血红蛋白尿症、新生儿免疫性溶血性贫血、葡萄糖 –6– 磷酸脱氢酶缺乏症；慢性系统性疾病贫血，如感染性贫血、苯中毒性贫血、慢性铅中毒贫血、慢性病贫血、慢性肾性贫血等。

贫血诸病总体上可归属于中医"虚劳"之证，但根据不同的临床主要表现可归属以下病证：急劳、髓枯、气血两虚、血枯、萎黄、积黄、黄肿、黄胖、黄病、黄疸、妊娠血虚、积聚、臌胀、血证、血虚、血亏，儿童者属胎弱、疳积、童子劳、女劳疸、水肿等。

二、四维生血方理论及临床应用

四维生血方总体理念是：治病求本，气血阴阳同调治贫血，令其调达，而致和平。贫血之病虽多，但总以气血两虚为主要证候，补益之法是其基本治法。《素问·至真要大论》中曰："谨察阴阳所在而调之，以平为期，谨守病机，各司其属。有者求之，无者求之，盛者责之，虚者责之，必先五胜，疏其血气，令其调达，而致和平。"

《素问·阴阳应象大论》曰："治病必求于本"。明·张介宾说："本者，原也，始也，万事万物之所以然也。"如是，"本"者自当唯一者是也。但是，既有本，必有标。标本者也乃相对概念，其在不同的命题与不同的生理病理语境中又各有其本。如：病之与人，以人为本；八纲者，阴阳为本；人之诸气，元气为本；人之长养存活，胃气为本；五脏者，脾肾为本，肾者先天之本，脾者后天之本；疾病所生，病因为本；病之进退转变，病机为本，但究其一究其根者，莫不以人为本。贫血诸病，总体而言皆属虚劳之证，故总体治法以"虚则补之"一法统揽。

1. 立方旨意

补虚强本生血。

2. 组方思维

气血生成关乎脾肾二脏、阴阳二气。

气血生成在脾在肾。《灵枢·决气篇》曰："中焦受气取汁，变化而赤，是谓血。"《灵枢·邪客篇》曰："营气者，泌其津液，注之于脉，化以为血。"皆言胃纳脾化而生血，是为后天之本，生血之谓。肾者主骨，生髓，藏精，精血互相转化，是为先天之本，藏精化血之谓。故唐容川云："虚劳内伤，不出气血两途。治气血虚者，莫重于脾肾。"而明·汪绮石《理虚元鉴》说得更为简捷直白："治肾治脾，治虚之道毕矣！"故贫血之治自当补脾益肾，补先天之本，实后天之本，气血即可化生。

气血生成在于阴阳二气相互转化、相反相成、相辅相成。唐容川云："人之一身，不外阴阳，而阴阳二字，即是水火；水火二字，即是气血。"如是，阴阳即气血，气血乃阴阳也。明·李中梓《医宗必读》云："无阳则阴无以生，无阴则阳无以化"。故贫血之亦当治其阴而同调阴阳也。在此理论指导下组建治疗贫血的方剂自是气血阴阳共调，强先天之肾，补后天之脾，先天生机强旺，后天化源充盛，生血补血之功俱有，贫血诸病、气血虚弱诸症可除。

3. 复方组合

四维生血方是在《太平惠民和剂局方》十全大补汤和《景岳全书》右归丸基础上化裁而来的。十全大补汤补气补血，右归丸滋补肾阴而壮肾阳，与"四维生血"极为合拍。

4. 药物组成

人参、黄芪、白术、茯苓、当归、赤芍、白芍、熟地黄、丹参、制首乌、山茱萸、山药、枸杞子、鹿角霜、补骨脂、菟丝子、仙灵脾、陈皮、焦东楂、生姜、大枣。

5. 功效主治

健脾益肾，平补气血。主治：血液病气血虚弱，诸虚不足，各类贫血及血小板减少、白细胞减少等属气血虚弱证候者。

6. 方解

（1）人参、黄芪、白术、茯苓——盖治血者，不求之有形之血，而求之无形之气。血虚者，补其气而血自生。一切补气之方，皆从四君化出（清·张秉成《成方便读》）。此乃补气祖方四君子汤去甘草加黄芪，益气健脾之力更著，以保生血之水谷之精充盈不断，是为气旺血自生。《医门法律》云："血脱益气，古圣人之法也。血虚者，须以参、芪补之，阳生阴长之理也。"

（2）当归、赤芍、白芍、熟地黄、丹参——此即补血祖方四物汤衍化而来，清·张秉成云："一切补血之方，皆从四物化出。"生血养血，活血和血，而致血液充盈。本方赤芍、白芍同用，赤芍者以其活血生血，增强骨髓供血，加大其血液循环而促进造血功能，白芍者补肝阴，乙癸同源而生血是也，前贤有云："补血者总以补肝为要""补血者，求之肝肾"。用丹参者一味抵四物，活血、补血皆寓其中。

（3）制首乌、山茱萸、山药、枸杞子——滋肝肾之阴填髓生精而化血。

（4）鹿角霜、补骨脂、菟丝子、仙灵脾（或制附子、肉桂、鹿角胶、菟丝子）——温壮元阳以强生化之机。仙灵脾者壮肾中元阳而强肾之功能，现代药理研究称其为"植物性雄性激素"，其有激发造血功能之作用。唐容川曰："人之一身，不外阴阳，而阴阳二字，即是水火；水火二字，即是气血。"补阴阳亦即补气血也。

"回阳之中，必佐阴药；摄阴之内，必兼顾阳气""无阳则阴无以生，无阴则阳无以化""善补阴者，必于阳中求阴，则阴得阳升而泉源不竭；善补阳者，必于阴中求阳，则阳得阴助而生化无穷。"（明·张景岳）故方中滋阴补阳之品必当同用。滋阴药与壮阳药并用充分体现了阴阳互根、互生、互用、相辅相成、相反相成之至理。

（5）陈皮、焦东楂——开胃受纳，使补益而不壅滞。两药可谓"动药"，陈皮者理气醒脾健脾，加焦东楂开胃消食，在本方中可起到激活增效之"鲶鱼效应"，是为"动药"，使本方补而不滞，充分发挥补血生血功效。

（6）生姜、大枣——为引，调胃和中。"人以水谷为本，故人绝水谷则死，脉无胃气亦死"，人无胃气则不能食，何来水谷之精，何来气血化生。脾胃属土，化生万物，气之与血，也乃中州所化。开胃健脾即强化中州，中州强则气血可旺。

生姜、大枣同陈皮、东楂、参、芪、术、苓均为益气健脾和胃之品，是为后天得以充分保证。

诸药合用，气血、阴阳、先天、后天双双并补，可谓"四维""六合"，致气血化生，血虚诸症可除。

方中黄芪补气，当归补血，地黄滋补肾阴，仙灵脾温壮肾阳，是四维生血方的核心药物，制方时不可或缺。

7. 临床应用

（1）再生障碍性贫血、纯红细胞再生障碍性贫血、巨幼细胞性贫血：此三种贫血皆可应用四维生血方治疗，可根据贫血程度、轻重斟酌药量大小和药味多少，根据不同的临床症状酌情加减化裁。如有出血症状者加仙鹤草、紫草、栀子炭、生地炭、阿胶珠等；若有腹泻、便溏加炒白术、炒薏苡仁、车前子；若为腹胀、纳差者加砂仁、鸡内金、枳壳、厚朴之属；网织红细胞低者加用地鳖虫；若为巨幼细胞性贫血见舌光无苔加玉竹、石斛、沙参、麦冬滋养胃阴；贫血因阴血虚少而发热者，加银柴胡、地骨皮、白薇、秦艽；若为感染发热加柴胡、黄芩、葛根、知母等；寐差加炒酸枣仁、夜交藤、茯神、远志；虚浮水肿者加大腹皮、茯苓皮、泽兰、车前子。

（2）缺铁性贫血：可在本方基上加减化裁，可加入桂圆肉、蚕砂、代赭石、乌梅，并加大东山楂用量，以助铁质吸收。如若合用铁剂（硫酸亚铁、琥珀酸亚铁）与维生素C则显效更速。

（3）溶血性贫血、阵发性血红蛋白尿症：本方去山楂、山茱萸味酸药物，加生薏苡仁、小蓟、白茅根、栀子炭、连翘、血余炭等；若见黄疸加茵陈、炒栀子、大黄炭、泽泻、车前子等清热利湿退黄；若见下肢胀痛瘀肿加川牛膝、泽兰、丝瓜络、车前子活血利水消肿。

（4）骨髓增生异常综合征：重用活血之品，可加丹参、鸡血藤等，另加用清髓解毒之品，如白花蛇舌草、半枝莲、蚤休之属。

（5）放化疗后骨髓抑制：可用本方加速气血化生，但化疗多伤及脾胃，可根据症情酌加调和脾胃、滋养胃阴之品，如陈皮、砂仁、竹茹、沙参、玉竹等。

（6）骨髓纤维化贫血：加大活血化瘀药品用量，并酌加三棱、莪术、桃仁、红花、郁金等；若见肝脾大、腹中有积者加炮山甲、制鳖甲、生牡蛎、鸡内金等。

（7）慢病性贫血：根据其原发病情在本方基础上适当兼顾其原发病，其痼疾为本，贫血为标，但就目下表现以贫血为主，自当治标，标本兼顾。

（8）虚劳气血虚弱证：经现代理化检验未见异常变化，但确有气血虚弱之临床表现，症见面黄不华，倦怠乏力，头晕、心悸、短气，动则尤甚，舌淡红，苔薄，脉沉、细、弱或沉缓无力，即可运用本方调治。

（9）衍化方：①滋髓生血方（汤剂/胶囊剂）：即在上方基础上加用鹿茸、鹿角胶、三七参、阿胶、紫河车、炒栀子、茜草、大黄炭、侧柏炭，进一步增强了该方的生血作用，同时加侧柏炭治齿衄，加大黄炭、茜草止血而不留瘀。病情较重时可作汤剂服用，病情稳定需巩固治疗时可将此方制成胶囊剂，以便长期服用。当然，两者也可同时服用。②气血双补膏方：即将本方中党参改用红参，另加鹿茸、三七参、紫河车等补益作用更强之精细药品，并以阿胶、鹿角胶、蜂蜜收膏，长期服用。

第二节　四维生血辨治再生障碍性贫血

一、概述

慢性再生障碍性贫血属中医"虚劳""髓劳""血虚""血枯""髓枯"等范畴，其病位在髓。普遍认为其基本病机在于肾精亏虚，不能藏精生髓化血。陈安民教授认为不管何种原因导致的再障，所见证候总体属于虚证，为气血阴阳的亏虚。而气血的生成在脾在肾，元阴元阳在肾，故本病的病位在脾肾。唐容川云："虚劳内伤，不出气血。气血虚者，莫重于脾肾。"明·李中梓《医宗必读》中曰："善为医者，必责之根本，肾应北方之水，水为天一之源；后天在脾，脾为中宫土，土为万物母"，治肾治脾，乃治之根本也。"人一身，不外阴阳，而阴阳二字，即水火；水火二字，即气血""无阳则阴无以生，无阴则阳无以化"。他认为气血生成在脾在肾，故其治自当重脾重肾，气血生成在于阴阳二气相互转化、相反相成、相辅相成，其治自当阴阳共调，故提出再生障碍性贫血治疗的总体的理念：治病求本，令调达而致和平；总体治法："虚则补之"一法统揽。提出"四维生血理论"即生血不外气血阴阳四途、先天后天脾肾二脏。以补虚强本而生血立方，创立了四维生血方及其衍生方，治疗慢性再生障碍性贫血及血液病气血虚弱，诸虚不足，各类贫血及血小板减少、白细胞减少等属气血虚弱证候者，取得良好疗效。

药物组成：人参、黄芪、白术、茯苓、当归、赤芍、白芍、生地黄、熟地黄、丹参、鸡血藤、肉桂、鹿角霜、补骨脂、菟丝子、仙灵脾、制首乌、山茱萸、女贞子、枸杞子、陈皮、焦东楂、生姜、大枣。其共奏健脾益肾、平补气血之效。体现了"一切补气之方，皆出于四君，一切补血之方，皆化出于四物"以及唐容川的"人身阴阳水火气血"论，补阴阳亦即补气血也。其中重用滋补肝肾填髓生精中药，也不乏活血化瘀生新之品，另有调胃开胃使补益而不壅滞，达到气血、阴阳、先天、后天双双并补，可谓"四维""六合"，气血化生，血虚诸症可除。

陈教授根据丰富的临床经验及病情轻重缓急，临证时化裁多个实用方剂如下：①四味方（核心方）：黄芪（气）、当归（血）、地黄（阴）、仙灵脾（阳）；②八味方：黄芪、人参、当归、芍药、地黄、女贞子、仙灵脾、菟丝子；③十二味方：黄芪、人参、白术、当归、芍药、地黄、丹参、女贞子、杞果、仙灵脾、菟丝子、补骨脂；④十六味方：黄芪、人参、白术、茯苓，当归、芍药、丹参、川芎，地黄、女贞子、杞果、山茱萸、菟丝子、仙灵脾、鹿角霜、肉桂；⑤二十味方：人参、黄芪、白术、茯苓、当归、赤芍、白芍、生地黄、熟地黄、丹参、鸡血藤、肉桂、鹿角霜、菟丝子、仙灵脾、制首乌、山茱萸、女贞子、杞果、桑葚；⑥二十四味方：黄芪、人参、白术、茯苓，当归、赤芍、白芍、生地黄、熟地黄、丹参、鸡血藤、肉桂、鹿角霜、菟丝子、仙灵脾、制首乌、山茱萸、女贞子、杞果、黄精、炒栀子、仙鹤草、陈皮、焦东楂。

黄芪（补气）、当归（补血）、地黄（滋阴）、仙灵脾（壮阳）四味为核心方，体现了气血阴阳"四维生血"之意。在此基础上根据贫血程度斟酌药量大小和药味多少，化裁为八味、十二味及十六味生血方等；四味方乃小方，八味、十二味方可谓中方，十六味、二十味与二十四味谓之大方。病情轻浅或病势衰减可用小方、中方，病重、病情复杂需用大方，构建组方之时勿忘四味核心方。以上诸方除二十四方中已有陈皮、焦东楂激活增效之动药外，余方均可适当加入此类动药。同时根据病证复杂程度及不同的临床症状酌情加减化裁，如有出血症状者加仙鹤草、紫草、栀子炭、生地炭、阿胶珠等；贫血因阴血虚少发热者，加银柴胡、地骨皮、白薇、秦艽；若为感染而发热加柴胡、黄芩、葛根、知母等；寐差加炒酸枣仁、夜交藤、茯神、远志等，正所谓"患大病，以大方治之；患小病，以小方攻之，则病气无余、正气无伤"（清·徐灵胎《医学源流论》）。总之，四维生血方当随病情而制方，不可拘泥。

同时，陈安民教授在此基础上研制出滋髓生血胶囊、血症安胶囊等，作为院内制剂，广泛应用于虚劳、血证的治疗已 20 余年，均获良好疗效而得以临床认可。

二、病案举隅

患者信息：董某，女，16 岁，中学学生。2014 年 2 月 9 日首诊。

主诉：再生障碍性贫血 1 年余。

现病史：面色无华，倦怠乏力，腰膝酸软，诉易感冒，舌质淡嫩、苔薄白稍腻，边有齿痕，脉沉细。患者服用十一酸睾酮 80 mg，每日分 2 次，用药已近 1 年。2 个月前骨髓常规报告提示：骨髓增生尚可，粒系增生欠活跃，全片可见巨核细胞 5 个，小粒非造血细胞比例占 36.7%。活检提示：造血组织增生极度低下，髓内多为脂肪组织。初次门诊血常规示：白细胞计数 2.9×10^9/L，中性粒细胞计数 0.6×10^9/L，血红蛋白 76 g/L，血小板计数 32×10^9/L，网织红细胞百分比 0.1%。

西医诊断：慢性再生障碍性贫血。

中医诊断：髓劳（肾阳虚，兼脾肺气虚）。

治法：温肾健脾益肺，四维生血。

处方：十六味方化裁。药物组成：黄芪 30 g，当归 20 g，生地黄、熟地黄各 15 g，仙灵脾 20 g，肉桂 6 g，仙茅 15 g，鹿角霜 15 g，红参 6 g，枸杞 12 g，白术 10 g，防风 15 g，陈皮 15 g，白豆蔻 3 g，茯苓皮 20 g，赤芍 15 g，丹参 15 g，焦东楂 15 g，甘草 6 g。7 剂，水煎服。

二诊：乏力腰酸有所改善，同时舌根腻已退去，舌淡苔薄黄，诉月经半年未至后今复来潮。复查血常规示：白细胞计数 3.2×10^9/L，中性粒细胞计数 1.2×10^9/L，血红蛋白 78 g/L，血小板计数 41×10^9/L，网织红细胞百分比 0.1%。原方去防风、赤芍、白豆蔻，加紫草 30 g，益母草 20 g，继服 14 剂。

三诊：前乏力倦怠明显减轻。舌质淡、苔白腻，体胖大、有齿痕，舌脉迂曲，脉沉细无力。血常规示：白细胞计数 3.0×10^9/L，中性粒细胞计数 1.2×10^9/L，血红蛋白 80 g/L，血小板计数 43×10^9/L，网织红细胞百分比 0.2%。上方基础上加制白附片 9 g（先煎），丹参加至 30 g，加鸡血藤 15 g。14 剂。

四诊：服药半年左右来诊，体质较前明显好转，偶感冒，可自愈。自觉平素无特殊不适，舌质淡红、苔薄白，舌体胖大、有齿痕，舌脉迂曲，脉沉细。血常规示：白细胞计数 3.6×10^9/L，中性粒细胞计数 1.3×10^9/L，血红蛋白 106 g/L，血小板计数 76×10^9/L，网织红细胞百分比 0.8%。患者血常规明显好转，脾肾阳虚舌象仍在，予滋髓生血胶囊 6 粒，日 3 次，口服。

按语：陈安民教授指出慢性再障的中医发病机制大致可归纳为：虚为本，邪为标，久则痰瘀为变；肾亏，脏伤，生化失司；阳衰，阴陨，阴阳俱羸；髓骨精血枯竭，气血两亏。慢性再障以肾虚为本，但要分阴阳顾脾脏，因正气不固，邪毒易凑，肺脾气虚，表邪作祟。脏腑受损、阴阳失调、气血俱损。要始终注意固护先后天，临证中首先明确疾病性质，去除他因干扰，尤其不应因暂时的变证而废弃治本之法。

陈教授指出临床中各类贫血皆可应用四维生血方加减治疗，可根据贫血程度、轻重斟酌药量大小和药味多少，根据不同的临床症状酌情加减化裁。如有出血症状者加仙鹤草、紫草、阿胶珠、栀子炭、生地炭等；若有腹泻、便溏加炒白术、炒薏苡仁、车前子；若为腹胀、纳差者加砂仁、鸡内金、枳壳、厚朴之属；网织红细胞低者可加用地鳖虫；若为巨幼细胞性贫血见舌光无苔加玉竹、石斛、沙参、麦冬滋养胃阴；贫血因阴血虚少发热者，加银柴胡、白薇、地骨皮、秦艽；若为感染发热加柴胡、黄芩、葛根等；寐差加炒酸枣仁、茯神、远志、夜交藤；虚浮水肿者加大腹皮、茯苓皮、泽兰、冬瓜皮、车前子等。

第六章　陈安民辨治白血病

第一节　白血病治疗体悟

一、白血病整体认识

中医学中原无"白血病"病名之称谓，认知白血病当从现代医学理论，并加入当代中医人的认知方为中医对白血病的整体认知。

白血病（leukemia）起源于造血干细胞的恶性克隆性疾病，受累细胞（即白血病细胞）出现增生失控、分化障碍及凋亡受阻，大量蓄积在骨髓和其他造血组织中，因此抑制骨髓正常造血功能并浸润肝、脾、淋巴结等组织器官。根据白血病细胞的分化程度和自然病程，可分为急性白血病（acute leukemia，AL）和慢性白血病（chronic leukemia，CL）。每类白血病按其细胞形态学、免疫学、细胞遗传学、分子生物学特征又可分为多个亚型，其是一类高度异质性的恶性肿瘤性疾病。

急性白血病细胞分化停滞于早期阶段，多为原始细胞和早期幼稚细胞，病情发展迅速，自然病程仅数月。起病急速、发热、贫血、出血和胸骨压痛、肝脾大常常是急性白血病的主要表现。慢性白血病细胞分化停滞于晚期阶段，多为较成熟细胞或成熟细胞，病程相对缓慢，自然病程可达数年。起病隐匿，进展缓慢，症状轻微，乏力倦怠，低热，纳呆，淋巴结或肝脾大是为慢性白血病的主要临床表现。

从中医证候学认识白血病大抵为：急性白血病一般首见发热，继见血证、血瘀、阴虚、血虚，最后见气五脏衰竭、气血阴阳俱虚。慢性白血病则是：一般首见气虚、血瘀，继见脾虚、阴虚、血虚，气血阴阳俱虚。一旦急变，临床表现同急性白血病。

白血病是难治性疾病，绝大多数白血病尚无特效疗法，因而治疗不能指望一种药物、一种疗法。目前，白血病治疗方法主要有化疗、造血干细胞移植、分子靶向治疗、生物疗法及中医药疗法。由于中医药疗法有其独特的优势，而使其成为白血病治疗不可或缺的必需的疗法。在不同的治疗方法所获得的存活期相当的情况下，花钱少、痛苦小是医患共同的愿望和追求，同时也是临床医学研究的热点问题。

二、白血病治疗体悟

陈安民教授临床多年，对白血病的治疗有些许经验与体会，并毫无保留地奉献出来，希望指导我们临床，共求进步，共求提高。

1. 中医药治疗白血病有其特殊的优势

中医药治疗白血病从 20 世纪 80 年代以来进展很快，且有重大突破。亚砷酸（三氧化二砷）、复方黄黛片为中国中医首创，现已广泛应用于临床。

砷制剂治疗白血病的药理机制在于其作用靶向直指白血病细胞，促使白血病细胞加速凋亡而不伤害正常血细胞。因此，砷制剂治疗白血病疗效显著且无明显的毒副反应，完全符合临床用药既安全又有效的基本原则，这也正是中药治疗白血病最大优势。

清髓解毒胶囊也是砷制剂，组成与复方黄黛片类同，用治白血病同样具有较好的疗效。

中医药治疗白血病的第二大优势是：中药作用于人体在于调整人体全身功能，扶助正气，恢复正气，增强正气，从而依靠人体自身强盛的正气祛除疾病。正气者乃肾中真元之气与脾肺生成的宗气化一而成，在于人体作用重大，一则维护机体正常代谢，二则抗邪祛毒减痛消疾。中医治疗白血病在不同阶段、不同证候所用滋髓、凉血、破血、行瘀、益气、养阴、化湿、扶正均为调整人体功能、增强正气之措施，通过这些措施使机体正气旺盛而能主动与病邪抗争，从而能达到髓清、热清、斑化、坚软、结散、满除、血止、血生等治疗白血病之目的。

中医治疗的靶向是证候，西医治疗的靶向是细胞，而当代的中医治疗既注重宏观证候学的变化，也注重微观细胞学的变化，两者并行，疗效更为显著。

2. 以患者为中心是临床医学治疗的根本准则

临床治疗以患者为中心，以辨证为依据，以检验为参考，总体运筹，科学施治。

整体观念、辨证论治是中医学的两大基本特征，是中医学临床思维的核心，两者的出发点和着落点均是具有生命活力的患者，是以活着的患者为中心而展开观察、认识、调治疾病的。全部诊疗过程必须以人为本，患者是整个治疗过程的第一要素。没有了患者，任何方案措施、理法方药就将失去其全部意义。所以在白血病的治疗中既要注意病情的发展变化，更要以患者为本，注意其正气及生机；眼睛仅仅盯住化验单，按照机械仪器出具的数据下药，只能是仅见其病而不见其人的治法。

白血病的整个治疗过程要时时注意正气盛衰、邪正消长情况灵活运用中医治法，或补或攻或清或消或攻补兼施二联、三联合治。清髓解毒与滋髓生血乃白血病治本之法，在运用他法治疗时应注意将清髓滋髓之法寓置其中。一般地讲，滋髓清髓之法应贯穿于治疗白血病的全过程。

3. 力保正气，勿杀无过

医学原创初衷在于祛除各种致病因素强加给人们的痛苦，以保障人们健康舒适的生活，治疗疾病的目的在于改善与提高生存质量，而不是治疗此病而出彼病，治疗原发疾病而又引发新的继发疾病。

治疗白血病同样应当遵循"勿杀无过"的原则。《素问·五常政大论》曰："大毒治病，十去其六，常毒治病，十去其七，小毒治病，十去其八，无毒治病，十去其九，谷肉果菜，食养尽之。无使过之，伤其正也。不尽，行复如法。"治疗白血病的药物，尤其是清髓解毒之品大都有一定的毒性，如果只顾荡涤毒邪，一味大剂孟浪冲击，热毒之邪或得清解，但人体正气也荡然无存，连正常的生命体征、心跳、呼吸都难以为继，是为促其命期，实不可取。临床治疗中应遵循古训，有是证用是药，血象、骨髓象基本恢复正常即当以调治为主，勿使过之，勿杀无过，勿伤其正，适可而止，力戒过度治疗；不尽，行复如法，再行荡涤清解，总以确保生命、减痛除痛、提高生存质量为治疗根本宗旨。

4. 治疗用药，贵在规范，贵在坚持

白血病属于疑难重症，所以谓之"疑"者，其病因尚不完全清楚，诊断不如其他疾病易于明析；所谓"难"者治疗尚乏根治之法，即令行骨髓移植，也并非完全成功之举，所幸近年来其诊断治疗一直在不断探索前进之中。除一些特重急性白血病不治而亡外，一般都有一个相当长的存活过程，这就是说，相当大一部分白血病都向我们提供了一定的治疗机会。此间治疗，要有总体计划，用药要规范，坚持长期治疗，医患双方都必须有足够的耐心和毅力，不可草莽轻率，不可半途而废，也不能一见症状得以缓解，病情趋于稳定，即终止治疗。即令在缓解期，也仍需坚持清髓解毒，益气养血，标本兼治，以达最佳长期临床缓解以致彻底治愈之目的。

5.病为本，工为标，标本相得，邪气乃服

《内经》云："病为本，工为标，标本不得，邪气不服"，明确指出了医患在疾病诊疗过程中的位置与医患配合对于治疗的重要作用。医患及时有效沟通，和谐配合如一人，治疗自是顺心顺手，得力有效。作为医生，在整个治疗过程中，要对患者积极开展血液病防治知识科普教育，在对疾病的认知度、树立正确的治疗观、生活起居注意事项、饮食疗法等诸多方面予以科学指导，着力调动患者主观能动性，务使积极参与治疗，医患密切配合，"标本相得"，对于提高疗效、缩短病程、提高生存质量都将大有裨益。

具体而言，医生要做到以下两点：①尊重患者，珍爱患者生命；②珍惜患者赐予的治疗机会，倾尽心力为患者提供最好的医疗服务。患者把最珍贵的生命托付给我们，对我们寄予无与伦比的信任与无限的希望，我们必须"以我心印人心，心心相印"，做到心灵上的沟通，想患者之所想，急患者之所急，送患者之所需。医生这个职业原本就是因为世间有各种各样的疾病伤痛而分化诞生的，就此种意义而言，医生就是为患者而生的，我们所做的一切都是为了患者的早日康复痊愈，这是为医者之天职。

另外，医生与患者进行有效沟通，要使患者能够做到以下四点：①认知自己所患的疾病，如：所患疾病是急症、是重症，只要积极治疗是可以有良好转机及治愈的；白血病是慢性病需要耐心长期治疗等。②要承认并正确对待患者角色，既不满不在乎，也不惊恐害怕，惶惶不可终日；既为患者，什么能做，什么不能做都要做到明明白白，并要着实践行。③对医生要有足够的信任，对治疗要有足够的信心，要以积极的态度主动参与治疗，要一心治疗，坚持韧性治疗。④主动调理心境情志、生活起居、饮食宜忌、工作学习、人际交往、社会活动等，使之利于疾病向愈与康复。

6.深入学习、领悟、钻研经方及前贤之方，灵活化裁组方，坚持辨证施治

仲景等先贤为我们创制了很多有效良方，我等必需彻悟明白其奥妙何在，于今临床借鉴、衍化、组合即可化生出很好的处方用于治疗，往往能取得明显疗效。如若必须在经方前贤方之基础上新加药物者即行另立新方，如若动辄命名新方而无新义，只会使学界无所遵循而致临床思维紊乱。故而读经典学前贤必须反复深读、细读，深悟、细悟，结合今之临床悟出实用之义，悟出新义，下笔组方自可信手拈来，运用自如，疗效也随方药而来。

陈教授临床所用清髓解毒、荡邪清热、凉血化斑、软坚散结、破血行瘀、滋髓生血、益气养阴、化湿除满、益气摄血、扶正固本诸法是治疗白血病常用的基本治法，但白

血病的治疗绝不限于此等十法，中医治疗之魂是辨证施治，有是证、用是法、处是方、遣是药，当是无定法、无死方。此乃中医精髓之所在。

有人谓同是白血病，甲用此方有效而乙用无效，无重复性，经受不了循证医学的检验，此等疗效纯属偶然，无临床意义，不予承认。此言谬矣！这里有三点必须说明：一是无论谁有效，疗效是客观存在的，肯定是药物起了作用的，不能因为他人疗效未显而否定客观存在的疗效；二是同病异治是辨证施治的又一重要法则，一方治千人病是违反治疗客观规律的，也是不符合"个性化"治疗方案和"精准医学"理论的。治疗必须因人、因时、因地制宜；三是循证医学只是医学领域中的一个分支，它的诞生是应某种固定模式、固定处方而寻求某一疗法及某一药物的适用人群与有效率的，它有其一定的适用范围，而不适用医学领域的全部，更不适用于灵活衍化、加减化裁用药的辨证施治。如若一定要用循证医学检验中医之治疗，那就只能检验其治疗原则与基本处方，用之检验一个固定死方治千人之病的话，一定会得出违反科学的谬论。中医可以与多学科理论碰撞、渗透、交融，但必须坚持中医学科之被两千多年临床实践铁证检验的是极其正确的理论，失此即失去了中医的优势，失此也就失去了中医自己。中医人不可随意跟风，人云亦云，中医治疗必须坚持辨证施治，必须坚持中医的核心理论。

第二节　白血病治疗十法

白血病是一种起源于造血前体细胞的恶性肿瘤，就目前而言仍属难治性疾病。过度增生的异常白血病细胞在体内广泛浸润，累及骨髓、肝、脾、淋巴结及其他组织器官，破坏骨髓正常造血功能，产生相应的临床表现，周围血液及骨髓中各种细胞成分发生相应的质和量的异常改变。

根据其发病缓急，白血病分为急性白血病和慢性白血病。急性白血病以血液中某一细胞系列（粒细胞、淋巴细胞、单核细胞等）的原始细胞和幼稚细胞增生活跃、红细胞及血红蛋白降低、血小板减少为其病理特点，以发热、贫血、出血、肝脾淋巴结肿大及关节疼痛为主要临床表现，多发于儿童和青少年。慢性白血病是一组起病比较隐匿、病程进展缓慢、外周血和（或）骨髓出现幼稚细胞增多但分化相对成熟的血液系统疾病，中年及其以上人群较为多见。初起症状多不明显，逐渐出现神疲、乏力、消瘦、多汗、低热、贫血等症状，可伴见肝脾大，急变时还会伴见出血证候。

白血病通过化疗及造血干细胞移植治疗有较好的疗效，但仍有部分患者疗效不佳，也有不少患者在完全缓解后复发，造成治疗失败。

中医根据白血病发热、出血、血瘀、虚损（包括贫血在内的气血、阴阳、虚弱诸证）四大方面的主要临床表现，归属到中医学急劳、劳热、虚劳、瘟毒、血证、血枯、血瘀、癥积等病证中，认为禀赋不足，邪毒侵袭，入血伏髓，中伤五脏，直折气血、精血化生之机，并致气滞血瘀，正气虚损，气血耗伤为其主要病理。

中医治疗白血病有其独特的优势，各型各期白血病均可施以中药治疗，无论治本治标，都有一定的疗效，以致可达长期缓解与临床痊愈。中医药的治疗作用在于诱导白血病细胞凋亡、缓解症状、治疗各种并发症、减轻化疗的毒副反应、巩固化疗药效、延长生存期、提高生存质量，故可广泛应用于各类各型白血病的治疗。由于中药平和安全，无明显毒副反应，疗效平缓而稳定，长期用药无耐药、抗药性，不损人身正气，可使人病共存，保其基本生活质量，特别对于不能耐受化疗的老年及儿童患者，更具有不可替代的优势。

中医治疗白血病应在中医理论指导下进行。中医历代前贤治疗虚劳、瘟毒、血证、血瘀、癥积等都积累了丰富的经验，可资借鉴，并应努力发掘，加以提高。因此，治疗白血病仍应以八纲、卫气营血、脏腑辨证为基础，审证求因，辨证论治，并借鉴现代药理学研究成果，结合辨证施以针对血细胞和骨髓细胞特异性改变的中药。

根据多年临床治疗实践，针对白血病各阶段常见证型，陈安民教授归纳十法治之。

一、清髓解毒法

1. 适应证　白血病初起类似外感证候，但其发热难解，倦怠乏力，周围血象见白细胞显著升高，并有骨髓髓象改变。舌淡红，苔薄白或薄黄，脉浮数、濡数。此证多在急性白血病的早期，慢性白血病病变过程中或然有之。

2. 方例　以小柴胡汤、龙胆泻肝汤为基本方化裁：太子参、柴胡、龙胆草、黄芩、炒栀子、连翘、马鞭草、白花蛇舌草、半枝莲、葛根、龙葵、元参、土茯苓、生薏仁、陈皮、甘草、青黛（溶入汤剂药汁服）。

3. 用法　水煎服，每日1剂，分2次温服。病重者，每日2剂，分4次服用。

4. 备选方药　清髓解毒丹（陈安民经验方，由青黛、雄黄、牛黄、蚤休、白花蛇舌草、太子参、丹参等组成）、青黄散、六神丸、当归龙荟丸、牛黄解毒片等。

二、荡邪清热法

1.适应证　白血病中等热或高热，汗出不解，衄血、发斑，骨痛、咽痛，咳嗽，口腔黏膜溃烂，喉蛾化脓、肛周脓肿；舌红或绛，苔黄乏津，脉数；肝、脾、淋巴结肿大，周围血象白细胞高达数万、数十万，骨髓象粒系增生极度活跃。舌红苔黄乏津，脉象沉数有力。本证多见于急性白血病的早、中期，慢性白血病合并感染及发生急变时也可见此证。

2.方例　以清瘟败毒饮为基本方化裁：生石膏、知母、金银花、连翘、黄芩、黄连、黄柏、大黄、栀子、水牛角、赤芍、牡丹皮、蒲公英、地丁、半枝莲、白花蛇舌草、板蓝根、生地黄、玄参、甘草、羚羊角粉（冲服）。

3.加减　喉蛾化脓、咽喉肿痛者加马勃、僵蚕、牛蒡子；咳嗽、咳吐黄痰者加鱼腥草、芦根、全瓜蒌、天竺黄；口糜者加黄连、吴茱萸、白及、五倍子；肛周脓肿加枳实、大黄、丹参、红藤。

4.用法　水煎服，每日1剂，分2次温服。高热病重者，每日2剂，分4次服用。

5.备选方药　清髓解毒丹、犀黄丸、六神丸、安宫牛黄丸、紫雪散、清开灵、退热煮散、三黄消毒液（用于肛周脓肿坐浴熏洗：黄柏、黄芩、大黄、赤芍、红花、地丁、甘草）、参黄袋泡剂（河南省中医院制剂）等。

三、凉血化斑法

1.适应证　白血病热毒之邪深伏骨髓，燔灼营血，皮肤、黏膜广泛出血，口腔舌面黏膜血泡，齿衄、鼻衄，血尿，蛋白尿，便血，发热，舌质红绛，脉濡数、细数。本证可见于急性白血病全程、慢性白血病合并感染及发生急变时。

2.方例　以犀角地黄汤为基本方化裁：水牛角 / 犀角、鲜生地黄、赤芍、牡丹皮、黑栀子、连翘、荆芥炭、炒黄芩、藕节、侧柏叶、羊蹄根、仙鹤草、紫草、大黄、甘草。

3.备选方药　血症安胶囊（陈安民经验方，由栀子、连翘、三七参、阿胶等组成）、化斑汤、八正散、导赤散、茜根散等。

四、软坚散结法

1.适应证　白血病伴见肝、脾、淋巴结肿大，腹部胀满，进食后尤甚，甚则有碍呼吸；舌质黯红，有瘀血点，脉沉缓、沉弦或沉涩。本证可见于急性白血病全程，淋巴白血病、慢性粒细胞白血病尤为常见。

2.方例 ①以血府逐瘀汤、三甲散汤为基本方化裁：当归、赤芍、川芎、香附、三棱、莪术、桃仁、红花、柴胡、制鳖甲、制龟板、穿山甲、生牡蛎、鸡内金、陈皮、焦东楂、甘草。适用于肝脾大者；②以消瘰丸、二陈汤为基本方化裁：党参、陈皮、半夏、浙贝母、茯苓、郁金、姜黄、夏枯草、玄参、生牡蛎、海浮石、酒大黄、丹参、焦东楂、甘草。适用于淋巴结肿大者。

3.备选方药 膈下逐瘀汤、血府逐瘀汤、鳖甲煎丸、大黄蛰虫丸、小金丹、三甲散等。

五、破血行瘀法

1.适应证 白血病见颜面黯红无华，指（趾）端、耳郭等末梢部位紫黯，口唇紫黯，头昏，肢体沉重瘀胀，倦怠乏力，舌黯红有瘀点，脉沉弦或沉缓无力或见涩脉；周围血红细胞或血小板增高或两者均有明显增高。慢性粒细胞白血病病程中可见此类血瘀之证。

2.方例 以桃红四物汤、龙胆泻肝汤为基本方化裁：当归、赤芍、川芎、丹参、桃仁、红花、三棱、莪术、水蛭、龙胆草、柴胡、车前子、甘草。

3.备选方药 血府逐瘀汤、大黄蛰虫丸等。

六、滋髓生血法

1.适应证 白血病后期或白血病化疗后骨髓抑制，白细胞、红细胞、血红蛋白、血小板减少，其中1～2项减少或3项均减少，精神倦怠，少气无力；舌淡红，苔薄白，脉沉缓或沉细无力。

2.方例 以十全大补汤、左归丸为基本方化裁：党参、黄芪、白术、云苓、当归、何首乌、鸡血藤、生地黄、熟地黄、女贞子、鹿角胶、龟板胶、菟丝子、桑葚、旱莲草。

3.备选方药 滋髓生血胶囊（陈安民经验方，由人参、黄芪、当归、阿胶、鹿角胶、龟板胶等组成）、归脾丸、参芪四物汤、八珍汤、人参养荣汤等。

七、益气养阴法

1.适应证 白血病气阴不足或因化疗伤及气阴，倦怠乏力，咽干鼻燥，目睛干涩，肌肤干枯，舌红或边尖红，舌苔薄白微黄少津，脉沉细或沉缓无力；周围血象一般常见白细胞减少或轻度贫血。本证多见于化疗后及急性白血病中后期。

2.方例 以生脉饮、沙参麦冬汤为基本方化裁：黄芪、党参、太子参、沙参、麦冬、五味子、生地黄、玉竹、黄精、石斛、杞果、女贞子、乌梅、白芍、山楂。

3.备选方药 杞菊地黄丸、麦味地黄汤、一贯煎、玉女煎、甘桔汤等。

八、化湿除满法

1.适应证　白血病见腹部胀满，纳呆食减，肢体酸软，心悸气短；湿热阻滞者，舌苔黄白厚腻，脉濡；脾肾阳虚者则舌苔白而腻，脉沉缓无力。本证多见于化疗后及慢性白血病全程及急性白血病后期。

2.方例　①湿热阻滞：三仁汤、藿朴苓夏汤为基本方化裁：杏仁、薏苡仁、白蔻仁、厚朴花、藿香、佩兰、陈皮、半夏、茯苓、枳壳、炒莱菔子、车前子、淡竹叶、焦东楂。适用于湿热中阻腹胀纳呆，舌苔黄白厚腻，脉濡者；②脾肾阳虚：以香砂六君子汤、理中汤为基本方化裁：党参、白术、苍术、陈皮、半夏、茯苓、制附子、干姜、砂仁、鸡内金、焦三仙、佛手、厚朴、苏梗、藿梗。

3.备选方药　健脾丸、香砂六君子丸、藿香正气丸、保和丸等。

九、益气摄血法

1.适应证　白血病见面色苍白或萎黄、齿衄，鼻衄，崩漏，紫癜，倦怠乏力，心悸气短，或伴低热。舌淡或淡红，苔薄白或少苔、无苔，脉沉细无力。本证常见于急慢性白血病中后期。

2.方例　以归脾汤为基本方化裁：党参、黄芪、当归、炒白术、桂圆肉、炒酸枣仁、茯苓、生地炭、荆芥炭、阿胶珠、炒黄芩、大黄炭、仙鹤草、紫草、甘草。

3.加减　紫癜重者加旱莲草、茜草、卷柏、三七粉；鼻衄加荷叶炭、栀子炭、血余炭、川牛膝；齿衄加侧柏炭、海螵蛸；崩漏加煅龙骨、艾叶炭、铁树叶、棕榈炭；便血加槐花炭、生地榆；血尿加白茅根、小蓟、血余炭、琥珀粉。

4.备选方药　血症安胶囊、当归补血汤、归脾汤、胶艾四物汤等。

十、扶正固本法

1.适应证　白血病缓解期，病情比较稳定，无明显不适，状如常人，周围血象、骨髓象无特殊异常；或白血病后期五脏均呈现不同程度的虚衰症状，气血阴阳俱虚，骨髓严重抑制，不能耐受化疗、不任攻邪者。本法用于获得完全缓解的白血病患者以求巩固疗效以防复发；用于白血病后期五脏俱损不任攻邪者则延生保命，保障基本生活质量，人病共存。

2.方例　以人参养荣汤、二仙汤为基本方化裁：人参、西洋参、黄芪、白术、云苓、当归、白芍、地黄、鸡血藤、女贞子、仙茅、仙灵脾、巴戟天、黄柏、知母、白花蛇舌草、半枝莲、生薏苡仁、甘草。

3.备选方药　滋髓生血胶囊、保元汤、归脾丸、圣愈汤、八珍汤、肾气丸等。

十法仅是针对白血病的共性规律及呈现的常见证候而设，而白血病的临床表现是多变的、复杂的，临床治疗仍需根据证候变方而处方，有时可单用一法，有时则需二法、三法合用，甚至施以十法之外治法，如或汗法、下法、外治法等，不可拘泥十法。医疗是科学技术，但它更是一种最为超常的灵活的艺术。

第三节　白血病十法临床应用

一、临床应用

白血病是源于造血干细胞的恶性克隆性疾病，在骨髓和其他造血组织中某一系原始或幼稚细胞的过度增生，并释放至外周血中，骨髓中其他血细胞生成受抑，白血病细胞浸润各器官。贫血、继发感染、出血、肝脾淋巴结肿大及其他浸润是其主要临床表现。

中医传统文献中无"白血病"之名的记载，但根据临床表现，认为属于"热劳""急劳""虚劳""癥积""血证""温病"的范畴，是以疾病的某一阶段某一主症命名的，并非白血病的全程全貌。陈安民教授认为先天禀赋不足、邪毒伏髓入血，导致气滞、血瘀、气血耗伤为其主要病理。中医治疗白血病有其独特的优势，在治本与治标方面都有显著疗效。能够缓解症状、诱导凋亡、减毒增效、提高生存质量，尤其对不能耐受化疗的老年白血病患者，优势更明显。陈教授积多年临床经验，在血液肿瘤白血病的诊治中坚持"西医辨病、中医辨证、病证结合、以人为本"的科学与人文思想，针对白血病不同阶段、不同证型，采用分期治疗的方法，归纳为"十法"，疗效颇佳，一直指导我们临床运用。

针对白血病初起，表现为持续发热，倦怠乏力，采用滋髓清髓法，经验方清髓解毒丹，由青黛、牛黄、蚤休、雄黄、白花蛇舌草等组成，可选择性应用青黄散、牛黄解毒片、六神丸、三黄片等。常用药物：雄黄、青黛、大青叶、板蓝根、牛黄、葛根、地鳖虫、龙葵、白花蛇舌草、半枝莲、蚤休、元参、土茯苓、水牛角等。对于持续发热、发斑伴有咽痛、口疮以及各种感染者采用荡邪清热法，除清髓解毒丹以外可选用清瘟败毒饮、清开灵、六神丸、麻杏石甘汤等。适应证候：热毒之邪深伏骨髓，燔灼营血，导致广泛出血，发热，舌绛，脉数时，可选用凉血化斑法，陈教授经验方滋髓生血丹Ⅱ号（栀子、连翘、三七参、仙鹤草、阿胶等组成）、化斑汤、犀角地黄汤、茜根散、当归六黄汤等。常用药物：栀子炭、地榆炭、蒲黄炭、荆芥炭、连翘、牡丹皮、黄芩、羊蹄根、大小蓟、阿胶、紫草、大黄等。对于颜面黯红、口唇紫黯或伴有癥瘕瘰疬、腹部胀满者，采用破血行瘀法和软坚散结法，可选桃红四物汤、大黄䗪虫丸、鳖甲煎丸、血府逐瘀汤等。常用药物：赤芍、川芎、丹参、桃仁、红花、鸡血藤、当归、三棱、莪术、水蛭、虻虫、地鳖虫、香附、血竭等。化疗后骨髓抑制期，全血细胞减少，倦怠无力，汗出气短，舌淡红，苔薄白，脉沉缓或沉细无力选用滋髓生血法、益气养阴法、益气摄血法、扶正固本法等，选择陈教授经验方滋髓生血丹Ⅰ号，另可酌情选用人参养荣汤、参芪四物汤、归脾汤、十全大补汤等。而在化疗期间，多出现纳呆食少、恶心呕吐、腹部胀满、肢体酸软等情况者采用化湿除满法，可根据舌脉等情况区分湿热阻滞抑或脾肾阳虚，分别选用三仁汤、藿朴夏苓汤、香砂六君子汤或健脾丸等。

陈安民教授指出：白血病治疗时要时时注意正气盛衰、病情变化、邪正消长情况，灵活运用十法，或单用或二联或三联联合施治。而清髓解毒为治本之法，在运用其他治法时应注意将本法寓置其中。

陈教授还指出：对于白血病的治疗一定要以患者为中心，把握"愈病治疗""控病治疗"与"保命治疗"三个层次，无论急慢性白血病，初发者、早期患者正气未衰，以驱邪为主，久病复发难治者仍强调"扶正为先"，强调此时扶正亦是为了祛邪，辨证施治、随症加减贯穿始终，同时不排斥现代医学手段，如慢性粒细胞白血病应用酪氨酸激酶抑制剂靶向治疗，急性白血病化学治疗等。

二、病案举隅

病例介绍：别某某，女，3岁。2013年11月因发热诊断为急性髓系白血病M2，在外院化疗2个疗程未达缓解，且出现较重化疗反应，家属拒绝进一步化疗，至陈教授门诊要求中医药治疗。现症见：发热，时有哭闹，面色苍白，皮肤瘀斑，舌淡，苔薄白，脉沉细。查体肝脾、淋巴结均可触及肿大，血常规示：白细胞计数 91×10^9/L，血红蛋白56 g/L，血小板计数 12×10^9/L，外周血原始细胞占56%。陈教授指出患儿1岁发病，乃先天禀赋不足，肾精亏虚，毒入骨髓所致。治疗当分两步走，首先急则治其标，予清瘟败毒饮化裁，同时口服小剂量羟基脲减低过高的白细胞。体温稍稳定，白细胞下降后予滋髓生血、清髓解毒。配合输注红细胞、血小板，虽然患儿目前仍需间断输注红细胞、血小板，但口服中西药物已维持已近2年，一般情况尚可。

按语：中药治疗白血病有两大优势，一是可促使白血病细胞加速凋亡而不伤害正常血细胞，临床应用既安全又有效，如砷剂、复方青黛片的应用；二是中药作用于人体在于调整人体全身功能，扶助、恢复、增强正气，从而依靠人体自身强盛的正气祛除疾病。正气乃肾中真元之气与脾肺生成的宗气化一而成，一则维护机体正常代谢，二则抗邪祛毒减痛消疾。但是临床中应根据白血病具体情况以及患者及家属的愿望具体分析。儿童急性髓系白血病，预后极差，若不能缓解或不治疗，很少病程能坚持半年以上的，本病例幼儿未坚持联合化疗，而以中药及间断羟基脲口服维持近 2 年，临床上少见，可见中医药有很好的抑制肿瘤细胞的恶性增生、扶助正气的作用。

第四节　白血病并发感染发热论治

无论是急性白血病还是慢性白血病，在其发病过程中由于正气的耗伤，均会招致外邪侵袭而并发感染发热，加之多次化疗，正气更加虚衰，免疫力低下，更易招致感染发热。白血病感染发热常常反复发作，部分病例应用抗生素等药治之往往疗效不显，造成白血病总体治疗上的困难。若能根据原发病和合并感染之疾患从中医整体观念出发，标本兼顾，往往能够取得较好的治疗效果。在白血病并发感染疾患的状态下，白血病为原发病，为之"痼疾""本病"；并发感染性疾患为后发新病，是为"卒病""标病"。"夫病痼疾加以卒病，当先治其卒病"（《金匮要略·脏腑经络先后病脉证第一》），故其治疗原则当"急者治其标"，治其"卒病"，治其感染发热。但白血病多为重症，多有气血阴阳虚实之变，完全抛开"痼疾""本病"仅治其热，往往其热难退。故治疗又当"标本兼治"，即辨证治疗发热的同时，又要紧密结合原发白血病之具体病情，并视患者正气虚实、体质盛衰，从整体观念出发辨证施治。

白血病合并感染而致发热的疾患大致可分为表热、里热和湿热三大类型。现就其临床常见证候及其治疗分述如下：

一、表热证

表热证为合并上呼吸道感染。根据其感受风寒、风热、暑湿之不同，又可分为感冒风寒、感冒风热和感冒暑湿三个证型。

1.感冒风寒　症见发热恶寒，头痛身痛，鼻流清涕，或见鼻塞，咽喉不适，舌淡红，苔薄白，脉浮紧。此乃风寒束表，卫气被遏而致本证。治宜辛温解表，发散风寒。处方可选九味羌活汤化裁。药用：荆芥、防风、羌活、川芎、细辛、白芷、黄芩、生地黄、生姜等。

2.感冒风热　症见发热，微恶风寒，头痛，咽痛，口鼻气热，喉痒咳嗽，舌边尖红，苔薄白微黄，脉浮数。此乃风热伤表，热郁肌腠，卫表失和，发为本证。治宜辛凉解表，祛风清热。方用银翘散化裁。药用：金银花、连翘、淡豆豉、牛蒡子、荆芥、桔梗、甘草、竹叶、鲜芦根、黄芩、鱼腥草等。

3.感冒暑湿　症见于夏季暑湿天气。症见发热恶寒，身热不扬，无汗或少汗，头痛头昏头胀，鼻塞流涕，胸闷泛恶，纳呆食少，舌苔白腻微黄，脉濡数。此乃暑湿伤表、卫表不和、气机被阻所致。治宜清暑祛湿解表。方用香薷饮加味。药用：香薷、白扁豆、厚朴、苍术、藿香、佩兰、陈皮、茯苓、半夏等。

以上三证若无明显恶风恶寒症状，皆可用小柴胡汤化裁治之。主药为柴胡、黄芩、党参；头痛甚者加川芎、细辛、蔓荆子以通络止痛；鼻塞清涕者加苍耳子、辛夷、白芷以宣通鼻窍；咽喉不利痛甚者加板蓝根、桔梗、玄参、甘草以清利咽喉；全身疼痛甚者加羌活、独活、威灵仙以祛风胜湿止痛；纳食不香者加焦三仙、砂仁、鸡内金以消食纳谷；苔白腻而厚，心下痞满纳呆者加藿香、陈皮、云苓健脾理气，化湿开胃。同时结合原有疾病予以辨证投药，不使影响总体治疗。

二、里热证

感受外邪，在表未解，循经内传脏腑，留恋不去，邪热炽盛，充斥上下，累及不同的组织器官，致发不同的证候。但就其热势而言多为壮热，高热，不再有恶风恶寒、鼻流清涕之表证，治疗宜清热解毒泻火，以清泻脏腑实热为主。

1.心胃热盛，口舌糜烂　此即口腔感染。症见口腔黏膜糜烂，牙龈肿痛溃烂，齿衄或见脓血，口干、口苦或口臭，便秘溲黄，舌尖红赤，苔黄，脉象沉数或弦滑而数。此乃心胃火热炽盛，犯其苗窍及心胃二经络属器官所致。治宜清泻心胃之火，方用凉膈散、导赤散合方化裁。药用：栀子、大黄、黄芩、黄连、薄荷、连翘、甘草、淡竹叶、生地黄、通草，水煎服。若壮热不已，高热不退，可加生石膏、知母以增强清热降温之力。

2.肺胃热盛，咽喉肿痛　多为扁桃体炎、急性咽炎、咽峡炎、慢性咽炎急性发作。症见壮热憎寒（其憎寒症状持续时间一般较为短暂，多为感染初起半天或仅一两个小时，待患者前来就诊时多无憎寒症状），咽喉红赤肿痛，扁桃体肿大或见脓点，吞咽疼痛，颌下及颈部淋巴结肿大疼痛，口干口苦，舌红苔黄腻，脉象沉数。此乃肺胃火热毒邪壅滞咽喉所致。治宜清热解毒、疏风散邪、清利咽喉。方用普济消毒饮加减化裁。药用：黄芩、黄连、柴胡、连翘、马勃、板蓝根、山豆根、僵蚕、升麻、桔梗、薄荷、甘草、陈皮等，水煎服。热重，咽喉肿痛甚者可用重剂，头煎二煎混合，药量1000 mL左右，一天内分4次服完，以求快速遏制病势。

3.肺热咳嗽　多为肺炎、肺化脓症、化脓性支气管炎等。症见壮热咳嗽，咳吐黄稠脓痰，胸闷气促，口渴多汗，纳呆寐差，便干溲黄，舌红苔黄腻，脉象沉数或弦滑而数；胸透可见肺部片状阴影，肺纹理增重、紊乱等感染征象。此乃热毒袭肺、火热熏肺灼津所致。治宜清热解毒，清肺化痰。方用清气化痰丸、千金苇茎汤合方化裁。药用：黄芩、陈皮、半夏、茯苓、杏仁、全瓜蒌、胆南星、枳实、苇茎、生薏苡仁、冬瓜仁、桃仁、鱼腥草、桔梗、甘草，水煎服。肺热壅盛，高热不退，可加生石膏、知母以助退热之功；若痰黏难咳，可加鲜竹沥汁清热化痰。

4.热毒泛发肌肤　多为皮肤化脓性感染、疖肿、病毒性疱疹等。症见发热，肌肤疖肿、疱疹，颈、胸、背、腰部多发，伴局部疼痛，甚则疼痛难忍，舌红苔黄白而腻，脉象沉数或弦数。此乃热毒泛发肌肤，或由肝胆湿热泛发肌肤所致。疖肿者宜用黄连解毒汤合五味消毒饮化裁，以清热解毒，药用：黄连、黄芩、黄柏、栀子、金银花、野菊花、蒲公英、紫花地丁、紫背天葵，水煎服；以疱疹为主疼痛难忍者，宜用黄连解毒汤合龙胆泻肝汤化裁，取其清热解毒并泻肝胆湿热，药用：黄连、黄芩、黄柏、栀子、龙胆草、柴胡、泽泻、车前子、木通、生地黄、甘草、当归，水煎服。

三、湿热诸证

此类感染或直接感受湿热之邪，或因感受湿邪蕴积化热，发为斯证。由于湿邪重浊，其势趋下，其性黏腻不爽，湿热胶固，缠绵不已，病程较长，其治非利湿、化湿，其热不清。

1.湿热壅阻魄门　其病多为肛周脓肿。症见发热，肛周疼痛，便干便难，排解痛甚，腹胀纳呆，舌红苔黄腻，脉象沉数或弦数、滑数。此乃湿热下注大肠，血脉淤阻，湿热蕴积，血肉郁腐成脓。治宜清热利湿、泻火通便。方用大黄牡丹汤合五味消毒饮化裁。药用：大黄、牡丹皮、桃仁、芒硝、冬瓜仁、金银花、野菊花、蒲公英、紫花地丁、紫背天葵、枳实、厚朴、生薏苡仁等。

2.湿热泄泻　此证多为肠道感染。症见发热，或伴微恶风寒，肠鸣腹泻，腹痛，便溏黏腻不爽，或见黏液脓冻，一日数行，小便短赤，舌红苔黄腻或黄白而腻，脉象濡数。此乃湿热下注肠间，泌别清浊之职失司所致。治宜清热利湿、分清别浊。方用葛根芩连汤合芍药汤化裁。药用：葛根、黄芩、黄连、赤芍、白芍、当归、槟榔、广木香、大黄、官桂、甘草、车前子等。

3. 湿热下注膀胱　此证多系泌尿系感染。症见发热，小便频数短赤，淋漓涩痛，小腹窘迫拘急，舌红苔薄黄或黄白而腻，脉象沉数或濡数。此乃湿热下注膀胱，膀胱气化失司而致。治宜清热利尿、通淋止痛。方用八正散化裁。药用：栀子、木通、车前子、瞿麦、扁蓄、大黄、滑石、甘草梢、白茅根，水煎服。热重可加金银花、连翘、柴胡、黄芩等以助清热之力。

4. 湿热阻滞中焦　此证多为消化道真菌感染。症见发热，身热不扬，午后热重，汗出黏腻不爽，神疲乏力，心下痞满，纳呆食少，口中黏腻，渴不欲饮，或乍饮即止，舌苔白腻微黄而厚，脉象濡数。此乃湿阻中焦，蕴积化热。治宜清热化湿、宣畅气机。方用三仁汤化裁。药用：杏仁、白蔻仁、生薏苡仁、滑石、白通草、竹叶、厚朴、半夏，水煎服。若舌苔垢腻，热重，可加草果仁、青蒿、佩兰、石菖蒲以化浊辟秽，清热化湿。

以上所列证候仅系单纯感染所见，但临床实际病情往往兼具白血病本病某一阶段的证候，同时尚有患者体质强弱、阴阳气血盛衰之不同，治疗时必须结合这些具体情况选方投药。若表虚、气虚易于外感者，应辅以玉屏风散（黄芪、白术、防风）或补中益气汤（黄芪、人参、白术、陈皮、升麻、柴胡、炙甘草、当归）治之；若血虚需辅以当归补血汤（当归、黄芪）治之；若气阴不足则辅以生脉饮（人参、麦冬、五味子）补益气阴；若阳虚可配伍温阳之品，元阳不足者配伍制附子、肉桂温补肾阳；中阳不足配伍干姜温补脾阳。体质壮实者可施以重剂，禀赋薄弱者宜用轻剂。病情重者可1日2剂，分4次服用；或重用/加用柴胡、黄芩、生石膏、羚羊角粉，以期尽快遏制病势而取高效速效。总之，临床治疗要以患者为本，在"因人制宜"的指导原则下辨证施治，制订有明确针对性的个体化治疗方案，方可取得最佳治疗效果。

第五节　清瘟败毒饮在白血病治疗中的应用

一、清瘟败毒饮概述

1. 清瘟败毒饮介绍　清瘟败毒饮出自清代余师愚《疫疹一得》，为清热剂中的清热解毒方。本方清热解毒之力较强，陈教授常用治热毒为患的急性白血病。

（1）组成：生石膏、生地黄、犀角、黄连、栀子、桔梗、黄芩、知母、赤芍、连翘、玄参、甘草、牡丹皮、鲜竹叶 14 味药物。

（2）功效：泻火解毒，凉血救阴。

（3）主治：一切火热为患的气血两燔之证。

（4）主症：大热烦躁、渴饮干呕、头痛如劈，昏狂谵语，或发狂吐衄，舌绛唇焦，脉沉细而数或浮大而数。

2.清瘟败毒饮基本方　根据清瘟败毒饮药物组成，可视之为由三个基本方组成。

（1）白虎汤：生石膏、知母、甘草可视为白虎汤。白虎汤系《伤寒论》方，由知母、石膏、甘草、粳米四药组成，清瘟败毒饮中仅少了和胃保胃之粳米，而甘草仍有和胃顾胃的作用，故可将此三味药视为白虎汤。白虎汤功效清热生津，主治阳明经证，症见大热、大汗、大渴，脉洪大而数等。

释义：甘寒之品乃泻胃火生津液之要药，缘由味甘先入脾胃，寒凉可以清热。生石膏辛甘大寒，清泻胃火而除烦热，知母苦寒以清泄肺胃之热，质润以滋其燥，石膏配知母清热除烦之力尤强；甘草益胃和中，不使大寒之剂损伤脾胃。

《伤寒论》中本方为治疗阳明经证的主方，温病学家则用治气分热盛证候的代表方，主为清无形邪热，生津护阴。

（2）黄连解毒汤：黄连、黄芩、栀子实有黄连解毒汤之意，较之黄连解毒汤（《外台秘要》引崔氏方）只是少了主清下焦之热的黄柏。清瘟败毒饮无黄柏者因其所治之证其热主要在上、中二焦，下焦邪热并不明显，故未用之。

功效：泻火解毒。

主治：三焦热盛，症见大热，口燥咽干，烦热躁扰，吐衄发斑，舌红苔黄、脉数有力，火热毒盛，充斥三焦，迫血妄行之证。

释义：火热炽盛即为毒，是以解毒必须泻火，以火主于心，治当泻其所主（热盛即化火，火炽则生毒）。黄连以泻心火，兼泻中焦之火，黄芩清肺热，主泻上焦之火，栀子通泻三焦之火，导火下行，三药合用，苦寒直折，使火邪去而热毒可清。

（3）犀角地黄汤：犀角、牡丹皮、生地黄、赤芍，此即《备急千金要方》中之犀角地黄汤。

功效：清热解毒，凉血散瘀。

主治：热入血分证候，症见吐衄，发斑，尿血，便血，舌红绛苔黄乏津等，总由热毒炽盛于血分迫血妄行所致出血证候。

释义：本方所治之证除需清热解毒外，尚需凉血散瘀，此遵《温热经纬》"入血就恐耗血动血，直须凉血散血"之论。犀角清营凉血，清热解毒，生地黄清热凉血，助犀角清解血分热毒，并能养阴，以治热甚伤阴，赤芍、牡丹皮清热凉血、活血散瘀，既能增强凉血之力，又可防止瘀血停滞，四药合用，清热之中兼以养阴，使热清血宁而无耗血动血之虑，凉血之中兼以散瘀，使血止而无留瘀之弊，配伍严谨而现得当，用于治疗瘟毒邪热所致诸衄之证正是本方所矢之的。

清瘟败毒饮中另有连翘、玄参、桔梗、甘草清热透邪利咽；竹叶清心利尿，导热下行。诸药合用，既清气分之火，又凉血分之热，使热解衄除而为治疗气血两燔之良方。

二、清瘟败毒饮用治急性白血病

急性白血病是源于造血干细胞的克隆性恶性疾病。在骨髓和其他造血组织中任何一类异常原始或幼稚细胞的过度增生，并释放至外周血液中，造成骨髓中其他血细胞生成受抑和各器官的白血病细胞浸润。临床表现为贫血、继发感染、出血，肝脾淋巴结肿大及其他浸润的表现。

传统中医文献中无"白血病"病名的记载，但据其临床表现，中医学认为其病属于"热劳""急劳""虚劳""癥积""血证""温病"的范畴，是以疾病的某一阶段某一主症命名的，并非白血病的全程全貌。白血病的发热和贫血与中医学中"热劳""急劳"的证候相似。急性白血病起病多急骤，发热为其首发症状，可呈弛张热、稽留热、间歇热或不规则热，体温 37.5 ~ 40℃或更高。患者时有冷感，但不寒战。发热原因主要由于白血病本病热毒致热及合并感染所导致的发热。常见的感染为呼吸道炎症，尤其以肺炎、咽峡炎、扁桃体炎多见。也有发热找不到明显病灶者，多数感染是人体或患者居处环境固有的病原微生物所引起。由于发热代谢亢进，患者出汗较为显著，多为盗汗，由于体质虚弱，也可同时伴有自汗。另一主要症状即为出血症状，出血部位可遍及全身，尤以口鼻、牙龈、皮下、眼底常见，严重者可有颅内、内脏出血，多产生相应或内脏出血证候。常表现为肌肤瘀点、瘀斑、大片青紫及大量出血。主要原因为血小板减少，纤维蛋白溶解，弥散性血管内凝血及血浆蛋白结合多糖体增多，抑制凝血功能所致。此种病理变化即是高热过程中产生的代谢毒素导致的出凝血机制及血管通透性生理病理变化。此外，白血病尚有贫血、肝脾大、淋巴结肿大，进行性意识障碍、骨痛、关节痛，还可出现肺部弥散性或结节性改变，胸腔积液，消化紊乱，蛋白尿，血尿，闭经或月经量过多、绿色瘤等，然其所有病理改变均缘于热毒所致。

白血病之发热、血证均为热毒所致。外感热毒同温病邪热一样首犯肺卫，但此等热毒甚于温病邪热，人体受邪之后其内传速度迅疾，直犯营血骨髓，近乎同时充斥卫气营血,而现高热、汗出、发斑、鼻衄、齿衄、烦躁、口渴,甚则精神不振、谵妄等症。故而治疗当苦寒甘寒直折热势、凉血散血、化斑祛瘀,卫护阴液营血。

清瘟败毒饮中白虎汤甘寒清热护阴,黄连解毒汤苦寒直折三焦邪热,犀角地黄汤清热凉血而治紫癜衄血诸证,与白血病初起热势弛张迫血妄行之病因病机完全吻合,方中更有连翘清卫分邪热,玄参、桔梗、甘草清热利咽护阴,竹叶清心利尿,导热下行,使内部邪热外出。可谓本方应对白血病之初、中期之气血两燔证邪热充斥卫气营血为病而设,故可用于治疗热毒所致急性白血病,包括急性淋巴白血病与急性非淋巴细胞白血病,凡见发热并发血证者即可投用。

此外,慢性粒细胞白血病急变期症见发热不解、齿衄、鼻衄、肌肤紫癜瘀斑者,证同急性白血病初、中期,同样可用清瘟败毒饮化裁治之。

为了加强本方清热解毒之功效可加金银花、柴胡、葛根、大青叶、白花蛇舌草、羚羊角等;为加强本方清热凉血、止血化斑之力可加仙鹤草、紫草、旱莲草、大黄炭、栀子炭、生地炭、三七参等。

三、清瘟败毒饮临证剂量撮要

组方治疗,酌定剂量也是一个很重要的问题,不可小觑。病重药轻,即令选药对路,君臣佐使配伍得当,也犹如隔靴搔痒,药不敌证;病轻药重,治疗过度,则损伤正气,变生他症。故而组方另一大学问即是认真酌酌药物用量。临床应用本方治疗急性白血病:

重症者见高热,紫癜密集,并融合成片,全身症状也重,当用重剂大量,生石膏用200~250g,生地黄用量40~50g(鲜生地黄捣汁兑服尤佳),犀角用量18~24g(现多无犀角而用水牛角代之),用量60~100g,黄连用量12~18g。

热毒重症重用生石膏者,清瘟败毒饮原创医家余师愚做过特别强调,认为"非石膏不足以治热疫"。

病情次之者,中等热、紫癜不甚密集,全身症状较轻,上述诸药取中等剂量:生石膏60~120g,生地黄15~30g,犀角9~12g(水牛角代之,用量50g),黄连6~12g。

证候再轻一点的如发热不甚,紫癜稀少,全身状况尚好者,上述诸药取一般常用剂量即可。

若发热不退,精神萎靡不振,可加柴胡、葛根各20~30g,另加用羚羊角粉3g,冲服。也可加大栀子、连翘、黄芩用量至20~30g,另可选加金银花、大青叶、白花蛇舌草、半枝莲、青黛等清热解毒之品。

血证重者加仙鹤草、紫草各 30 ~ 50 g，栀子炭、生地炭各 15 ~ 30 g，大黄炭、黄芩炭各 15 g，三七参粉 3 ~ 6 g 冲服。上诸药可根据具体病情适当选用，不必尽用。

根据出血部位不同选加不同的药物：如鼻衄者加茅根、荆芥炭、大黄炭、川牛膝；齿衄者加侧柏炭、藕节炭；便血者加地榆炭、炒槐米；尿血者加茅根、小蓟、血余炭等。

因急性白血病为温热毒邪为患，邪热可以充斥全身各个脏腑器官，若心火盛者可加大黄连、炒栀子用量，另加莲子心、淡竹叶清心经火热；咽喉肿痛、口舌糜烂者可加大黄连、玄参用量，并酌加板蓝根、升麻、马勃、僵蚕等清热利咽之品；大便秘结不解，加大黄、决明子；骨痛者加细辛、徐长卿、羌活、独活；淋巴结肿大加贝母、夏枯草、生牡蛎等。

方中芍药可用赤芍，取其清热凉血且有祛瘀止痛之作用；若热伤阴血较甚，则可用生白芍养血敛阴益阴。

清瘟败毒饮乃苦寒甘寒之重剂，须得注意顾护脾胃正气，可同时配伍炒白术、干姜顾护脾胃，也可适当加入炒薏苡仁、车前子以防泻泄。

四、清瘟败毒饮煎服方法

生石膏先煎 30 分钟后，再入余药同煎；犀角磨汁和服，或研末，或先煎兑入，分 2 次服。

现已无犀角可用，而用水牛角代之，宜先煎 40 ~ 60 分钟。

其他诸药煎前宜用冷水浸泡 1 小时后与已煎煮一定时间的生石膏、水牛角和合同煎，煮沸后再行小火煎煮 20 分钟，取第一汁，随后再加冷水煮沸后小火煎煮 20 分钟，取第二汁，两汁和合，分 2 ~ 3 次服用，一天内服完，宜饭后半小时后服用。

如若高烧持续不退，除加大方中用药剂量外，尚可加大服药剂数和服药次数，即每日煎服 2 剂，4 次分服。

在治疗急性白血病如此大病重症之时，应以积极的措施、最快的速度控制其高烧与血证，以免病情向深重发展，耗伤气阴营血，此即保得一分正气即保得一分生机，保得一分阴液即保得一分生机。

五、清瘟败毒饮用治其他疾病

清瘟败毒饮临床运用除用于急性白血病、慢粒急变期治疗外，尚可用于热毒为患证属气血两燔的其他发热性疾病的治疗，如急性过敏性紫癜、急性血小板减少性紫癜、急性黄色肝萎缩、流行性乙型脑炎、流行性脑脊髓膜炎、弥散性血管内凝血、尿毒症、败血症、疗疮肿痛等病患。临床应用须根据具体病情、症状化裁。运用此方关键要抓住三点：一是病因属热毒致患；二是证候属于热病实证；三是邪热充斥卫气营血呈现气血两燔之证，主症：发热、紫癜。

六、临床思悟

检索现代中药药理研究，清瘟败毒饮中药物大多具有抗菌、抑菌、抗病毒、抗炎清热作用，有的尚具有抗癌、抗放射、抗惊厥、镇静、止痛作用，其热得清，毛细血管、小血管得以保护，血细胞渗出即可减少，出血诸症也就自止。其解毒之功也可深入骨髓而抑制白血病细胞生长，诱导白血病细胞凋亡，是为清瘟败毒饮治疗白血病的机制。

中西药在白血病的治疗中各有优势与不尽如人意之处。中药治疗白血病不及西药专病专药针对性强，这些专药直指靶点白血病细胞，其杀灭白血病细胞的疗效也较显著。但是，这些专病专药一般来说对人体正气（此处所指包括免疫系统、造血系统等）伤害较大，对于有些患者会造成骨髓抑制而无法继续治疗。

中医药治疗白血病则是以人为本，一切治疗措施均以卫护患者的生机而动，中药的效应是多靶点全方位的立体效应，通过扶助正气，提高与改善人体自身抗病能力，改变病理状态之下气血阴阳生化、化生微环境而祛除疾病，此正所谓"扶正祛邪"。

虽然药效平缓，但不致因为治疗而带来更大不适甚至变生他症，就此而言也为中医治疗之优势。杀灭白血病细胞的治疗方法不是不好，而是并非最佳疗法，杀灭的结果往往是杀而不灭，且在很大程度上耗伤了机体正气，致人衰竭，很难复原生机。既如此，倒不如选择中药施治，或是各取中西医之长结合施治，平缓取效，人病共存，尚可获取较好的生存质量。

第七章　中医药辨治肿瘤放化疗反应

　　白血病及肿瘤患者在化疗及放疗过程中，经常会出现这样那样的毒副反应，严重者会影响整个治疗方案的实施与进程，抑或转化或派生新的疾病，更有甚者损伤重要脏器而殒命。中医药的介入可以显著减轻与缓解由化疗药物及放射治疗所致系列毒副反应。

一、呕恶、纳呆

　　消化道反应常表现为腹胀、恶心呕吐、纳呆、舌红苔白、脉弦等证候，辨证多为"肝气犯胃""肝胃不和""脾胃虚弱"等证。

　　治疗常选用香砂六君子汤、逍遥散合方化裁。

　　方药：党参、白术、陈皮、半夏、茯苓、木香、砂仁、柴胡、郁金、枳壳、厚朴、焦三仙、苏梗、竹茹等。

二、湿热中阻

　　湿热中阻多为消化道真菌感染。症见发热，身热不扬，午后热重，汗出黏腻不爽，神疲乏力，心下痞满，纳呆食少，口中黏腻，渴不欲饮，或乍饮即止，舌苔白腻微黄而厚，脉象濡数。此乃湿阻中焦，蕴积化热。

　　治宜清热化湿，宣畅气机。方用三仁汤化裁。

　　方药：杏仁、白蔻仁、生薏苡仁、滑石、白通草、竹叶、厚朴、半夏，水煎服。

　　若舌苔垢腻，热重，可加草果仁、青蒿、佩兰、石菖蒲以化浊辟秽，清热化湿。

三、肝功能损伤

　　肝脏损害表现为肋痛、恶心呕吐、纳呆食少、黄疸等症，查验肝功 ALT、AST 升高，此为"肝胆湿热""肝胃不和"之证。

治当清热利湿，疏肝和胃。方用茵陈蒿汤或逍遥散化裁。

方药：茵陈、茯苓、郁金、川楝子、山栀子、当归、柴胡、白芍、枳壳、丹参、砂仁、山豆根等。

此外，西洋参、当归、黄芪有保肝、升白细胞作用，可用于治疗化疗引起的肝脏损害，缩短白细胞减少时间，以及预防和治疗感染合并症的发生，可随方加入。

四、发热

化疗过程中出现发热皆化疗药物之热毒之性所致，均属里热证，但其热邪可充斥表里三焦，耗气伤阴，热度或高或低，但均伴见气阴不足、邪热伤津之症。此时退热可用银斛柴葛清热方（自拟方）。此方为三阳发热、气阴耗伤而设，既要统清三阳之热，又需补益气阴，在清解退热的同时恢复元气阴液。本方取白虎汤、柴葛解肌汤、银翘散、沙参麦冬汤之意组方。

方药：生石膏、水牛角、羚羊角粉、知母、炒栀子、牡丹皮、柴胡、葛根、黄芩、金银花、连翘、青蒿、太子参、麦冬、五味子、石斛、车前子、草决明、生甘草，每日 1 剂，水煎 2 次，共取汁 600 mL，分早、中、晚 3 次口服。发热重者，可煎取药汁 800 mL，分早、中、晚及夜晚 10 点钟四次服用，每服 200 mL，同时冲服羚羊角粉。

本方煎药法极为重要，否则影响疗效。先煎、后下、不宜久煎、不入煎而冲服，均需按操作规程办理。方中药量应根据病情轻重、热度高低可将之分为重剂、中剂、轻剂三个层次：重剂药量相应较大，药味可适当多些，如生石膏可用至 100～200 g，水牛角可用至 60 g，柴胡、黄芩、金银花、青蒿均可用至 30 g；中剂者较常用量略高一些；轻剂者常用量即可。羚羊角粉高热者可用，中等热、低热可以不用。

另外，也可根据病情选用安宫牛黄丸、紫雪散、至宝丹、清开灵等配合使用。

五、白细胞减少

化疗后白细胞减少而迟迟不能按预期上升者，往往影响化疗的继续进行，此时当益气滋肾、阴中求阳而提升白细胞，方可选用补中益气汤与右归丸化裁。

方药：黄芪、太子参、白术、当归、丹参、鸡血藤、生地黄、熟地黄、山茱萸、补骨脂、女贞子、鹿角胶、仙灵脾、黄精、灵芝、刺五加、绞股蓝、甘草，水煎服，每日 1 剂。

现代药理研究显示，能够提升白细胞单味中药有：黄芪、白术、女贞子、鹿角胶、仙灵脾、五味子、黄精、茜草、补骨脂、苦参、鸡血藤、丝瓜络、虎杖等。

六、血小板减少

白血病化疗过程中血小板降低常有发生，治宜益气生血、滋补肝肾。方选圣愈汤、左归丸化裁。

方药：生黄芪、当归、白芍、生地黄、熟地黄、鸡血藤、山茱萸、女贞子、紫河车、桂圆肉、红枣、赤小豆、花生衣、大黄、羊蹄根、土大黄、田三七、白及、藕节、仙鹤草、茜草、连翘等，水煎服，忌辛辣。

经现代药理研究，能够对抗化疗对血小板毒副反应而提升血小板的中药有：黄芪、太子参、升麻、女贞子、五味子、茜草、商陆、土大黄、石苇、杞果、鸡血藤、大枣、花生衣、水牛角、黄柏、肉苁蓉、狗脊。

此外，现代药理研究显示，白及、阿胶有黏合吸附作用，增加血浆胶体渗透压，保护血管壁，抗凝、抗纤溶促进血栓形成，用于血小板减少及创伤性出血效佳；阿胶尚能有效改善贫血，而具有补虚作用。

七、骨髓抑制

化疗、放疗对血细胞有普遍的杀伤作用，病态细胞受抑，骨髓造血功能同样会受到显著抑制，甚则是严重的毁灭性挫伤，以致各系列细胞停滞化生，临床上主要表现为全血细胞减少。这时就需要催生骨髓再造再生功能。

治宜滋补肝肾，滋髓生血，健脾益气生血。

方用滋髓生血方，此方由十全大补汤、右归丸辅以健运脾胃及止血之品化裁而成。

方药：黄芪、红参、当归、阿胶、龟板胶、地黄、芍药、制首乌、女贞子、枸杞子、墨旱莲、鹿茸、鹿角胶、淫羊藿、补骨脂、白术、茯苓、陈皮、桂圆肉、三七参、仙鹤草、栀子炭、连翘、枳壳、焦山楂等。

功效：补肾健脾、滋髓生血。其补肾即补先天之本，其健脾即补后天之本，先天生发之机旺盛，后天化生畅达，人之阴阳气血均得以生发。该方是气血阴阳并补之方，其药性平和而治疗功效显著，且方中诸药均为无毒之品，可长期服用。临床运用多年但见其功，未见其害。本方原为气血虚弱之再生障碍性贫血等诸多贫血疾患制定，而临化疗、放疗骨髓抑制之症病证病机也与之相吻合，故而临床应用可使骨髓抑制状况得以较快地改善。

八、自汗、盗汗、多汗

化疗药物作用人体大多呈现热毒伤阴之症，常常见到患者精神倦怠，全身乏力，或自汗，或盗汗，或自汗盗汗皆有之，是为多汗。血汗同源，汗乃心之液，出汗过多则心悸短气，动则尤甚。此乃气虚不能固摄，阴液泄漏于外。

治当补气固表，同时适当补益阴液。常用方剂为玉屏风散、牡蛎散、生脉饮，或当归六黄汤诸方化裁治之。

方药：黄芪、白术、防风、煅牡蛎、麻黄根、干地黄、熟地黄、制首乌，生白芍、浮小麦、太子参、麦冬、五味子、霜桑叶，水煎服。功能益气养阴，固表敛汗。

若头颈汗多，可酌加荷叶、薄荷；若前胸汗多可酌加黄芩、栀子；全身多汗酌加知母、地骨皮。

九、口舌糜烂

口舌糜烂即口腔感染。症见口腔黏膜糜烂，牙龈肿痛溃烂，齿衄或见脓血，口干、口苦或口臭，便秘溲黄，舌尖红赤，苔黄，脉象沉数或弦滑而数。此乃心胃火热炽盛，犯其苗窍及心胃二经络属器官所致。

治宜清泻心胃之火，方用凉膈散、导赤散合方化裁。

方药：栀子、大黄、黄芩、黄连、薄荷、连翘、甘草、淡竹叶、生地黄、通草，水煎服。

若壮热不已，高热不退，可加生石膏、知母以增强清热降温之力。

十、咽喉肿痛

咽喉肿痛多为扁桃体炎、急性咽炎、咽峡炎、慢性咽炎急性发作。症见壮热憎寒（其憎寒症状持续时间一般较为短暂，多为感染初起半天或仅一两个小时，待患者前来就诊时多无憎寒症状），咽喉红赤肿痛，扁桃体肿大或见脓点，吞咽疼痛，颌下及颈部淋巴结肿大疼痛，口干口苦，舌红苔黄腻，脉象沉数。此乃肺胃火热毒邪壅滞咽喉所致。

治宜清热解毒，疏风散邪，清利咽喉。方用普济消毒饮化裁。

方药：黄芩、黄连、柴胡、连翘、马勃、板蓝根、山豆根、僵蚕、升麻、桔梗、薄荷、甘草、陈皮等，水煎服。

热重、咽喉肿痛甚者可用重剂，头煎二煎混合，药量1000 mL左右，一天内分4次服完，以求快速遏制病势。

十一、肺热咳嗽

肺热咳嗽多为肺炎、肺化脓症、化脓性支气管炎等。症见壮热咳嗽，咳吐黄稠脓痰，胸闷气促，口渴多汗，纳呆寐差，便干溲黄，舌红苔黄腻，脉象沉数或弦滑而数；胸透可见肺部片状阴影、肺纹理增重、紊乱等感染征象。此乃热毒袭肺、火热熏肺灼津所致。

治宜清热解毒，清肺化痰。方用清气化痰丸、千金苇茎汤合方化裁。

方药：黄芩、陈皮、半夏、茯苓、杏仁、全瓜蒌、胆南星、枳实、苇茎、生薏苡仁、冬瓜仁、桃仁、鱼腥草、桔梗、甘草，水煎服。

肺热壅盛，高热不退，可加生石膏、知母以助退热之功；若痰黏难咳，可加鲜竹沥汁清热化痰。

十二、肛周脓肿

其病多为湿热壅阻魄门所致。症见发热，肛周疼痛，便干便难，或黏腻不爽，排解痛甚，腹胀纳呆，舌红苔黄腻，脉象沉数或弦数、滑数。此乃湿热下注大肠，血脉淤阻，湿热蕴积，血肉郁腐成脓。

治宜清热利湿，泻火通便。方用大黄牡丹汤合五味消毒饮化裁。

方药：大黄、牡丹皮、桃仁、芒硝、冬瓜仁、金银花、野菊花、蒲公英、紫花地丁、紫背天葵、枳实、厚朴、生薏苡仁，水煎服。

另外，上方煎取第三汁，熏蒸肛周、会阴，待药液不烫时做局部湿热敷。

十三、皮肤化脓性感染

热毒泛发肌肤，多表现为疖肿、病毒性疱疹等。症见发热，肌肤疖肿、疱疹，颈、胸、背、腰部多发，伴局部疼痛，甚则疼痛难忍，舌红苔黄白而腻，脉象沉数或弦数。此乃热毒泛发肌肤，或由肝胆湿热泛发肌肤所致。

疖肿者宜用黄连解毒汤合五味消毒饮化裁，以清热解毒。

方药：黄连、黄芩、黄柏、栀子、金银花、野菊花、蒲公英、紫花地丁、紫背天葵，水煎服。

以疱疹为主疼痛难忍者，宜用黄连解毒汤合龙胆泻肝汤化裁，取其清热解毒并泻肝胆湿热。

方药：黄连、黄芩、黄柏、栀子、龙胆草、柴胡、泽泻、车前子、木通、生地黄、甘草、当归，水煎服。

十四、热淋

热淋多系湿热下注膀胱，呈现泌尿系感染。症见发热，小便频数短赤，淋漓涩痛，小腹窘迫拘急，舌红苔薄黄或黄白而腻，脉象沉数或濡数。此乃湿热下注膀胱、膀胱气化失司而致。

治宜清热利尿，通淋止痛。方用八正散化裁。

方药：栀子、木通、车前子、瞿麦、扁蓄、大黄、滑石、甘草梢、白茅根，水煎服。

热重可加金银花、连翘、柴胡、黄芩等以助清热之力。

十五、湿热泄泻

湿热泄泻多为肠道感染。症见发热，或伴微恶风寒，肠鸣腹泻，腹痛，便溏黏腻不爽，或见黏液脓冻，一日数行，小便短赤，舌红苔黄腻或黄白而腻，脉象濡数。此乃湿热下注肠间，泌别清浊之职失司所致。

治宜清热利湿，分清别浊。方用葛根芩连汤合芍药汤化裁。

方药：葛根、黄芩、黄连、赤芍、白芍、当归、槟榔、广木香、大黄、官桂、甘草、车前子，水煎服。

十六、脱发

化疗后脱发之症较为常见，此因化疗药物热毒入于血分导致血热并肝肾阴伤、气血受损所致。

治宜滋补肝肾、益气养血、清解血分热毒，方用滋肾活血生发汤。

方药：炙黄芪、制首乌、生地黄、熟地黄、当归、白芍、菟丝子、枸杞子、黑芝麻、鸡内金、知母、天花粉、丹参、桃仁、红花、牡丹皮，夏枯草、玄参、柴胡、甘草，水煎服。

在化疗期间服用本方，可防止和减少脱发；对已脱发患者，可加速头发再生。

十七、肢端口唇麻木

有些化疗药物可致手指、脚趾、口唇麻木，此为化疗热毒伤及络脉，指／趾端、经络阻滞肌肤失养所致。

治宜活血通络、滋阴养营，方用黄芪桂枝五物汤合当归四逆汤化裁治之。

方药：黄芪、当归、桂枝、赤芍、酒白芍、生地黄、熟地黄、女贞子、鸡血藤、丹参、细辛、通草、丝瓜络、甘草，水煎服。

以上所列仅是单独证候，但临床实际病情往往数证并发，且兼具原发疾病某一阶段的证候，同时尚有患者体质强弱、阴阳气血盛衰之不同，治疗时必须结合这些具体情况选方投药。若表虚、气虚者，应辅以玉屏风散（黄芪、白术、防风）治之；若血虚需辅以当归补血汤（当归、黄芪）治之；若气阴不足则辅以生脉饮（人参、麦冬、五味子）补益气阴；若阳虚可配伍温阳之品，元阳不足者配伍制附子、肉桂温补肾阳；中阳不足配伍干姜温补脾阳。体质壮实者可施以重剂，禀赋薄弱者宜用轻剂。总之，临床治疗要以患者为本，在"因人制宜"的原则下辨证施治，制订有明确针对性的个体化治疗方案，方可取得最佳治疗效果。

第八章 陈安民辨治过敏性紫癜经验

过敏性紫癜是常见的毛细血管变态反应性疾病，是由多种原因引起的毛细血管壁通透性增加的广泛性的毛细血管炎症。其临床表现以皮肤紫癜最为常见，同时伴见消化道黏膜出血、关节疼痛和肾炎等症状，少数患者伴有血管神经性水肿。本病是临床常见的出血性疾病，属中医学"血证""紫癜""肌衄""葡萄疫"等范畴。其发病多由内外合邪所致，内因素体禀赋怯弱，外因感受风湿热毒，或由饮食失调。本病初起证候多热多实，久则至虚见瘀，多为虚证及虚实夹杂证候。本病治疗实者治以清热解毒，凉血止血，辅以利湿化瘀；虚者责其孰火孰气，分别施以滋阴降火、益气摄血之法；病久血瘀则需施以活血化瘀之法。

陈安民教授临证辨认本病，辨病、辨证相结合，以病型统证型，结合病程及病情，新病辨轻辨重，久病辨虚辨瘀；其治疗则按病之新久、在肌肤在脏腑，权衡孰热、孰毒、孰虚、孰瘀，分而治之。

一、辨病辨证相结合，病型证型基本统一

西医根据过敏性紫癜的主要症状及病损部位将之分为：皮肤型（紫癜型、单纯型）、腹型（亨诺型）、关节型（许兰型）、肾型以及混合型。中医证候分型的基本依据乃病因、病机、病位、病性、主症五大要素。中西医对于本病的分型均将病变部位及主要症状作为重要依据，两者是一致的。因此，病型、证型可以参合统一。但五型之中又有不同表现，其病性、病因、病机不尽相同，则可再予分型。如是以病型统证型，则更加贴近临床，更便于认识和治疗本病。

1.皮肤型（紫癜型、单纯型） 本型病损主要在于肌肤，以皮肤紫癜为主要临床表现，主要分布在四肢和臀部，尤以下肢更为多见，且多呈对称性分布，紫癜可波及

躯干、胸腹、背部，但面部很是少见。紫癜分批出现，大小不一，可融合成片，常高出皮面，抚之碍手，可伴有瘙痒、瘀胀不适，颜色或红或紫或青或铁锈色，深浅不一，压之不褪色。每批紫癜可在一周左右消退，少数患者可伴发荨麻疹和血管神经性水肿。但临床所见以紫癜为主的皮肤型患者，其全身症状、病势缓急、病情轻重不尽相同，据此又可将之分为以下两型：

（1）风热伤络：紫癜以下肢和臀部多见，颜色鲜红，形状不一，大小不等，伴瘙痒，发热，微恶风寒，咽喉疼痛，舌红，苔薄黄，脉浮数。

此由风热之邪上感，伤及肺卫，与气血相搏，灼伤络脉，血不循经，溢于脉外，泛发肌肤，积于皮下，而为紫癜瘀斑。风热均为阳邪，阳邪致病则现热象，而见紫癜颜色鲜红，发热，舌红，苔薄黄，脉浮数。"风者善行而数变""无风不作痒"，故其紫癜形状大小不一，而伴瘙痒。因风热之邪由外侵袭，故见发热、微恶风寒之表证，风热上感，口鼻咽喉首当其冲，故见咽喉疼痛。本型总由风热之邪伤及肺卫肌表，络脉损伤所致。其紫癜以下肢及臀部多见者，乃因血属阴，有形而质重，其性趋下，致使腰以下络脉更易损伤，故下肢及臀部紫癜为多。

（2）热毒伤络：本证多起病急骤，发热较重，体温多在38℃以上，皮肤紫癜多而密集，其色紫红，成斑成片，多伴鼻衄、齿衄、尿血、便血，烦热口渴，或见关节肿痛，或见腹痛，小便短赤，大便干结，舌红绛，苔黄或少苔，脉沉数有力或滑数。

六淫之邪易从火化，火热盛极，则为热毒，其来势较风热迅猛，其所致病较风热为重。热毒伤及血络，迫血妄行，血液溢于脉外，外渗肌肤，则为紫癜。因其火热盛极，故紫癜成斑成片；其色红，热也火也；其色紫，毒也瘀也。热毒损及鼻络及牙龈络脉，则鼻衄、齿衄；损伤胃肠络脉，则腹痛、便血；损伤肾与膀胱络脉，则见血尿；热毒侵及关节，则关节肿痛。因其火热盛极，消灼一身阴液，故烦热口渴，小便短赤，大便干结，舌红绛，苔黄或少苔，脉沉数有力或滑数，均为内热邪实之象。本证总为热毒充斥内外，损伤肌肤及脏腑络脉，而致诸般血证，是为过敏性紫癜皮肤型之热毒重症。

2.腹型（亨诺型）　胃肠瘀热型症见腹痛、恶心、呕吐、便血或腹泻，疼痛部位可波及全腹，但以脐周和小腹为主，可有压痛，但无肌紧张和反跳痛，舌红，苔黄，脉滑数，问诊可有饮食不当史。本型患者有先见腹痛而后出现紫癜者，所以在其未出现紫癜时常被误诊为急腹症或胃肠疾患。

本型证候成因多因饮食不节或饮食不当，致使脾胃运化失司，蕴热内生，胃肠络伤则见便血或大便潜血阳性；蕴热外发肌肤，迫血外溢，渗于皮下，而为紫癜。即令无饮食不节不当因素，风热及热毒之邪侵及血分，运行于胃肠，同样会导致胃肠气机不畅，运化失司，而见腹痛、呕恶、腹泻、便血等症。此证总由邪犯胃肠，气机不畅，蕴热迫血，伤及络脉所致。

3. 关节型（许兰型） 该型证候以关节疼痛肿胀为主。多发于膝、踝、肘、腕、髋等大关节，一般于数日内关节症状消退，不留后遗症，但可复发。此症是由风热湿毒之邪流注关节所致。该型很少单独存在，较之皮肤紫癜而言，仅为或发之症。

4. 肾型 本型症状除皮肤紫癜外，主要表现为尿液的改变，血尿、蛋白尿，有时可见管型尿和水肿，一般多在皮肤紫癜发生后一周内出现，在数周内复常，但易复发。少数可迁延数月，甚则逾年，而成为慢性肾炎，称为紫癜性肾炎或紫癜肾。本证成因乃热毒之邪侵及营血，下行至肾，肾络损伤，营血精微渗漏脉外，随尿液排出，发为此证。肾型者往往皮肤紫癜消退多日而单见尿液改变者为临床常见，病情时轻时重，缠绵难愈。此时虽不见紫癜而仅见尿液改变，但仍属过敏性紫癜本病。

5. 混合型 本型临床表现除皮肤紫癜外，同时兼见腹型、关节型或肾型症状。临床上之所以出现混合型过敏性紫癜者，是因为过敏性紫癜的基本病变是全身性广泛性的毛细血管和小动脉无菌性炎症反应，可同时累及皮肤、胃肠道、关节和肾脏等，引起相应的临床表现，故可呈现混合证型。此证实为皮肤型紫癜毒热伤络之重症。

二、病久证变，亦虚亦瘀

过敏性紫癜之初根据其病邪侵犯部位及临床表现可分为上述诸型，但随着病程进展，脏腑受累，正气耗损，则见气虚、阴虚、血瘀之证。

1. 气不摄血 本证病程相对较长，多在 3 个月以上，紫癜反复发作，时轻时重，迁延不愈，瘀点瘀斑色淡，稀疏散在，面色少华，神疲气短，腹胀纳呆，头晕心悸，舌淡苔薄，脉象沉缓无力。此因病久，气虚脾虚，气不摄血，脾不统血，血不循经，溢于脉外，发为紫癜；气者阳也，气虚则热少，故紫癜色淡，散在稀疏；脾虚则运化无力，故见腹胀纳呆；脾虚气虚则营血化生衰少，气血不足则面色少华、神疲、头晕、心悸、短气、舌淡苔薄、脉象沉缓无力。本证总由气虚、脾虚所致。

2. 肝肾阴虚 病程日久，紫癜反复发作，时隐时现，其色暗红，伴见腰膝酸软，五心烦热，头晕耳鸣，口干咽燥，或见潮热盗汗，便干溲黄，尿检或见红细胞、蛋白等，舌红少津，脉象细数或细数无力，尺脉尤甚。此因病久热毒之邪耗伤肝肾之阴所致。阴虚则内热，故见五心烦热，潮热盗汗；阴虚不能濡润咽喉，故见口燥咽干；阴虚所生之内热者不及风热、热毒之甚，故紫癜之色不鲜；阴虚肠燥，故见便干；肾及膀胱有热则溲黄、尿血；舌红少津，脉象细数，是为阴虚之象。本证总由肝肾阴虚所致。

3. 瘀血阻络　过敏性紫癜反复发作，病程在 3 个月以上，紫癜色黯或紫红，如米粒或绿豆大小，可融合成斑成片，甚或高出皮肤触及碍手，舌质黯红，或有瘀点，苔白或白腻，脉沉涩或沉缓无力；抑或紫癜或有或无，但见尿中长期有红细胞、蛋白、管型，舌淡红苔薄白，脉沉缓，尺脉沉细无力，是为紫癜性肾炎。此因病久，正气耗伤，气虚而致血瘀，同时也因紫癜血瘀而致气滞，气虚气滞则血瘀益甚，血瘀益甚则紫癜更加缠绵难愈，愈久愈虚，愈虚愈瘀，"虚—瘀"成为本证病理机制的恶性循环。

三、新病治当清热凉血，但分轻症重症

本病初始，多为实证，轻症多由风热，重症多由热毒。治疗均应以祛邪为主，治宜清热解毒、凉血止血为基本原则，轻症轻剂可达，重症必予重剂解毒。

1. 轻症（风热伤络）　治宜疏风清热，凉血止血。方用银翘散加味，药用：金银花 20 g、连翘 20 g、牛蒡子 9 g、荆芥 9 g、桔梗 9 g、生地黄 15 g、牡丹皮 12 g、赤芍 12 g、蝉蜕 9 g、黑栀子 15 g、茜草 9 g、甘草 6 g。每日 1 剂，水煎，分 2 次服。方中金银花、连翘清热解毒，清宣解表；荆芥、蝉蜕、桔梗、牛蒡子疏风清热，清利咽喉；生地黄、牡丹皮、赤芍、茜草凉血止血，化瘀消癜；黑栀子助银翘清热解毒，助生地黄、赤芍、牡丹皮凉血止血；甘草调和诸药。诸药合用共奏清热解毒、凉血止血、化瘀消癜之功。若皮肤瘙痒，加地肤子 12 g、白鲜皮 12 g、浮萍 10 g 以祛风利湿止痒；若关节肿痛加威灵仙 9 g、徐长卿 12 g 祛风止痛；尿血加白茅根 30 g、小蓟 15 g、瞿麦 9 g 以清热利尿，凉血止血；纳呆、呕恶者加陈皮 6 g、半夏 9 g、砂仁 9 g、焦三仙各 15 g 以健脾和胃止呕。

2. 重症（热毒伤络）　治宜清热解毒，凉血化斑。方用犀角地黄汤加味。药用：水牛角 30 g（先煎）、生石膏 30 g（先煎）、生地黄 30 g、玄参 20 g、知母 15 g、赤芍 15 g、牡丹皮 15 g、黑栀子 15 g、银花 30 g、连翘 30 g、紫草 15 g、大黄炭 9 g、甘草 9 g。水煎，每日 1 剂，2 次分服。方中水牛角、生石膏、银花、连翘清热凉血、泻火解毒；生地黄、玄参、知母清热凉血养阴；赤芍、牡丹皮、紫草凉血解毒，祛瘀化斑；黑栀子、大黄炭通泻三焦之火、凉血止血；甘草调和诸药；诸药合用，共奏泻火解毒、凉血化斑之功。若紫癜泛发全身，腰腹、两臀及下肢紫癜尤甚，可适当加大方中药物剂量，另加仙鹤草 30 g、旱莲草 18 g、茜草根 18 g、藕节炭 15 g、川牛膝 15 g 以凉血止血，并引药下行而达病所；发热重者，加黄连 9 g、黄芩 15 g、黄柏 15 g 清热泻火；呕恶纳呆者，加砂仁 9 g、竹茹 15 g 清热和胃止呕；关节肿痛者，加威灵仙 15 g、秦艽 15 g、徐长卿 15 g 祛风湿利关节止痛；腹痛者，加白芍 20 g、延胡索 15 g 缓急止痛；

尿血者，加白茅根 30 g、瞿麦 15 g 清热利尿止血；尿中见蛋白及管型者，加生薏苡仁 30 g、生白术 15 g 以健脾利湿；若见高热神昏，是为邪陷心包，当加服安宫牛黄丸或紫雪散，或静脉滴注清开灵以清热开窍。

以上所述加减化裁实为腹型、关节型、肾型紫癜的治疗，综合其各型加减化裁则为混合型紫癜的治疗。故不再单列腹型、关节型、肾型和混合型紫癜的治疗方药。

四、病久论治，从虚从瘀

过敏性紫癜经过治疗，大部分可获痊愈。仅少部分会反复发作，缠绵难愈。病程久长，则机体气血阴阳均可受累耗损。据其具体耗损情况及病机之不同，可分以下三型施治：

1. 气不摄血　治当健脾益气、补气摄血。方用补中益气汤化裁，药用：党参 20 g、黄芪 30 g、当归 9 g、白术 9 g、陈皮 9 g、升麻 3 g、柴胡 5 g、桂圆肉 15 g、广木香 9 g、砂仁 9 g、茜草根 15 g、炙甘草 9 g、大枣 5 枚。每日 1 剂，水煎，分 2 次口服。方中党参、黄芪益气健脾，气充气旺则可摄血统血；白术、陈皮、炙草、大枣、广木香、砂仁健运脾胃，兴旺化源而化生气血；当归、桂圆肉补血养血活血；诸药合用，益气摄血而除紫癜。

2. 肝肾阴虚　治宜滋阴降火、养阴化斑。方用知柏地黄汤合茜根散化裁，药用：知母 15 g、黄柏 15 g、生地黄和熟地黄各 15 g、山茱萸 9 g、生山药 15 g、云苓 15 g、牡丹皮 15 g、泽泻 9 g、茜草根 15 g、黄芩 15 g、侧柏炭 15 g。每日一剂，水煎，分 2 次服。方中知母、黄柏、熟地黄、山茱萸、山药滋补肝肾之阴而降虚火；黄芩助黄柏清火而坚阴；生地黄、牡丹皮、茜草根、侧柏炭凉血止血，散瘀消斑；云苓、牡丹皮、泽泻寓泻于补，清泻虚火，利水湿而助消瘀；诸药合用共奏滋阴降火、养阴化斑之功。若尿中红细胞较多加白茅根 30 g、琥珀末 3 g（冲服）利水活血止血散瘀；若午后潮热、手足心热加地骨皮 15 g、白薇 15 g 以退虚热。

3. 瘀血阻络　常见两种情况，一是瘀血阻络在于肌肤以紫癜为主；另一种情况为瘀血阻络在肾，临床表现则见长期血尿、蛋白尿，缠绵不愈。

（1）肌肤脉络瘀阻：瘀血阻于肌肤之络者，治宜活血化瘀、祛风利湿。方用桃红四物汤加味，药用：桃仁 15 g、红花 9 g、当归 9 g、川芎 9 g、生地黄 15 g、赤芍和白芍各 15 g、紫草 15 g、荆芥 9 g、防风 9 g、蝉蜕 10 g、茜草根 15 g、地肤子 15 g、川牛膝 15 g。每日 1 剂，水煎，分 2 次服。方中桃红四物汤活血化瘀，养血活血；赤芍、紫草、茜草根活血止血、消斑化瘀；荆芥、防风、蝉蜕达表而除风；地肤子利水而助活血化瘀，因血之与水皆有形阴液，血瘀必致水液停聚，水液停聚必加重络脉血瘀，故加地肤子利水湿而助活血化瘀；川牛膝通利血脉，引药下行，因此类患者之紫癜多在腰以下，尤以膝下及足胫部位多见。诸药合用，共奏活血化瘀、祛风利湿消癜之功。

（2）肾络瘀阻：瘀血瘀阻肾络致紫癜肾者治宜补肾固元、活血化瘀。方用济生肾气汤加味，药用：熟地黄 15 g、山茱萸 9 g、生山药 15 g、云苓 15 g、牡丹皮 15 g、泽泻 9 g、肉桂 6 g、制附子 6 g、怀牛膝 15 g、车前子 15 g、赤芍 15 g、紫草 15 g、茜草根 15 g、白茅根 30 g。每日 1 剂，水煎，分 2 次服。方中济生肾气汤补肾元化气利水，加赤芍、紫草、茜草根、白茅根活血化瘀，祛瘀生新。诸药合用则补肾化瘀而治病久肾虚血瘀之紫癜肾。病初尿中虽见红细胞、蛋白等，不宜使用本方，以防滋腻碍邪，只宜在清热解毒、活血止血的基础上少佐化瘀之品。

活血化瘀法在过敏性紫癜治疗中的应用实则贯穿于病程始终。因紫癜是一出血证候，血溢于脉外而凝，或阻于脉之内而凝，均是瘀血、死血，非活血行瘀、散瘀、化瘀、消瘀而瘀血不去，新血不生，气血不得正常运行；同时血证治疗的核心在于止血，止血者非凝不止，血凝则瘀成，治疗自当继血止之后即刻消瘀散瘀，方可恢复正常血运，故治疗紫癜既要止血使紫癜不再发生，又要活血化瘀而消散既成死血之瘀。只是病之初期无虚血瘀，少佐化瘀之品即可；久病既虚且瘀，其瘀难以消散，此时施以活血化瘀之法自当有所侧重，同时尚需针对其所虚合理施以补益之法。

五、注重养护，预防复发

过敏性紫癜是一种变态反应性疾病，其过敏因素颇多，对于某一具体病例往往很难确定其直接过敏源，故而要多方注意养护，以预防其复发。首先要避免感受外邪，预防感冒和其他感染，尽可能避免到花粉漂浮、尘埃沉积、室内污浊的环境中去，以防加重病情或诱发反复。第二，忌食可疑致敏食物，如鱼、虾、蟹、海鲜、鸡蛋等；第三，忌用已知或可疑致敏药物，包括西药、中成药、针剂、外用药物等。此项禁忌各人不尽相同，须自己在自身患病治疗用药过程中多加留意，特别是过敏体质的人。第四，保证充分休息。重症患者应卧床休息，尽量减少活动和体力消耗。疾病初愈或基本痊愈的患者不可过度劳累，应生活自律，起居有常，勿扰乱生物钟的运行规律，以免伤正耗气，降低抗病能力；第五，病愈后可适度锻炼身体，以增强机体免疫力。素体虚弱易于感冒之人可服用玉屏风散（黄芪、白术、防风）1 ~ 3 个月，以益气固表，预防外邪侵袭。

总之，陈教授认为紫癜风的辨证要注意新病、久病、轻症、重症、实证、虚证、以及变病。新病常分轻重，治当清热凉血。初期多实证，轻症多由风热，重症多自热毒，治当祛风、清热、解毒、凉血、止血，轻症轻剂可达，重症必予重剂，均应以祛邪为主，方用银翘散、犀角地黄汤加味。久病变病，从虚从瘀，虚瘀互见，多为气虚、阴虚、脾虚气虚，肝肾阴虚，治当健脾益气、活血化瘀，滋补肝肾、凉血活瘀为主；方多选补中益气汤、归脾汤、茜根散、知柏地黄汤合桃红四物汤等。常用的药物金银花、连翘、生地黄、牡丹皮、赤芍、茜草、黑栀子、大黄炭、党参、黄芪、知母、黄柏、山茱萸、山药、桃仁、红花等，治疗中若出现腹痛、关节痛、尿血等症者，则随症加延胡索、芍药、威灵仙、徐长卿、白茅根、大小蓟等。如若邪陷心包，见高热神昏，当加服清热开窍之安宫牛黄丸或紫雪丹，并注意应用现代急救手段。尤其需要注意的是，活血化瘀法应贯穿于过敏性紫癜治疗始终；同时本病的治疗亦离不开止血，血非凝不止，血凝则瘀成，治疗时当血止之后即刻消瘀散瘀，血液方正常运行。病之初期多为少虚血瘀，少佐以化瘀即可；久病既虚且瘀，自当活血化瘀。临床上注意分期而治。

六、病案举隅

病案

患者信息：严某，男，2003 年 9 月出生。商丘市人。2014 年 10 月 9 日首诊。

现病史：双下肢紫癜半年后出现尿血，当地市医院诊断为"过敏性紫癜 – 肾型"，经中西医诸多治疗无明显效果。现症见：尿血，皮肤紫癜，面色晦暗，腰膝酸软乏力，畏寒食少，舌淡紫，苔薄白，脉沉细无力。尿常规示：肉眼血尿，尿蛋白（++）；血常规示：血小板计数 114×10⁹/L；血生化检查：血清肌酐（–），尿素氮（–）；泌尿系统彩超回报：无异常。

中医诊断：尿血（气虚血瘀）。

中医辨证：此乃紫癜风之"变证"，脾肾气虚，瘀血阻络，血不归经。

治法：补肾脾，益气血，化瘀止血。

处方：右归丸合桃红四物汤化裁。药物组成：生晒参 10 g、黄芪 20 g、菟丝子 15 g、山药 15 g、白术 12 g、当归 10 g、茯苓 10 g、泽泻 10 g、怀牛膝 10 g、大黄 5 g、桃仁 15 g、红花 15 g、三七粉 2 g（另冲）、小蓟 20 g、生地炭 10 g、连翘 9 g、白茅根 20 g、甘草 6 g。14 剂。

其他治疗：马来酸氯苯那敏、钙片、维生素 C 片，忌食海鲜、辛辣之品。

二诊：2014 年 10 月 25 日。仍觉纳差食少，尤不欲食，舌脉同前，加焦三仙各 10 g。再服 21 剂。

三诊：2014 年 11 月 20 日。腰痛好转，肉眼血尿基本消失，尿常规：红细胞＞50/HP，尿蛋白（＋）。舌质淡紫，舌苔薄白，脉沉细稍滑，加赤芍 10 g、何首乌 15 g。再服 30 剂，诸症基本消失遂停药。

按语：本病临床一般从风热外袭、血热妄行论治。湿热邪毒侵犯肌肤络脉关节，致使皮肤血络血液外溢。如若早期用药不当或病情迁延日久，血热瘀滞，内舍于肾与膀胱，热迫血行，血络受伤而现尿血之证。脾肾亏虚、气血不足为其病理性质，并决定着其病势转归。治疗当补益脾肾、益气养阴、活瘀止血。可根据脏腑病位选择补中益气汤、六味地黄汤联合四物汤、桃仁、红花、丹参、大小蓟、三七粉等。

陈安民教授指出：过敏性紫癜初期当为热证、实证，治疗以清热凉血、活血化斑为法；病久正气耗伤，气血阴阳、脏腑元气会有不同程度的耗伤，其证则由实转为虚实错杂证候，既需清热凉血、祛瘀化斑，又需补益气血、滋补肝肾，此案立法遣方得当，故显效。

第九章　陈安民辨治骨髓增生性疾病

一、概述

骨髓纤维化、真性红细胞增多症、原发性血小板增多症是临床上最常见的三种骨髓增生性疾病，近年来随着人们对自身健康的日益重视，检测手段的不断进步，骨髓增生性疾病也越来越早被人们发现，有日益增多的趋势，此类疾病目前仍未能治愈，是血液病治疗难题，因并发的贫血、血栓、出血等，严重影响生活质量。提高患者生活质量，延长生存时间，使其带病正常生活、工作是目前治疗的目的。在此类疾病的治疗中陈安民教授一直坚持"气血阴阳先后天正常，则生命之机即存"的理念。"四维、六合"生血扶正贯穿其中；坚持辨证辨病相结合，有是证用是药，因人、因时、因地施治。

陈安民教授认为骨髓增生性疾病属于中医学"癥积""虚劳""瘀证"等范畴，其病因不外"肝火、痰湿、热毒"等，正虚瘀结是其病理机转。初期以实证为主，常见气滞、肝火、热毒、湿热等夹有血瘀，分别采用理气活瘀、清肝活瘀、清热解毒活瘀、化湿活瘀等治疗之法，方选逍遥散、龙胆泻肝汤、清瘟败毒饮、温胆汤、桃红四物汤、大黄䗪虫丸、三甲散等。病情的进展中晚期时，正气渐耗、瘀血愈甚，则出现瘀血兼见诸虚不足的表现，而呈现正虚瘀结、虚实夹杂之证，治疗则根据气血阴阳的亏虚而辨证施治。尤其须注意的是此类疾病的并发症，如进展为急劳白血病、虚劳骨髓衰竭，或出现中经络、中脏腑的中风证、心脉痹阻的胸痹或真心痛等。晚期患者属正虚瘀结之证，则应在祛瘀基础上根据气血阴阳之不足分别采用补气、养血、滋阴、温阳等攻补兼施之法。

陈安民教授指出此类疾病多为慢性难治性疾病，尤其应注意预防和调护。临证中应嘱患者注意调畅情志心理，保持心情愉快舒畅，清淡饮食，忌食辛辣，以防五志化火或食郁化火；患者应慎起居，避风寒，防止感染外邪。中晚期虚实夹杂，注意固护正气，防止复感外邪。

二、病案举隅

患者信息：宋某，男，52岁，2013年8月以"间断头痛眩晕"1年，发现红细胞增高来诊。

现病史：间断头痛，眩晕阵发，口干咽痛，时有齿衄、鼻衄，面色红赤。舌红苔黄厚腻，脉沉弦而数。查体：面红目赤，血压稍高，心肺腹无殊；血常规：红细胞计数 6.32×10^{12}/L，血红蛋白203 g/L；骨髓象：骨髓增生明显活跃，无明显幼稚细胞增多。JAK-2融合基因阳性。

西医诊断：原发性红细胞增多症。

中医诊断：瘀证。

中医辨证：阳亢血瘀。

治法：清肝平肝，凉血消瘀。

处方：龙胆泻肝汤化裁。药物组成：龙胆草6 g、黄芩10 g、柴胡15 g、泽泻10 g、栀子15 g、连翘18 g、银花18 g、川芎15 g、生龙牡30 g、鸡血藤30 g、桃仁和红花各9 g、白茅根30 g、牡丹皮15 g、青黛3 g（冲服）、紫草、茜草各30 g。

连服15剂，头痛、眩晕发作明显减少，出血减轻；服30剂后头痛眩晕基本消失。仍舌红苔薄黄，脉显弦细。减龙胆草、龙牡，继服2个月，症状基本消失，红细胞 5.32×10^{12}/L，血红蛋白178 g/L。

按语：患者发病来诊时为进展期，辨证多为肝热血瘀的实证，治疗则以龙胆泻肝汤寒凉直折泻实热。如实热渐退后又出现脾虚之象，则需减苦寒药之量，酌加补气之党参之类。青黛凉血泻火，应后下另煎，效果方可靠。本病治疗后虽红细胞仍较高，但因本不是可治愈之病，维持一阴阳和调状态，防止发生"中风"等其他变证即可。

第十章　脾胃学说悟理及临床

第一节　脾胃学说悟理

脾胃学说是《内经》脏象学说的重要组成部分。《素问·灵兰秘典论》："黄帝问曰：愿闻十二脏之相使，贵贱何如？岐伯对曰……脾胃者，仓廪之官，五味出焉；大肠者，传道之官，变化出焉；小肠者，受盛之官，化物出焉……凡此十二官者，不得相失也……"金元时期，李杲创《脾胃论》而成独立之专科学说，后世诸家多有创见发展，而为今日中医学脾胃学说。

1.脾胃为后天之本，气血生化之源，治疗贫血诸病须从脾胃而治。

清·唐容川《血证论》："凡补剂，无不以脾为主。治气者，必以脾为主。治血者，必以脾为主。"

清·岐伯天师《外经微言·卷九·善养篇》："人以胃气为本，四时失调致生疾病，乃调其胃气而已。胃调脾自调矣，脾调而肝、心、肺、肾无不顺矣。"

2.血之化生有赖于气，治疗贫血诸病，补气当先。

《灵枢·决气》："中焦受气取汁，变化而赤，是谓血。"

《灵枢·营卫生会》："中焦亦并胃中，出上焦之后，此所受气者，泌糟粕，蒸津液，化其精微，上注于肺脉，乃化而为血，以奉生身，莫贵于此。"

清·唐容川《血证论》："治血者必调气。脾统一身之血。"

明·李中梓《医宗必读·水火阴阳论》："气血俱要，而补气在补血之先。"

明·绮石《理虚元鉴·阳虚三夺统于脾》："有形之精血，不能速生；无形之真气，所宜急固。"

3. 血虚血脱者必当温阳益气，方能生血。

元·杜思敬《济生拔粹》："血不自生，须得生阳气之药，血自旺矣。"

《医门法律·气血阴阳虚》："血脱益气，古圣人之法也。血虚者，须以参、芪补之，阳生阴长之理也。"

4. 水谷是生血的唯一物质基础，治疗贫血首当开胃纳谷。

《灵枢·五味》："谷不入，半日则气衰，一日则气少矣。"

清·喻昌《医门法律·虚劳门》："饮食多自能生血，饮食少则血不生，血不生则阴不足以配阳，势必五脏齐损。"

5. 水谷之精注于肾而为肾精，肾之精入心化赤而为血。

清·程国彭《医学心悟·医门八法》："古人或谓补脾不如补肾者，以命门之火可生脾土也；或谓补肾不如补脾者，以饮食之精，自能下注于肾也。"

明·张介宾《类经图翼·真阴论》："命门之火，谓之元气；命门之水，谓之元精。"

明·龚居中《红炉点雪·梦遗滑精》："命门者，精血之腑也。"

明·龚居中《红炉点雪·脏腑虚实标本用药式》："命门为相火之源，天地之始，藏精生血。"

《黄帝内经素问集注·上古天真论》："肾之精液，入心化赤而为血。"

清·唐容川《血证论·房劳复》："气乃先天肾水之中一点生阳，静而复动，化生精血。"

张山雷《脏腑药式补正·肾部》："肾水既亏，血液未有能充足者。"

6. 胃气资养元气，脾之谷精，肾之命火，互补互用，血成在脾在肾，治亦脾肾。

金·李杲《脾胃论·脾胃虚则九窍不通论》："真气又名元气，乃先身生之精气也，非胃气不能滋之。"

清·傅山《傅青主女科·妊娠》："脾非先天之气不能化，肾非后天之气不能生。"

明·李中梓《医宗必读·肾为先天本脾为后天本论》："先天之本在肾，后天之本在脾。"

清·费伯雄《医醇賸义·劳伤》："治气血虚者，莫重于脾肾。"

清·张秉成《成方便读·补养之剂》："补气者，求之脾肺；补血者，求之肝肾。"

7. 阴阳變理，治疗贫血诸病须得阴中求阳，阳中求阴。

清·唐容川《血证论·阴阳水火气血论》："人之一身，不外阴阳，而阴阳二字，即是水火；水火二字，即是气血。"

唐·王冰："无阳者，阴无以生；无阴者，阳无以化。"

明·张景岳《景岳全书》："回阳之中，必佐阴药；摄阴之内，必兼顾阳气。"

明·张景岳《新方八略引》："善补阳者，必于阴中求阳，则阳得阴助而生化无穷；善补阴者，必于阳中求阴，则阴得阳升而泉源不竭。"

8. 治疗血证俱以脾胃收功。

《难经·四十二难》："脾主裹血。"（脾气旺盛，则能"统血""摄血"）

清·唐容川《血证论·脉证死生论》："夫载气者，血也；而运血者，气也。"

明·朱棣等《普济方·方脉总论》："盖气者血之帅也，气行则血行，气止则血止，气温则血滑，气寒则血凝。气有一息之不运，则血有一息之不行。"

清·唐容川《血证论·创血》："气虚不能统血，气寒不能生血。"

明·秦景明《症因脉治·内伤牙衄》："凡治血症，要明血去火亦去，可用血脱益气。若血去火存，但可补血凉血，切不可用温燥。"

清·程国彭《医学心悟·虚劳》："凡治血症，不论阴阳，俱以照顾脾胃为收功良策。"

9. 虚劳贫血、神疲神衰、色黯色晦，健脾生精，化神荣色。

《灵枢·平人绝谷》："神者，水谷之精气也。"

《黄帝内经素问·脉要精微论》："夫精明五色者，气之华也。"

《黄帝内经素问·六节藏象论》："五味入口，藏于肠胃，味有所藏，以养五气，气和而生，津液相成，神乃自生。"

10. 治疗血液病痰核癥积者，养脾胃正气，滞积自疏，治疗大积，衰半而止。

隋·巢元方《诸病源候论·卷十九·症瘕病诸候》："养正积除，此积之微者也。如脾胃失于健运，而气积、食积之不疏导者，唯养脾胃之正气，而滞积自疏矣。"

明·龚廷贤《医学入门万病衡要·卷之四·积聚痞块症瘕疝癖肠覃石瘕》："大抵脾胃乃聚痞块之根，宜以大补脾胃为主，脾胃之气一旺，则邪气自消，故洁古有养正积自除之说。"

清·程国彭《医学心悟·卷三·积聚》："治积聚者，当按初、中、末之三法焉。邪气初客，积聚未坚，宜直消之，而后和之。若积聚日久，邪盛正虚，法从中治，须以补泻相兼为用。若块消及半，便从末治，即主攻击之药，但和中养胃，导达经脉，俾荣卫流通，而块自矣。更有虚人患积者，必先补其虚，理其脾，增其饮食，然后用药攻其积，斯为善治，此先后攻补之法也。予尝以此三法互相为用，往往有功。"

陈安民按：白血病、骨髓增生异常综合征、淋巴瘤等而有积块者当遵此原则治之。

《素问·六元正纪大论》："大积大聚，其可犯也，衰其大半而止，过者死。"

清·唐容川《血证论·吐血》："旧血不去，新血不生。"

明·李用粹《证治汇补·痰证》："脾为生痰之源，肺为贮痰之器。"（痰核之治健脾化痰是为必需）

《素问·标本病传论》："脾病身痛体重。"（多发性骨髓瘤多见此症，治亦从脾）

11. 口不和，调脾胃。

《灵枢·脉度篇》："脾气通于口，脾和则口能知五谷矣。"

12. 血崩目盲，立当重剂益气生血。

《素问·五脏生成论》："肝受血而能视，足受血而能步，掌受血而能握，指受血而能摄。"

13. 治疗不寐、心悸、怔忡勿忘脾。

《素问·逆调论》："胃不和则卧不安。"

清·唐容川《血证论·脏腑病机论》："血虚则神不安而怔忡。"

清·林珮琴《类证治裁·不寐》："惊恐伤神，心虚不安，思虑伤脾，脾血亏损，经年不寐。"

14. 治疗发热、口渴勿忘脾。

明·龚信《古今医鉴·病机》："血属阴，不足则生热。"

清·喻昌《医门法律·虚劳门》："血瘀则荣虚，荣虚则发热。"

清·唐容川《血证论·瘀血》："瘀血在里则口渴。"

15. 血汗水三位源一，血汗水之治当思内在联系。

清·张隐庵《黄帝内经素问集注·经脉别论》："水入于经，其血乃成。"

清·唐容川《血证论·胎气》："血与水皆阴也，水为先天阳气所化之阴液，血为后天胃气所化之阴汁。"

清·唐容川《血证论·阴阳水火气血论》："汗出过多则伤血，下后亡津液则伤血。"

清·张隐庵《黄帝内经素问集注·经脉别论》："气化则水行。"

清·尤在泾《金匮翼·痰饮统论》："气行即水行，气滞即水滞。"

《灵枢·营卫生会篇》："夺血者无汗，夺汗者无血。"

明·缪希雍《先醒斋医学广笔记·春温夏热病大法》："半夏有三禁，渴家汗家血家是也。"

16. 治痿原则，独取阳明，肌病食甘，生肌长肉。

《素问·痿论》："治痿者，独取阳明。"

《素问·宣明五气论》："甘入脾，甘走肉，肉病无多食甘。"

脾主肌肉，脾实四肢，甘味先入脾，味甘补脾。

17.大凡治病，盖须顾护胃气，虚人老人少小，尤须时时顾护脾胃。

《素问·玉机真藏论》："五脏者，皆禀气于胃，胃者五脏之本也。"

明·张介宾《景岳全书·脾胃》："凡欲治病者，必须常顾胃气。"

《医学源流论·治病缓急论》："至于虚人与老少之疾，尤宜分别调护，使其元气渐转，则正复而邪退。医者不明此理，而求速效，则补其所不当补，攻其所不当攻，所服之药不验，又转求他法，无非诛伐无过，至当愈之时，其人已为药所伤。"

陈安民按：药食同理，必经胃纳脾化升之运之，方可敷布全身，送达病所，故凡治病脾胃虚弱者必当首先调理脾胃，药得吸收运化，方能发挥药效而祛病。否则药再好，而胃不纳脾不运也必治之无功。

18.过度治疗，必伤脾胃，盖不可取，宁可复行，勿使过之。

《慎斋遗书·缓》："一切内外伤，邪气已退，药宜间服，当以饮食调之，于中有缓急之意存焉。若服药过度，反伤其气，病益绵延不愈，或者反致增添新病，医须识此，庶无虚虚之害矣。"

《素问·五常政大论》："大毒治病，十去其六；常毒治病，十去其七；小毒治病，十去其八；无毒治病，十去其九。谷肉果菜，食养尽之，无使过之，伤其正也。不尽，行复如法。"

19.脾胃之治：脾气当升，胃气当降，升降顺畅，后天之本自然健旺。

《黄帝内经素问·阴阳应象大论》："浊气在上，则生䐜胀。"

《素问·阴阳应象大论》："清气在下，则生飧泄……湿胜则濡泄。"

清·叶天士《临证指南医案》："脾宜升则健，胃宜降则和。"

清·叶天士《临证指南医案》："六腑以通为用，以降为顺。六腑以通为补。"

清·张锡纯《医学衷中参西录·医方》："脾主升清以运津液上达。胃主降浊，所以运糟粕下行。"

20.勿忘食疗，食治平疴乃良医。

唐·孙思邈《备急千金要方·食治》："食能排邪而安脏腑，悦神爽志以资血气。若能用食平疴、释情、遣疾者，可谓良工。"

《素问·藏气法时论》："毒药攻邪，五谷为养，五果为助，五畜为益，五菜为充，气味合而服之，以补精益气。"

21.食药次第：先食后药，食疗不愈，而后命药。

唐·孙思邈《备急千金要方·食治》："夫为医者，当须先洞晓病源，知其所犯，以食治之。食疗不愈，然后命药。"

22. 食养收功。

《素问·五常政大论》："大毒治病，十去其六；常毒治病，十去其七；小毒治病，十去其八；无毒治病，十去其九。谷肉果菜，食养尽之，无使过之，伤其正也。"

陈安民按：总体上讲食疗属于补益之法，培补正气，化生气血，调和阴阳，恢复强健脏腑正常生理功能。生长发育、修复损伤的组织器官（脏腑、肌肤、四肢百骸）等诸多方面均需强健旺盛的营养支持。食疗虽见功缓慢，但无偏弊，无任何痛苦，患者乐于接受，当是一个很好的值得深入研究、大力弘扬的疗法。北京协和医院基本外科蒋朱明教授曾阐述：有营养风险患者经合适的营养干预，感染并发症发生率降低；合适的营养干预还可节约医疗费用。病程漫长的慢性消耗性疾病尤需营养支持疗法，在特定的状况下其所释放的治疗效能并不低于药物及手术的效能，甚至更为重要。

23. 脾胃学说论说疾病预后。

明·张介宾《类经·脉色类》："胃气强则五脏俱盛，胃气弱则五脏俱衰。"

明·李中梓《医宗必读·肾为先天本脾为后天本论》："有胃气则生，无胃气则死。"

《素问·移精变气论》："得神者昌，失神者亡。"

陈安民按：神乃精所化，精乃水谷化，化水谷者脾也，神衰神败实脾衰脾败也。人以水谷为本，故人绝水谷则死，脉无胃气亦死，血亡人亦亡。

24. 时时顾护胃气，将医疗进行到底。

攻伐伤胃，治需顾护胃气。

化疗、放疗、骨髓移植、手术伤胃，治需顾护胃气。

原本脾虚之人及老、幼、体虚、慢病人群，治疗尤需时时顾护胃气。

第二节　践行血液病治疗

一、健脾益气生血方剂

1. 独参汤　《景岳全书》方：人参 2 两，浓煎顿服。功能益气固脱。治元气大亏，阳气暴脱，症见面色苍白，神情淡漠，肢冷多汗，呼吸微弱，脉微细欲绝。

2. 当归补血汤　《兰室秘藏》方：黄芪一两、当归二钱，主治"妇人肌热燥热，目赤面红，烦渴引饮，昼夜不息，其脉洪大而虚，重按全无"。

按：黄芪剂量是当归的5倍。

3. 归脾汤 《济生方》方：黄芪、白术，茯苓、桂圆肉、炒酸枣仁各一两，人参、木香各五钱；炙甘草二钱五分、生姜五片、大枣1枚，功能健脾养心，益气补血。治心脾两虚，气血不足而致心悸，健忘，失眠，少食，体倦，面萎黄，妇女月经不调，崩中漏下，脉细弱，舌质淡者。

实验研究：可升高烫伤休克动物的血压，促进休克肠管收缩运动的恢复，改善消化症状，使呼吸加强加快，血糖上升，有助于抗休克。

4. 八珍汤 《正体类要》方：人参、白术、茯苓、当归、白芍药、熟地黄、川芎各一钱，炙甘草五分。功能双补气血。治气血两虚，色苍白或萎黄，心悸怔忡，食欲缺乏，气短懒言，四肢倦怠，头晕目眩，舌淡苔白，脉细弱或虚大无力。

实验研究：能促进急性贫血的细胞再生，主要表现在网织红细胞的转变成熟过程。

5. 十全大补汤 《太平惠民和剂局方》方：黄芪、肉桂、人参、白术、茯苓、炙甘草、当归、白芍、熟地黄、川芎。治气血不足，虚劳喘嗽，食少，遗精，脚膝无力，疮疡不敛，妇女崩漏等症。

二、护胃生血方

1. 香砂六君子汤 《时方歌括》方：人参、茯苓、白术、制半夏各二钱，炙甘草、陈皮各一钱，木香、砂仁各八分，生姜、大枣。治脾胃气虚，寒湿滞于中焦，症见脘腹胀痛，纳呆嗳气，呕吐泄泻等。也用于慢性胃炎、胃及十二指肠溃疡而见上症者。

2. 保和丸 《丹溪心法》方：山楂六两，神曲二两，半夏、茯苓各三两，陈皮、连翘、莱菔子各一两（一方有麦芽）。功能：消积和胃，清热利湿。治食积停滞，症见胸脘痞满，腹胀时痛，嗳腐厌食，大便不调，舌苔厚腻而黄，脉滑。

3. 人参健脾丸（又名健脾丸） 本方来自《济生方》白术饮化裁：人参、麦芽、白术、橘皮各60g、枳实90g、山楂45g。蜜丸或糊丸，每服9g。治脾胃虚弱，食欲缺乏，腹胀满，大便溏泻。

三、活血化瘀生血方

1. 血府逐瘀汤 《医林改错》方：当归、生地黄、红花、牛膝各三钱，桃仁四钱，枳壳、赤芍药各二钱，桔梗、川芎各一钱五分，柴胡、甘草各一钱。功能：活血化瘀，行气止痛。治胸中血瘀，血行不畅，症见头痛、胸痛日久不愈，或呃逆日久不止，或内热烦闷，心悸失眠，傍晚潮热等。

2.鳖甲煎丸 《金匮要略》方：鳖甲胶、阿胶、蜂房（炒）、鼠妇虫、土鳖虫（炒）、蜣螂、硝石（精制）、柴胡、黄芩、半夏（制）、党参、干姜、厚朴（姜制）、桂枝、白芍（炒）、射干、桃仁、牡丹皮、大黄、凌霄花、葶苈子、石韦、瞿麦。功能：活血化瘀，软坚散结。用于胁下癥块。

血液病见有肝脾大者可辨证应用。

四、气血阴阳同治方

四维生血方（陈安民教授经验方）

立方旨意：补虚强本生血。

组方思维：气血生成关乎脾肾二脏，关乎阴阳二气。补气以生血，补血以生血。壮阳即益气，气旺血自生。滋阴精充盛，精足血化生。

第十一章　陈安民临证方药

陈安民教授从医50余载，始终工作在临床、教学、科研一线，治学严谨，融贯中西，躬行实践，重视临床，积累了丰富的临床经验。他汲取前贤名家精粹，关注现代研究进展，融汇中西医理论及诊疗方法，不仅仅在血液病方面，而且对常见病多发病、积淀了坚厚的全科基础。临证中提出了血液病四大基本证候，创立了血液病四大基本方，如四维生血汤——贫血治疗基本方、柴葛清瘟败毒饮——白血病治疗基本方、三甲血府逐瘀汤——血液病血瘀证治疗基本方、犀角地黄化斑汤——血液病出血证候治疗基本方。在血液病和临床常见病、疑难病等的诊治中总结了40余首行之有效的经验方。

第一节　陈安民血病四大基本方

一、四维生血汤——贫血治疗基本方

1.立方旨意　补虚强本而生血（益气，生血养血，滋补肾阴/元阴，温壮肾阳/元阳）。

2.处方组合　十全大补汤＋右归丸＋开胃＋止血。

3.药物组成　人参、黄芪、白术、茯苓、甘草、当归、赤芍、白芍、生地黄、熟地黄、川芎、山药、山茱萸、枸杞子、附子、肉桂、鹿角胶、菟丝子、仙灵脾、陈皮、焦东楂、仙鹤草、生姜、大枣。

4.功效　平补气血。

5.主治　血液病气血虚弱，诸虚不足；各类贫血、血小板减少、白细胞减少等症。

6. 方解　贫血、血虚，自当"虚则补之"——补血、生血、养血；气血化生——一在先天肾元，肾主骨生髓藏精化血，二在后天脾之化生水谷精微，化赤而为血。

（1）人参、黄芪、白术、茯苓、甘草：益气健脾以生血，后源充盈不断。

（2）当归、白芍、熟地黄、川芎：补血祖方四物汤，生血养血。

（3）熟地黄、山茱萸、山药、枸杞子：滋肝肾之阴填髓生精化血。

（4）制附子、肉桂、鹿角胶、菟丝子、仙灵脾：温壮元阳以强生化之机。

（5）陈皮、焦东楂：开胃受纳，补而不滞。

（6）仙鹤草：再障者血小板计数往往较低，常有血证，用之止血固血养血。

（7）生姜、大枣：调和脾胃。

诸药合用，气血、阴阳、先天、后天双双并补，可谓"四维""六合"，致气血化生，血虚诸症可除。

7. 临床应用　再生障碍性贫血、缺铁性贫血、巨幼红细胞性贫血、溶血性贫血、PNH（去山楂）、特发性慢性血小板减少性紫癜（重用滋补肝肾及止血之品）、骨髓增生异常综合征（重用活血之品＋清髓解毒之品）、放化疗后骨髓抑制（可加调和脾胃、滋养胃阴之品）、骨髓纤维化贫血（可加活血化瘀之品）、慢病性贫血、气血虚弱之证。

8. 衍化方　滋髓生血方（汤剂/胶囊剂），即在上方基础上加用鹿茸、三七参、阿胶、紫河车、炒栀子、茜草、大黄炭、侧柏炭，进一步增强了该方的生血作用，同时加侧柏炭治齿衄，加大黄炭、茜草止血而不留瘀。病情较重时可做汤剂服用，病情稳定需巩固治疗时可将此方制成胶囊剂，以便长期服用。当然，两者也可同时服用。

9. 参考用药

（1）刺激骨髓造血的中草药：仙灵脾、菟丝子、巴戟天、当归、丹参、鸡血藤、黄芪、熟地黄、阿胶、花粉、何首乌、枸杞子、冬虫夏草、雄黄（少量）。

（2）生血（提升红细胞及血红蛋白）：鹿茸、鹿角胶、人参、黄芪、党参、四叶参、鹿角、紫河车、阿胶、鸡血藤、丹参、当归、熟地黄、杞果、制首乌、白术、陈皮、云苓、大枣、代赭石、磁石。

（3）升高网织红细胞：鹿茸、鸡血藤、鸡矢藤、白花蛇舌草。

（4）提升白细胞：人参、党参、黄芪、鹿茸、麝香、紫河车、穿山甲、蟾酥、白术、肉桂、丹参、鸡血藤、茜草、沙参、黄精、山茱萸、女贞子、覆盆子、补骨脂、仙灵脾、莪术、山豆根、虎杖、苦参、龙葵根、晚蚕砂、乳香、没药、石苇、五灵脂、丝瓜络、甘草、木灵芝、肉豆蔻、益智仁、穿山甲、蛇床子、刺五加、绞股蓝。

（5）抗化疗、放疗致白细胞减少：黄芪、太子参、白术、当归、阿胶、龟板胶、蟾酥、穿山甲、丹参、鸡血藤、鸡矢藤、生地黄、熟地黄、冬虫夏草、杞果、五味子、山茱萸、补骨脂、女贞子、石苇、灵芝、玄参、石斛、益智仁。

（6）提升血小板：生黄芪、当归、白芍、生地黄、熟地黄、鸡血藤、山茱萸、女贞子、紫河车、桂圆肉、红枣、赤小豆、花生衣、大黄、羊蹄根、田三七、白及、藕节、仙鹤草、茜草、连翘、水牛角、黄柏、肉苁蓉、狗脊。

（7）抗化疗、放疗致血小板减少：黄芪、太子参、升麻、女贞子、五味子、茜草、商陆、土大黄、石苇、杞果、鸡血藤、大枣、花生衣等。

二、柴葛清瘟败毒饮——白血病治疗基本方

1. 立方旨意　攻邪败毒以复正。

2. 处方组合　清瘟败毒饮＋柴葛解肌汤＋银翘散＋清髓解毒之品。

3. 药物组成　羚羊角、水牛角、生石膏、知母、生地黄、赤芍、牡丹皮、黄连、黄芩、栀子、金银花、连翘、柴胡、玄参、薏苡仁、半枝莲、龙葵、山豆根、甘草。

4. 功效　清髓解毒，泻火凉血。

5. 主治　热毒之邪充斥表里、三焦、卫气营血直至骨髓而致骨髓造血无序，克隆致生白血病者，症见发热久久不退、消瘦、乏力、盗汗、肌肤斑疹紫癜、齿衄、鼻衄、颈腋痰核、心悸、短气，舌红舌绛，苔黄乏津，脉沉细而数或浮大而数，周围血查见白细胞显著增高，骨髓象则见幼稚白细胞显著增高。

6. 方解　急性白血病早期多表现为热证，遵《内经》旨意当"热者寒之""温者清之"，据邪热病理发展规律，热极则化火生毒，其治故当清热解毒泻火，热得清，火得泻，则毒可解，骨髓血液无毒邪干扰自可恢复正常造血功能而无恶性克隆，白血病可得缓解以致痊愈。

（1）羚羊角、水牛角：清心肝二经实热，心主血，肝藏血，心肝二经邪热得清，则血得安宁。

（2）生地黄、赤芍、牡丹皮、水牛角：乃犀角地黄汤之变异方，力清血分邪热，凉血止血。

（3）黄连、黄芩、栀子：乃黄连解毒汤要药，通泻三焦之火，清泄脏腑邪热。

（4）生石膏、知母、葛根、柴胡、黄芩：乃柴葛解肌汤之要药，解肌而清壮热。

（5）金银花、连翘：清热解毒，可除多种病毒感染发热。

（6）玄参、薏苡仁、半枝莲、龙葵、山豆根：清髓解毒抗白血病要药。

（7）甘草：清热解毒，调和诸药。

诸药合用，共奏清解血分、骨髓之热毒而调治急性白血病。

7. 临床应用　治疗急性淋巴白血病，合消瘰丸（玄参、浙贝母、牡蛎），加夏枯草化裁。

8. 注意事项

（1）本方煎药法极为重要，否则影响疗效。此方药物当分三阶段煎煮：①生石膏、水牛角先煎 30 ~ 40 分钟；②继则下其余诸药，这些药物入煎之前需冷水浸泡至少 30 分钟，令使其充分浸透，入煎后轻轻煮沸 15 分钟；此时第一煎完成，取汁备服。紧接着再煎第二煎，加入适量冷水后即可煎煮，至沸改换小火再煎 15 分钟，第二煎完成，去渣取汁与第一煎药汁和合约 600 mL，也可两煎取汁 800 mL。方中柴胡、金银花、连翘均为轻扬清解之品，其有效成分多为挥发性物质，不宜久煎，否则退热之有效成分挥发掉而降低疗效。而方中生石膏为矿物类药品，水牛角质地坚实，非久煎其有效成分难以析出，非久煎不能取效。羚羊角粉属贵细药品，不宜入煎，应随同药汁冲服。

（2）服用方法：将两煎所取药汁分早、中、晚三次服用，每服 200 mL；热甚者可分早、中、晚及夜晚 10 点钟四次服用，每服 200 mL，同时冲服羚羊角粉。分 3 次、4 次服药者以使药力持续相接。

（3）药量：根据病情轻重、热度高低可将药量分为重剂、中剂、轻剂三个层次：重剂药量相应较大，药位可适当多些，如生石膏可用至 100 ~ 200 g，水牛角可用至 60 g，柴胡、黄芩、金银花均可用至 30 g；中剂者较常用量略高一些；轻剂者常用量即可。羚羊角粉高热者可用，中等热、低热可以不用。

另外，也可根据病情选用安宫牛黄丸、紫雪散、至宝丹、清开灵等。

9. 衍化方　清髓解毒胶囊。治疗重点在于清解深伏骨髓之邪热之毒，髓毒得清，则病态造血得以控制，白血病即可得以缓解。

方药：雄黄、青黛、土鳖虫、龙葵、莪术、蚤休、葛根、人工牛黄、白花蛇舌草、太子参、丹参等，共为细末制胶囊供临床使用。主治急、慢性白血病。

10. 参考用药

（1）清髓解毒具有抗白血病细胞作用的中草药：雄黄、青黛、雷公藤、干蟾皮、斑蝥（斑蝥素）、长春花（长春花碱）、肿节风、墓头回、马钱子、胡黄连、川芎、鸦胆子、白头翁、蛇花藤（总生物碱）、广豆根、冬凌草、大黄、茯苓、藤黄、莪术、雷公藤、喜树果、土鳖虫、败酱草、徐长卿、半枝莲、龙葵、山豆根、玄参、薏苡仁、昆布、三尖杉、四叶参等（山豆根：抗白血病细胞。土鳖虫：对白血病细胞有抑制作用。

昆布：预防白血病，止血，降压，清除血脂）。

（2）降低幼稚白细胞：生地黄、熟地黄、天冬、麦冬、玄参、知母、山药、土茯苓等。

（3）防治与逆转白血病细胞耐药的中草药：汉防己、浙贝母、川芎、补骨脂、刺五加、冬凌草、人参、苦参等。

（4）介导白血病细胞凋亡的中草药：雄黄、青黛、雷公藤、柴胡、砒霜等。

（5）促进白血病细胞诱导分化的中草药：葛根、熊胆、巴豆、苦参、三七、人参、陈皮、牛蒡子等。

另据现代药理研究显示，灵芝、黄芪能提高机体免疫功能，使 NK 细胞、LAK 细胞活性增高，IFN 水平提高，以消灭体内残存白血病细胞，达到最终治愈白血病的目的。

三、三甲血府逐瘀汤——血液病血瘀证治疗基本方

1. 立方旨意　祛瘀以生新。

2. 处方组合　血府逐瘀汤＋三甲散＋消瘰丸。

3. 药物组成　当归、生地黄、赤芍、川芎、桃仁、红花、三棱、莪术、枳壳、柴胡、桔梗、牛膝、玄参、浙贝母、牡蛎、鳖甲、龟甲、穿山甲、鸡内金、甘草。

4. 功效　活血化瘀，理气止痛，软坚消积。

5. 主治　血液郁滞瘀结为患，血行不畅，面赤唇暗，腹中结块，头痛胸痛骨痛，日久不愈，痛如针刺而有定处，入暮渐热，舌质红绛、舌边有瘀斑，或舌面有瘀点，两目暗黑，脉涩或弦紧。

6. 方解　血液病骨髓增生性疾病病在骨髓，但其周围循环血液浓稠运行不畅，或郁滞血脉，或郁阻骨髓，或郁于黏膜肌肤，或淤积脏腑组织器官而成结节、结块而成斯证；或由气虚帅血运行无力致瘀，或由肝气郁滞致瘀，治当益气消瘀，或行气破气消瘀，血行畅达，积块消散，则骨髓增生性疾病即可得以缓解。方中当归、川芎、赤芍、桃仁、红花活血行血祛瘀；牛膝祛瘀血、通血脉，并引瘀血下行；柴胡疏肝解郁、畅达气机而行瘀；桔梗、枳壳行气，行胸腹气滞，使气行血行；生地黄凉血清热，配当归养血润燥，使祛瘀而不伤阴血；玄参、浙贝母、牡蛎化痰散结而除瘰疬；鳖甲、龟甲、穿山甲、鸡内金软坚散结破积；甘草调和诸药。

本方不仅行血分瘀滞，又能解气分之郁结，活血而不耗血，祛瘀又能生新，合而用之，使瘀去气行，则诸症可愈。

7. 临床应用

（1）骨髓增生性疾病：可加清髓解毒之品。

（2）慢性粒细胞白血病：①慢性淋巴细胞白血病：可加化痰散结之品。②霍奇金病：可加化痰散结之品。③非霍奇金病：可加化痰散结之品。

（3）骨髓增生异常综合征：①真红细胞增多症：可加龙胆草、水蛭。②特发性血小板增多症：可加水蛭、青黛散。③多发性骨髓瘤：可加煅龙牡、徐长卿。④骨髓纤维化：重用活血化瘀、益气生血之品。

8. 衍化方　水蛭桃红祛瘀方。

（1）方药组成：水蛭、赤芍、桃仁、红花、三棱、莪术、川芎、当归、熟地黄、喜树果、芦荟、制香附、黄芪、陈皮、焦东楂。

（2）用法：水煎服，每日一剂，分两次服。

（3）主治：同上。

9. 参考用药

（1）软缩肝脾：芦荟、鳖甲、三棱、莪术、喜树果、丹参、王不留行、泽兰、鸡内金、地龙、水红花子等。

（2）降低红细胞、血红蛋白、血小板：雄黄、青黛、水蛭、龙胆草等。

四、犀角地黄化斑汤——血液病出血证候治疗基本方

1. 立方旨意　止血而固本。

2. 处方组合　犀角地黄汤＋化斑汤＋小蓟饮子。

3. 药物组成　犀角、生地黄、赤芍、当归、牡丹皮、生石膏、知母、玄参、仙鹤草、紫草、大黄炭、炒蒲黄、小蓟、白茅根、藕节、炒栀子、金银花、连翘、甘草。

4. 功效　清热解毒，凉血散瘀。

5. 主治　热入血分，伤血动血，呈现诸多血证：肌衄发斑、齿衄、鼻衄、尿血，便舌绛起刺，脉数等。

6. 方解　本方专为温热之邪燔于血分而设。热入血分，迫血妄行，上出则为吐衄，下泄则为便血、尿血，溢于肌肤，则为斑疹。如是诸症，总由热毒炽盛于血分所致。治疗除清热解毒外，还需凉血散瘀。方中：犀角地黄汤之犀角清营凉血、清热解毒为主药，现在皆以水牛角代之，但用量应大，一般用至 30 ～ 60 g；生地黄清热凉血，协助犀角清解血分热毒，并能养阴，以治热甚伤阴，是为辅药；赤芍、牡丹皮清热凉血，活血散瘀，既能增强凉血之力，又可防止瘀血停滞，共为佐使。四药合用，清热之中兼以养阴，使热清血宁而无耗血之虑，凉血之中兼以散瘀，使血止而无留瘀之弊。生石膏、知母、犀角、玄参、粳米、甘草即为化斑汤，本由解肌清热白虎汤加入犀角、

玄参化裁而来，功可清热凉血，滋阴解毒，化斑消癥；小蓟、白茅根、藕节、炒栀子、甘草乃小蓟饮子主药，清热利尿而治血尿；仙鹤草、紫草、大黄炭、炒蒲黄凉血止血，化瘀祛斑。金银花、连翘、炒栀子清热解毒，清泄三焦之火；当归养血和血，不致凉血太过。诸药合方，共奏清热凉血、化斑消癥作用。

7. 临床应用　过敏性紫癜（若为腹型、关节型、肾型、混合型用药当有所侧重），紫癜性肾炎，血小板减少性紫癜（血分郁热者宜），白血病热迫血分见血证者，再障血分郁热见血证者，单纯性紫癜，一般出血证候（吐衄、尿血、便血），急性黄色肝萎缩、肝性脑病，尿毒症，各种败血症，疗疮肿毒等出现高热，出血而属于血热者。

8. 衍化方　血症安胶囊。方药组成：炒栀子、连翘、三七参、牡丹皮、茜草、仙鹤草、大黄炭、乌鸡炭。共为细末，装胶囊备用。适应证：通治一切血证。

9. 参考用药

（1）止血（促凝血）：三七、血竭、仙鹤草、旱莲草、白及、花生衣、牡丹皮、栀子、侧柏叶、白茅根、阿胶、地黄、鱼腥草、土大黄、大黄、茜草、生地榆、炒槐花、槐角、蒲黄、蜂房、血余炭、艾叶、贯众、马勃、鲜马齿苋、五倍子、乌贼骨、花蕊石、大蓟、小蓟、杜仲、补骨脂、肉苁蓉、升麻、乌药、水牛角、陈皮、紫珠草等。

（2）降低毛细血管通透性：黄芪、黄芩、槐米、槐花、连翘、白茅根、水牛角、紫草、大黄、陈皮、青皮、五加皮、红藤、秦艽。

第二节　陈安民血病四十一验方

一、滋髓生血方

1. 组成　黄芪180g、红参27g、鹿茸18g、阿胶45g、龟甲胶27g、鹿角胶27g、当归27g、白芍45g、生地黄45g、熟地黄45g、桂圆肉45g、枸杞子45g、女贞子45g、墨旱莲90g、补骨脂45g、淫羊藿45g（油炙）、栀子（炭）45g、连翘45g、三七27g、仙鹤草45g、山楂（炒）45g、陈皮27g、枳壳27g、大枣90g。

2. 用法　本方可制成胶，口服，一次4~6粒，一日3次，饭后白开水温服；也可酌调剂量，煎成汤剂，每日1剂，分2次服。

3. 功效　补肾健脾，滋髓生血。

4. 主治 虚劳气血虚弱之证，临床主要用于再生障碍性贫血的治疗，同时可用于慢性病贫血、白细胞减少症、粒细胞缺乏症、血小板减少症及白血病、肿瘤放化疗后骨髓增生抑制，血红蛋白并红细胞、白细胞、血小板均有不同程度的降低，面色无华，心悸短气，倦怠乏力，舌淡红，苔白稍腻，脉象沉缓无力等气血虚弱之证。

5. 方解 方中黄芪、红参、当归、阿胶、桂圆肉益气养血，滋髓填精；龟板胶、地黄、芍药、女贞子、枸杞子、墨旱莲滋补肝肾之不足，化生阴血，是为血液化生的物质基础；鹿茸、鹿角胶、淫羊藿、补骨脂温壮肾中元阳而生阴，是为血液化生之原始动力；黄芪、红参、白术、茯苓益气健脾以资气血化生之源，补气而生血，是为化生血液之后天动力；三七参、仙鹤草、栀子炭、连翘止血保血，止血即保血，保得一分血液即保得一分生机。清·唐容川《血证论》中曰："存得一分血，便保得一分命。"因再生障碍性贫血患者均有不同程度的血小板减少，往往有出血之症，故在补血生血的同时须得兼顾出血症状，而配伍止血之品。其中三七参止血活血，祛瘀血而生新血，具有促进造血之功能。陈皮、枳壳、焦山楂健运脾胃，使本方补而不滞，气血化生之机畅达。此即方中"动药"，以发挥配伍中的"鲶鱼效应"。

诸药合用，共奏补肾健脾、滋髓生血之功，其补肾即补先天之本，其健脾即补后天之本，先天生发之机旺盛，后天化生畅达，人之阴阳气血均得以生发。该方是气血阴阳并补之方，其药性平和而治疗功效显著，且方中诸药均为无毒之品，可长期服用，故本药是治疗气血虚弱之再生障碍性贫血等诸多贫血疾患之良药，临床治疗若合理、适量联用相关西药，则疗效更为显著。

6. 临床疗效 根据不同的病程、病情、症状，1 周至 1 个月当有症状改善，3 个月后血象会有所改善，半年之后会有显著改善，生活或如常人，血象接近正常，抑或某项尚差；3 ～ 5 年或可基本完全康复病愈。

二、清髓解毒汤

1. 组成 炒栀子 30 g、连翘 30 g、柴胡 18 g、黄芩 18 g、生石膏 50 g（先煎）、知母 15 g、羚羊角粉 2 g（冲服）、水牛角 50 g（先煎）、牡丹皮 15 g、当归 15 g、生白芍 20 g、生地黄 30 g、仙鹤草 30 g、小蓟 15 g、大黄炭 9 g、三七粉 3 g（冲服）、太子参 30 g、麦冬 15 g、陈皮 9 g、炒山楂 15 g、生晒参 15 g（另炖）、甘草 10 g。

2. 用法 每日 1 剂，水煎，早、中、晚 3 次分服。

3. 功效 清热解毒，凉血止血。

4. 主治 急性重型再障髓枯血热，起病急骤，面色苍白，壮热不已或低热持续不退，头晕目眩，心悸气短，全身泛发紫癜，或见齿衄、鼻衄，尿血、便血，妇女月经过多或淋漓不断，甚则神昏谵语。舌红绛，苔黄乏津。脉洪大数疾。

5.方解　栀子、连翘、柴胡、黄芩、生石膏、知母清解三阳之热，羚羊角粉清肝热凉血，水牛角清心热凉血，牡丹皮、当归、白芍、生地黄凉血和血养血，仙鹤草、小蓟、大黄炭、三七粉止血祛瘀而治血证，生晒参、太子参、麦冬等益气养阴、扶正补虚；本方诸多清热解毒凉药与滋补肝肾养阴滋腻之品恐碍脾胃功能，酌用陈皮、山楂顾护胃气，甘草调和诸药。全方合用，共奏清热凉血解毒功效。

6.临床疗效　药用数日，体温可得下降，证情有所缓和，而后即可转入滋补肝肾益气养阴生血为治。

三、建中生血汤

1.组成　红参15g（另炖；也可用党参30g代之）、黄芪50g、当归9g、炒白术15g、茯苓30g、陈皮9g、炒山楂30g、焦神曲15g、炒麦芽15g、砂仁9g、干姜9g、蚕砂15g、乌梅9g、炙甘草9g、生姜9g、大枣30g。

2.用法　水煎服，每日1剂，分2次温服。

3.功效　益气生血，健脾摄血。

4.主治　缺铁性贫血脾虚型。症见面色苍白少华，全身疲乏，四肢无力，自汗气短，食欲缺乏，大便溏薄，腹胀等。

5.方解　本方意在健运脾胃而促进中焦化生血液之功能，其作用不在于直接补血，其着力点在于脾气旺盛能够很好纳谷化生水谷精微，造血物质充盛自可有血化生而除贫血之疾，此即益气生血之理。方中人参、黄芪强力健脾补气之品，白术、茯苓、陈皮、炒山楂、焦神曲、炒麦芽、砂仁健脾燥湿益气开胃促进脾胃运化功能，干姜、桂枝温中升阳，生姜、大枣和胃健脾，乌梅生津开胃，蚕砂入肝脾胃经，具和胃化浊功能，现代药理研究其含有机铁，可补血生血，与乌梅组合乌梅性酸可促进铁质吸收，炙甘草健脾和中并能调和诸药，当归补血养血，共奏健脾益气生血之功效，方中虽仅有当归一味补血之品，但以健运脾胃补气生血为主，此正乃遵经义构方之妙也。

四、归芪香砂六君子汤

1.组成　当归9g、黄芪50g、党参15g、炒白术15g、茯苓30g、陈皮15g、砂仁9g、木香6g、炒山楂15g、炒神曲15g、炒麦芽15g、炙甘草9g、生姜5g、大枣15g。

2.用法　水煎服，每日1剂，分2次温服。

3. 功效　健运脾胃，益气生血。

4. 主治　脾胃虚弱，健运失司，纳差腹胀，便溏，倦怠乏力，头晕心悸，面黄不华，舌淡苔白，脉象沉缓无力或沉细无力。

5. 方解　方中当归补血汤益气生血，香砂六君子汤健运脾胃，焦三仙开胃助消化，炙甘草和中健脾且能调和诸药，生姜和胃，大枣补脾生血。诸药合用共奏健运脾胃、益气生血之功。

五、强力归脾汤

1. 组成　黄芪 50 g、党参 15 g、炒白术 9 g、当归 9 g、炒酸枣仁 30 g、夜交藤 15 g、柏子仁 15 g、茯神 30 g、桂圆肉 15 g、丹参 30 g、广木香 9 g、枳壳 15 g、炒山楂 15 g、炙甘草 9 g、生姜 3 g、大枣 15 g。

2. 用法　水煎服，每日 1 剂，分 2 次温服。

3. 功效　补益心脾，益气养血。

4. 主治　慢性消耗性虚弱性疾病而见贫血呈现心脾两虚证候者，主要临床表现为倦怠乏力、少气懒言、心悸短气、动则尤甚、寐差多梦、怔忡健忘、舌淡苔薄白或微黄、脉沉缓无力或沉细无力。

5. 方解　黄芪、党参、炒白术益气健脾，补气生血；当归、丹参、桂圆肉活血生血养血，桂圆肉且有益心安神作用；炒酸枣仁、柏子仁、夜交藤、茯神养心安神而治心悸不寐；广木香、枳壳、山楂理气健运脾胃，中州强旺则血可自生；炙甘草、生姜、大枣和中健运脾胃调和诸药。本方乃归脾汤加味而成，使原方补益心脾、化生气血的功效大为增强。

六、归芪地黄汤

1. 组成　熟地黄 15 g、生地黄 15 g、山茱萸 15 g、炒山药 15 g、茯苓 15 g、牡丹皮 9 g、泽泻 15 g、补骨脂 9 g、黄芪 30 g、当归 9 g、炒白术 15 g、陈皮 9 g、炒山楂 15 g、甘草 9 g、生姜 3 g、大枣 15 g。

2. 用法　水煎服，每日 1 剂，分 2 次温服。

3. 功效　滋补肝肾，益气生血。

4. 主治　慢性消耗性虚弱性疾病而见贫血呈现肝肾阴虚证候者，症见头晕耳鸣，腰膝酸软，手足心热，心悸短气，面色欠华，精神不振，舌淡红，苔少或薄白薄黄，脉沉细无力，或脉稍数，尺脉无力。

5.方解　熟地黄、生地黄、山茱萸、炒山药、茯苓、牡丹皮、泽泻此乃六味地黄汤，滋补肝肾之阴，补骨脂温补脾肾强壮腰膝，予壮阳之品寓补阴方中以求"阴得阳升而源泉不竭"，也乃"摄阴之内必兼顾阳气"之意；黄芪、当归乃当归补血汤第一要方，贫血之治不可或缺；白术、陈皮、山楂健运中州而助化生气血，甘草建中和胃，姜枣顾护胃气。诸药合用则可滋补肝肾、益气生血而可用于具有肾阴虚证候之慢性贫血的疾患。

七、四维升白汤

1.组成　黄芪 50 g、鸡血藤 30 g、女贞子 30 g、鹿角霜 15 g、炒山楂 15 g、陈皮 9 g、甘草 9 g、生姜 3 g、大枣 10 g。

2.用法　水煎服，每日 1 剂，分 2 次每日早晚温服。

3.功效　益气生血，滋补肝肾。

4.主治　体质虚弱，白细胞减少，精神倦怠，肢重乏力，形寒肢冷，舌淡红或淡，苔白，脉沉缓无力。

5.方解　黄芪益气健脾化生气血，鸡血藤活血补血，女贞子补益肝肾之阴以增血源，鹿角霜温肾阳以化生精血。四药同用相得益彰，气可生血，血可益气，阴可化阳，阳可生阴，气血阴阳四维促生。白细胞乃血液主要成分之一，自可得以提升。辅以陈皮、山楂理气和胃，令本方补而不滞，甘草和药，姜枣和胃补脾。诸药合用而具滋补肝肾、益气生血，提升白细胞之功能。

6.临床疗效　药用 1 个月可见疗效，药用 3 个月可见显著疗效。

八、柴葛清瘟败毒饮

1.组成　羚羊角、水牛角、生石膏、知母、生地黄、赤芍、牡丹皮、黄连、黄芩、栀子、金银花、连翘、柴胡、玄参、薏苡仁、半枝莲、龙葵、山豆根、甘草。

2.用法　每日 1 剂，水煎服。可将两煎所取药汁和合分早、中、晚 3 次服用，每服 200 mL；热甚者可分早、中、晚及夜晚 10 点钟 4 次服用。

药量可根据病情轻重、热度高低可将药量分为重剂、中剂、轻剂三个层次：重症者见高热，紫癜密集，并融合成片，全身症状也重，当用重剂大量，生石膏用 200 ~ 250 g，生地黄用量 40 ~ 50 g，犀角用量 18 ~ 24 g（现多无犀角而用水牛角代之，用量 60 ~ 100 g），黄连用量 12 ~ 18 g。病情次之者，中等热、紫癜不甚密集，全身症状较轻，上述诸药取中等剂量：生石膏 60 ~ 120 g，生地黄 15 ~ 30 g，犀角 9 ~ 12 g（水牛角代之，用量 50 g），黄连 6 ~ 12 g；轻症发热不甚，紫癜稀少，全身状况尚好者，上述诸药取一般常用剂量即可。

3. 功效　清髓解毒，泻火凉血。

4. 主治　热毒之邪充斥表里、三焦、卫气营血直至骨髓而致造血干细胞异常克隆致生白血病者，急性髓系白血病与急性淋巴细胞白血病初期邪热炽盛发热、紫癜等。

5. 方解　羚羊角、水牛角清心肝二经实热，心主血，肝藏血，心肝二经邪热得清，则血得安宁；生地黄、赤芍、牡丹皮、水牛角乃犀角地黄汤之代用方，力清血分邪热，凉血止血；黄连、黄芩、栀子乃黄连解毒汤要药，通泻三焦之火，清泄脏腑邪热；生石膏、知母、葛根、柴胡、黄芩乃柴葛解肌汤之要药，解肌而清壮热；金银花、连翘清热解毒，可除温热火毒发热；玄参、薏苡仁、半枝莲、龙葵、山豆根清髓解毒要药；甘草清热解毒，调和诸药。诸药合用，共奏清解血分、骨髓之热毒而调治白血病。

九、清髓解毒胶囊

1. 组成　雄黄 30 g、青黛 180 g、地鳖虫 15 g、龙葵 15 g、莪术 15 g、蚤休 30 g、人工牛黄 15 g、太子参 30 g、丹参 30 g。

2. 用法　共为细末制胶囊，每胶囊药粉 0.35 g，每粒胶囊含雄黄 0.027 g，初始服用每服 2 粒，一日 2 次，无不良反应可渐次加量，一天总量不超过 12 粒。

3. 功效　清髓解毒，泻火散瘀。

4. 主治　急慢性白血病、骨髓增生性疾病。

5. 方解　雄黄解毒杀虫，青黛清热解毒，凉血散瘀，两者配伍名为青黄散，多年来被用于慢性粒细胞白血病的治疗。龙葵、莪术、蚤休、人工牛黄清热解毒，丹参活血凉血散瘀，地鳖虫破血逐瘀，散结消肿，太子参补气生津扶正，以防逐瘀散结、泻火解毒之品耗伤气阴。

十、三甲血府逐瘀汤

1. 组成　当归、生地黄、赤芍、川芎、赤芍、红花、三棱、莪术、枳壳、柴胡、桔梗、牛膝、玄参、浙贝母、牡蛎、鳖甲、龟甲、穿山甲、鸡内金、甘草。

2. 用法　每日 1 剂水煎，分 2 次温服。

3. 功效　活血化瘀，理气止痛，软坚消积。

4. 主治　真性红细胞增多症，血液郁滞瘀结，血行不畅，面赤唇暗，腹中结块，头痛，胸痛，骨痛，日久不愈，痛如针刺而有定处，入暮渐热，舌质红绛，舌边舌面瘀点瘀斑，两目黯黑，脉涩或弦紧。

5.方解　当归、川芎、赤芍、桃仁、红花活血行血祛瘀；牛膝祛瘀血，通血脉，且可引瘀血下行；柴胡疏肝解郁，畅达气机而行瘀；桔梗、枳壳行胸腹气滞，使气行血行；生地黄凉血清热，配当归养血润燥，使祛瘀而不伤阴血；玄参、浙贝母、牡蛎化痰散结而除痰核瘰疬；鳖甲、龟甲、穿山甲、鸡内金软坚散结破积；甘草调和诸药。本方不仅行血分瘀滞，又能解气分之郁结，活血而不耗血，祛瘀而又生新，合而用之，使瘀积消，则诸症可愈。临床可用于真性红细胞增多症、原发性血小板增多症、多发性骨髓瘤、骨髓纤维化、髓增生异常综合征、骨髓增生性疾病。

6.临床疗效　血瘀为患，获效缓慢，治之月余始或见效，首见症状得以缓解，进而血液检验渐至改善。

十一、水蛭行瘀汤

1.组成　水蛭 15 g、赤芍 15 g、桃仁 9 g、红花 9 g、三棱 9 g、莪术 9 g、喜树果 15 g、芦荟 9 g、川芎 15 g、制香附 9 g、陈皮 9 g、焦东楂 15 g、川牛膝 15 g、丝瓜络 15 g、泽兰 30 g。

2.用法　每日 1 剂水煎，分 2 次温服。

3.功效　理气活血，通络散结。

4.主治　血液病血瘀证，多用于特发性血小板增多症及真红细胞增多症。

5.方解　水蛭、赤芍、桃仁、红花、三棱、莪术活血化瘀、行血通络；喜树果、芦荟散结化积消痞；川芎、制香附行血中之气，气行血行自无郁滞瘀积；陈皮、焦东楂理脾胃之气，以保后天健运之职；川牛膝、丝瓜络、泽兰活血通络行瘀以保气血流行畅达。诸药合用共理气活血、通络散结之效而有降低亢盛之血小板增多及真红细胞增多症。

十二、犀角地黄化斑汤

1.组成　犀角（水牛角代之）30 g、生地黄 30 g、赤芍 15 g、当归 9 g、牡丹皮 15 g、生石膏 60 g、知母 15 g、玄参 30 g、仙鹤草 30 g、紫草 30 g、大黄炭 9 g、炒蒲黄 9 g、小蓟 15 g、白茅根 30 g、藕节 9 g、炒栀子 18 g、金银花 30 g、连翘 30 g、甘草 9 g。

2.用法　水煎服，每日 1 剂，分 3 次温服。

3.功效　清热解毒，凉血散瘀。

4.主治　热入血分，伤血动血，呈现诸多血证：肌衄发斑，齿衄、鼻衄、尿血，便血，舌绛起刺，脉数。可用于过敏性紫癜、紫癜性肾炎、特发性血小板减少性紫癜（血分郁热者宜），白血病热迫血分见血证者，再障血分郁热见血证者，单纯性紫癜，疗疮肿毒，败血症等出现高热、出血而属于血热者。

5.方解　此方由犀角地黄汤、化斑汤及小蓟饮子化裁而成。犀角清热凉血、清热解毒为主药，现用水牛角代之，但用量应大，一般为 30 ~ 60 g；生地黄清热凉血，协助犀角清解血分热毒，并能养阴，治其热甚伤阴；赤芍、牡丹皮清热凉血，活血散瘀，既能增强凉血之力，又可防止瘀血停滞；生石膏、知母、犀角、玄参乃斑汤之主药，清热凉血，滋阴解毒，化斑消除紫癜；小蓟、白茅根、藕节、炒栀子、甘草清热利尿而治血尿；仙鹤草，紫草、大黄炭、炒蒲黄凉血止血，化瘀祛斑；金银花、连翘、炒栀子清热解毒，清泄三焦之火；当归养血和血，不致凉血太过。以上诸药合方，共奏清热凉血、化斑消除紫癜之作用。

6.临床疗效　药用1周紫癜可明显减轻，继用则需临症化裁，可使血小板逐渐提升。

十三、血症安胶囊

1.组成　连翘 45 g、栀子 45 g、阿胶 45 g、乌鸡（雌雄各 1 只，去肠杂，炭化），黄芪 180 g、荆芥炭 45 g、三七 27 g、大黄炭 45 g。

2.用法　诸药干燥碾成细粉装胶囊，每粒干药粉 0.5 g。口服，一次 4 ~ 6 粒，一日 3 次，饭后白开水送服。

3.功效　滋髓生血，养血止血。

4.主治　用于血液病，诸出血证，如各类紫癜、鼻衄、齿衄等。

5.方解　栀子泻火除烦，清热利湿，凉血解毒。连翘清热解毒、消痈散结，主治外感风热、热毒蕴结所致的丹毒、斑疹等症。阿胶补血止血、滋阴养血，主要用于血虚、出血证、阴虚火旺、肺燥咳嗽等的治疗。乌鸡炭味甘性平，是为血肉有情之品，雌雄各一，取其阴阳相恋，阴阳互生，最宜养血止血。荆芥发表、祛风、理血，炒炭则止血，适用于吐血、衄血、便血、崩漏、产后血晕等诸多出血证候。黄芪补中益气、摄血止血。三七参止血、散瘀、消肿、定痛、活血止血、祛瘀生新，主治吐血，咯血、衄血、便血、崩漏、血晕等一切血证；其能明显抑制内毒素所引起的血小板数减少和纤维蛋白量的减少，并具抗炎作用。大黄炭止血散瘀，可治吐衄、尿血、便血等多种血证。诸药合用，共奏生血养血、凉血止血之效，而治诸出血症。

现代药理研究表明：栀子具有利胆、保肝、镇痛、镇静、降血压、抗菌等作用。连翘具有抗病毒、抗菌、抗炎、解热、镇吐、利尿、强心、降血压和抗肝损害等作用。

阿胶能促进红细胞和血红蛋白的生成,促进淋巴细胞转化,扩张血管,增加血小板计数,升高血压等。黄芪可增强粒系造血功能,使骨髓单-粒系祖细胞数明显升高,对骨髓造血功能有明显的保护作用,能阻止骨髓有核细胞数的明显减少;对白细胞、血小板数、网织红细胞数和巨核细胞数下降亦有明显的回升作用。大黄且具抗肿瘤作用,主要是抑制癌细胞的氧化和脱氢,对癌细胞的酵解也有明显抑制作用。

6.临床疗效　根据不同的病程、病情、症状,1周至1个月当有症状改善,3个月后血象会有所改善,半年之后会有显著改善,生活或如常人,升后之血小板也渐至稳定。

十四、荆防紫草除癜方

1.组成　桃仁15 g、红花9 g、当归9 g、川芎9 g、生地黄15 g、赤芍、白芍各15 g、紫草15 g、荆芥9 g、防风9 g、蝉蜕10 g、茜草根15 g、地肤子15 g、川牛膝15 g。

2.用法　水煎服,每日1剂,分2次温服。

3.功效　活血化瘀,祛风利湿。

4.主治　过敏性紫癜日久瘀血阻络在于肌肤,以紫癜为主者。

5.方解　方中桃红四物汤活血养血;荆芥防风祛风疏散外邪,紫草、茜草根凉血止血,蝉蜕祛风除湿,地肤子祛湿利尿,川牛膝祛风,利湿,通经,活血。诸药合用,活血、祛风、除湿、利尿,补泻兼施,标本兼治。

6.临床　应用若尿中红细胞较多者,加白茅根30 g、琥珀末3 g(冲服)利水活血、止血散瘀;若午后潮热、手足心热者,加地骨皮;水肿者加茯苓、泽泻、大腹皮。

十五、补肾固精汤

1.组成　生地炭15 g、熟地黄15 g、山茱萸15 g、黄精15 g、山药20 g、茯苓30 g、牡丹皮9 g、车前子15 g、菟丝子15 g、白术15 g、黄芪30 g、仙鹤草30 g、三七3 g(冲服)、蒲黄9 g、小蓟15 g、白茅根30 g、玉米须30 g、生薏苡仁30 g。

2.用法　水煎服,每日1剂,分2次服。

3.功效　补肾固精。

4.主治　过敏性紫癜性肾炎见尿潜血、尿蛋白者。

5.方解　方中熟地黄、山茱萸、黄精补肾滋阴、固本填精;山药、菟丝子补肾固精;黄芪、生薏苡仁、白术、茯苓、车前子、玉米须益气健脾、利尿消肿,消除尿蛋白;生地炭、牡丹皮、仙鹤草、三七、蒲黄、小蓟、白茅根化瘀止血,消除尿潜血。诸药共奏补肾固精，消除尿蛋白与潜血而愈紫癜性肾炎。

治疗的同时，嘱患者尽量减少活动，保证充分休息，极力避免致敏因素，避免感冒及其他感染性疾病。

十六、栀连四草汤

1. 组成　炒栀子 30 g、连翘 30 g、仙鹤草 30 g、紫草 30 g、旱莲草 30 g、茜草 15 g、槐花炭 15 g、黄芪 30 g、当归 9 g、甘草 9 g、生姜 3 g、大枣 10 g。

2. 用法　水煎服，每日一剂，分 2 次服。

3. 功效　益气摄血，凉血止血。

4. 主治　单纯性紫癜，无外力作用而见肌肤间断性出现片状瘀青紫斑，不痛不痒，无明显全身症状，血象与相关凝血检验正常。

5. 方解　方中黄芪益气摄血，当归养血和血，炒栀子、连翘凉血止血以减少瘀斑再出，仙鹤草、紫草、旱莲草、茜草、槐花炭止血活血消斑，甘草调和诸药，生姜、大枣和胃护中。本方温凉并用互补互制，而能起到平和摄血化斑的作用。

十七、参芪当归阿胶汤

1. 组成　红参 15 g（另炖）、黄芪 30 g、当归 9 g、阿胶 12 g（烊化）、生地黄与熟地黄各 15 g、赤芍与白芍各 15 g、女贞子 15 g、枸杞子 15 g、鹿角霜 9 g、补骨脂 9 g、白术 9 g、焦山楂 15 g、三七参粉 3 g（冲服）、仙鹤草 15 g、栀子炭 9 g、连翘 15 g、甘草 9 g、生姜 5 g、大枣 15 g。

2. 用法　水煎服，每日 1 剂，分 2 次服。

3. 功效　补肾健脾，生精化血。

4. 主治　放化疗后骨髓抑制全血细胞减少，倦怠乏力，精神不振，食欲缺乏，舌淡红，苔白腻，脉沉缓无力。

5. 方解　红参、黄芪大补元气，益气生血；鹿角霜、补骨脂温壮肾阳，强化造血生机；当归、地黄、芍药、女贞子、枸杞子滋补肝肾阴液，化生精血。方中生地黄、熟地黄各半取其药性互补更宜于滋补肝肾而生精血，赤芍、白芍各半同用既活血又补肝血。方中白术、山楂健运脾胃，强后天之本而生血；三七参、仙鹤草活血止血，其因放化疗后血小板会有不同程度的下降，多有轻重不同的血证，以三七参活血止血而生新血，栀子、连翘凉血止血而除血证；甘草和中并调和诸药，生姜、大枣和胃而助健运脾胃。诸药合用，强先天补后天，强化生血之本，促进造血功能得以较快恢复。

十八、贞芪升白汤

1.组成　黄芪50g、太子参30g、当归15g、鸡血藤30g、女贞子30g、鹿角霜9g、补骨脂9g、陈皮9g、木香9g。

2.用法　水煎服，每日1剂，分2次服。

3.功效　补肾健脾，益气生血。

4.主治　放化疗后骨髓抑制白细胞减少，倦怠乏力，精神不振，舌淡红，苔白腻，脉沉缓无力。

5.方解　黄芪、太子参健脾益气；鹿角霜、补骨脂温壮肾阳强化造血生机；当归、鸡血藤、女贞子滋补肝肾活血生血；陈皮、木香健运脾胃且使本方补而不滞，诸药合用，补肾健脾，益气生血而能促生白细胞。

十九、丹栀地黄汤

1.组成　牡丹皮15g、炒栀子15g、生地黄20g、熟地黄20g、黄芪30g、当归9g、枸杞子15g、菟丝子15g、女贞子15g、仙鹤草30g、紫草30g、旱莲草30g、茜草15g、甘草9g。

2.用法　水煎服，每日1剂，分2次温服。

3.功效　滋补肝肾，补益气血。

4.主治　放化疗后血小板减少，症见不同部位不同程度的血证，如齿衄、口腔黏膜血泡、肌肤紫癜、视网膜出血等。

5.方解　白血病放、化疗后多见气阴两伤的证候，骨髓抑制也表现为血小板再生受挫而致血小板下降，所见全身症状也多表现气阴两虚之证，故而制方也当益气养阴、滋补肝肾。方中黄芪、当归益气生血；生地黄、熟地黄、枸杞子、女贞子滋补肝肾之阴生精化血；菟丝子温肾阳生精血，取其阴得阳助方能生化无穷；仙鹤草、紫草、旱莲草、茜草止血祛瘀且生新血；牡丹皮、炒栀子清热而除放化疗之热毒；甘草和中解毒，调和诸药。

现代药理研究，能够对抗化疗对血小板毒副反应而提升血小板的中药有：黄芪、女贞子、太子参、升麻、女贞子、五味子、茜草、商陆、白及、藕节、鸡血藤、桂圆肉、土大黄、石苇、杞果、鸡血藤、大枣、花生衣、水牛角、黄柏、肉苁蓉、狗脊。此外，现代药理研究显示，白及、阿胶有黏合吸附作用，增加血浆胶体渗透压，保护血管壁，抗凝、抗纤溶促进血栓形成，用于血小板减少及创伤性出血效佳；阿胶尚能有效改善贫血，而具有补虚作用。临证之时，在辨证论治原则指导下可参照选用。

二十、鸡血藤生血方

1.组成　鸡血藤60g、党参30g、熟地黄30g、鹿角霜15g、炒山楂30g、生姜10g、红枣30g。

2.用法　每日1剂，水煎分2次温服。

3.功效　健脾补肾，活血生血。

4.主治　化疗后血红蛋白降低，舌淡红，苔白，脉沉缓。

5.方解　鸡血藤活血补血为方中主药，党参益气健脾生血，熟地黄滋补肾阴化生精血，鹿角霜温壮肾阳助力生精化血生机，炒山楂开胃纳食助运化，同时避免鸡血藤、熟地黄之滋腻，生姜、大枣和胃助脾健运，大枣且补血作用。本方药简量重，但气血阴阳先后天皆获补益之效，故而具有健脾补肾、活血生血之功。

二十一、香砂六君麦冬汤

1.组成　太子参15g、白术9g、陈皮9g、姜半夏9g、茯苓15g、木香9g、砂仁9g、北沙参20g、麦冬15g、石斛15g、枳壳15g、乌梅9g、焦三仙各15g、竹茹9g、甘草9g、生姜3g、大枣10g。

2.用法　水煎服，每日1剂，分2次服。

3.功效　健脾和胃，降逆止呕。

4.主治　毒热致伤胃阴，消化道反应常表现为腹胀、恶心呕吐、纳呆、舌红苔白、脉沉缓。

5.方解　此为化疗热毒致伤脾胃，胃阴受损，脾胃不和，升降失司而致。太子参、白术、陈皮、半夏、茯苓、木香、砂仁乃香砂六君子汤，功效健脾和胃，调畅中焦气机，降逆止呕而能纳食，本方用太子参者乃因化疗药物多产生热毒灼阴之不良反应，太子参不温不燥补益气阴契合病机；北沙参、麦冬、石斛、乌梅滋养胃阴，枳壳、焦三仙理气健胃增进食欲，竹茹清胃热止呕，甘草和中，生姜、大枣和胃。诸药合用则能起到健脾和胃、降逆止呕之功效而治化疗胃肠道反应。

二十二、畅中三仁汤

1.组成　杏仁9g、白蔻仁9g、生薏苡仁30g、滑石30g、白通草9g、淡竹叶9g、厚朴9g、陈皮9g、姜半夏9g、茯苓30g、藿香9g。

2.用法　水煎服，每日1剂，分2次服。

3. 功效　清热化湿，宣畅气机。

4. 主治　化疗后湿热中阻，多为消化道真菌感染。症见发热，身热不扬，午后热重，汗出黏腻不爽，神疲乏力，心下痞满，纳呆食少，口中黏腻，渴不欲饮，或乍饮即止，舌苔白腻微黄而厚，脉象濡数。

5. 方解　本方由三仁汤化裁而成。杏仁、白蔻仁、生薏苡仁清热化湿畅利三焦；陈皮、半夏，茯苓、藿香、厚朴健脾化湿和胃畅达中焦气机；滑石、白通草、淡竹叶清利湿热由小便排出，诸药合用清热化湿，宣畅气机而治化疗后湿热中阻之证。

6. 临床应用　若见舌苔垢腻，热重，可加草果仁、青蒿、佩兰、石菖蒲以化浊辟秽、清热化湿。

二十三、茵栀逍遥散

1. 组成　茵陈 30 g、炒栀子 15 g、茯苓 30 g、柴胡 15 g、炒白芍 15 g、郁金 15 g、延胡索 15 g、川楝子 15 g、枳壳 15 g、丹参 30 g、砂仁 9 g、陈皮 9 g、竹茹 15 g、车前子 15 g、半枝莲 30 g、淡竹叶 9 g。

2. 用法　水煎服，每日 1 剂，分 2 次服。

3. 功效　疏肝和胃，清利湿热。

4. 主治　化疗后肝功能损伤"肝胃不和"之证。肝脏损害表现为肋痛、恶心呕吐、纳呆食少、黄疸，舌淡红，苔黄腻或黄白而腻，脉沉弦或数。查验肝功 ALT、AST 升高。

5. 方解　茵陈、炒栀子、茯苓、车前子、淡竹叶清热利湿利胆；柴胡、白芍、郁金、延胡索、川楝子、枳壳、丹参疏肝理气，活血止痛；砂仁、陈皮、竹茹健脾和胃止呕；半枝莲清热解毒，疏肝降酶。诸药合用疏肝和胃、清利湿热而治化疗后肝功能损伤。

此外，西洋参、当归、黄芪有保肝、提升白细胞的作用，可用于治疗化疗引起的肝脏损害、白细胞减少以及预防和治疗感染合并症的发生，可随症选用。

二十四、银翘柴葛清热方

1. 组成　生石膏 60 g（先煎）、水牛角 30 g（先煎）、羚羊角粉 4 g（冲服）、知母 15 g、炒栀子 15 g、牡丹皮 15 g、生地黄 30 g、柴胡 20 g、葛根 20 g、黄芩 20 g、金银花 30 g、连翘 30 g、车前子 15 g、草决明 18 g、甘草 9 g。

2. 用法　每日 1 剂，水煎 2 次，共取汁 600 mL，分早、中、晚 3 次口服。方中药物有先煎、不宜久煎（柴胡、金银花）、不入煎而冲服，均需按操作规程办理。方中药量应根据病情轻重、热度高低可将之分为重剂、中剂、轻剂 3 个层次，重剂药相应较大，药味可适当多些，如生石膏可用至 100 ~ 200 g，水牛角可用至 60 g，柴胡、黄芩、银花均可用至 30 g。

3. 功效　清热解毒，益气养阴。

4. 主治　化疗后发热，多为中等热，间或高热，口渴，烦躁，便干溲赤，舌红苔黄乏津，脉沉数或细数。

5. 方解　生石膏、知母清气分之热，水牛角、牡丹皮、生地黄清血分之热，羚羊角粉清解肺经肝经之热，柴胡、黄芩、栀子、金银花、连翘清热解毒清无形邪热，葛根、知母清热生津，车前子清利膀胱使邪热由水道排出，草决明清泻大肠使邪热由谷道排出，甘草调和诸药。诸药合用共奏清热解毒、益气养阴而除化疗后发热。

此外，也可根据病情选用安宫牛黄丸、紫雪散、至宝丹、清开灵等配合使用。

二十五、黄连五倍口糜方

1. 组成　黄连 9 g、栀子 15 g、大黄 9 g、吴茱萸 3 g、地骨皮 15 g、白及 9 g、五倍子 9 g、甘草 9 g、淡竹叶 9 g、生地黄 15 g。

2. 用法　水煎服，每日 1 剂，分 2 次服。

3. 功效　清热泻火，燥湿解毒。

4. 主治　化疗后口腔黏膜溃疡，疼痛，影响进食，舌尖红赤，苔黄白腻，脉沉稍数，或细数。

5. 方解　黄连、栀子、大黄、淡竹叶泻火解毒，伍以生地黄则清血分邪热，血分火热得清则无肉腐糜烂之虞；吴茱萸制黄连、栀子、大黄之苦寒，且有制酸消除溃疡的作用；用地骨皮取其清热凉血作用，因口腔黏膜糜烂多与肺胃之热密切相关，黄连清心胃之热泻其实火，地骨皮清其肺热虚火；白及收敛止血消肿生肌，且其质黏可使药物黏合于溃疡创面充分发挥药效；五倍子性寒酸涩除湿敛疮，故可用以弥合溃疡创面，甘草调和诸药，甘草本身也具有修复糜烂创面的作用。故而诸药合用具有清热泻火，燥湿解毒治疗口糜之功效。

若伴壮热不已，高热不退，可加生石膏、知母以增强清热降温之力。

二十六、赤芍灵仙甘桔汤

1. 组成　柴胡 15 g、黄芩 15 g、炒栀子 15 g、连翘 20 g、僵蚕 15 g、马勃 15 g、板蓝根 30 g、山豆根 9 g、威灵仙 15 g、赤芍 9 g、升麻 9 g、桔梗 9 g、薄荷 9 g、甘草 9 g。

2. 用法　水煎服，每日 1 剂，分 2 次服。

3. 功效　清热解毒，疏风散邪，清利咽喉。

4. 主治　化疗后咽喉肿痛，或为咽炎，或为扁桃体炎，发热，咽痛，舌红，苔黄腻或黄白厚腻，脉沉数。

5. 方解　方中柴胡、黄芩、炒栀子、连翘、薄荷清热解毒；僵蚕、马勃、板蓝根、山豆根、威灵仙、赤芍、升麻、桔梗、甘草清利咽喉消肿止痛，此处用赤芍在于活血散瘀消肿，伍以威灵仙在于通利咽喉络脉除哽噎消肿，现代药理研究表明其可治扁桃体炎。

热重，咽喉肿痛甚者可用重剂，头煎二煎混合，药量 1000 mL 左右，一天内分 4 次服完，以求快速遏制病势。

二十七、芩连蒲地解毒汤

1. 组成　黄连 9 g、黄芩 15 g、黄柏 15 g、炒栀子 15 g、金银花 30 g、连翘 30 g、蒲公英 30 g、紫花地丁 30 g、柴胡 15 g、车前子 15 g、生地黄 18 g、丹参 30 g、甘草 9 g。

2. 用法　水煎服，每日一剂，分 2 次服。

3. 功效　清热解毒，利湿消肿。

4. 主治　化疗后热毒郁积肌肤，发为疖肿脓疱，或发热或不发热，舌淡红，苔白或黄，脉沉稍数。

5. 方解　黄连、黄芩、黄柏、栀子清热解毒泻三焦火热毒邪；金银花、连翘、蒲公英、紫花地丁清热解毒；生地黄、丹参凉血活血，消肿散结；柴胡清热；车前子利湿使热毒由小便排出；甘草解毒和中调和诸药。诸药合用，共奏清热解毒、利湿消肿功效而消肌肤疖肿脓疱。

二十八、十味消毒饮

1. 组成　金银花 15 g、野菊花 15 g、蒲公英 15 g、紫花地丁 15 g、紫背天葵 15 g、赤芍 15 g、牡丹皮 15 g、生地黄 15 g、重楼 9 g、甘草 9 g。

2. 用法　水煎服，每日 1 剂，2 次分服。

3. 功效　清热解毒，消散疔疮。

4. 主治　血液病化疗后肌肤痈疮疔肿。

5. 方解　方中金银花清热解毒，消散痈肿，紫花地丁、紫背天葵为治疗疔肿毒要药；蒲公英、野菊花清解热毒，消散痈肿；赤芍、牡丹皮、生地黄清热凉血，活血消肿；重楼清热解毒，消肿止痛；甘草和中和药。各药合用，治疗热毒疔肿颇效。

6. 临床应用　若见白血病细胞浸润而致肌肤包块，甚则溃烂，加全蝎、蜈蚣、炮山甲、浙贝母、牡蛎消肿散结。

二十九、大黄公英消毒饮

1. 组成　牡丹皮 15 g、赤芍 15 g、生地黄 30 g、桃仁 15 g、冬瓜仁 30 g、金银花 30 g、野菊花 30 g、蒲公英 30 g、紫花地丁 30 g、紫背天葵 15 g、枳实 15 g、厚朴 15 g、大黄 15 g（后下）、生薏苡仁 30 g、甘草 9 g。

2. 用法　水煎服，每日 1 剂，分 2 次服。另外，上方煎取第三汁，熏蒸肛周会阴，待药液不烫时作局部湿热敷。

3. 功效　清热利湿，泻火通便。

4. 主治　血液病化疗后肛周脓肿。

5. 方解　本方实由大黄牡丹皮汤、五味消毒饮及小承气汤三方化裁而成。牡丹皮、赤芍、生地黄、桃仁清热凉血，润肠通便；金银花、野菊花、蒲公英、紫花地丁、紫背天葵是为五味消毒饮，清热解毒，散郁消肿止痛；冬瓜仁、生薏苡仁利水除湿，消痈排脓；大黄、枳实、厚朴是为小承气汤通导大肠；甘草清热和中调和诸药。诸药合用共奏清热利湿、泻火通便、消肿止痛而除肛周脓肿。

三十、清热通淋方

1. 组成　栀子 15 g、车前子 15 g、瞿麦 15 g、扁蓄 15 g、滑石 30 g、甘草梢 6 g、白茅根 30 g、淡竹叶 15 g、怀牛膝 15 g、琥珀粉 9 g、乌药 9 g。

2. 用法　水煎服，每日 1 剂，分 2 次服。

3. 功效　清热利尿，通淋止痛。

4. 主治　化疗后湿热毒邪蕴郁膀胱，致膀胱尿道发炎，而见小腹窘迫拘急，排尿不畅，小便短赤，淋漓热痛，或有发热或不发热，舌红苔黄乏津，脉沉稍数。

5. 方解　栀子清泻三焦之火热毒邪，车前子、瞿麦、扁蓄、滑石、甘草梢、白茅根清利下焦湿热，通利小便，怀牛膝利尿而治尿道涩痛，琥珀粉通淋利尿，乌药助膀胱气化而除小腹窘迫拘急。诸药合用共奏清热利尿、通淋止痛之功效。

热重可加金银花、连翘、柴胡、黄芩等以助清热之力。

三十一、葛根芩连芍药汤

1. 组成　葛根 20 g、黄芩 18 g、黄连 9 g、赤芍 15 g、白芍 15 g、当归 9 g、槟榔 9

g、广木香 6 g、大黄 9 g、官桂 9 g、车前子 15 g、甘草 9 g。

2.用法　水煎服，每日 1 剂，分 2 次服。

3.功效　清热利湿，分清别浊。

4.主治　发热，或伴微恶风寒，肠鸣腹泻，腹痛，便溏黏腻不爽，或见黏液脓冻，一日数行，小便短赤，舌红苔黄腻或黄白而腻，脉象濡数。

5.方解　本方实乃葛根芩连汤合芍药汤化裁而成。方中葛根清热生津止泻；黄芩、黄连清热解毒燥湿止泻；当归、赤芍行血活血；广木香行气止痛；槟榔、大黄通腑行郁由大肠排除湿热毒邪，车前子利尿由小便排除湿热毒邪，白芍、甘草缓急止痛，官桂性大热反佐而制芩连之寒，且能发挥其活血止痛之功效。诸药合用清热利湿、分清别浊、行气止痛止泻而治化疗后湿热泄泻。

三十二、敛汗饮

1.组成　黄芪 30 g、白术 15 g、防风 15 g、煅牡蛎 50 g、麻黄根 15 g、生地黄 15 g、生白芍 15 g、浮小麦 30 g、太子参 15 g、麦冬 15 g、五味子 9 g、霜桑叶 15 g。

2.用法　水煎服，每日 1 剂，分 2 次服。

3.功效　益气养阴，固表敛汗。

4.主治　化疗后自汗，盗汗，多汗，倦怠乏力，舌淡红，少苔，脉沉缓或沉细稍数。

5.方解　当补气固表，同时适当补益阴液。常用方剂为玉屏风散、牡蛎散、生脉饮，也或当归六黄汤诸方化裁治之。

方中黄芪、白术、防风乃玉屏风散，固表敛汗；煅牡蛎、麻黄根、浮小麦、黄芪乃牡蛎散，固涩敛汗；霜桑叶清热敛汗；生地黄、生白芍、太子参、麦冬、五味子益气调养阴和营止汗。自汗、盗汗、多汗之症皆因阴液外泄常致气阴两伤，本敛汗饮益气养阴，固表敛汗，恰切病机，方证合拍，故可用治化疗后气阴两伤之汗证。

6.临床应用　若头颈汗多，可酌加荷叶、薄荷；若前胸汗多可酌加黄芩、栀子；全身多汗酌加知母、地骨皮。

三十三、清气化痰苇茎汤

1.组成　黄芩 15 g、陈皮 9 g、半夏 9 g、茯苓 30 g、杏仁 15 g、全瓜蒌 15 g、胆南星 9 g、枳实 9 g、苇茎 30 g、生薏苡仁 30 g、冬瓜仁 20 g、桃仁 15 g、鱼腥草 30 g、桔梗 15 g、甘草 9 g。

2.用法　水煎服，每日 1 剂，分 2 次服。

3.功效　清热解毒，清肺化痰。

4.主治　化疗后发热咳嗽，咳吐黄白稠厚黏痰，舌淡红，苔黄白厚腻，脉弦滑而数。

5.方解　本方由清气化痰丸与千金苇茎汤加减化裁而成。陈皮、半夏、茯苓、杏仁、黄芩、全瓜蒌、鱼腥草、胆南星清热化痰；苇茎、生薏苡仁、冬瓜仁、桃仁清肺除湿祛瘀化痰；枳实泻大肠而清肺热；桔梗、甘草清利咽喉止咳祛痰。诸药合用清热解毒、清肺化痰而治化疗后肺经蕴结痰热之肺部感染之症。

6.临床应用　肺热壅盛，高热不退，可加生石膏、知母以助退热之功；若痰黏难咳，可加鲜竹沥汁清热化痰。

三十四、沙参甘桔汤

1.组成　南沙参20 g、麦冬15 g、天冬15 g、胡麻仁15 g、生石膏50 g（先煎）、地骨皮15 g、枇杷叶15 g、桑叶15 g、瓜蒌15 g、桔梗9 g、甘草9 g、鲜竹沥30 g（mL）。

2.用法　水煎服，每日1剂，2次分服。

3.功效　清燥养阴，润肺止咳。

4.主治　化疗后肺燥咳嗽，症见干咳无痰，气逆而喘，咽喉干燥，鼻燥，胸满胁痛，身热，心烦，口渴，舌红少苔乏津，脉细或数。

5.方解　方中南沙参、麦冬、天冬、胡麻仁、鲜竹沥清热润肺化胶固黏痰；桑叶轻宣肺燥，地骨皮清肺降火，生石膏清肺胃燥热；瓜蒌、枇杷叶清热化痰，宽胸理气；桔梗、甘草是为甘桔汤，祛痰止咳，清利咽喉。各药合用，清燥润肺止咳。

三十五、凉血养血生发方

1.组成　生地黄30 g、熟地黄30 g、当归15 g、制首乌15 g、丹参30 g、旱莲草15 g、女贞子15 g、侧柏叶15 g、桑叶15 g、赤芍9 g、牡丹皮9 g、盐黑豆30 g、补骨脂9 g、甘草9 g、生姜3 g、大枣10 g。

2.用法　水煎服，每日1剂，分2次服。

3.功效　滋补肝肾，养血生发。

4.主治　放化疗后头发脱落，神疲乏力，舌红少苔，脉细无力。

5.方解　发乃血之余，血液充盛发得滋养自可生发旺发。"肾者……精之处也，其华在发"，可见发之状态：其生其长、稀疏浓密、柔细粗壮均与血脉旺盛、肾精充盛与否密切相关。化疗药物多具热毒之性，伤阴抑髓，入血耗血，故致脱发。治化疗后脱发，需得滋补肝肾之阴清热凉血，活血养血发则生矣。故用生地黄、熟地黄、当归、首乌、滋补肾阴生血养血，丹参、赤芍活血增强发根血运，旱莲草、女贞子、盐黑豆滋补肝肾之阴化精化血促进毛发生长，牡丹皮、侧柏叶、桑叶凉血清热，甘草和药，姜枣和胃。诸药合用共奏滋补肝肾，养血生发之效。

三十六、滋肾活血生发汤

1. 组成　黄芪 30 g、制首乌 15 g、生地黄 15 g、熟地黄 15 g、女贞子 15 g、当归 15 g、白芍 15 g、丹参 30 g、桃仁 9 g、红花 9 g、菟丝子 15 g、黑芝麻 30 g、核桃仁 15 g、牡丹皮 9 g、夏枯草 20 g、炒栀子 15 g、连翘 15 g、甘草 9 g。

2. 用法　水煎服，每日 1 剂，分 2 次服。

3. 功效　清解血分热毒，滋补肝肾、益气养血，促生毛发。

4. 主治　化疗后头发脱落，头发稀疏，直至全脱，倦怠乏力，精神不振，面色不华，舌淡或淡红，苔薄或少苔、无苔，脉沉缓或沉细无力。

5. 方解　黄芪、当归、白芍、制首乌、熟地黄、女贞子、黑芝麻益气养血，滋补肾精生发养发；菟丝子、核桃仁温煦肾阳促发生机；丹参、桃仁、红花、生地黄、牡丹皮、夏枯草、栀子、连翘清解血分热毒，凉血活血生发；甘草调和诸药，共奏清解血分热毒，滋补肝肾、益气养血，促生毛发之效。

6. 临床疗效　在化疗期间服用本方，可防止和减少脱发；对已脱发患者，可加速头发再生。

三十七、丹参桂枝通络汤

1. 组成　黄芪 30 g、当归 15 g、桂枝 9 g、赤芍 9 g、酒白芍 15 g、生地黄 15 g、熟地黄 15 g、女贞子 15 g、鸡血藤 30 g、丹参 30 g、细辛 3 g、麻黄 3 g、通草 9 g、丝瓜络 15 g、甘草 9 g。

2. 用法　水煎服，每日 1 剂，分 2 次服。

3. 功效　活血通络，滋阴养营。

4. 主治　化疗后见指 / 趾尖、口唇口周麻木，舌淡红，苔薄白或薄黄，脉沉缓或沉细无力。

5. 方解　本方由黄芪桂枝五物汤合当归四逆汤化裁而成。黄芪、当归、桂枝、赤芍、鸡血藤、丹参、细辛、通草、丝瓜络、麻黄益气活血通络；酒白芍、生地黄、熟地黄、女贞子滋阴养营；甘草和药。血活络通，气血营阴通达四末，肌肤得养，指 / 趾尖、口唇口周麻木不适自除。方中丝瓜络伍以麻黄走窜发表则具加强通络的作用。

6.临床疗效　指端、口唇、口周麻木，患者体质病情轻重各不相同，表虚、气虚者，应辅以玉屏风散（黄芪、白术、防风）治之；若血虚需辅以当归补血汤（当归、黄芪）治之；若气阴不足则辅以生脉饮（人参、麦冬、五味子）补益气阴；若阳虚可配伍温阳之品，元阳不足者配伍制附子、肉桂温补肾阳；中阳不足配伍于姜温补脾阳。体质壮实者可施以重剂，禀赋薄弱者宜用轻剂。

三十八、气血双补膏方

1.组成　黄芪300 g、党参100 g、炒白术100 g、茯苓150 g、全当归150 g、生地黄150 g、熟地黄150 g、桂圆肉100 g、赤芍100 g、白芍100 g、鸡血藤200 g、丹参200 g、制首乌100 g、女贞子100 g、桑葚100 g、蚕砂100 g、淫羊藿100 g、巴戟天100 g、菟丝子150 g、补骨脂100 g、紫草100 g、仙鹤草100 g、砂仁60 g、陈皮100 g、枳壳80 g、焦山楂100 g、地骨皮100 g、甘草100 g、大枣肉200 g。

另：红参100 g、鹿茸粉30 g、三七参50 g、紫河车100 g、阿胶200 g、鹿角胶100 g、龟板胶100 g、鳖甲胶100 g、饴糖200 g、收膏。

2.用法　每次取膏滋30～50 g，白开水冲服，每日早晚各服一次。

3.功效　健脾补肾，益气生血。

4.主治　气血虚弱，贫血诸病：如再生障碍性贫血、缺铁性贫血、巨幼细胞性贫血、失血性贫血、慢病性贫血等，也可用于白血病、血小板减少症后期而见贫血及白血病、肿瘤疾患化疗后造成骨髓抑制的患者。也可用于实验室检验并不贫血，但见气血虚弱证候者：精神倦怠，肢体酸软乏力，面色黄白不华，心悸短气，动则尤甚，舌淡唇淡，脉象沉缓或沉细无力。

5.方解　本方由气血双补之八珍汤为基本方，合壮元阳，滋肾阴，健脾胃，活血止血，养血和血之品而成，功能健脾补肾，益气生血，滋髓生血。血液之生成主要在于先天生机造化，即肾气激发造血之功能，肾气旺盛，则血液方可化生。同时，血之生成又赖后天脾胃资生。水谷之精微物质乃造血必需之精，脾运健旺，方能化生造血所需之精，造血精微源源不断，血液方可化生充盈。此即《内经》所谓"中焦受气取汁，变化而赤是谓血"之意。血之生成必赖先天生机之旺盛与后天化源之充盈。方中八珍汤乃气血双补之基本方，鹿茸、鹿角胶、淫羊藿、巴戟天、菟丝子、补骨脂温壮肾中元阳，补阳而生阴，是为血液化生之原始动力；红参、黄芪、陈皮、桂圆肉、大枣肉益气健脾以资气血化生之源，补气而生血，是为化生血液之后天动力；阿胶、龟板胶、鳖甲胶、紫河车、地黄、芍药、制首乌、女贞子、枸杞子、桑葚、蚕沙等滋补肝肾，滋髓填精，是为血液化生的物质基础；丹参、赤芍、鸡血藤活血而生新血；三七参、仙鹤草、紫草活血凉血止血，因再生障碍性贫血患者均有不同程度的血小板减少，往往常见血证，故在补血生血的同时须得配伍止血之品；其中三七参止血活血，祛瘀血而生新血，具有促进造血之功能；陈皮、枳壳、砂仁、焦山楂健运脾胃，使本方补而不滞，气血化生之机畅达；地骨皮清阴血虚少所生之虚热。诸药合用，共奏补肾健脾、滋髓生血之功。该方是气血阴阳并补之方，方中诸药均为无毒之品，药性平和，依从性好，长期服用，但见其功，未见其害，故该膏滋是治疗气血虚弱疾患之良药。

6.临床疗效　药服1个月即可见效，服至3个月可致病情稳定，并见明显疗效。

三十九、白细胞减少症膏方

1.组成　生黄芪300 g、党参300 g、炒白术150 g、茯苓150 g、淫羊藿150 g、巴戟天150 g、补骨脂150 g、肉苁蓉150 g、菟丝子150 g、益智仁150 g、续断150 g、全当归150 g、熟地黄150 g、山茱萸300 g、制首乌300 g、怀山药300 g、枸杞子150 g、女贞子150 g、鸡血藤200 g、赤芍150 g、茜草150 g、石苇200 g、骨碎补150 g、酸枣仁300 g、茯神150 g、陈皮120 g、升麻60 g、柴胡60 g、白蔻仁（后下）30 g、炙甘草60 g、焦山楂150 g、焦神曲150 g。

另：人参150 g、冬虫夏草30 g、阿胶250 g、鹿角胶120 g、龟甲胶120 g、饴糖250 g、收膏。

2.用法　每次取膏滋30～50 g，白开水冲服，每日早晚各服一次。

3.功效　健脾益气，温壮元阳。

4.主治　白细胞减少症属于气虚、脾肾阳虚者，症见形寒肢冷，倦怠乏力，腰膝酸软，易于招致外邪发生感冒且病程较长缠绵难愈，或见口淡不渴，大便不实，小便清长，体虚多汗，查见周围血白细胞减少。也可用于白细胞偏低而见上述证候者。

5.方解　本方是在补中益气汤与右归丸的基础上化裁而成。生黄芪、党参、炒白术、茯苓、当归、陈皮、柴胡、升麻、炙甘草是为补中益气汤调补脾胃，升阳益气；遵右归丸之意汇聚温壮肾阳、滋补肾阴之品鹿角胶、淫羊藿、巴戟天、补骨脂、肉苁蓉、菟丝子、益智仁、续断、熟地黄、山茱萸、制首乌、怀山药、枸杞子、女贞子、骨碎补滋补肝肾之阴、温壮肾元之阳，以使元阴元阳相互资生，于补阴之中求阳，于温阳之中求阴，当归、熟地黄、鸡血藤、赤芍活补血；酸枣仁、茯神宁心安神可促气血生化，茜草、石苇据现代药理研究有提升白细胞的作用，白蔻仁、焦山楂、焦神曲健脾和胃，保护后天之健运。再入人参、冬虫夏草、阿胶、龟甲胶等细料更增化生气血升白作用。

6.临床疗效　药服 1 个月即可见效，服至 3 个月可致病情稳定，并见明显疗效。

四十、特发性血小板减少性紫癜膏方

1.组成　生地黄 200 g、熟地黄 200 g、黄精 150 g、山茱萸 150 g、杞果 150 g、桑葚 150 g、制首乌 150 g、水牛角 300 g、炒栀子 200 g、连翘 200 g、炒牡丹皮 150 g、茜草 150 g、仙鹤草 300 g、紫草 300 g、墨旱莲 150 g、薏苡仁 300 g、仙灵脾 150 g、鹿角霜 150 g、巴戟天 150 g、菟丝子 150 g、补骨脂 100 g、肉桂 100 g、党参 200 g、白术 200 g、车前子 150 g、陈皮 120 g、砂仁 60 g、焦山楂 150 g、焦神曲 150 g、生甘草 100 g、白参 150 g、三七参 150 g、另：阿胶 200 g、鹿角胶 100 g、饴糖 200 g、冰糖 200 g、收膏。

2.用法　每次取膏滋 30 ～ 50 g，白开水冲服，每日早晚各服 1 次。

3.功效　滋补肝肾，化生精血，止血和血，祛瘀消癜。

4.主治　本方适用于慢性特发性血小板减少性紫癜属肝肾亏虚的患者，也可用于过敏性紫癜慢性期属于肝肾亏虚者。

5.方解　本方由左归丸和右归丸化裁而成，左归丸滋补肝肾之阴纯甘壮水之剂，主治肝肾精血亏损；右归丸温补肾阳填充精血之剂。二方合用，阴中求阳，阳中求阴，既无温燥伤阴之虞，也无阴寒伤阳之弊，共奏补益元阴元阳化生精血之效。

其用三七参、水牛角、炒栀子、连翘、炒牡丹皮、茜草、仙鹤草、紫草、墨旱莲者止血消瘀化斑；用白参、党参、白术、车前子、陈皮、焦山楂、焦神曲、薏苡仁、甘草者以健脾和胃使本方补而滞，也防滋阴之品伤阳腻脾导致泄泻，且后天健旺则可"受气取汁"而化生精血。方中用仙灵脾、鹿角霜、巴戟天、补骨脂代制附子温补肾阳更为平缓温和，且能促进血小板再生。总观本方以滋补肝肾填髓健脾而生精血以治其本，配以凉血止血活血散瘀之品而消紫癜除血证而治其标。

四十一、化疗后诸虚膏方

1.组成　炙黄芪 200 g、太子参 200 g、北沙参 150 g、石斛 100 g、玄参 150 g、生白术 150 g、茯苓 150 g、陈皮 90 g、姜半夏 60 g、砂仁 60 g、炒栀子 100 g、竹茹 60 g、桂圆肉 100 g、红枣肉 100 g、黄精 100 g、山茱萸 100 g、仙灵脾 100 g、肉苁蓉 100 g、

菟丝子 100 g、天冬 100 g、麦冬 100 g、百合 100 g、当归 100 g、丹参 200 g、霜桑叶 150 g、麻黄根 150 g、浮小麦 200 g、八月札 150 g、龙葵 100 g、焦三仙各 200 g。

另：别直参 150 g、西洋参 150 g、鲜莲肉 500 g（榨汁兑入）、灵芝破壁孢子粉 60 g、阿胶 200 g、鹿角胶 200 g、饴糖 200 g、冰糖 200 g、收膏。

2.用法　每次取膏滋 30 ~ 50 g，白开水冲服，每日早晚各服 1 次。

3.功效　健脾和胃，补益气阴。

4.主治　化疗后诸般虚证，症见精神倦怠，全身酸软无力，多汗，心悸，短气，口舌干燥，便干溲黄，舌红苔黄乏津，脉沉缓、濡缓或细数；查见周围血象全血细胞会有不同程度的降低。本方也可用于肝肾虚、肺阴胃津不足之干燥综合征及气阴不足的虚劳证患者。

5.方解　化疗后往往脾胃虚弱影响纳食，并见表虚、气虚、阴虚、血虚诸般虚证，治宜健脾和胃止呕，并调补气血阴阳之虚，同时尚需催生气化生以利再次化疗。本方遵香砂六君子汤、沙参麦冬汤、生脉饮、增液汤、麦味地黄汤等方综合化裁而成。黄芪、别直参、白术、茯苓、砂仁、陈皮、姜半夏、竹茹、桂圆肉、红枣肉、焦三仙健脾和胃止呕；西洋参、太子参、北沙参、石斛、玄参、黄精、山茱萸、天冬、麦冬、百合、鲜莲肉汁益气养阴生胃津；炒栀子、竹茹清热除烦；黄芪、霜桑叶、麻黄根、浮小麦益气固表敛汗；鹿角胶、仙灵脾、肉苁蓉、菟丝子、当归、阿胶助元阳化生精血；八月札、龙葵、灵芝破壁孢子粉其有一定的抗癌作用，助清除微小残留病理细胞。诸药合用，共奏健脾和胃、补益气阴、扶正祛邪而治化疗后诸般虚证。

第三节　陈安民杂病方

一、亚神丸（天年不老丹）

1.组成　太子参（西洋参）、丹参、枸杞子、仙灵脾各 1000 g，东山楂、陈皮、草决明、泽泻、葛根、制首乌、女贞子、菟丝子、怀牛膝各 500 g。

2.制用　法为末，制水丸，每服 10 g，每日早晚各服 1 次。

3.主治　亚健康。

二、四维强身饮

1. 组成　黄芪、太子参、丹参、红花、熟地黄、首乌、枸杞子、女贞子、仙灵脾、菟丝子、鹿角霜、蛇床子、草决明、陈皮、东山楂、葛根、炒酸枣仁、栀子、麦冬、五味子。

2. 主治　亚健康。

三、鼻鼽方

1. 组成　黄芪、白术、防风、辛夷、苍耳子、白芷、细辛、黄芩、制附子、车前子。

2. 主治　肺肾气虚，肾阳不足所致鼻鼽，遇冷及异常气味即刻鼻中奇痒，喷嚏连连，鼻流清涕（过敏性鼻炎）。

四、痛风方

组成：黄柏、苍术、知母、萆薢、徐长卿、秦艽、川牛膝、车前子、地龙、徐长卿、延胡索。

五、糖友方

组成：僵蚕、肉桂、黄连、葛根。

六、糖尿病方

1. 组成　生晒参、肉桂、黄连、三七参、僵蚕、绞股蓝、生淮山各200 g，栀子、知母、山茱萸、旋覆花、鸡内金、炒决明子、泽泻、玄参、萆薢各100 g，苍术、干姜各50 g。

2. 制用　法上18味药烘干研细末，制水丸如梧桐子大，每服10 g，一日3服。

3. 按现代药理研究发现，旋覆花、黄连、栀子、知母、肉桂、山茱萸等都有降糖作用。

在用药的剂量上应打破常规，重拳出击，用足剂量。如：黄连治糖尿病的通常剂量是每日30 g，而治疗糖尿病酮症，一日量最多达120 g，降糖迅速。有一定的量才会有一定的效，达到一定的量时才起到降糖作用。

超常规剂量用药要特别注意安全性，要注意配伍，例如黄连苦寒，可配干姜、生姜；附子可配甘草等。

有经验方云：血糖不降加苍术、玄参各15 g；尿糖不降加黄芪、山药、萆薢各15 g。

第四节　陈安民善用之小方对药

陈安民教授临证中善于应用经方、小组方，以及在小经方基础上的衍生方，善于多途径治疗疾病。根据相须相使的药性，或三味，或四味，组成组药，扩增疗效，并喜用对药，灵活化裁。如制首乌、黄精、杞果、女贞子滋补肝肾之阴，仙灵脾、菟丝子、鹿角霜、补骨脂温壮肾阳，人参、当归、熟地黄、仙灵脾气血阴阳俱补，鹿角胶、龟甲胶、阿胶大补肾阴肾阳。辨证选用生熟二地、赤白二芍、苍白二术；并称黄芪、党参、鸡血藤、女贞子为升白四味，黄芪、当归、生地黄、熟地黄、枸杞子为升板四味，白花蛇舌草、半枝莲、败酱草、蒲公英为降白四味，青黛、葛根、牛蒡子、陈皮为诱导凋亡四味，益母草、泽兰、车前子、川牛膝为活血消肿四味，消蛋白四味则有炒白术、炒山药、生薏苡仁、萆薢等。具体如下：

1. 四君子汤（人参 / 党参、白术、茯苓、炙甘草）——补气祖方。

2. 四物汤［当归、地黄（生熟）、芍药（赤白）、川芎］——补血祖方。

3. 当归补血汤（黄芪、当归）——益气生血方。

4. 黄精、杞果、制首乌、女贞子——滋补肝肾之阴，续增血液前身化源。

5. 仙灵脾、菟丝子、鹿角霜、补骨脂——温壮肾阳，续增血液化生元气。

6. 人参、当归、熟地黄、仙灵脾——气血阴阳俱补方。

7. 四鲜汤（鲜生地黄、鲜小蓟、鲜蒲公英、鲜茅根）——清热解毒，凉血止血。用治急性淋巴白血病。药用鲜品，用量宜大。白血病热毒根深蒂固，病重药轻，犹如"杯水车薪"，疗效不大，四鲜总量每日不低于 1500 g。或水煎，或绞汁，如茶频饮频服。（孙一民经验）

8. 青黛、雄黄——治疗慢性粒细胞性白血病。青黛咸寒，可消肿散瘀，凉血解毒；雄黄辛温，可解百毒，消积聚，化腹中之瘀血。二者配伍比例 9：1。（周蔼祥、苏天聪经验）

9. 复方青黄散（青黛、雄黄、丹参、太子参）——主治慢性粒细胞白血病。（黄世林经验）

10. 蜈蚣、土贝母——用治恶性淋巴瘤（"恶核"）。蜈蚣解毒散结以攻毒核，土贝母有清热解毒、利痰消肿散结痰结，顽痰毒瘤非蜈蚣、土贝母等攻坚破积解毒之属无法直达窠囊。土贝母用量常用 15 ~ 30 g，最大可用至 40 g。

11. 蜈蚣、莪术——治疗慢性白血病肝脾大。莪术的用法以生用或醋制后与他药共煎，常用量 12 ~ 30 g。

12. 漏芦、白花蛇舌草——解毒消痈。治疗慢性粒细胞性白血病。

13. 夏枯草、玄参、牡蛎——软坚散结，泻火解毒，滋阴潜阳。适用于恶性淋巴瘤等属阴虚火旺之证。

14. 石苇、大枣——提升白细胞，用于化疗过程中骨髓抑制、白细胞下降。

15. 补骨脂、枸杞子——用于放、化疗后骨髓抑制。

16. 红花、苏木——治疗化疗导致的骨髓抑制、皮肤色素沉着而见血瘀证候者。二药功用类同，少用则和血养血，多用破血祛瘀。二药合用，增强活血化瘀、祛瘀止痛之功。

17. 鹿角胶、龟甲胶、阿胶——通补任督，温阳滋阴。三胶合用，治疗贫血、血小板减少症、高血压病（虚证）、动脉硬化症、神经衰弱、糖尿病、溃疡病等慢性病，常作善后补虚时用。鹿角胶补肾阳，生精血；阿胶补血止血，滋阴润肺；龟甲胶益肾，滋阴潜阳。鹿角胶、龟甲胶合用，名曰龟鹿二仙胶，阴阳双补，通调任督之脉，故能大补肾阴肾阳，疗虚扶羸。再与阿胶同用，补阳滋阴，补血生精，通调督任，补脑、缓急、抗癫痫之力加强。（施今墨、谢海洲经验）

18. 生地黄、熟地黄——不凉不热，温和补血养血生血。

19. 赤芍、白芍——养血活血。赤芍清热凉血，散瘀止痛；白芍养血敛阴，柔肝缓急。两药配合，一散一敛，补泻并施，能达凉血养血、散瘀止痛之目的。

20. 焦东楂、生东楂、炒槟榔、枳壳——开胃消导除胀。

21. 陈皮、半夏、茯苓、砂仁——健脾化湿。

22. 平胃散（苍术、陈皮、厚朴、甘草）——燥湿运脾，行气和胃。

23. 炒白术/炒苍术、白术、炒薏苡仁、车前子、广木香——健脾止泻，和胃止痛。

24. 炒白术、炒苍术——健脾化湿，用治舌体胖大、舌苔白厚而腻脾虚湿阻之证。

25. 旋覆花、代赭石——用于放、化疗后患者恶心呕吐。

26. 加味小半夏汤（半夏、生姜、橘皮、竹茹）——和胃降逆止呕，用治化疗后呕恶不能食。

27. 犀角地黄汤（犀角/水牛角、生地黄、赤芍、牡丹皮）——清热解毒，凉血止血，散瘀。主治肌衄、紫癜、鼻衄等热毒为患之血证。

28. 四生丸（生地黄、生荷叶、生艾叶、生柏叶）——凉血止血。

29. 栀子、连翘、仙鹤草、大黄炭——凉血止血。

30. 四草止血方（仙鹤草、紫草、茜草、旱莲草）——凉血止血。

31. 黄芪、党参、海螵蛸、煅龙骨——益气摄血。

32. 大黄炭、干姜炭——寒温并用，止血和血。用于无明显寒热表象之血证。

33. 金银花、连翘、板蓝根、败酱草——清热解毒。

34. 黄连解毒汤（黄连、黄芩、黄柏、栀子）——泻火解毒。

35. 泻心汤（大黄、黄连、黄芩）——泻火解毒，凉血止血。用治心胃火炽，吐血衄血。

36. 白花蛇舌草、半枝莲、冬凌草、蚤休——清髓解毒。

37. 生石膏、知母、柴胡、黄芩——邪热弛张，高热不退。

38. 青蒿、鳖甲、知母、白薇——长期低热不退。

39. 柴胡、黄芩、银柴胡、地骨皮——外清邪热，内清虚热。

40. 蒲公英、野菊花、马勃、白僵蚕——清热解毒，清利咽喉。

41. 小蓟、瞿麦、白茅根、玉米须——通利小便，凉血止血。

42. 黄连、吴茱萸、地骨皮、白及——清热化湿生肌，主治口舌糜烂。

43. 丹参、赤芍、桃仁、红花——活血化瘀。

44. 鸡血藤、丝瓜络、徐长卿、威灵仙——活血通络止痛。

45. 丹参、郁金、益母草、泽兰——活血行瘀，利水消肿。

46. 三棱、莪术、水蛭、川牛膝——破血行瘀，治疗真性红细胞增多症及特发性血小板增多症、下肢淤胀。

47. 三棱、莪术、水蛭、地鳖虫——破血行血，化瘀软坚。治疗血瘀、肝脾大。

48. 制鳖甲、制山甲、生牡蛎、喜树果——软坚消积，治疗慢粒脾大。

49. 升白四味——黄芪、党参、鸡血藤、女贞子。

50. 升板四味——地黄、枸杞、桑葚、羊蹄根。

51. 仙鹤草、连翘、何首乌——谢海洲治疗血小板减少性紫癜必用之品。据现代药理学研究，仙鹤草所含仙鹤草素有促进凝血的作用，可使凝血时间加快，促进血小板生成，使血小板计数明显增加，其尚含有大量鞣质和少量维生素 K，故有较好的止血作用。连翘含维生素 P，能保持毛细血管的抵抗力，减低毛细血管通透性，并有保护肝脏及抗感染之作用。何首乌含卵磷脂，其为构成神经组织特别是脑髓之主要成分，同时为血细胞及其他细胞膜的重要原料，并能促进血细胞的新生及发育。以上三药对血小板之升高，均有促进作用，经临床应用，确有效验。

52. 降白四味——白花蛇舌草、半枝莲、败酱草、蒲公英。

53. 诱导凋亡四味——青黛、葛根、牛蒡子、陈皮。

54. 活血消肿四味——益母草、泽兰、车前子、川牛膝。

55. 止崩四味——海螵蛸、棕榈炭、艾叶炭、铁树叶。

56. 消蛋白四味——炒白术、炒山药、生薏苡仁、萆薢。

57. 茵陈蒿汤（茵陈、栀子、大黄）——清热利湿退黄。

58. 玉屏风散（黄芪、白术、防风）——益气固表止汗。

59. 牡蛎散（煅牡蛎、黄芪、麻黄根、浮小麦）——敛汗固表。

60. 生脉饮（人参/太子参、麦冬、五味子）——补益气阴，化疗后头颈多汗。

61. 生石膏、乌梅——化疗后体虚汗出。

62. 徐长卿、威灵仙、延胡索——用于肿瘤患者胸骨疼痛及其周身疼痛等症。

63. 淡竹叶、仙鹤草——下焦有热之尿血。

64. 威灵仙、延胡索、骨碎补、补骨脂——白血病细胞、癌细胞转移性骨痛。四药用量可用 10～15 g，甚至更多。当须久煎，一般半小时以上（1～2 小时）。孕妇忌用。

65. 仙鹤草、淫羊藿——治疗血小板减少症。仙鹤草其能促进血小板生成，又具升高血压、强心和缓解疲劳的作用，民间称之为脱力草；淫羊藿有兴奋性神经、促进精液分泌的作用。两药相伍，苦辛相合，寒热并用，强心益肾，化生精血。

66. 三棱、莪术——行气活血，散结化积，治疗各种气血郁积证，如闭经、痛经、积聚、瘿瘤、痰核等：如肝脾大，肝硬化；胃癌，肝癌，宫颈癌，卵巢囊肿，皮肤癌等。三棱为血中气药，莪术为气中血药。二药合用则行气活血之力颇强，是治疗癥瘕肿瘤的良药，现今引申治疗多种气滞血瘀病证，建功甚速。

67. 桃仁、红花——活血化瘀，适用于全身各部瘀血，用于肿瘤患者出现疼痛，且有消肿止痛、祛瘀生新之功。

68. 泽泻、泽兰——利水消肿。泽兰专入血分，化瘀以行水，配合泽泻之专入气分，渗湿以行水，两者一气一血，相辅相成，共奏化瘀行水之功。

69. 蜈蚣、全蝎、僵蚕——三者均能消肿散结。僵蚕偏于化痰散结，疗喉痹；全蝎、蜈蚣攻毒散结，擅疗热毒疮疡及瘰疬痰核。（谢海洲经验）

70. 丹参、牡丹皮——清热凉血活血。丹参活血化瘀，祛瘀生新；牡丹皮清热凉血，透邪泄热。二药相伍，可加强凉血活血之力，且对 SLE（系统性红斑狼疮）常见之斑疹发热或女子烦热经闭均有佳效。（施今墨经验）

71. 丹参、乳香、没药——瘀血疼痛。各种疼痛，如胃痛、痛经、胁痛等，以瘀血阻滞者效，出自张锡纯活络效灵丹。"丹参一味，功同四物"。（施今墨经验）

72. 川芎、檀香、广木香——胸腹疼痛，三药合用，活血开郁，行气止痛之力尤著。

凡气滞血瘀之胸腹疼痛，用之能异病同治，都能收到止痛的效果。

73.土茯苓、忍冬藤、连翘、白薇——利湿解毒，拮抗激素不良反应。因大量用激素，以致痤疮遍体，体毛增长，或见毛发脱落，燥热不安，向心性肥胖，凡此种种不良反应，在对症处方中多加用搜风通络、解毒利湿之法以缓解之，有继发感染时亦用此提高机体抗感染能力，临床疗效颇为满意。

第五节　陈安民膏方

膏方是以中医药理论为指导、辨证论治为基础，依法汇聚多种中药煎取精华浓汁，再加辅料及矫味品收膏而成。膏方，又称膏剂、膏滋，此处所说膏方系指内服之膏滋，非外用之药膏、膏药。

膏方具有调阴阳，补气血，润皮肤，充肌肉，实四肢，濡百骸，利关节，养五脏，畅六腑，实先天，强后天，扶正祛邪，强身延寿多种功能。膏方至理调和阴阳，致使阴平阳秘而达康复之目的。膏方实乃药疗、食疗、治、防、调养同方，多靶点、全方位调治调养药剂，药力不峻不猛，平缓效彰，安全性高，依从性好，适用人群广泛，老少皆宜。

宇宙天体有其固有的自然规律，春令主生，夏令主长，秋令主收，冬令主藏。人生天地间，天人自相应，及至寒天，自当内敛收藏。"秋冬养阴"，不再内耗外散，即敛即藏。敛阴藏精，最宜膏方。

膏方独具其他中药制剂所不及之口感良好、服用方便、可在较长时间内服用之优势而备受慢性病患者及养生保健人群的青睐。

作为一种历史悠久的传统中药剂型，膏方充分体现了中华文化、中医理论和特色技艺的有机融合，是一个既古老又现代、既传统又创新、既治未病又治已病的特种制剂。

根据《黄帝内经》"冬藏精""秋冬养阴""上工不治已病治未病"，膏方以滋补之品为主体，属于补益剂，膏方是上工治未病之良方。

陈安民教授临床摸索出如下膏方：

一、亚健康膏方

1.组成　黄芪 200 g、太子参 100 g、炒白术 100 g、茯苓 150 g、山药 100 g、当归

100 g、白芍 100 g、丹参 150 g、红花 60 g、生地黄 100 g、熟地黄 100 g、枸杞子 100 g、麦冬 100 g、制首乌 60 g、黄精 60 g、鲜石斛 60 g、玉竹 60 g、五味子 60 g、炒杜仲 60 g、川牛膝 100 g、徐长卿 100 g、巴戟天 60 g、菟丝子 120 g、车前子 120 g、仙灵脾 100 g、核桃仁 100 g、陈皮 60 g、枳壳 60 g、砂仁 30 g、山楂 150 g、炒酸枣仁 100 g、柏子仁 100 g、浮小麦 200 g、甘草 60 g。

另：西洋参 100 g、山参 100 g（另煎）、三七粉 30 g、灵芝破壁孢子粉 60 g、紫河车粉 100 g、鹿角胶 200 g、阿胶 200 g、冰糖 250 g，收膏。

2. 按语　亚健康状态是机体处于健康与非健康之间的一种状态。其主要表现以多系统、多脏器、多感官自我种种不适为主，而运用现代仪器或方法检测却未能发现阳性指标，或虽有部分指标改变，但未达到西医学疾病的诊断标准。有调查显示：66%的人有睡眠障碍，62%的人经常腰腿痛，58%的人容易疲劳，57%的人记忆力明显减退，48%的人皮肤干燥、面色晦暗、情绪极不稳定。有专家指出，当今社会已有 60% 的人程度不同地生活在亚健康状态中。对于亚健康不可小觑，持续的高度紧张、高度压力、高度疲劳，会导心力交瘁猝然而逝，此即所谓"过劳死"。

本方聚益气行气、补血养血、活血和血、滋肝肾之阴、温脾肾之阳及强壮腰膝、通经活络与镇静安神之药品为一膏，总体调补人体气血阴阳，壮先天，补后天，提高机体免疫力，扶助正气，纠偏补弊，恢复机体正常生理功能，致达阴平阳秘最佳状态，除却亚健康诸症。本方重在调养治未病，适合生活过于紧张，压力过大，体能日渐下降，身心出现诸多不适之中年及初老人群。（"白骨精"膏方）

二、抗衰奉老膏方

1. 组成　黄芪 100 g、丹参 150 g、北沙参 60 g、南沙参 60 g、炒白术 100 g、茯苓 120 g、麦冬 100 g、五味子 60 g、熟地黄 100 g、当归 90 g、川芎 60 g、红花 30 g、桑葚 100 g、枸杞子 100 g、大枣肉 100 g、桂圆肉 100 g、炒酸枣仁 100 g、茯神 100 g、制首乌 100 g、女贞子 100 g、菟丝子 100 g、补骨脂 100 g、川断 100 g、狗脊 100 g、川牛膝 100 g、怀牛膝 100 g、制附子 30 g、麻黄 30 g、细辛 30 g、桂枝 50 g、火麻仁 100 g、肉苁蓉 100 g、砂仁 50 g、檀香 50 g、茺蔚子 100 g、地龙 100 g、防己 60 g、枳壳 60 g、陈皮 60 g、焦东楂 150 g、炒神曲 100 g、核桃仁 100 g、黑芝麻 100 g、盐黑豆 100 g。

另：红参 100 g、生晒参 100 g、灵芝破壁孢子粉 100 g、鹿角胶 200 g、阿胶 200 g、冰糖 250 g，收膏。

2. 按语　本方以十全大补汤为基础，合肾气丸、八仙长寿丸、丹参饮、麻黄附子细辛汤、七宝美髯丹、四消饮诸方汇聚而成，功能滋补肝肾，健运脾胃，补气养血，壮阳滋阴，活血通脉，强壮腰膝，平补元气，抗衰强体，延年益寿。本方适用于中老年人群，身体素质日渐衰减，老象日趋增多加重，神疲乏力，精神不振，食欲欠佳，消化能力减退，畏寒恶风，四肢逆冷，胸闷胸痹，体力不支，活动不便，动则喘促汗出，夜寐欠佳，视力、听力、记忆力减退，性事淡漠，疲软不济等诸多脏腑功能衰减虚弱之症。本方治养结合，更为适合老年人群。

人之衰老始于四十岁前后。《素问·上古天真论》曰：女子"五七阳明脉衰，面始焦，发始堕"，男子"五八肾气衰，发堕齿槁"。《灵枢·天年篇》曰："四十岁，……腠理始疏，荣华颓落，发颇斑白……五十岁，肝气始衰，肝叶始薄，胆汁始减，目始不明；六十岁，心气始衰，苦忧悲，血气懈惰，故好卧；七十岁，脾气虚，皮肤枯；八十岁，肺气衰，魄离，故言善误；九十岁，肾气焦，四脏经脉空虚；百岁，五脏皆虚，神气皆去，形骸独居而终矣"。以上经文均说明肾元之气与五脏精气与衰老密切相关。欲抗衰防老就必须注重保养先天之生机与五脏之精气。人老在于各项生理功能衰减，最显著的变化是面老神衰，食少力减，反应迟钝，关节不利，活动不便。其内在原因在先天生机——肾气衰减，后天化源——脾胃日衰，致使气血衰少，五脏精气亏虚，不能濡养所合之五官（目、舌、口、鼻、耳）、五体（筋、脉、肉、皮毛、骨），也不能正常畅达五志（怒、喜、忧思、悲、恐惊），形衰神衰，是为老致。故抗衰防老重在益肾元资先天，健运脾胃强后天，五脏精气充沛，气血畅达，筋骨强健，自无衰老之虞。方中当归、地黄、桑葚、枸杞、制首乌、女贞子、沙参、菟丝子、补骨脂、川断、狗脊、怀牛膝、桑寄生、灵芝、肉苁蓉、制附子、阿胶、鹿角胶、黑芝麻、核桃仁、盐黑豆等补肝肾，益精血，资生元阴元阳壮先天；合参、芪、术、苓、枳壳、陈皮、东楂、神曲、桂圆肉等健脾益气之属强健后天化源，同时结合症情适量配以活血化瘀、通经活络止痛、宽胸理气、润肠通便、养肝明目之品以畅达气血，和调脏腑，强身壮体。本膏方重在资生元阴元阳先天生机。若平素手足逆冷畏寒畏风可加入鹿茸粉、海马、海龙、海狗肾粉等；若阴虚口干、五心烦热者，可酌加西洋参、黄精、玉竹、石斛等；气血不足者或慢性病患者，可予河车粉、冬虫夏草粉等。此方抗衰防老，健康延年。若以此方孝敬父母双亲，实乃双亲与儿女之大幸也。（夕阳红膏方）

三、气血双补膏方

1.组成　黄芪300 g、党参100 g、炒白术100 g、茯苓150 g、全当归150 g、生地黄150 g、熟地黄150 g、桂圆肉100 g、赤芍100 g、白芍100 g、鸡血藤200 g、丹参

200 g、制首乌 100 g、女贞子 100 g、桑葚 100 g、蚕砂 100 g、淫羊藿 100 g、巴戟天 100 g、菟丝子 150 g、补骨脂 100 g、紫草 100 g、仙鹤草 100 g、炒栀子 100 g、连翘 100 g、虎杖 100 g、苦参 100 g、砂仁 60 g、陈皮 100 g、枳壳 80 g、焦山楂 100 g、牡丹皮 60 g、地骨皮 100 g、甘草 100 g、大枣肉 200 g。

另：红参 100 g、鹿茸粉 30 g、参三七 50 g、紫河车 100 g、阿胶 150 g、鹿角胶 150 g、龟板胶 150 g、鳖甲胶 150 g、饴糖 250 g、冰糖 250 g、收膏。

2. 按语　本方由气血双补之八珍汤为基本方，合壮元阳，滋肾阴，健脾胃，活血止血，养血和血之品而成，功能健脾补肾，益气生血，滋髓生血，可用于贫血诸病，如再生障碍性贫血、缺铁性贫血、巨幼细胞性贫血、失血性贫血、慢病性贫血等，也可用于白血病、血小板减少症后期而见贫血及白血病、肿瘤疾患化疗后造成骨髓抑制的患者。

血液之生成主要在于先天生机造化，即肾气激发造血之功能，肾气旺盛，则血液方可化生。同时，血之生成又赖后天脾胃资生。水谷之精微物质乃造血所需之精，脾运健旺，方能化生造血所需之精，造血精微源源不断，血液方可充盈。此即《内经》所谓："中焦受气取汁，变化而赤是谓血"之意。故血之生成必赖先天生机之旺盛与后天化源之充盈。方中八珍汤乃气血双补之基本方，鹿茸、鹿角胶、淫羊藿、巴戟天、菟丝子、补骨脂温壮肾中元阳、补阳而生阴，是为血液化生之原始动力；红参、黄芪、陈皮、桂圆肉、大枣肉益气健脾以资气血化生之源，补气而生血，是为化生血液之后天动力；阿胶、龟板胶、鳖甲胶、紫河车、地黄、芍药、制首乌、女贞子、枸杞子、桑葚、蚕沙等滋补肝肾，滋髓填精，是为血液化生的物质基础；丹参、赤芍、鸡血藤活血而生新血；三七参、仙鹤草、紫草、炒栀子、连翘、虎杖、苦参活血凉血止血，因再生障碍性贫血患者均有不同程度的血小板减少，往往常见血证，故在补血生血的同时须得配伍止血之品；其中三七参止血活血，祛淤血而生新血，具有促进造血之功能；陈皮、枳壳、砂仁、焦山楂健运脾胃，使本方补而不滞，气血化生之机畅达；牡丹皮、地骨皮清阴血虚少所生之虚热。诸药合用，共奏补肾健脾、滋髓生血之功。该方是气血阴阳并补之方，方中诸药均为无毒之品，药性平和，依从性好，长期服用，但见其功，未见其害，故该膏滋是治疗气血虚弱疾患之良药。（CAA 膏方）

四、更年期综合征膏方

1. 组成　柴胡 100 g、当归 100 g、赤芍 100 g、炒白芍 100 g、生地黄 200 g、熟地黄 200 g、丹参 100 g、益母草 200 g、茯苓 200 g、猪苓 100 g、炒白术 100 g、车前子

100 g、泽泻 100 g、牡丹皮 100 g、地骨皮 100 g、炒栀子 100 g、旱莲草 100 g、女贞子 100 g、百合 200 g、山茱萸 100 g、石斛 100 g、麦冬 100 g、玉竹 100 g、陈皮 100 g、玫瑰花 60 g、酸枣仁 100 g、柏子仁 100 g、合欢皮 100 g、茯神 100 g、炙远志 60 g、浮小麦 200 g、炙甘草 100 g、大枣肉 200 g、盐黑豆 200 g。

另：龟板胶 250 g、鳖甲胶 250 g、阿胶 500 g、蜂蜜 500 g、黄酒 250 g、收膏。

2. 按语　本方以丹栀逍遥散为基本方，合甘麦大枣汤、百合地黄汤、酸枣仁汤、五苓散等化裁而成，功能调和肝脾，滋阴潜阳，清热除烦，解郁安神，健脾渗湿。适用人群：更年期综合征以及杂病肝脾不调而致焦虑、精神抑郁、气滞血郁之证者。

一般而言，女子在"七七"四十九岁左右，月经终止，是为"绝经""断经"。部分妇女在"绝经"前后会出现一系列与绝经有关的证候，如月经周期紊乱，量少或多，经色或红或黯，或崩中量大，或漏下不止，头晕耳鸣，腰膝酸软，四肢无力，不时烘热面赤，津津汗出，心神不宁，心悸怔忡，失眠多梦，五心烦热，口燥咽干，或皮肤瘙痒，烦躁易怒，或精神抑郁，忧思焦虑，或面目、下肢水肿，纳呆，便溏等，不一而足，复杂多样，统称为"绝经前后诸证"，也即"围绝经期综合征"。本病病机以肝肾阴虚、肝脾不调多见。治宜调和肝脾，滋养肝肾，清热除烦，宁心安神。方中丹栀逍遥散调和肝脾，疏肝解郁，清热除烦；甘麦大枣汤补益心气，养心安神，和中缓急，除烦解郁除惊悸安眠敛汗；酸枣仁汤养肝血益肝阴，清热除烦；百合地黄汤、石斛、麦冬、玉竹养阴润肺益气，凉血补血清热，而治百脉诸多不适；五苓散、车前子、益母草、川牛膝健脾利水活血以消血行不畅所致肌肤郁肿；牡丹皮、地骨皮凉血退热，山茱萸、女贞子补益肝肾，旱莲草具补肾益阴乌髭发之功；阿胶，龟板胶、鳖甲胶益肾养血，滋阴潜阳；陈皮、玫瑰花、丹参理气开郁，养血安神。盐黑豆强腰膝壮筋骨，固齿乌发。炙甘草、蜂蜜益气补中，调和诸药。肝肾得滋，心神得养，肝脾得调，郁热得清，气血畅达，经绝前后诸症自除。（半边天膏方）

五、代谢综合征膏方

1. 组成　醋柴胡 100 g、当归 100 g、炒白芍 100 g、丹参 150 g、红花 90 g、郁金 90 g、水蛭 60 g、炒白术 100 g、陈皮 100 g、法半夏 100 g、茯苓 150 g、木香 60 g、砂仁 60 g、枸杞子 100 g、女贞子 100 g、黄精 100 g、绞股蓝 100 g、炒枳壳 90 g、八月札 100 g、荷叶 120 g、草决明 200 g、生首乌 100 g、大黄 100 g、虎杖 150 g、川牛膝 100 g、广地龙 100 g、龙胆草 60 g、川黄连 90 g、肉桂 90 g、僵蚕 90 g、泽泻 150 g、车前子 100 g、山楂 200 g、红曲 200 g、炒鸡内金 100 g、莱菔子 100 g、炒谷芽 100 g、炒麦芽 100 g。

另：生晒参100 g、三七参100 g、河车粉100 g、灵芝破壁孢子粉100 g、阿胶150 g、饴糖300 g、蜂蜜150 g、收膏。

2. 按语　本方以逍遥散、血府逐瘀汤、香砂六君子汤、龙胆泻肝汤合方化裁而成，具健脾和胃、祛湿化痰、清利湿热、活血化瘀之功效，具有调脂、降糖、降压、平衡营养代谢之作用，适用于糖类、脂肪、蛋白质代谢紊乱的代谢综合征、高脂血症、脂肪肝、早期动脉硬化、早期高血压、2型轻型糖尿病糖调节受损等症。

代谢综合征是指在个体中多种代谢异常集结存在的现象，包括：糖尿病或糖调节受损［指IFG和（或）IGT］、高血压、血脂紊乱［指高三酰甘油血症和（或）低高密度脂蛋白－胆固醇血症］，全身尤其是腹部肥胖、高胰岛素血症伴胰岛素抵抗、微量白蛋白尿、高尿酸血症及高纤溶酶原激活抑制物（PAI-1）等。这些代谢异常大多为动脉粥样硬化性心血管病的发病危险因素，代谢综合征患者是心血管病的高危人群。防治上要以多危险因素综合防治为目标，实行生活方式（饮食及运动）调整并用针对各危险因素如糖尿病及糖调节受损、高血压、血脂紊乱及肥胖的药物。（梁山好汉膏方）

六、强力玉屏风膏方

1. 组成　黄芪150 g、党参100 g、白术100 g、防风100 g、荆芥100 g、麻黄30 g、制附子30 g（先煎）、细辛30 g、桂枝90 g、炒白芍100 g、菟丝子100 g、鹿角霜60 g、山茱萸90 g、女贞子100 g、怀山药90 g、威灵仙100 g、诃子肉90 g、赤芍60 g、丹参100 g、柴胡90 g、黄芩90 g、辛夷60 g、白芷60 g、白前100 g、桔梗100 g、甘草60 g、陈皮60 g、焦东楂100 g、大枣肉200 g。

另：西洋参80 g、白参150 g、阿胶200 g、龟板胶250 g、饴糖250 g、冰糖250 g、收膏。

2. 按语　本膏方以《丹溪心法》玉屏风散为基本方，合桂枝汤、麻黄附子细辛汤、甘桔汤，加入补肾资生元气之仙灵脾、巴戟天、菟丝子、鹿角霜之品，更入山茱萸、女贞子、山药等滋补肝肾之品以资元阳，元气充沛，则卫阳剽悍强盛，足以固守肌表而御外邪，减少感冒发病，犹如金玉屏风一般，护卫机体不受外邪侵扰。本方较朱丹溪玉屏风散增加了大队补益扶正之品，其药众，其力宏，故名"强力玉屏风膏"。

虚人感冒是临床上很常见的病种。体质虚弱之人，弱不禁风。汗出汗落，遂即恶寒身冷，全身不适，抑或今症刚好，明日又见斯症，缠绵不愈，终日处于"感冒状态"，一般身无大热，但觉怕冷恶风，肢体酸困沉重，头脑昏沉，精神不振，倦怠乏力，或有鼻塞、咽喉不利，少有高热及剧烈头痛。感冒可加重各种慢性疾病的进程，甚或引

发新病，故当积极防治。（林黛玉膏方）

七、防治视疲劳膏方

1. 组成　枸杞子200g、杭白菊200g、生地黄250g、熟地黄250g、黄精200g、女贞子150g、山药150g、制首乌200g、桑葚150g、盐黑豆150g、石斛300g、茯苓250g、茯神100g、泽泻100g、车前子100g、牡丹皮90g、五味子90g、麦冬120g、黄芪150g、当归100g、柴胡100g、赤芍药100g、白芍药100g、黄连60g、黄芩60g、栀子100g、薄荷50g、夜明砂100g、覆盆子100g、菟丝子100g、茺蔚子100g、密蒙花100g、石决明100g、白蒺藜100g、甘草60g、砂仁30g、陈皮60g、枳壳60g。

另：阿胶200g、龟板胶300g、灵芝破壁孢子粉60g、冰糖250g、收膏。

2. 按语　本方系明目上清丸与明目地黄丸化裁而成。功能滋补肝肾，清脑明目。可用于由于过度用眼致使视觉疲劳，症见头昏目暗，视物不清，所看物体字体轮廓不清，如在云雾之中，或如被毛玻璃覆盖一般。若闭目养神十分钟，视力遂即好转，但日久经年所形成之视觉疲劳，即令闭目养眼仍难恢复。肝开窍于目，肾者主水藏精，"五脏之精皆上注于目"，可知视觉功能与肝肾精血、五脏精气关系致为密切，又"久视伤血""伤血者目不明"，可见视觉疲劳又与过用耗血密切相关。故本膏方立意滋肝肾之阴，补血养血，活血和血，而防治视觉疲劳。又阴虚血少必生内热，故在膏方之中辅以清热凉血之品而令目清眼明。本膏方适用人群：终日在电脑前工作、长期描摹绣花、长途驾驶等工作，容易视觉疲劳，宜服本方；另外，肝肾阴虚、目暗不明者也宜服用本方。（电脑达人膏方）

八、养颜美容膏方

1. 组成　太子参100g、丹参200g、当归100g、生地黄200g、熟地黄200g、赤芍100g、炒白芍100g、柴胡90g、黄芩100g、百合100g、黄精100g、玉竹100g、女贞子100g、枸杞子100g、制首乌100g、旱莲草150g、白术90g、白茯苓200g、生薏苡仁200g、怀山药100g、白芷100g、白蔹100g、白鲜皮100g、白蒺藜100g、炙杷叶100g、天花粉100g、桃仁60g、红花60g、玫瑰花60g、月季花60g、桃花60g、草决明100g、田大云100g、黑芝麻100g、车前子100g、泽泻100g、龙胆草60g、炒栀子100g、牡丹皮100g、蒲公英200g、紫花地丁200g、野菊花100g、枳实60g、厚朴60g。

另：西洋参200g、阿胶200g、冰糖250g、蜂蜜250g、收膏。

2. 按语　《内经》云："有诸内必形诸外"。面色晦黯不华、黄褐斑、痤疮诸症多由内发，肝脾不调、气滞血郁、热郁、湿郁为其内因。情志不遂，则肝气郁结，肝郁则生内热，血郁血热而面生痤疮；气滞则血行不畅致使面色晦黯不华，并见色斑之症；肝郁横逆犯脾，脾失健运，湿浊内停，湿浊阻滞颜面肌肤脉络，血郁湿郁合邪，致伤面部失却光洁而生痤疮丘疹。其治当调其内，美其外。法当调和肝脾，活血化瘀，清热利湿。其机制在于调整人体内在环境，调整内分泌状况而改善外在容貌。本方由丹栀逍遥散、血府逐瘀汤、龙胆泻肝汤及滋养肝肾之品化裁而成。其中丹栀逍遥散调和肝脾，疏肝理气，解郁清热；血府逐瘀汤活血化瘀通络而除色斑；龙胆泻肝汤并蒲公英、紫花地丁、野菊花、生薏苡仁清热利湿解毒而除痤疮；加滋养肝肾之品者以生精化血滋养肌肤乌须发且能固齿，加用白芷、白蔹、白鲜皮、白蒺藜、枇杷叶、天花粉、玫瑰花、月季花、桃花以嫩肤美容，加草决明、枳实、厚朴、田大云、核桃仁通腑畅达大肠排除污浊毒邪，不使再度吸收。内无湿热瘀毒，则外貌光艳荣华。适用人群：颜面晦暗不华、黄褐斑、痤疮患者。当然，欲养颜美容之人尚需畅达情怀，清淡饮食，忌食辛辣，保证充足的水分和充足的睡眠为前提，以恢复自身养颜美容之能力。（青春丽人膏方）

以上所列膏方，仅供同道参考，临证投方，仍需辨证论治，结合患者新病久病、体质状况，因人制宜，一人一方，方可彰显膏滋优势。

第十二章　食疗药膳

一、合理饮食防治贫血

1.缺铁性贫血的饮食治疗和预防

缺铁性贫血是指因体内可用来制造血红蛋白的贮存铁已被用尽，红细胞生成受到障碍时所发生的贫血。缺铁性贫血是最多见的贫血之一，普遍存在于世界各地。在生育年龄的妇女（特别是孕妇）和婴幼儿中，这种贫血的发病率很高。原因是：①铁的需要量增加：婴幼儿生长发育迅速，尤其是人工喂养者，因牛乳含铁量少，需要铁量相对增多，若没有足够量的适当食物补充，婴儿很容易患缺铁性贫血。②铁吸收不良：食物中的铁是在十二指肠、空肠上段黏膜吸收，胃酸有利于食物中的铁游离。游离状态的铁易于吸收。因肠道对铁的吸收不良而发生缺铁性贫血是不常见的。但胃肠手术，特别是胃切除术及胃空肠吻合术者，由于食物通过十二指肠过速或直接进入空肠，造成铁质吸收不利。常在手术后数年，当体内贮存铁已被用完时可出现缺铁性贫血。慢性腹泻患者久之也易发生缺铁性贫血。③铁丧失增加：失血，特别是慢性失血是致缺铁性贫血最重要的原因。一般失血 1 mL 可丢失铁 0.5 mg。成年男性最多见的失血（即缺铁）原因是胃肠道出血，如胃及十二指肠溃疡、痔、癌、钩虫病、食道静脉曲张等。在妇女中月经出血量过多是引起铁缺乏的最普遍原因。

缺铁性贫血的患者应进食铁质、蛋白质和各种维生素丰富的食物，特别是肉类，不过单纯依靠食物中的铁，有时候尚难以达到治疗目的。维生素 C 能增加铁的吸收，可与铁盐同时服用。维生素 B_{12}、叶酸等药物对缺铁性贫血均无效。对容易发生缺铁的人群，要特别注意预防。缺铁性贫血多见于妇女和婴儿，故妇女和婴儿要及时添加辅助品。妊娠后期和哺乳期每日口服硫酸亚铁 0.3 g 即能满足需要，对献血员要注意补充铁剂。对胃切除和胃次全切除的患者，也需及时补充铁剂。

缺铁性贫血被明确诊断后，给予铁剂治疗有较好的疗效。铁剂有口服给药和注射给药两种途径。一般以口服无机铁盐最为适宜，这是对缺铁性贫血最方便、最经济、最安全的有效疗法。疗效高、价格低廉，药源丰富的制剂仍是硫酸亚铁。口服铁盐时忌饮茶，因茶叶中所含的鞣酸能使铁形成不溶性盐类，而影响铁的吸收。牛奶中的磷酸盐，某些碱性物质，如氢氧化铝等，都可影响铁的吸收及利用，因都不宜与铁剂同时服用。一般病例血红蛋白到达正常约需2个月的时间。此时身体内的贮存铁仍缺乏，为补充贮存铁的不足，待血红蛋正常后仍需继续用药。治疗3～6个月时，舌苔可恢复正常，反甲通常能够消失。

2. 营养性巨幼红细胞性贫血饮食

营养性巨幼红细胞性贫血是指由于叶酸和维生素 B_{12} 缺乏，致使细胞内脱氧核糖核酸（DNA）的合成障碍而引起的一种贫血。它可使细胞核的分裂发生障碍，在外周血和骨髓内出现红细胞形态巨大、畸形和细胞功能异常等改变。在我国，因叶酸缺乏所造成的巨幼红细胞性贫血可见于各地，在山西、陕西、河南、山东等地比较多见；由维生素 B_{12} 缺乏所导致的巨幼红细胞性贫血较少见。不论是维生素 B_{12} 抑或叶酸缺乏，都可阻碍 DNA 的合成，从而影响细胞的发育，导致巨幼红细胞性贫血的发生。

叶酸是一种水溶性的 B 族维生素，主要来源于新鲜的绿叶蔬菜，花生，动物的肾、肝以及鱼类，乳制品中。

营养性巨幼红细胞贫血的治疗：①补充治疗：根据缺什么补什么的原则，应补充足量直到补足应有的贮存量。当不能明确是维生素 B_{12} 还是叶酸哪一种缺乏时，可将维生素 B_{12} 和叶酸联合应用。②辅助治疗：若进行补充治疗后效果不满意，应注意是否还合并有缺铁，重症病例可因大量红细胞新生而出现相对性的缺铁，此种情况需要及时补充铁剂。营养性巨幼红细胞性贫血的老年患者可同时补钾及维生素 C、维生素 B_{12} 和维生素 B_6。维生素 C 可以影响叶酸的转化，故服用叶酸时应供给充足的维生素 C，以加强叶酸的疗效。③去除病因，积极治疗原发病：某些疾病如甲状腺功能亢进，胃炎、纤维性胃癌等可导致机体对维生素 B_{12} 或叶酸的需要量增多，吸收不良，以至于机体内叶酸和维生素 B_{12} 缺乏，从而发生巨幼红细胞性贫血。

二、ITP 食疗药膳方

1. 三红汤（《中国饮食补疗大全》） 红枣 50 g、花生米红皮 20 g，红糖适量煎煮，吃枣喝汤。功效：补气生血止血。

2. 丹参 30 g、川芎 20 g、桂圆肉 15 g、党参 30 g、生黄芪 30 g，与乌鸡同煮，熟后，吃肉喝汤。功效：健脾益气摄血。

3. 灵芝 20 g、大枣 50 g、蜂蜜 5 g、水煎服，食枣。功效：补益肝肾，健脾，扶正固本。

4. 可经常选用的食品 大枣、花生、藕、柿、荞麦、芝麻、龙眼等。

5. 白茅根炖猪皮 白茅根 100 g、猪皮 500 g，冰糖适量，加水共炖，至猪皮烂熟，分 3 ~ 5 次食用。

6. 花生炖红枣　红衣花生米（皮愈红效愈佳）50 g，红枣（个大肉厚无虫噬者佳）50 g，红糖适量，共炖，饮之食之。

7. 桂圆肉花生汤　桂圆肉 15 g、红衣花生米 30 g、大枣 15 g，共炖，食之饮之。

8. 枸杞参枣鸡蛋汤　枸杞子 10 g、党参 10 g、大枣 10 枚、鸡蛋 1 个。枸杞、党参、大枣共炖汤，后打入鸡蛋，炖，至蛋熟，食鸡蛋、大枣、枸杞，喝汤。

9. 羊脊骨汤　羊脊骨（带尾骨）1 具，肉苁蓉 50 g，菟丝子 50 g，葱、姜、盐适量。肉苁蓉酒浸 1 宿，刮去粗皮；菟丝子酒浸 3 日，晒干，捣末，而后共炖，喝汤，或以此汤做鸡蛋汤、下面条、下馄饨食之。

10. 长生杞枣红藕汤　长生果（红衣花生米）10 g，枸杞子 10 g，大枣 5 枚，红莲藕（带须带皮切丁）30 g，共炖至熟，食之饮之。

三、生血养血十宝粥

组成：黑米 10 g、薏米 10 g、红枣 3 枚、桂圆 3 枚、花生米 10 g、枸杞子 5 g、红莲藕 6 g、山楂 3 枚、核桃仁 6 g、黑豆 6 g，加水共熬粥食之，每日 1 ~ 2 次，常食。

四、糖尿病茶饮

1. 玉米须茶

（1）材料：绿茶 30 g，玉米须 60 g。

（2）做法：绿茶研末，与玉米须一同加适量水煎煮。

（3）用法：代茶频饮。

（4）功效：生津止渴，健脾益肾。

（5）适用：糖尿病口渴多饮不止，热病伤阴，尤适合于糖尿病患者夏季服饮。

2. 南瓜茶

（1）材料：鲜南瓜 250 g（南瓜粉 50 g），适量调味品。

（2）做法：将南瓜切成小块（或用干南瓜研成粗末，取 50 g），加适量水煎 30 分钟即可。

（3）用法：不拘时频饮，最后将南瓜服下，每日 1 剂。

（4）功效：降糖、降脂、降压。

（5）适用：糖尿病、高血压、高脂血症。

第十三章　四大措施预防血液病

预防是从根本上防止血液病发生最理想、最有效和最彻底的方法。预防主要措施包括通过提高人们的文化水平和文化素养，防止环境污染，改善环境卫生，消除工作和生活环境中的致病因素；克服不良生活方式和生活习惯，注意科学膳食，合理营养，增强体质，提高机体的抗病能力；科学合理地使用药物；防止病毒感染等。这样多方面的预防可大大降低血液病的发病率。

一、加强防护，远离污染

《内经》云："虚邪贼风，避之有时""日西而阳气已虚，气门乃闭。是故暮而收拒，无扰筋骨，无见雾露"，这些经文均告诫人们要时时避免自然界病邪的侵扰。如白血病患者应特别注意保暖，防止六淫侵袭，对于预防并发感染发热至关重要。注意环境卫生，避免潮湿或浊水的污染；空气清新无秽气感染；保持房间阳光充足，空气流通，能有效地预防过敏性紫癜、感染发热等。居室要定期消毒杀虫，注意劳动卫生，预防生产环境的有害因素。这些因素包括物理因素（如电离辐射）、化学因素（如苯、化学药物）和生物因素（如细菌、病毒、寄生虫）等，以预防血液病的发生；讲究个人卫生，勤于洗脸、洗手、洗头、浴身和漱口刷牙等，以预防血液病并发感染；隔离预防，以控制传染源，防止疾病蔓延，如遇传染性单核细胞增多症时，则应采取隔离措施；防虫兽伤害，如蛇咬伤导致 DIC 等。

另需谨微防病：即在疾病发生微兆之时，就要立即采取措施予以防治。许多血液病起病缓慢，初期临床表现不明显，一旦怀疑血液病，就要及时做血液、骨髓、病理等相关检查，以便早期发现，早期诊断，早期治疗。

二、全面调养，增强体质

1. 顺时调养

我们生活在大自然环境中，人之一生中的一切活动都与大自然密切相关，所以，我们必须和大自然保持和谐统一的关系，此即"天人合一"，否则疾病由生。顺时调养就是要根据四时季节特点，调节精神情志、起居、饮食、生活、劳作，以养生防病。如春防风，夏防暑，长夏防湿，秋防燥，冬防寒；春夏养阳，秋冬养阴等。血液病发生、发展和六淫密切相关，而六淫致病具有季节性，如传染性单白细胞增多症，其流行以夏秋或秋冬季较多，临床表现多有发热及严重的咽峡炎症状，该病发生与燥邪密切相关，故当防御燥邪侵袭；蚕豆病与夏季暑湿有关，故应避免暑湿侵害。

2. 饮食调养

各种食物必须合理搭配。《素问·脏气法时论》指出："五谷为养，五果为助，五畜为益，五菜为充，气味合而服之，以补益精气。"《素问·五常政大论》亦说："谷肉果菜，食养尽之。"只有饮食合理搭配，才能使营养全面合理。饮食酸、苦、甘、辛、咸五味当和调不偏。如若过食咸味易致血瘀，而血瘀与多种血液病密切相关。《素问·宣明五气篇》早就指出："五味所禁：……咸走血，血病无多食咸"。若偏嗜辛辣，则助火生热，耗散气血；若偏嗜甘味，则中满腹胀，不利消化吸收等。饮食应有节制，不可过饱过饥，否另。饮食应讲究因人制宜，如血液病虚热出血患者，食宜清淡，以滋阴凉血清热食物为首选，如银耳、海参等，而忌食辛辣温燥之品。

3. 精神调养

首先，要注意避免强烈的或长期的精神刺激。《内经》云："百病皆生于气""怒伤肝，喜伤心，思伤脾，悲伤肺，恐伤肾"（其思含忧含愁，其恐含惊——陈按）"恬恢虚无，真气从之；精神内守，病安从来""不相慕""嗜欲不能劳其目，淫邪不能惑其心""不惧于物"等，都是教导人们要注意精神调养。情志异常波动，对人体极其有害，它不仅是引起疾病的主要因素，且又是加重病情，导致疾病恶化的重要原因。据临床观察，不少白血病患者多有强烈的精神创伤史。情志刺激可诱发血友病出血倾向。此外，某些血液病顽固而难以速效，但只要能够主动调节情志，清静养神，保持乐观情绪，就会对疾病的预后产生积极的作用。良好的心态利于疾病痊愈，如果您能持有一个良好的精神状态，等于您的疾病好了一半。负面情绪降低疗效，影响康复进程。有的人未病先惊，心理非常脆弱，治疗效果往往不好。

精神调养的另一重要内容就是要培养战胜疾病的信心、决心和毅力。治病同打仗一样，要"在战略上藐视敌人，在战术上重视敌人"。也就是说，对待疾病思想上要蔑视它，敢于向疾病挑战，而且要有敢于胜利的信心和决心，至少不被疾病所吓倒；在对待具体的治疗措施上要予以高度重视，积极参与治疗，向医生提供有关疾病的所有情况，帮助医生及时而准确地掌握您的病情，以便医生对您的疾病制定科学合理的治疗方案；同时，积极发挥坚韧不拔、顽强拼搏的精神，坚持治疗。当然，治疗的过程往往并非一帆风顺天天见好，有时是漫长而艰苦的，常常会有反复，轻取痊愈的事几乎是没有的，尤其是一些难治的血液病更是如此。治疗的过程是医生对疾病及患者体质逐步加深认识的过程，即令是名医也是如此。所以，患者与医生密切配合就包括给予医生这一加深认识过程的时间，不要过于性急，不见起色就立马改换门庭，换了这家换那家，换来换去反而耽误了治疗，急躁求速往往于事无补，甚或南辕北辙，事与愿违。医生更要沉下心来，力戒浮躁急于求功心理。当然，治疗总不见效也需另求高明，该换时一定要换，不可从一而终。

精神调养还需满怀希望，永不放弃。充分发挥医患双方在医疗全过程中的主观能动性是战胜疾病的根本所在。在一定意义上讲，医药在治疗过程中仅起促进和辅助作用，而患者体内的各种变化则起主导和决定作用，恳望患者万勿忽视自身的作用。要永远保持永不放弃、积极向上的、乐观的、充满希望、充满阳光的心态，希望在则生命在，求生的希望可以将生命高高托起，健康的灵魂能支撑带病的身躯，健康的灵魂能够最终战胜病魔，重新找回焕发青春健康的身体。

4. 药物调养

是指通过药物调阴阳、和气血、养脏腑之功能，起到增强体质，纠正阴阳气血偏盛偏衰，协调脏腑，扶助正气，达到防病保健的目的。药物调养要根据时令选择补品，如春季适当服用升提之品（黄芪、党参、白术、茯苓等），夏季宜选用益气生津、健脾胃的滋补品（太子参、麦冬、藿香、佩兰、绿豆）等。此外，药物调养尚需充分考虑个体体质气血阴阳盛衰状况，如素体气虚者，则宜补益脾气，阴虚者当滋补肝肾；气阴不足者当益气养阴等。

5. 运动调养

运用传统的体育运动方式进行锻炼增强体质是中医养生的一大特色。《内经》云："和于术数，不妄作劳"即是讲养生体育和劳动工作之事。运动调养强调：一要适度，因人、因地、因时而异；二要注重意守、调息、神形协调统一，以意领气，以气动形，从而达到内炼精神、脏腑、气血，外炼经脉、筋骨、四肢，使内外和谐，气血周流，形神兼养；三要循序渐进，持之以恒。我国健身术，内容丰富翔实，形式种类繁多。

其中广为流传的有气功、五禽戏、八段锦、易筋经、太极拳等，对于预防疾病的发生、发展及康复，均具有积极作用。

三、明白用药，趋利避害

人的一生会生多种疾病，可以说疾病如影随形将伴随我们度过一生。既有病就要治疗，通常治疗措施首选药物治疗。但药物有其双重性，既有我们所需要的治疗作用，也有我们不需要的毒副反应，这些毒副反应常常会伤及血液及造血器官而引发血液病。所以，我们在治疗用药时一定要做到明明白白用药，明白其治疗作用、毒副反应、用法、用量、疗程、禁忌等注意事项，特别要注意其毒副反应，对血液系统有伤害的药物要慎用、禁用。以下列举一些对血液及血液病有不良影响的药物，望治疗应用时引起足够的重视。

1. 对白细胞有影响的化学物质和药物

对白细胞有影响的生产毒物较多见，包括苯、二硝基酚、二二三、硫基乙酸、石油产品、三硝基甲苯、二氧化丁烯均可致粒细胞减少。急性氧化二烯中毒和己二醇慢性中毒、四氯苯可引起淋巴细胞增多，慢性磷中毒和接触四溴乙烷可致单核细胞增多，乙酸戊酯可使酸性粒细胞增多。以下药物可引起白细胞减少：解热镇痛药氨基比林、安乃近、对乙酰氨基酚、索米痛片等；抗风湿药吲哚美辛、保泰松、阿司匹林、雷公藤片等；抗精神病药氯丙嗪、丙咪嗪、氯氮䓬、甲丙氨酯、奋乃静、安定等；抗生素如氯霉素、磺胺类（复方新诺明、长效磺胺），青霉素、氨苄西林、头孢菌素族、新生霉素、万古霉素等；抗结核药如对氨基水杨酸、异烟肼、氨硫脲、利福平等；抗肿瘤药如氮芥、环磷酰胺、白消安、甲氨蝶呤、阿糖胞苷、环胞苷、阿霉素、丝裂霉素、柔红霉素等；抗甲状腺药甲基硫氧嘧啶、丙基硫氧嘧啶、甲巯咪唑、卡比马唑等；利尿药氢氯噻嗪、氯噻酮、依他尼酸等；抗心律失常药普鲁卡因胺、奎尼丁、普萘洛尔等；抗糖尿病药甲苯磺丁脲、磺胺丁脲、氯磺丙脲等；其他如青霉胺、巴比妥类、甲基多巴、左旋咪唑、别嘌呤醇、三甲双酮、乙琥胺等。

2. 可以引起再生障碍性贫血药物

抗风湿药物保泰松、羟基保泰松、阿司匹林、吲哚美辛、别嘌呤醇、氨基比林、对乙酰氨基酚；抗感染药氯霉素、磺胺类药物、四环素、氨苄西林；抗疟疾药氯喹、乙胺嘧啶；抗癫痫药苯妥英钠、咪嗪酰胺（卡马西平）、氯丙嗪：抗糖尿病药甲苯磺丁脲、氯磺丙胺；抗甲状腺药甲巯咪唑、卡比马唑、甲（丙）基硫氧嘧啶；镇静药甲丙氨酯、氯氮䓬、丙氯拉嗪、碳酸锂；其他如利尿药、甲氰咪呱、秋水仙碱等以及各种抗肿瘤细胞毒药物。

3. 致继发性血小板减少药物

抗心律失常药硫酸奎尼丁；利尿药氯噻唑、氯噻酮、呋塞米、氢氯噻嗪；磺胺药如长效磺胺、甲氧苄胺嘧啶、磺胺异恶唑；其他抗生素：氨苄西林、头孢菌素、氯霉素（引起的单纯的血小板减少较为少见）；抗结核药对氨基水杨酸钠，大剂量的利福平与大剂量乙胺丁醇间歇联合用药也可引发血小板减少；抗风湿药保泰松、羟基保泰松、阿司匹林；抗糖尿病药氯磺丙脲。

对血液及血液病有影响的药物甚多，我们不可能都一一记在心里，但我们能够做到的是：服药前一定要仔细阅读药品说明书，对血液及血液病有影响的药物一定要持慎重态度，不明白的地方就询问医生。

四、注重先天，选择优生

广泛开展优生优育宣传教育，杜绝近亲结婚，婚前体检，咨询遗传与优生相关问题，产前进行遗传学检查，采取积极的预防措施，"不治已病治未病"，减少血液病患儿的出生，如地中海贫血、血友病等遗传性血液病。

下 篇

陈安民临证医案

第十四章　再生障碍性贫血医案

医案一　虚劳（气血虚弱）

患者：陈某，男，12 岁。2012 年 8 月 17 日首诊。

现病史：患者 2010 年经某三甲医院相关检查诊断为"慢性再生障碍性贫血"，曾服"环孢素、康力龙（司坦唑醇片）、复方皂矾丸、益血生"等药好转，现无明显不适，纳眠二便正常，但血小板低下，偶有牙龈出血，舌淡红，苔薄白，脉沉缓。近查血常规示：白细胞计数（WBC）3.64×10^9/L，中性粒细胞计数（NEUT）1.07×10^9/L，淋巴细胞绝对值（LYMPH）2.38×10^9/L，红细胞计数（RBC）3.10×10^{12}/L，血红蛋白（Hb）113 g/L，血小板计数（PLT）29×10^9/L。

既往史：既往无特殊病史。

中医诊断：虚劳（气血虚弱）。

西医诊断：慢性再生障碍性贫血。

治则：滋补肝肾，益气养血。

方药：四维生血汤化裁，处方如下：黄芪 30 g、当归 9 g、生地黄和熟地黄各 20 g、赤芍和白芍各 15 g、制首乌 15 g、鸡血藤 30 g、女贞子 30 g、仙鹤草 30 g、侧柏炭 15 g、桑葚 15 g、仙灵脾 30 g、菟丝子 15 g、炒白术 15 g、车前子 15 g、生姜 3 g、大枣 15 g。14 剂，水煎服，每日 1 剂，分 2 次温服。

同时服用滋髓生血胶囊（院内制剂，陈安民验方）、血症安胶囊（院内制剂，陈安民验方），每次各服 6 粒，一日 3 服；阿胶黄芪口服液，每服 1 支，一日 3 服。原服西药环孢素、康力龙（司坦唑醇片）继用。

二诊：2012 年 9 月 15 日。无明显不适，纳眠、二便正常，齿衄止，舌淡红，苔薄白，脉沉缓。查血常规示：白细胞计数（WBC）5.23×10^9/L，中性粒细胞计数（NEUT）2.01×10^9/L，淋巴细胞绝对值（LYMPH）2.45×10^9/L，红细胞计数（RBC）3.13×10^{12}/L，血红蛋白（Hb）116 g/L，血小板计数（PLT）66.4×10^9/L。

上方去侧柏炭，加杞果 15 g，生地黄、熟地黄均加至 30 g，14 剂，煎服法同上。中成药、西药同上，继服。

三诊：2012 年 10 月 13 日。无明显不适，舌淡红，苔薄白，脉沉缓。查血常规示：白细胞计数（WBC）5.86×10^9/L，红细胞计数（RBC）3.10×10^{12}/L，血红蛋白（Hb）107 g/L，血小板计数（PLT）100.4×10^9/L。

汤剂同上方 14 剂，中成药、西药同上，继服。

四诊：2012 年 10 月 28 日。无明显不适，查血常规三系指标均在正常范围。嘱继进中成药、西药巩固疗效。

按语：患者以慢性再生障碍性贫血（虚劳）来诊，突出表现为血小板低，辨证为气血虚弱，治当滋补肝肾，益气养血。患者年幼，脏腑娇嫩，病程较长，且未停止口服药物，病久脾胃乃伤，运化功能失司，气血生化无源，进一步加重虚劳病情。脾肾是先天、后天之本，互根互用，日久必将累及肾脏。方中：黄芪、当归、生地黄、熟地黄、赤芍、白芍、制首乌、鸡血藤益气养血；急则治其标，予仙鹤草、侧柏炭凉血止血；缓则治其本，另予女贞子、桑葚、仙灵脾、菟丝子、炒白术补益脾肾；车前子甘寒，尚有通利之功，配伍生姜，走而不守，使整方补而不滞；大枣调和诸药。二诊患者病情好转，血小板上升，去侧柏炭苦寒之品，入杞果加强补肾之力。三诊、四诊患者病情已见明显好转，血小板稳步提高，继服以巩固疗效。

医案二 虚劳（气血不足，脾肾亏虚）

患者：史某，男，4 岁。2009 年 4 月 16 日首诊。

现病史：患者家属述经河南省某大医院周围血象及骨髓细胞学检查确诊为"再生障碍性贫血"1 个月。现主症：面色欠华，鼻衄，手足心热，纳眠二便正常，舌淡红，苔薄白，脉缓。血常规：白细胞计数（WBC）3.13×10^9/L，红细胞计数（RBC）2.36×10^{12}/L，血红蛋白（Hb）78 g/L，血小板计数（PLT）27×10^9/L；骨髓细胞学检查：粒系增生低下，各阶段比例偏低，红系增生低下，可见幼红细胞脱核障碍，淋巴细胞相对增高，全片巨核细胞 3 个，血小板少见。

既往史：既往无特殊病史。

中医诊断：虚劳（气血不足，脾肾亏虚）。

西医诊断：再生障碍性贫血。

治则：益气养血，健脾滋肾。

方药：滋髓生血胶囊，每次 3 粒，一日 3 次，饭后白开水送服，并辅以康力龙（司坦唑醇片）1 mg，一日 3 次，饭后服。

二诊：2009 年 9 月 26 日。患儿受凉出现鼻流清涕，咳嗽声重，纳食欠佳，舌质淡，苔薄白。辨证为气虚感寒，肺气失宣。予益气解表、宣肺止咳，给予玉屏风散合止嗽散加减，免煎颗粒。处方如下：黄芪 12 g、当归 6 g、白术 6 g、防风 9 g、陈皮 9 g、百部 6 g、桔梗 6 g、桑白皮 9 g、紫菀 6 g、甘草 3 g。5 剂，水冲服，每日 1 剂，分 2 次温服。继服滋髓生血胶囊。

三诊：2009 年 11 月 30 日。患儿出现口臭，食欲差，便干，2～3 日 1 行，考虑食积消化不良，给予保和丸中药免煎剂冲服，继服滋髓生血胶囊等。

四诊：2010 年 1 月 16 日。患儿病情平稳改善，精神体力充沛，纳眠、二便正常，无明显不适。查血常规：白细胞计数（WBC）5.11×10^9/L，红细胞计数（RBC）4.03×10^{12}/L，血红蛋白（Hb）131 g/L，血小板计数（PLT）99×10^9/L；骨髓细胞学检查：正常。本病基本告愈。

按语：小儿稚阴稚阳之体，本患儿先天禀赋不足，后天失养，气血虚弱不能充养毛窍，可见面色无华；气为血之帅，气虚则统血无力，血溢脉外，可见鼻衄；脾胃乃气血生化之源，又脾主四肢，脾气虚弱不能充养四肢，可见手足心热。结合舌脉，证属气血不足、脾肾亏虚，治疗上当以补肾健脾、养血益气，方予成药滋髓生血胶囊，使脾盛肾强，禀赋得充，则气血有源，期间合并感冒咳嗽、消化不良，给予辨证免煎中药汤剂。患者病情逐步改善，以致痊愈。复诊时所见诸症消失，治疗效佳，骨髓细胞学检查均已正常，充分说明中药在疾病后期，缓则治其本方面疗效确切，可见中医药在治疗血液病方面确有独到之处。

医案三　虚劳（气血亏虚）

患者：王某某，女，4 岁。2010 年 9 月 16 日首诊。

现病史：患儿确诊为再生障碍性贫血 1 年，时或低烧，体温波动在 36.8～37.2℃，偶有腹痛，面黄不华，舌淡，苔白腻稍厚，脉濡数。现服用药物"环孢素、十一酸睾酮胶丸、再造生血片、血小板复生胶囊、左旋咪唑"等。今查血常规：白细胞计数（WBC）3.13×10^9/L，红细胞计数（RBC）1.21×10^{12}/L，血红蛋白（Hb）44 g/L，平均红细胞体积（MCV）109.9fL，血小板计数（PLT）32×10^9/L。

既往史：无特殊病史。

中医诊断：虚劳（气血亏虚）。

西医诊断：慢性再生障碍性贫血。

治则：益气生血，滋补肝肾。

方药：十全大补汤化裁，处方如下：黄芪 20 g、当归 9 g、炒白术 9 g、陈皮 6 g、云苓 20 g、生地黄和熟地黄各 15 g、赤芍和白芍各 9 g、仙灵脾 20 g、生薏苡仁 20 g、地骨皮 9 g、银柴胡 9 g、木香 6 g、鸡血藤 20 g、炙甘草 6 g、生姜 3 g、大枣 15 g。15 剂，水煎服，每日 1 剂，分 2 次温服。

滋髓生血胶囊（陈安民验方，院内制剂）、血症安胶囊（陈安民验方，院内制剂）每次各服 3 粒，一日 3 服，饭后服。

二诊：2010 年 11 月 4 日。夜间鼻孔出血，呼出气体热臭，烦躁，睡眠不喜覆被，纳眠可，二便调，舌淡红，苔薄白微黄，脉细稍数。血常规示：白细胞计数（WBC）2.26×10^9/L，红细胞计数（RBC）1.43×10^{12}/L，血红蛋白（Hb）54 g/L，血小板计数（PLT）26×10^9/L，网织红细胞（Ret）3.5%。

方药：左归丸化裁。药物组成：生地黄和熟地黄各 20 g、鸡血藤 30 g、丹参 15 g、山茱萸 9 g、制首乌 9 g、仙鹤草 15 g、连翘 15 g、大黄炭 9 g、炒栀子 15 g、牡丹皮 9 g、仙灵脾 20 g、生薏苡仁 30 g、黄芪 15 g、当归 9 g、银柴胡 15 g、甘草 9 g、生姜 3 g、大枣 30 g。30 剂，煎服法同上。

滋髓生血胶囊、血症安胶囊继服。复方阿胶浆每服 1 支（每支 20 mL），一日 3 服。

三诊：2011 年 3 月 10 日。家长来诊告知，患儿无明显不适，但易发生呼吸道感染诱发扁桃体发炎，纳眠二便正常。血常规示：白细胞计数（WBC）3.3×10^9/L，红细胞计数（RBC）2.17×10^{12}/L，血红蛋白（Hb）83 g/L，血小板计数（PLT）114×10^9/L；查肾功尿酸偏高。处方如下：黄芪 20 g、炒白术 9 g、防风 9 g、荆芥 6 g、柴胡 9 g、当归 9 g、生地黄和熟地黄各 10 g、女贞子 10 g、鸡血藤 30 g、丹参 15 g、焦东楂 15 g、仙灵脾 15 g、菟丝子 10 g、炙甘草 9 g、生姜 3 g、大枣 30 g。7 剂，煎服法同上。

服完此 7 剂汤药后不再服用汤剂，仅服中成药。滋髓生血胶囊、血症安胶囊继服，每服 4 粒，一日 3 服，复方阿胶浆每服 1 支，一日 3 服。如此坚持服用。

四诊：2011 年 6 月 23 日。现无明显不适，也再无感冒发热之症，近食生蒜见鼻出血，舌淡红，苔薄白，脉沉缓。血常规示：白细胞计数（WBC）4.24×10^9/L，红细胞计数（RBC）2.56×10^{12}/L，血红蛋白（Hb）94 g/L，血小板计数（PLT）92×10^9/L。方药：上方化裁，黄芪 20 g、炒白术 9 g、防风 9 g、当归 9 g、生地黄和熟地黄各 10 g、女贞子 10 g、鸡血藤 30 g、丹参 15 g、焦东楂 15 g、仙灵脾 15 g、菟丝子 10 g、制首乌 10 g、仙鹤草 15 g、车前子 10 g、连翘 15 g、甘草 10 g、生姜 3 g、大枣 15 g、继服 15 剂。滋髓生血胶囊、血症安胶囊、复方阿胶浆继服，服法同上。

五诊：2011 年 9 月 13 日。家长来述，患儿无明显不适，求继服上方，此来取药。

六诊：2012 年 3 月 26 日。家长来述，患儿无明显不适，血常规示：白细胞计数（WBC）4.9×10⁹/L，红细胞计数（RBC）3.73×10¹²/L，血红蛋白（Hb）9122 g/L，血小板计数（PLT）217×10⁹/L。

滋髓生血胶囊、血症安胶囊继服 3 个月，巩固疗效，以防复发。

按语：本案病属"虚劳"，辨证为气血亏虚，《理虚元鉴·虚症有六因》曰："有先天之因，有后天之因"。气血不足，时或低热，《证治汇补·发热》曰："血虚发热，一切吐衄便血，产后崩漏，血虚不能配阳，阳亢发热者，治宜养血"。不荣则痛，可见偶有腹痛；气血不能濡养而有面黄不华，舌淡，苔白腻稍厚，脉濡数，一派气虚血亏之象。对于虚劳的治疗，以补益为基本原则，《素问·三部九候论》说："虚则补之"。方予十全大补汤化裁，黄芪、当归、鸡血藤、炙甘草益气养血，甘温除热；炒白术、陈皮、云苓、生薏苡仁健脾益气，使气血生化有源；仙灵脾、生地黄、熟地黄、赤芍、白芍填精益髓寓阴阳共济，水土共调之意；地骨皮、银柴胡清热除烦；木香行气止痛，同时使整方滋而不腻，补而不滞，生姜、大枣调和诸药，护胃安中。二诊患者热象明显，说明患者体质虚弱，对于大补之药而虚不受补，郁而发热，迫血妄行，治疗上偏于清热凉血止血。三诊时加用玉屏风散益气固卫，预防感冒。四诊、五诊时患者病情得到缓解，缓则治其本，治疗上主要以补益脾肾为主，使正气得充，阴血得养，则疾病得瘥。

医案四　虚劳（心脾两虚，肾气不足）

患者：李某某，男，24 岁。2016 年 1 月 21 日首诊。

现病史：患者倦怠乏力，心悸气短，齿衄，纳眠二便尚可，舌淡红，苔薄白，脉沉缓无力，两尺脉弱。确诊"慢性再生障碍性贫血（CAA）"，已 6 年。血常规示：白细胞计数（WBC）4.32×10⁹/L，中性粒细胞计数（NEUT）1.59×10⁹/L，淋巴细胞绝对值（LYMPH）2.507×10⁹/L，红细胞计数（RBC）1.38×10¹²/L，血红蛋白（Hb）55 g/L，平均红细胞体积（MCV）117.4fL，血小板计数（PLT）16×10⁹/L。

既往史：既往无特殊病史。

中医诊断：虚劳——髓劳（心脾两虚，肾气不足，气血虚弱）。

西医诊断：慢性再生障碍性贫血。

治则：补益心脾，滋肾壮阳，气血阴阳并补。

方药：四维生血方化裁，处方如下：黄芪 60 g、当归 9 g、生地黄和熟地黄各 30 g、丹参 30 g、炒白芍 15 g、炒白术 20 g、车前子 15 g、炒薏苡仁 30 g、菟丝子 20 g、仙灵脾 20 g、鸡血藤 30 g、女贞子 30 g、仙鹤草 30 g、桑葚 15 g、陈皮 15 g、甘草 9 g、生姜 5 g、大枣 15 g。15 剂，水煎服，每日 1 剂，分 2 次温服。

滋髓生血胶囊、血症安胶囊各 6 粒，一日 3 服，叶酸片 10 mg，每日 3 次，口服，腺苷钴胺 0.5 mg，每日 3 次，口服。

后在首诊治疗方案上随症化裁治疗 1 年，其病取得明显疗效，精神体力明显改善，治疗期间一直坚持正常警务工作，至 2017 年 1 月 2 日查血常规示：白细胞计数（WBC）3.26×10^9/L，中性粒细胞计数（NEUT）1.34×10^9/L，淋巴细胞绝对值（LYMPH）1.68×10^9/L，红细胞计数（RBC）2.65×10^{12}/L，血红蛋白（Hb）105 g/L，平均红细胞体积（MCV）115.5fL，血小板计数（PLT）28×10^9/L。

由于长期服用汤药，一来麻烦于工作不大方便，二来导致见药即烦且有神经反射性呕恶，故改为膏方使能坚持继续治疗。处方如下：黄芪 50 g、党参 30 g、炒白术 15 g、车前子 15 g、茯苓 30 g、陈皮 15 g、砂仁 9 g、炒山楂 30 g、当归 15 g、鸡血藤 30 g、炒白芍 15 g、桑葚 30 g、女贞子 30 g、杞果 30 g、旱莲草 50 g、仙鹤草 60 g、淫羊藿 20 g、菟丝子 20 g、炒栀子 30 g、连翘 30 g、地鳖虫 15 g、枳壳 15 g、桂圆肉 20 g、鹿角霜 15 g、生姜 5 g、大枣 15 g、阿胶 30 g、蜂蜜适量，10 剂，制成膏滋。每服 30 mL，一日 3 服。

同时服用滋髓生血胶囊、血症安胶囊、叶酸片及腺苷钴胺，用量、服法同前。

二诊：2017 年 8 月 4 日。自述无明显不适，舌脉正常，查血常规：白细胞计数（WBC）4.2×10^9/L，中性粒细胞计数（NEUT）1.49×10^9/L，淋巴细胞绝对值（LYMPH）2.14×10^9/L，红细胞计数（RBC）2.85×10^{12}/L，血红蛋白（Hb）113 g/L，平均红细胞体积（MCV）111.9fL，血小板计数（PLT）28×10^9/L。

述近年白发增多，求加用乌发药品。遂于上膏方另加制首乌 20 g、侧柏叶 30 g、黑芝麻 50 g、盐黑豆 50 g，再制一料，继服。

按语：本案诊断为虚劳（髓劳），本病好发于青壮年，男性多于女性，患者罹患髓劳多年，气血亏虚已极，脾胃后天之本，属土主运化，灌溉四方，为气血生化之源；脾胃亏虚，四肢不能得以濡养，故可见倦怠乏力；心主血，心血不足，心脉失充，故见心悸气短；气为血之帅，气血不能统摄血液，血溢脉外，可见齿衄，舌淡红，苔薄白，脉沉缓无力，两尺脉弱，皆是气血亏虚之象。加之患者病久，累及先天，最终发展致脾肾阴阳俱虚；治疗当以补脾益肾，益气养血，阴阳气血并补之法。以四维生血方化裁，并用行气活血之品，使补而不腻。二诊时患者倦怠乏力、心悸气短等症状明显好转，考虑本病病程较长，予中药制膏长期服用，同时是"缓则治其本"的具体表现。患者末次来诊，既往诸症皆已消失，但白发增多，发为血之余，其实仍是精血亏虚尚未完全竟功，后期的治疗则在原来治法的基础上加用填精乌发药物，最终精血得充，诸症必消。

第十五章　血小板减少医案

医案一　紫癜病（心脾两虚，肝肾不足）

患者：吴某某，女，20岁。2011年1月22日首诊。

现病史：自述确诊为血小板减少症已1年半，现无明显症状，纳、眠、二便、月经均正常。幼时扁桃体炎经常发作，于7岁时即做了扁桃体切除术。舌淡红，苔剥，脉沉缓。今查血常规：白细胞计数（WBC）7.1×10^9/L，中性粒细胞计数（NEUT）4.0×10^9/L，淋巴细胞绝对值（LYMPH）2.6×10^9/L，红细胞计数（RBC）4.4×10^{12}/L，血红蛋白（Hb）138 g/L，血小板计数（PLT）27.0×10^9/L。骨髓象：巨核细胞397个，分类60个，幼巨核细胞26个，颗粒型巨核细胞29个，产板型巨核细胞3个，裸巨核细胞2个，血小板散在少见。血小板抗体：PAI g G 197n g/10^7PA，PAI g M55n g/10^7PA，PAI gA 20n g/10^7PA。

中医诊断：紫癜（心脾两虚，肝肾不足）。

西医诊断：特发性血小板减少性紫癜（ITP）。

治则：补益心脾，滋补肝肾。

方药：归脾汤化裁，处方如下：黄芪30 g、党参15 g、当归9 g、炒白术15 g、车前子15 g、生地黄和熟地黄各15 g、桂圆肉15 g、杞果15 g、制首乌15 g、仙鹤草30 g、炒薏苡仁50 g、云苓30 g、女贞子30 g、旱莲草30 g、焦东楂15 g、甘草15 g、生姜3片、大枣5枚。15剂，水煎服，每日1剂，分2次服。

二诊：2011年2月8日。述同时在某省级综合医院就诊，予服泼尼松35 mg/d。查血常规：白细胞计数（WBC）10.9×10^9/L，红细胞计数（RBC）4.4×10^{12}/L，血红蛋白（Hb）136 g/L，血小板计数（PLT）100×10^9/L，舌淡红，苔剥减轻，脉沉缓，别无明显不适。处方予服滋髓生血胶囊及血症安胶囊，每次各6粒，一日3服；汤剂首方 10 剂继服。

三诊：2011 年 2 月 18 日。述无明显不适，舌淡红，苔白，脉沉稍数无力。血常规：白细胞计数（WBC）12.4×10^9/L，中性粒细胞计数（NEUT）8.4×10^9/L，淋巴细胞绝对值（LYMPH）1.29×10^9/L，红细胞计数（RBC）4.5×10^{12}/L，血红蛋白（Hb）140 g/L，血小板计数（PLT）110×10^9/L。嘱泼尼松减量，每日 20 mg，清晨顿服。滋髓生血胶囊及血症安胶囊继服，汤剂停服，改用免煎颗粒剂：仙鹤草 15 g、制首乌 10 g、生地黄 5 g、水牛角粉 3 g，每日早晚各冲服 1 剂。

四诊：2011 年 3 月 11 日。述无明显不适，舌淡红，苔白，脉沉稍数。血常规：白细胞计数（WBC）10.32×10^9/L，红细胞计数（RBC）4.33×10^{12}/L，血红蛋白（Hb）132 g/L，血小板计数（PLT）119×10^9/L。中成药及免煎颗粒剂继服，泼尼松减至 17.5 mg，服法同上。此方案持续半年，直至泼尼松减完停服，血小板一直保持在正常范围，低时 104.0×10^9/L，高时 221.0×10^9/L，无明显不适。继服半年滋髓生血胶囊及血症安胶囊巩固疗效，未见出血症状，健康状况良好，病告痊愈，完全停药。

五诊：2014 年 4 月 5 日。查血常规：白细胞计数（WBC）5.95×10^9/L，红细胞计数（RBC）4.48×10^{12}/L，血红蛋白（Hb）131 g/L，血小板计数（PLT）238.4×10^9/L。健康状况良好，无不适。

按语：患者自幼体质偏弱，先天禀赋不足，正气虚损，时受温热毒邪以致病，又行扁桃体切除术，正气未复而又伤及元气。肾为先天之本，女子以肝为本，以血为先天，肝肾同源，肝精赖于肾精补充，肾精不足，不能滋养，终为肝肾不足。脾胃乃后天之本，后天需维系才能健运，先天需后天充养方能守恒。水土不富，五行皆亏。本病案辨为心脾两虚、肝肾不足，治疗上以补益心脾、滋补肝肾为大法，方投以归脾汤化裁，二诊、三诊患者激素剂量递减未见明显不适，治疗有效。稍有热象，予滋阴、清热凉血之品继服，治疗后肝肾之精得以补充，气血得以调和，直至激素停用，血小板维持在正常范围。

医案二 紫癜病（肝肾不足，血瘀热郁）

患者：曹某某，男，56 岁。2013 年 8 月 30 日首诊。

现病史：患血小板减少症 4 年，经治病情常有反复。刻诊：两下肢小腿皮肤呈褐色沉着，并见瘀斑数个，均如一圆硬币大小，纳眠可，二便调，近感冒 10 余天。舌淡红，苔白厚乏津，脉濡数。查血常规：白细胞计数（WBC）11.27×10^9/L，红细胞计数（RBC）5.52×10^{12}/L，血红蛋白（Hb）159 g/L，血小板计数（PLT）8.40×10^9/L。

既往史：既往无特殊病史。

中医诊断：紫癜（肝肾不足，血瘀热郁）。

西医诊断：血小板减少性紫癜。

治则：滋补肝肾，活血化瘀。

方药：左归饮化裁，处方如下：生地黄和熟地黄各 15 g、山茱萸 15 g、制首乌 15 g、女贞子 30 g、枇杷果 15 g、桑葚 15 g、仙鹤草 30 g、旱莲草 50 g、炒栀子 30 g、连翘 30 g、大黄炭 15 g、生薏苡仁 30 g、鹿角霜 15 g、菟丝子 15 g、茜草 30 g、陈皮 15 g、茯苓 30 g、生姜 3 g、大枣 15 g。15 剂，水煎服，每日 1 剂，分 2 次温服。

同时服用：滋髓生血胶囊（陈安民验方，河南省中医院制剂）每服 6 粒，一日 3 服；血症安胶囊（陈安民验方，河南省中医院制剂）每服 6 粒，一日 3 服。维生素 C 片 200 毫克 / 次，一日 3 服；芦丁片 40 毫克 / 次，一日 3 服；卡巴克络 5 毫克 / 次，一日 3 服。泼尼松 60 mg/d，清晨顿服。

二诊：2013 年 12 月 6 日。药后症状有所改善，就在当地药店依上方取药服之。现主症：两小腿褐色深着变淡，瘀斑减少色淡，自觉较前有力，纳眠可，二便调，舌淡红偏黯，苔白厚腻，脉沉缓。查血常规：白细胞计数（WBC）9.4×10^9/L，红细胞计数（RBC）5.25×10^{12}/L，血红蛋白（Hb）157 g/L，血小板计数（PLT）84×10^9/L。

方药：首方去旱莲草、大黄炭、生薏苡仁，加炒白术 20 g、车前子 15 g、炒薏苡仁 30 g。15 剂，煎服法同上。上方中成药、西药继服，泼尼松减量至 20 mg/d。

2 个月后家人为其来院拿药，述其上方汤剂坚持服用至今，两小腿一直未新出瘀斑，两小腿棕褐色皮肤进一步变淡，范围缩小，当地医院近期两次查血小板均在 100×10^9/L 以上，泼尼松已完全停服。嘱继续服用两种胶囊 2 个月巩固疗效。并嘱其注意个人养护，避免感染，保证足够的睡眠，不要过度劳累，以防复发。

按语：患者老年男性，随着年纪增大，肾精逐渐亏虚。正如《内经·上古天真论篇第一》所说："七八肝气衰，筋不能动，天癸竭，精少，肾脏衰，形体皆极。"肝肾阴精不足，水不涵木，阴不制阳，阳盛则热，热入营血，动血劫阴，热邪迫血妄行，血溢脉外而成瘀血，发为本病。本病为肝肾不足，血瘀热郁，治以滋补肝肾，活血化瘀止血。二诊来时症状较前好转，未有新发瘀斑，观其舌淡红偏黯，苔白厚腻，说明旧瘀尚未竟功，伴有脾虚湿阻之象，故方中稍去滋腻，新加健脾化湿之品。三诊来时诉血小板正常，无出血倾向，病情基本已愈。本病护理调护尤为重要，重中之重就是预防感染，如此可保无虞。

医案三　紫癜病（心脾两虚，气血虚弱）

患者：周某某，女，41岁。2015年4月28日首诊。

现病史：患者于2014年7月健康体检发现血小板减少，在新乡市某三甲医院住院以糖皮质激素为主治疗，血小板升至60×10^9/L出院。今年4月22日查见血小板计数（PLT）49×10^9/L，月经来潮量大，色紫黑，夹有瘀块，肌肤可见片状瘀斑，大者达3 cm×3 cm，纳可，寐差，夜间两腿酸痛，二便调。舌淡红，边尖齿痕，苔白腻，脉沉稍数。近查血常规：白细胞计数（WBC）6.10×10^9/L，红细胞计数（RBC）3.17×10^{12}/L，血红蛋白（Hb）102 g/L，血小板计数（PLT）45×10^9/L。

既往史：左肾错构瘤。

中医诊断：紫癜（心脾两虚，气血虚弱）。

西医诊断：特发性血小板减少性紫癜（ITP）。

治则：补益心脾，益气摄血。

方药：归脾汤化裁，处方如下：黄芪30 g、党参20 g、炒白术15 g、当归15 g、生地黄和熟地黄各15 g、桂圆肉15 g、炒酸枣仁30 g、远志9 g、茯神30 g、仙鹤草30 g、紫草30 g、茜草30 g、川牛膝15 g、丝瓜络15 g、生白芍20 g、焦山楂20 g、甘草15 g、生姜3 g、大枣10 g。7剂，水煎服，每日1剂，分2次温服。

同时服用：滋髓生血胶囊，每服6粒，1日3服；血症安胶囊，每服6粒，一日3服。

二诊：2015年5月5日。药后呕恶，最初有两天便溏，后转为正常，两小腿可见瘀斑，自感肤热，但体温正常，腿已不酸痛，纳可，寐差，多梦，溲黄，舌淡红，边尖齿痕，苔白腻，脉沉细无力。血常规：白细胞计数（WBC）6.5×10^9/L，红细胞计数（RBC）4.5×10^{12}/L，血红蛋白（Hb）111 g/L，血小板计数（PLT）51×10^9/L。首方去丝瓜络、生白芍，加砂仁9 g、陈皮15 g。10剂，煎服法同上。中成药、西药同上，继服。

三诊：2015年5月16日。药后仍有呕恶感，肌肤瘀斑消失，纳可，睡眠多梦，月经提前10天来潮，色量正常，舌淡红，边尖齿痕，苔白腻，脉沉缓无力。上方黄芪加至50 g，生姜加至9 g，另加竹茹15 g。10剂，煎服法同上。

四诊：2015年5月26日。肌肤瘙痒，抓挠则会见出血点，上举右臂时右肩疼痛，寐差，心烦，入睡困难，纳可，大便正常，溲黄，舌淡红，苔白微黄稍腻，脉沉缓无力。查血常规：白细胞计数（WBC）6.50×10^9/L，红细胞计数（RBC）4.34×10^{12}/L，血红蛋白（Hb）115 g/L，血小板计数（PLT）61×10^9/L。上方去川牛膝、茜草，加白鲜皮30 g、地肤子30 g。15剂，煎服法同上。中成药与西药继服。

五诊：2015年6月11日。肌肤瘙痒好转，右臂举之不痛，月经周期正常，量大，夹瘀，4天尽，纳可，梦多，二便调，舌淡红，苔白微黄稍腻，脉沉缓无力。汤剂仍以归脾汤化裁，处方如下：黄芪50 g、党参20 g、当归9 g、生地黄和熟地黄各20 g、桂圆肉15 g、炒酸枣仁20 g、夜交藤15 g、茯神30 g、益母草30 g、制首乌15 g、桑葚15 g、鹿角霜15 g、菟丝子15 g、仙鹤草30 g、甘草15 g、生姜3 g、大枣10 g。15剂，煎服法同上。

六诊：2015年6月27日。仍在此方基础上化裁，已无明显不适，血小板计数（PLT）64×10^9/L。不欲再服汤药，予滋髓生血胶囊及血症安胶囊同服，每次各服6粒，一日3服。

七诊：2016年1月6日。查血常规：白细胞计数（WBC）4.60×10^9/L，红细胞计数（RBC）4.18×10^{12}/L，血红蛋白（Hb）108 g/L，血小板计数（PLT）96×10^9/L。述近期上火，口角糜烂，夜间肌肤瘙痒，寐差，余无明显不适，舌淡红，苔薄黄稍腻，脉沉弦。上药继服，另予配方颗粒剂冲服：白鲜皮30 g，地肤子30 g，白蒺藜15 g，炒酸枣仁30 g。6剂，每日1剂，分2次服。该颗粒剂服后痒除眠安。

八诊：2016年1月16日。查血常规：白细胞计数（WBC）4.80×10^9/L，红细胞计数（RBC）4.26×10^{12}/L，血红蛋白（Hb）108 g/L，平均红细胞体积（MCV）77.4fL，血小板计数（PLT）114×10^9/L。述无不适，纳眠二便月经均正常。嘱滋髓生血胶囊与血症安胶囊继服，并予速力菲、生血宁、维生素C片同服，以治其轻度贫血。

九诊：2016年5月14日。血常规查见：白细胞计数（WBC）4.48×10^9/L，红细胞计数（RBC）4.79×10^{12}/L，血红蛋白（Hb）131 g/L，平均红细胞体积（MCV）86.6fL，血小板计数（PLT）125×10^9/L。健康状况良好，无明显不适。嘱上药减量继服1个月，改日3服为日2服，进一步巩固疗效。

按语：本案属"紫癜病"范畴，辨证为心脾两虚、气血虚弱。患者中年女性，女子以血为先天，同时血为气之母，平素月事量多，失血耗气。气为血之帅，气虚则血不行，停滞为瘀血可见月经色紫黑，夹有瘀；阴血同源，阴血虚经脉失于濡养，不荣则痛，故可见两腿酸痛。脾统血，脾气虚弱摄血无权，血溢脉外，从而发为本病。治疗上当以补益心脾、益气摄血为主，辅以活血化瘀止血之品，方予归脾汤化裁。二诊来时两腿酸痛已解，自觉发热，乃气虚发热之故，方中去丝瓜络、生白芍柔筋通络之品，加强健脾和胃益气之力。三诊瘀斑消失，月经先期，但量已正常，加大黄芪用量以固摄血之权，患者仍诉呕恶感，加竹茹以伍生姜降呕止逆。四诊、五诊皆法首方，随症加减。六诊时停服汤剂，病情稍有反复，夜间肌肤瘙痒乃血燥生风所致，加用祛风止痒之品，后再无诉不适，血小板正常，其效甚验。

医案四　紫癜病（气血亏虚，脾不统血）

患者：赵某，女，41岁。2005年8月6日首诊。

现病史：牙龈出血、肌肤紫癜瘀斑月余，自认无大碍而未就医。近3日病情加重而来求治。查见上下齿龈均有渗血，肌肤可见多个瘀斑及出血斑点，两小腿出血斑点密集成片，颜色鲜红紫黯不等，不痛不痒不碍手。查周围血血小板计数（PLT）12×10^9/L，白细胞、红细胞及血红蛋白均在正常范围内，凝血4项检查未见异常；骨髓细胞学检查产板型巨核细胞及血小板少见。

既往史：无特殊。

中医诊断：紫癜（气血亏虚，脾不统血）。

西医诊断：特发性血小板减少性紫癜（ITP）。

治则：益气补脾，养血摄血。

方药：血症安胶囊，6粒/次，一日3服。

二诊：2005年8月13日。服药1周，齿衄止，紫癜消，查血小板计数（PLT）22×10^9/L，配服滋髓生血胶囊（6粒/次，一日3服）。

三诊：2005年10月13日。月经淋漓不断10余天，伴乏力，动则加重，纳食一般，夜寐欠安，舌质淡红，苔薄而少，脉细数。给予归脾汤加减。黄芪30g、炒白术15g、党参15g、当归9g、茯神15g、生地黄和熟地黄各15g、仙鹤草30g、车前子15g、栀子炭15g、大黄炭9g、紫草50g、仙灵脾15g、阿胶10g（烊化）、甘草10g、生姜3片、大枣5枚。7剂。

经治一年，并随病情变化予以汤剂辨证治之，未再见出血之症，查周围血血小板计数（PLT）145×10^9/L，其病告愈，随访3年，无复发。

按语：气为血之帅，同时脾气有统摄血液之权，气虚不能固摄，血溢脉外，出现牙龈出血、肌肤紫癜瘀斑。夏季炎热，耗气伤津，其程度不深，患者无所苦。随着疾病的进展，病势渐进，出血症状越发明显。本病案应辨为气血亏虚，脾不统血，治疗以补益气血、养血止血为主。予血症安胶囊，服药一周即中病，齿衄止，紫癜消；复诊辅以填精益髓之品，使气血生化有源，气充血实，疾病乃瘥。

医案五　紫癜病（孕期）

患者：刘某某，女，23岁，河南原阳人。2012年10月4日首诊。

现病史：全身肌肤出血性瘀斑月余，经当地医院做相关检查，确诊为血小板减少性紫癜，但未进行治疗。现有身孕 2 个月余，乏力，精神较差，纳眠、二便正常。舌淡红，苔薄白，脉虚稍数无力。查见肌肤多处大片瘀斑，口腔未见血泡。查血常规：白细胞计数（WBC）8.0×10^9/L，中性粒细胞计数（NEUT）4.30×10^9/L，淋巴细胞绝对值（LYMPH）3.62×10^9/L，红细胞计数（RBC）4.19×10^{12}/L，血红蛋白（Hb）118 g/L，血小板计数（PLT）6×10^9/L。现已决定不要身怀之子。

中医诊断：紫癜。

中医辨证：气血原本虚弱，加之身孕而生虚热，热扰血分，迫血妄行，泛于肌肤而成紫癜。

西医诊断：特发性血小板减少性紫癜（ITP）。

治则：益气健脾，滋阴清热，凉血止血，和血消斑。

方药：归脾汤化裁，处方如下：黄芪 30 g、党参 15 g、当归 9 g、桂圆肉 15 g、生地黄和熟地黄各 15 g、仙鹤草 30 g、炒白术 15 g、车前子 15 g、焦栀子 15 g、大黄炭 9 g、紫草 50 g、制首乌 15 g、桑葚 15 g、仙灵脾 15 g、鹿角霜 15 g、甘草 15 g、生姜 3 片、大枣 3 枚。7 剂，水煎服，每日 1 剂，分 2 次服。后自行照上方续服 10 剂，紫癜消除即停止治疗。

二诊：2014 年 1 月 9 日。现身无紫癜，稍感乏力，纳眠二便正常，舌淡红，苔白，脉沉缓。查血常规：白细胞计数（WBC）10.74×10^9/L，中性粒细胞计数（NEUT）8.07×10^9/L，淋巴细胞绝对值（LYMPH）2.22×10^9/L，红细胞计数（RBC）4.61×10^{12}/L，血红蛋白（Hb）130 g/L，血小板计数（PLT）35.4×10^9/L。2012 年首诊方去大黄炭加虎杖 20 g，生地黄、熟地黄均加至 20 g，7 剂，水煎服。

同时服用：滋髓生血胶囊，每服 6 粒，一日 3 次，饭后服；血症安胶囊，每服 6 粒，一日 3 次，饭后服。

三诊：2014 年 10 月 20 日。来郑告知，述 7 剂汤剂后即自停汤剂，仅服滋髓生血胶囊和血症安胶囊（因无明显不适也无出血症状，请他人捎药，未曾复查血小板）至中秋节自行结束治疗，现无任何出血倾向。今查血小板计数（PLT）118.6×10^9/L。

按语：患者青年女性，平素气血偏弱，气虚不能统摄血液；恰适妊娠，子盗母血，气血更虚，内生虚热，迫血妄行，血行脉外，从而发为本病。《素问·调经论》说："人之所有者，血与气耳。"《景岳全书·血证》又说："人有阴阳，即为血气。阳主气，故气全则神旺；阴主血，故血盛则形强。人生所赖，唯斯而已。"故此病案辨证为气血虚弱，热扰血分。治疗当以益气健脾，滋阴清热，凉血止血，和血消斑。方予归脾汤化裁，方中黄芪、党参、当归、桂圆肉、炒白术补气养血，生地黄、熟地黄、制首乌、

桑葚滋阴清热，仙鹤草、车前子、焦栀子、大黄炭、紫草凉血止血，仙灵脾、鹿角霜
寓有阳中求阴之意，生姜、大枣顾护胃气，防滋腻碍胃，甘草调和诸药。复诊时身无
紫癜，稍感乏力，去大黄炭等凉血止血之品，加用虎杖及增加生地黄、熟地黄用量以
加强补虚之力。至今患者病情未有复发，血小板正常，可见中医药在治疗本病确有实效。

医案六　紫癜病（小儿阳热内盛）

患者：章某某，男，4个月龄。2014年6月2日首诊。

现病史：母代诉：无明显诱因及先兆，忽见患儿两下肢细小出血点4天，精神、
吮乳、二便未见明显异常。查见两膝以下针尖样、小米粒样出血点密集满布，其他部
位偶有细小出血点，精神佳，指纹红，舌淡红，苔薄白，脉濡缓。血常规：白细胞计
数（WBC）8.45×10^9/L，中性粒细胞计数（NEUT）1.97×10^9/L，淋巴细胞绝对值（LYMPH）
5.96×10^9/L，红细胞计数（RBC）4.22×10^{12}/L，血红蛋白（Hb）109 g/L，血小板计数（PLT）
43×10^9/L。凝血4项：纤维蛋白原浓度1.98 g/L（正常2～4g/L），尿常规：未见异常。

中医诊断：紫癜（阳热内盛）。

西医诊断：特发性血小板减少性紫癜（ITP）。

治则：清热凉血，止血和血，散瘀化斑。

方药：遵犀角地黄汤之义施以免煎颗粒剂，药物组成：水牛角粉3 g、生地黄5 g、
牡丹皮10 g、紫草10 g、仙鹤草15 g、炒栀子10 g、连翘10 g、甘草6 g。3剂，每日1剂，
白开水冲服，分次频服。

二诊：2014年6月5日。药后下肢出血点减少，胸部及上肢可见散在出血点，大
便见黏条状黯红色胶冻物，疑肠道些许出血，于上方中加生薏苡仁15 g、旱莲草15 g
清化湿热止血，继服3剂。

三诊：2014年6月12日。下肢、上肢及胸前可见散在针尖样出血点，大便日行3～4
次，成形，带条状黏液，眠可，精神佳。病情好转、稳定，方药对症，效不更方，继
服5剂。

四诊：2014年6月17日。肌肤出血点明显减少，但仍有新鲜出血点，余无异常所见，
上方继服7剂。

五诊：2014年6月26日。足底、手背及胸部肌肤可见个别出血点数个，大便稍溏，
时有鲜红血丝，乳食、睡眠、精神均佳。血常规：白细胞计数（WBC）9.02×10^9/L，
中性粒细胞计数（NEUT）1.97×10^9/L，淋巴细胞绝对值（LYMPH）6.88×10^9/L，红细
胞计数（RBC）4.66×10^{12}/L，血红蛋白（Hb）120 g/L，血小板计数（PLT）73.4×10^9/L。

治当清利肠道湿热，和血止血。仍用免煎颗粒剂：仙鹤草 15 g、炒白术 10 g、水牛角粉 3 g、炒栀子 10 g、槐花炭 10 g、紫草 10 g、车前子 15 g、甘草 6 g。5 剂白开水冲溶，分 4 次服。

六诊：2014 年 7 月 1 日。肌肤已无出血点，但便溏，咖啡色，时呈红色，一日数次，食用奶粉，食欲尚可。上方去水牛角粉，加炒薏苡仁 15 g。7 剂，服法同上。

七诊：2014 年 7 月 10 日。肌肤无出血点，大便正常，日行 2～3 次，小便正常，眠可。为巩固疗效，上方继进 7 剂。

八诊：2014 年 7 月 17 日。肌肤未见新鲜出血点，大便日行 4～5 次，便色发黑，余均正常。此当健脾止泻，扶正复元。方药：炒白术 10 g、陈皮 6 g、茯苓 10 g、车前子 15 g、淡竹叶 10 g、炒薏苡仁 15 g、仙鹤草 15 g、甘草 3 g。7 剂，白开水冲溶，分 3～4 次服。

九诊：2014 年 7 月 24 日。症状全无，查血常规：白细胞计数（WBC）9.96×10^9/L，中性粒细胞计数（NEUT）2.30×10^9/L，淋巴细胞绝对值（LYMPH）6.62×10^9/L，红细胞计数（RBC）4.70×10^{12}/L，血红蛋白（Hb）123 g/L，血小板计数（PLT）171.4×10^9/L。病告痊愈，服药善后。方药：仙鹤草 15 g、炒薏苡仁 15 g、淡竹叶 10 g、甘草 3 g。10 剂，白开水冲服。

半年后，家长特来医院告知，患儿一直未再见肌肤出血点，数次复查血小板均在正常范围，最后一次血象血小板计数（PLT）192.1×10^9/L，纳、眠、精神一切正常。

按语：血小板减少是指外周血小板计数少于 100×10^9/L 而言。血小板减少性紫癜是由于血小板减少所引起的以皮肤、黏膜、内脏和其他组织出血为特征的疾病。因表现为出血证候，因而属于中医"血证""衄血""发斑""肌衄"等病证范畴。急性血小板减少性紫癜多为感受外邪，或进食辛燥之品，从阳化热，郁而化火，邪毒内蕴，灼伤脉络，迫血妄行所致。又小儿为纯阳之体，易热易寒，病之初期多从热化；病之后期多从寒化。热邪内蕴，灼伤脉络，而致血溢脉外发为血证，外溢肌肤则为紫癜，上出清窍则为吐衄，移热下焦则见便血、尿血。本案患儿发病无明显诱因，血小板仅 43×10^9/L，不及血小板正常值的一半，并见两膝以下针尖样、小米粒样出血点密集满布，可诊为急性特发性血小板减少性紫癜。治当清热，凉血止血，活血化斑。水牛角、牡丹皮、生地黄清热凉血散瘀化斑，生地黄不仅清血分邪热且有顾护阴血的作用，栀子、连翘清热解毒而泄三焦火热毒邪，仙鹤草、紫草止血而不再发生新出紫癜，甘草和中且调和诸药，共奏清热凉血、散瘀化斑之功。二诊大便见黏条状黯红色胶冻物，疑肠道些许出血，故加生薏苡仁 15 g、旱莲草 15 g 清化湿热止血。及至五诊，虽肌肤仅见个别出血点，但见大便稍溏，时有鲜红血丝，是为脾阳损伤，故加炒白术、车前子健脾渗湿，顾护脾阳，加槐花炭以止肠道出血。因患儿仅 4 个月的月龄，易热易寒，其在服用清热凉血药的过程中会伤及脾阳，故在其紫癜明显减少、血证稳定之时即当随即治以健脾止泻扶正之品，血小板完全恢复正常之后，尚需健脾益气、扶正固本复元而善其后，故八诊、九诊之治施以健脾扶正巩固疗效之方。

医案七　紫癜病（肝肾不足，心脾两虚）

患者：赵某某，女，58 岁。2016 年 8 月 22 日首诊。

现病史：1 个月前因齿衄前往某三甲医院就诊，查血小板计数（PLT）4×10^9/L，诊断为"特发性血小板减少症"，经丙种球蛋白冲击疗法治之，齿衄愈，无明显出血倾向，精神状态良好，查血小板计数（PLT）400×10^9/L，遂出院。现头晕，查血小板计数（PLT）55×10^9/L，甚为惶恐不安。舌淡红，苔左半白腻，脉沉缓。

既往史：子宫肌瘤已于 40 岁时切除。

中医诊断：紫癜（肝肾不足，心脾两虚）。

西医诊断：特发性血小板减少症。

治则：滋补肝肾，益气生血。

方药：归脾汤合左归饮化裁，处方如下：黄芪 50 g、当归 15 g、生地黄 20 g、熟地黄 20 g、制首乌 15 g、桑葚 15 g、桂圆肉 15 g、党参 15 g、炒白术 15 g、仙鹤草 30 g、菟丝子 20 g、鹿角霜 15 g、女贞子 15 g、杞果 15 g、旱莲草 30 g、虎杖 15 g、甘草 15 g、生姜 5 g、大枣 15 g。7 剂，水煎服，每日 1 剂，分 2 次温服。

二诊：2016 年 8 月 29 日。药后第一天仍有牙龈出血，心情特别紧张害怕，寐差，纳可，小便正常，大便近两天腹泻，舌淡红，苔黄稍腻，脉沉缓。周围血象：白细胞计数（WBC）5.88×10^9/L，中性粒细胞计数（NEUT）5.37×10^9/L，淋巴细胞绝对值（LYMPH）2.07×10^9/L，红细胞计数（RBC）4.44×10^{12}/L，血红蛋白（Hb）130 g/L，血小板计数（PLT）66×10^9/L。首方炒白术加至 20 g，加车前子 15 g、侧柏叶 15 g。7 剂，煎服法同上。

三诊：2016 年 9 月 5 日。齿衄止，口微干，并觉"浑身干"，纳眠二便正常，舌淡红，苔薄黄，脉沉缓。方药：黄芪 30 g、当归 9 g、生地黄 30 g、熟地黄 30 g、制首乌 15 g、桑葚 15 g、黄精 15 g、太子参 15 g、炒白术 15 g、仙鹤草 30 g、菟丝子 20 g、鹿角霜 15 g、女贞子 15 g、杞果 15 g、旱莲草 30 g、虎杖 15 g、连翘 20 g、甘草 9 g、生姜 3 g、大枣 10 g。7 剂，煎服法同上。

四诊：2016 年 9 月 12 日。无明显不适，舌淡红，苔薄黄，脉沉缓。周围血象：

白细胞计数（WBC）5.21×10^9/L，中性粒细胞计数（NEUT）2.94×10^9/L，淋巴细胞绝对值（LYMPH）1.87×10^9/L，红细胞计数（RBC）4.28×10^{12}/L，血红蛋白（Hb）126 g/L，血小板计数（PLT）77×10^9/L。

方药：上方继服14剂，煎服法同上。

五诊：2016年9月25日。近日寐差纳呆，胸闷，乏力，舌淡红，苔薄黄稍腻，脉沉缓。查周围血：血小板计数（PLT）71×10^9/L。方药：上方去女贞子、虎杖、连翘，加炒酸枣仁30 g，枳壳15 g，生地黄、熟地黄均加至30 g，另加桑叶20 g。15剂，煎服法同上。

六诊：2016年10月10日。无明显不适，仅轻微胸闷，舌淡红，苔薄白微黄，脉沉缓。周围血象：白细胞计数（WBC）6.08×10^9/L，中性粒细胞计数（NEUT）4.01×10^9/L，淋巴细胞绝对值（LYMPH）1.59×10^9/L，红细胞计数（RBC）4.37×10^{12}/L，血红蛋白（Hb）124 g/L，血小板计数（PLT）85×10^9/L。方药：生地黄30 g、熟地黄30 g、制首乌15 g、桑葚15 g、黄精15 g、党参15 g、炒白术9 g、仙鹤草30 g、菟丝子15 g、鹿角霜15 g、女贞子20 g、旱莲草30 g、虎杖15 g、陈皮9 g、炒山楂15 g、甘草9 g、生姜3 g、大枣10 g。12剂，煎服法同上。

七诊：2016年10月24日。无明显不适，纳眠二便正常，仅轻微胸闷，舌淡红，苔薄右半稍显黄腻，脉沉缓无力。周围血象：白细胞计数（WBC）6.27×10^9/L，中性粒细胞计数（NEUT）4.41×10^9/L，淋巴细胞绝对值（LYMPH）1.76×10^9/L，红细胞计数（RBC）4.42×10^{12}/L，血红蛋白（Hb）127 g/L，血小板计数（PLT）101×10^9/L。方药：上方党参加至20 g，14剂，煎服法同上。

八诊：2016年11月7日。近查血小板计数（PLT）114×10^9/L，自觉腰部酸胀不适，倦怠乏力，舌淡红，苔黄稍腻，脉沉缓。上方去制首乌加桑寄生30 g，党参易太子参30 g，14剂，煎服法同上。

九诊：2016年11月28日。查血小板计数（PLT）117×10^9/L，无明显不适，舌淡红，苔薄微黄，脉沉缓柔和，不欲再服汤剂。予滋髓生血胶囊与血症安胶囊同服，每各服6粒，一日3服。

十诊：2017年1月16日。两种胶囊计服50天，查血小板计数（PLT）125×10^9/L，无明显出血倾向，纳眠二便正常，舌淡红，苔薄白，脉沉缓，其病当属告愈，予滋髓生血胶囊与血症安胶囊继服2个月以巩固疗效。

按语：患者病属"紫癜病"，证属肝肾不足，心脾两虚。患者老年女性，《素问·上古天真论》云："七八肝气衰，筋不能动；八八天癸竭，精少，肾脏衰，形体皆极，则齿发去。"女子以肝为本，以血为先天，肝肾同源，肾精渐亏，水不涵木，最终肝肾俱虚。肾主骨生髓，脑为髓之海，肾精不足，髓海失充，脑失所养，所以可见头晕。治疗上以填精益髓、补益气血为主，方用归脾汤合左归饮化裁。二诊时患者出现牙龈出血，心情紧张，合并腹泻症状，炒白术、车前子加量健脾以实大便，新增侧柏叶凉血止血消除患者紧张情绪。后续治疗随症加减，宗法不离滋补肝肾，终得其效。

医案八　紫癜病（肝肾阴虚）

患者：赵某某，女，27岁。2015年1月16日首诊。

现病史：全身肌肤泛发紫癜1年余。述1年前妊娠第2个月时无明显诱因而见鼻出血，在当地医院查血常规发现血小板低下，仅18×10^9/L，骨髓细胞学检查示：血小板成熟障碍。住当地县医院行静脉丙种球蛋白冲击疗法并予输注血小板致血小板计数（PLT）升至230×10^9/L，继而口服肾上腺皮质激素治疗。刻诊：时有心悸，阵发出汗，纳可，睡眠稍差，二便正常，产后月经于1月1日第一次来潮，5天尽，腰酸，小腹凉，饮水少时则尿痛、尿频。现服甲泼尼龙10 mg/d，硫酸羟氯喹0.3 g/d。舌红，苔薄白，脉沉细，满月脸。血常规检验：白细胞计数（WBC）12.10×10^9/L，红细胞计数（RBC）5.0×10^{12}/L，血红蛋白（Hb）138 g/L，血小板计数（PLT）225×10^9/L。血清自身免疫抗体提示：干燥综合征。

既往史：无特殊病史。

中医诊断：紫癜病（肝肾阴虚）。

西医诊断：①血小板减少性紫癜；②干燥综合征。

治则：滋补肝肾。

方药：左归丸化裁，处方如下：生地黄和熟地黄各30 g、山茱萸15 g、生山药15 g、黄精15 g、桑葚15 g、女贞子15 g、制首乌15 g、鹿角霜15 g、菟丝子15 g、生薏苡仁30 g、牡丹皮10 g、丹参30 g、炒白术15 g、车前子15 g、泽泻20 g、甘草10 g、生姜3 g、大枣10 g。7剂，水煎服，每日1剂，分2次温服。

同时服用：滋髓生血胶囊，每服6粒，一日3服；血症安胶囊，每服6粒，一日3服。

二诊：2015年1月23日。药后肌肤紫癜消失殆尽，鼻衄止，但药后便溏，量多，小便正常，纳眠均可，时或头痛，其在前额及右侧太阳穴处隐痛，受凉后明显，易于惊悸心慌，舌边尖红，苔薄白，脉数，沉取无力。血常规：白细胞计数（WBC）8.70×10^9/L，红细胞计数（RBC）5.40×10^{12}/L，血红蛋白（Hb）115 g/L，血小板计数（PLT）177×10^9/L。首方加茯神30 g，生龙齿50 g（先煎），柴胡10 g，炒白芍15 g，炒白术加至20 g。7

剂，煎服法同上。

三诊：2015 年 1 月 30 日。大便已转正常，日行 1 次，头痛愈，心悸心慌除。现唇干硬起皮，口内不干，舌质鲜红，苔薄乏津，脉沉数。血常规：白细胞计数（WBC）8.60×10^9/L，红细胞计数（RBC）4.39×10^{12}/L，血红蛋白（Hb）127 g/L，血小板计数（PLT）183×10^9/L。左归丸沙参麦冬汤化裁，药物组成：生地黄、熟地黄各 20 g，山茱萸 15 g，生山药 15 g，黄精 15 g，桑葚 15 g，北沙参 15 g，玉竹 15 g，石斛 15 g，麦冬 15 g，五味子 15 g，桔梗 15 g，炒白术 20 g，车前子 20 g，牡丹皮 10 g，生薏苡仁 30 g，甘草 10 g，生姜 3 g，大枣 10 g。7 剂，煎服法同上。

同时服用：滋髓生血胶囊、血症安胶囊继服。甲泼尼龙减量至 6 mg/d，硫酸羟氯喹减至 0.2 g/d。

四诊、五诊、六诊：2015 年 2 月 7 日至 3 月 23 日。病情稳定，无出血倾向，药物在上方基础上化裁计服 40 剂，血小板两次检验分别为 198×10^9/L、221×10^9/L，泼尼松已减至 2.5 mg/d（每 2 天服 1 片）。

七诊：2015 年 3 月 24 日。纳眠可，便溏，便后仍有便意，小便正常，经期腹痛发凉，经量少，色黯夹瘀，舌淡红稍黯，苔薄白，脉沉缓。处方如下：黄芪 30 g，当归 15 g，生地黄、熟地黄各 30 g，山茱萸 15 g，生山药 15 g，黄精 15 g，桑葚 15 g，玉竹 15 g，石斛 15 g，炒薏苡仁 30 g，炒白术 15 g，车前子 15 g，虎杖 20 g，延胡索 15 g，乌药 15 g，菟丝子 20 g，川芎 18 g，益母草 30 g，生姜 3 g，大枣 10 g。15 剂，煎服法同上。

八诊：2015 年 4 月 7 日。血常规检验：血小板计数（PLT）155×109/L，其他各项均在正常范围。一般状况良好，但近日咽痛，咳黄色黏痰，痛经犹在。上方去山茱萸、生山药，加鱼腥草 30 g，桔梗 15 g，15 剂，煎服法同上。两种胶囊继续服用，停服泼尼松。

九诊：2015 年 4 月 23 日。无明显不适，血小板计数（PLT）145×10^9/L。汤剂暂停，仅服滋髓生血胶囊及血症安胶囊，各服 6 粒，1 日 3 服。

十诊：2015 年 5 月 28 日。肩凉，经期小腹凉，月经色量正常，夹有少量血块，活动后口干。舌红，苔薄白，脉沉细。血常规检查：血小板计数（PLT）119×10^9/L，抗核抗体 IgG（−），抗 SSA（WB）（+），抗 R0-52（+），抗 SSB（WB）（+）。方药：麦味地黄汤化裁。处方如下：麦冬 20 g，天冬 20 g，五味子 15 g，乌梅肉 15 g，生地黄、熟地黄各 15 g，山茱萸 15 g，生山药 15 g，玉竹 15 g，杞果 15 g，茯苓 30 g，泽泻 15 g，太子参 15 g，生薏苡仁 50 g，桂枝 9 g，仙灵脾 15 g，甘草 10 g，生姜 3 g，大枣 10 g。15 剂，煎服法同上。

十一诊、十二诊、十三诊：2015 年 6 月 13 日至 8 月 7 日。药服 45 剂，其间根据病情变化出入化裁，现病情稳定，无明显不适。

十四诊、十五诊：2015年8月8日至10月12日。已无口干眼干之症，血小板计数（PLT）170×10⁹/L，舌淡红，苔白，脉沉缓无力。暂停汤剂，滋髓生血胶囊、血症安胶囊继服，加服麦味地黄胶囊，每服4粒，一日3服。

十六诊、十七诊、十八诊、十九诊：2015年10月13日至12月22日。以治肝肾阴虚、胃阴不足之干燥综合征为主，方以麦味地黄汤、沙参麦冬汤为基本方，依据病情出入化裁，前后计服70剂。

二十诊、二十一诊：2016年1月18日至3月18日。无明显不适，述仅在食羊肉后口干。血小板计数（PLT）152×10⁹/L，抗SSA（WB）（3+），抗RO-52（5+），抗SSB（WB）（+），ANA（IF）抗核抗体IgG（+），余正常，肝功正常，肾功正常。现服用来氟米特片，每晚服1片，硫酸羟氯喹片0.2g，2次/日。汤剂上方化裁继服。

二十二诊、二十三诊：2016年3月19日至5月5日。药后便溏，停药则大便正常，余无不适，舌淡红偏黯，苔薄白，脉沉缓。拟参苓白术散化裁，药物组成：黄芪30g、党参15g、太子参15g、陈皮9g、姜半夏9g、茯苓30g、炒白术20g、炒山药20g、炒薏苡仁30g、车前子15g、石斛15g、益母草30g、丹参20g、甘草10g、生姜3g、大枣10g。30剂，煎服法同上。

二十四诊：2016年5月6日。现纳眠二便正常，无明显不适，舌淡红，苔薄白，脉沉缓。血常规：白细胞计数（WBC）5.0×10⁹/L，红细胞计数（RBC）4.02×10¹²/L，血红蛋白（Hb）122g/L，血小板计数（PLT）167×10⁹/L。上方继服15剂，以进一步巩固疗效。

按语：患者青年女性，女子以血为本，以肝为先天，素体虚弱，元气不足，恰逢妊娠，子盗母血，致母体气血更亏。血属阴，阴津血同源，阴血虚不能制阳，阳亢生热，迫血妄行，表现为鼻衄。《素问·五运行大论篇》云："北方生寒，寒生水，水生咸，咸生肾，肾生骨髓，髓生肝。"肝肾同源，肝血虚势必累及肾阴，最终致肝肾阴虚。血为心之液，心藏脉，脉舍神，脉为血之府，心血虚神无所藏，故时有心悸，阵发出汗。治以滋补肝肾为法。二诊时肌肤紫癜消失殆尽，鼻衄止，治疗有效，但出现药后便溏，考虑大补之品滋腻碍胃，脾失运化导致；《灵枢·本神论》曰："肝藏血，血舍魂，肝气虚则恐"，肝胆相应，患者时或头痛，其在前额及右侧太阳穴处隐痛，受凉后明显，易于惊悸心慌，舌边尖红，苔薄白，脉数，沉取无力，乃胆气虚所致，治疗时加用安神定志之品，另予炒白术以实大便。三诊既往所见已愈，突出表现为阴虚之象，左归丸沙参麦冬汤加强滋阴之力。后续患者来诊主要以治肝肾阴虚、胃阴不足之燥证为主，治以麦味地黄汤、沙参麦冬汤为基本方以壮阴津，并长期维持。

医案九　紫癜阳痿（肝肾不足，阴虚火旺）

患者：库某某，男，26岁。2014年2月20日首诊。

现病史：确诊血小板减少症已1年。现鼻衄，头晕，倦怠乏力，腰腿酸软，动则汗出，手足心热，心中动悸，寐差多梦，牙齿松动，纳可，尿黄，尿痛，尿有异常气味，大便正常。舌淡红偏黯，苔薄白，脉沉缓。服用泼尼松治疗半年余，血小板时高时低，但未曾达血小板计数（PLT）100×10^9/L，近时血小板下降较快，再行服用泼尼松，每日30 mg。查血常规：白细胞计数（WBC）9.4×10^9/L，红细胞计数（RBC）5.53×10^{12}/L，血红蛋白（Hb）163 g/L，血小板计数（PLT）45×10^9/L。

既往史：自慰史9年，遗精，阳痿，偶可勃起，时间短暂。

中医诊断：紫癜阳痿（肝肾不足，阴虚火旺）。

西医诊断：血小板减少并发阳痿。

治则：滋补肝肾，降火止遗。

方药：知柏地黄汤化裁，处方如下：知母15 g、黄柏15 g、生地黄和熟地黄各15 g、炒山药15 g、山茱萸20 g、茯苓30 g、牡丹皮15 g、泽泻15 g、蛇床子30 g、菟丝子15 g、金樱子15 g、桑叶15 g、麻黄根15 g、浮小麦50 g、地骨皮20 g、炒酸枣仁30 g、夜交藤15 g、竹茹10 g。10剂，水煎服，每日1剂，分2次温服。

同时服用：滋髓生血胶囊（陈安民验方，河南省中医院制剂）每服6粒，一日3服；血症安胶囊（陈安民验方，河南省中医院制剂）每服6粒，一日3服。

二诊：2014年3月17日。鼻衄止，头晕、尿道灼痛减轻，睡眠改善，未遗精。近日感冒，喷嚏流涕，心中动悸，动则汗出。舌脉同前。血常规：白细胞计数（WBC）9.94×10^9/L，红细胞计数（RBC）5.79×10^{12}/L，血红蛋白（Hb）168 g/L，血小板计数（PLT）59×10^9/L。上方去蛇床子、金樱子、竹茹，加生龙齿30 g、苍耳子9 g、车前子15 g。15剂，煎服法同上。胶囊两种，继续服用。

三诊：2014年4月1日。纳眠可，大便调，遗精减少，一个月来仅1次，溲黄气味重，心悸，舌淡红，苔薄白稍黄，脉沉弦。查血常规：白细胞计数（WBC）9.77×10^9/L，红细胞计数（RBC）5.66×10^{12}/L，血红蛋白（Hb）166 g/L，血小板计数（PLT）86×10^9/L。处方如下：知母15 g、黄柏15 g、生地黄和熟地黄各20 g、制首乌15 g、桑葚15 g、女贞子15 g、黄精15 g、菟丝子15 g、金樱子15 g、炒酸枣仁30 g、茯神30 g、泽泻15 g、车前子15 g、白茅根30 g、虎杖20 g、淡竹叶15 g。15剂，煎服法同上。胶囊两种继服，泼尼松减至 25 mg/d，清晨顿服。

四诊：2014 年 5 月 6 日。主要症状减轻，纳眠正常，但仍有心悸、溲黄、气味重、尿痛、手足心热症状，舌淡红，苔薄白，脉沉缓。血常规：白细胞计数（WBC）10.45×10⁹/L，红细胞计数（RBC）5.58×10¹²/L，血红蛋白（Hb）165 g/L，血小板计数（PLT）99×10⁹/L。上方汤剂加瞿麦 15 g、猪苓 30 g，15 剂，水煎服。泼尼松减至 20 mg/d，胶囊两种继服。

五诊：2014 年 7 月 22 日。上方出入化裁共进 50 剂，诸症均有改善，唯溲黄尿痛犹在，舌淡紫，苔白稍厚，脉沉缓。血常规：白细胞计数（WBC）10.8×10⁹/L，红细胞计数（RBC）5.34×10¹²/L，血红蛋白（Hb）167 g/L，血小板计数（PLT）97×10⁹/L。处方如下：知母 15 g、黄柏 15 g、生地黄和熟地黄各 30 g、黄精 15 g、女贞子 15 g、制首乌 15 g、丹参 30 g、牡丹皮 15 g、炒栀子 30 g、车前子 15 g、淡竹叶 15 g、瞿麦 15 g、海金沙 15 g、怀牛膝 15 g、甘草 9 g。10 剂，煎服法同上。胶囊两种继服，泼尼松减至 10 mg/d，清晨顿服。

六诊：2014 年 8 月 4 日。现症寐差多梦，纳可，溲黄有异味，面部痤疮，药后身痒，见荨麻疹，1 小时后可自行消失。近日体检示脂肪肝、肝结石。舌淡红，苔白稍厚，脉细缓。血常规：白细胞计数（WBC）10.3×10⁹/L，红细胞计数（RBC）5.31×10¹²/L，血红蛋白（Hb）159 g/L，血小板计数（PLT）101×10⁹/L。处方如下：生地黄和熟地黄各 30 g、丹参 30 g、牡丹皮 15 g、女贞子 30 g、炒栀子 20 g、车前子 15 g、柴胡 15 g、胆草 6 g、虎杖 30 g、瞿麦 20 g、大黄炭 15 g、琥珀 10 g（冲服）、蒲公英 30 g、紫花地丁 30 g、白鲜皮 30 g、地肤子 30 g、蛇床子 20 g、甘草 15 g、生姜 3 g、大枣 10 g。10 剂，煎服法同上。药后痒除，痤疮明显减少，睡眠改善。

后在此方基础上随症加减化裁，进服 75 剂。泼尼松递减，已完全停服。

七诊：2015 年 1 月 10 日。诸症向愈，血常规：白细胞计数（WBC）11.19×10⁹/L，红细胞计数（RBC）5.50×10¹²/L，血红蛋白（Hb）171 g/L，血小板计数（PLT）118×10⁹/L。

此后，仍服汤剂与两种胶囊，血小板一直保持在 100×10⁹/L 以上。然其症仍时有溲黄、尿痛、多汗、痤疮、早泄等症，治疗根据证候变化，以知柏地黄汤为基本方合导赤散或牡蛎散，或五味消毒饮等，最后合五子衍宗丸加减化裁治之，计 1 年，其病痊愈，并结婚生一男婴，全家皆大欢喜。

2016 年 4 月 16 日查血小板计数（PLT）113×10⁹/L，2016 年 5 月 28 日查血小板计数（PLT）109×10⁹/L，近半年来身体状况良好，无甚不适。

按语：本病案病属肝肾不足、阴虚火旺证。宋·齐仲甫《女科百问》云："男子以精为本"；南宋·许叔微《普济本事方·妇人诸疾》也指出："男子以精为主"。患者青年男性，长期频繁自慰史，精元遗失。《素问·六节脏象论》曰："肾者主蛰，封藏之本，精之处也。"《素问·上古天真论》曰："肾者主水，受五脏六腑之精而藏之。"肾精亏虚，封藏失司，可见遗精，腰腿酸软；脑为髓之海，肾精不足，髓海失充，头晕，倦怠乏力；肾藏志，肝肾阴虚，心中动悸，寐差多梦；阴虚不能制阳，手足心热，阳亢迫血妄行可见鼻衄；肾主水，肾虚不能通调水道，所以动则汗出，尿黄，尿痛，尿有异常气味；肾主骨，齿为骨之余，肾虚可见牙齿松动。二诊时即中病，三诊之后诸症减轻，但阴虚热象仍持续存在，治疗时辅以清热通淋之品，后期的治疗以补益肝肾为主，使肾精得充，水能涵木，肝肾相济，何愁疾病不瘥？

医案十　血证（肝肾阴虚，元阳不足，湿热蕴结）

患者：李某某，女，55 岁。2016 年 2 月 23 日首诊。

现病史：牙龈出血、痰中带血 2 个月余，就诊于当地医院，查见血小板减少，予泼尼松治疗，血小板上升（具体数值不详），停药后血小板下降，再服泼尼松，每日 30 mg。现主症：无明显出血倾向，手颤，多汗，乏力，畏寒，寐差，纳可，二便调，满月脸，血压、血糖升高，舌淡红，苔白微黄乏津，脉濡数。血常规：白细胞计数（WBC）26.30×10^9/L，红细胞计数（RBC）4.50×10^{12}/L，血红蛋白（Hb）150 g/L，血小板计数（PLT）146×10^9/L。骨髓象：增生活跃，粒系 54.5%，红系 27.5%，粒红比 1.98 : 1，全片巨核细胞 496 个，分类 25 个，均为成熟无血小板形成巨核细胞，血小板罕见。

既往史：双肾结石（已手术取石），今右肾萎缩，左肾结石，胰腺结石，甲状旁腺瘤术后。

中医诊断：血证（肝肾阴虚，元阳不足，湿热蕴结）。

西医诊断：①血小板减少症；②肾结石；③胰腺结石。

治则：滋补肝肾治其血小板减少现症，结石证候暂不治疗。

方药：右归丸化裁，处方如下：生地黄和熟地黄各 30 g、山茱萸 15 g、杞果 15 g、女贞子 30 g、云苓 30 g、泽泻 15 g、制首乌 15 g、菟丝子 15 g、鹿角霜 15 g、仙鹤草 30 g、炒白术 9 g、防风 9 g、麻黄根 20 g、浮小麦 50 g、黄芪 30 g、甘草 9 g、生姜 3 g、大枣 10 g。15 剂，水煎服，每日 1 剂，分 2 次温服。

医嘱：泼尼松服用量每周递减 5 mg，同时加服钙片。

二诊：2016 年 3 月 31 日。服上方后便溏，日行四五次，余无明显不适，舌淡红，苔白，脉沉缓。查血常规：白细胞计数（WBC）14.42×10^9/L，红细胞计数（RBC）4.43×10^{12}/L，血红蛋白（Hb）129 g/L，血小板计数（PLT）104×10⁹/L。现每日服用泼尼松已递减至 20 mg。上方泽泻加至 30 g，炒白术加至 20 g，另加党参 15 g、车前子 15 g。30 剂，煎服法同上。

三诊：2016 年 4 月 5 日。无明显不适，查血小板计数（PLT）92×10⁹/L，舌淡红，苔白，脉沉缓。滋髓生血胶囊（院内制剂，陈安民经验方），每服 6 粒，一日 3 服；血症安胶囊（院内制剂，陈安民经验方），每服 6 粒，一日 3 服，服用 2 个月。

后其子来我处看病，告知其母亲血小板一直保持在 100×10⁹/L 以上，无齿衄、血痰之症，体态恢复正常。

按语：患者证属肝肾阴虚，元阳不足，湿热蕴结。患者中年女性，年过半百，阴气自半，女子以肝为本，阴血同源，肝藏血，阴血亏则肝无所藏；另外肝主筋，肝阴不足，阴虚动风，筋脉失于濡养，拘挛抽搐，故可见手颤。《素问·五运行大论》云："北方生寒，寒生水，水生咸，咸生肾，肾生骨髓，髓生肝"，乙癸同源，肝阴虚病久，子病及母，伤及肾阴，终致肝肾阴虚。肝阴不足，阳亢动风，易犯脾胃，水谷运化失司，成湿成痰，日久郁而生热，可见多汗，热邪迫血妄行，发为本病。治疗当以滋补肝肾、止血敛汗。方予右归丸化裁，二诊时即已中病，出现便溏，乃痰湿未尽之故，加大泽泻、炒白术剂量，新入党参、车前子加强健脾利湿之力。三诊时诸症均除，再施以补益脾肾之品，以固其效。

医案十一　齿衄（气虚脾不统血）

患者：刘某，女，58 岁。2004 年 6 月 5 日首诊。

现病史：特发性血小板减少症 2 年，应用激素、长春新碱等无效。查周围血血小板 19×10⁹/L，齿衄，舌面及口腔黏膜多个大小不等血泡及瘀血斑点，倦怠乏力，精神欠佳，舌淡红，舌面血迹，脉沉缓无力。

既往史：无特殊。

中医诊断：齿衄（气虚脾不统血）。

西医诊断：血小板减少症。

治则：益气健脾摄血。

方药：归脾汤化裁，处方如下：黄芪 30 g、党参 15 g、茯苓 15 g、山药 30 g、当归 9 g、远志 15 g、生地黄 15 g、连翘 15 g、仙鹤草 50 g、炒白术 15 g、车前子 15 g、焦栀子 15 g、大黄炭 9 g、紫草 50 g、仙灵脾 15 g、甘草 15 g、生姜 3 片，大枣 3 枚。7 剂，水煎服，每日 1 剂，分 2 次服。

二诊：2004 年 6 月 14 日。鼻衄止，间断皮肤紫癜，伴乏力，腰酸困，眠差，舌边有齿痕，脉沉细。上方加制首乌 15 g、桑葚 15 g、桂圆肉 15 g、菟丝子 20 g、阿胶 10 g（烊化）。同时给予滋髓生血胶囊，每次 6 粒，每日 3 次，饭后服。

后随病情变化辨证化裁，治疗半年，出血症状消除，纳眠、二便正常，查周围血血小板 122×10^9/L，骨髓细胞学检查无特殊异常，其病告愈。随访 3 年，未见复发。

按语：患者为老年女性，年过半百而阴气自半，患者久病伤及正气，脾气不足，气为血之帅，可以鼓动血液运行，同时气可摄血，统摄血液运行于脉道，气不摄血，血不循经，溢于脉外，发为本病；脾主统血，升清，主肌肉四肢，其华在面，脾虚可见神疲乏力，面色不华，结合舌脉，辨为气虚，脾不统血。治疗以益气健脾、摄血止血为法。方选归脾汤化裁，方中用党参、黄芪补气健脾摄血，当归养血和营，茯苓、白术、山药健脾助运，患者出血症状明显，可加阿胶养血止血，仙鹤草补虚收敛止血，栀子、大黄烧炭止血，甘草健脾和胃，调和诸药，诸药合用有益气健脾、摄血止血之功。若见心悸明显，可加远志、五味子；若兼见血瘀加丹参、蒲黄。配合院内制剂滋髓生血胶囊长期服用，病情稳定好转。

第十六章　过敏性紫癜医案

医案一　紫癜风（胃肠湿热，迫血妄行）

患者：孟某，男，15 岁。2015 年 5 月 29 日首诊。

现病史：肌肤常现出血点与紫斑 2 年，曾经多家医院多次治疗均有好转，但疗效不能巩固，常常反复发作，出血点、紫癜以两膝以下为多。近一周来脐周疼痛，乏力，口干，嗜睡，纳眠可，大便溏，小便畅。舌体胖大，边有齿痕，舌质淡红，苔黄腻，脉沉缓无力。查：血常规各项数据均在正常范围内，尿常规见蛋白尿（+）。

既往史：既往无特殊病史。

中医诊断：紫癜风（胃肠湿热，迫血妄行）。

西医诊断：过敏性紫癜（混合型）。

治则：健脾清肠，清利湿热，凉血散瘀。

方药：香砂六君子汤化裁，处方如下：党参 15 g、炒白术 20 g、陈皮 9 g、半夏 9 g、云苓 30 g、沉香曲 6 g、赤芍和白芍各 15 g、延胡索 15 g、乌药 15 g、炒薏苡仁 50 g、车前子 15 g、焦东楂 15 g、黄芪 30 g、升麻 6 g、柴胡 9 g、白茅根 50 g、玉米须 50 g、竹叶 9 g、甘草 9 g、生姜 3 g、大枣 10 g。7 剂，水煎服，每日 1 剂，分 2 次温服。

同时服用：血症安胶囊，每服 6 粒；维生素 C 片，每服 0.2 g；芦丁片，每服 40 mg；安络血片 5 mg，均一日 3 服，饭后服。

二诊：2015 年 6 月 4 日。腹痛缓解，乏力好转，膝下仍有散在出血点及一块 1 cm×1.5 cm 瘀斑，仍口干欲眠，大便色黑，一日 2 次，小便正常。舌脉同上。尿检：尿蛋白（−）。处方如下：党参 15 g、炒白术 20 g、陈皮 9 g、半夏 9 g、云苓 30 g、木香 9 g、沉香曲 6 g、炒白芍 30 g、延胡索 15 g、香橼 15 g、生薏苡仁 30 g、车前子 15 g、仙鹤草 30 g、紫草 50 g、炒栀子 30 g、连翘 30 g、牡丹皮 15 g、甘草 15 g、生姜 3 g、大枣 10 g。7 剂，煎服法同上。中成药、西药同上。

三诊：2015 年 6 月 13 日。腹痛已愈，口已不干，小腿仍有少量出血点，昏沉欲眠，纳可，二便调，舌淡红，齿痕，苔黄，脉沉缓。方药：上方去木香、沉香曲、延胡索，加川牛膝 15 g、太子参 15 g、黄芪 30 g。7 剂，煎服法同上。中成药、西药同上。

四诊：2015 年 6 月 20 日。小腿仍有少量散在细小出血点，乏力，纳眠、二便正常，舌淡红，苔薄，脉沉缓。查血常规、尿常规均正常。方药：仍遵健脾化湿、清热凉血、止血散瘀为治，处方如下：黄芪 30 g、党参 15 g、炒白术 15 g、陈皮 15 g、半夏 9 g、云苓 30 g、木香 9 g、当归 15 g、牡丹皮 20 g、仙鹤草 30 g、紫草 50 g、炒栀子 20 g、连翘 20 g、生薏苡仁 30 g、白茅根 30 g、玉米须 30 g、竹叶 9 g、甘草 9 g、生姜 3 g、大枣 10 g。10 剂，煎服法同上。中成药、西药同上。

五诊：2015 年 7 月 1 日。跑跳活动量增大时，下肢仍会见出血点，休息一天消退，纳眠二便正常，舌淡红，苔薄，脉沉缓。方药：银翘石斛汤化裁，处方如下：银花 30 g、连翘 30 g、石斛 15 g、生地炭 15 g、熟地黄 15 g、云苓 30 g、牡丹皮 15 g、泽泻 15 g、山茱萸 15 g、生山药 15 g、生薏苡仁 30 g、车前子 15 g、仙鹤草 30 g、紫草 50 g、旱莲草 30 g、甘草 15 g、生姜 3 g、大枣 10 g。7 剂，煎服法同上。中成药、西药同上。

六诊：2015 年 7 月 9 日。下肢仍有少量出血点，余无明显不适。舌淡红，苔黄稍腻，脉沉缓有力。方药：归脾汤化裁，处方如下：黄芪 30 g、党参 15 g、炒白术 20 g、云苓 30 g、陈皮 9 g、桂圆肉 15 g、炒薏苡仁 50 g、泽泻 15 g、车前子 15 g、牡丹皮 15 g、生地炭 15 g、栀子炭 15 g、知母 15 g、黄柏 15 g、玉米须 50 g、甘草 15 g、生姜 3 g、大枣 15 g。7 剂，煎服法同上。中成药、西药同上。

七诊、八诊、九诊：2015 年 7 月 17 日至 2015 年 8 月 8 日。全身肌肤皆无出血斑点，纳眠二便正常，舌淡红，苔薄黄，脉沉缓。方药：上方继服，每日 1 剂，计服 20 剂，中成药、西药同服。

十诊：2015 年 8 月 20 日。1 个月来肌肤未出紫癜，蚊虫叮咬后红疹不易消退，纳眠二便正常，舌淡红，苔薄黄，脉沉缓。尿检：隐血（－），尿蛋白（＋），维生素 C（＋），亚硝酸盐（＋），余正常。方药：银翘石斛汤化裁，处方如下：银花 15 g、连翘 20 g、石斛 15 g、生地炭 15 g、熟地黄 15 g、山茱萸 15 g、炒山药 20 g、生薏苡仁 30 g、牡丹皮 9 g、泽泻 20 g、玉米须 50 g、炒白术 15 g、芡实 15 g、紫草 30 g、仙鹤草 30 g、淡竹叶 15 g、生姜 3 g、大枣 10 g。14 剂，煎服法同上。中成药、西药同上。

十一诊：2015 年 9 月 7 日。身体状况良好，无不适，舌淡红，苔薄白，脉沉缓。

尿检：隐血（－），尿蛋白（－）。家长要求继服中药巩固疗效。上方汤剂继服 21 剂，煎服法同上。停服中成药及西药。

十二诊：2015 年 10 月 1 日。一切如常人，无出血诸症，尿检正常。家长唯恐病情复发，要求继服中药巩固疗效。上方继服 14 剂以善其后。

按语：本患者年纪尚小，脏腑娇嫩，易受外邪，加之先天禀赋不足，平素饮食不节，损伤脾胃。脾胃主运化水谷精微和水液代谢，脾胃虚弱，运化失司，水液聚湿成痰成饮，湿性趋下，紫癜以两膝以下为多；湿性重浊，缠绵难愈，可见嗜睡；日久聚于胃肠，蕴积化热，热邪入脉，迫血妄行。血溢脉外形成瘀血，停滞于肠胃可见脐周疼痛；水湿不化，津不上呈，机体失于濡养可见口干、乏力、大便溏。结合舌体胖大，边有齿痕，舌质淡红，苔黄腻，脉沉缓无力，辨证为脾失健运，胃肠蕴积湿热，迫血妄行。治法为健脾清肠、清利湿热、凉血散瘀。方予香砂六君子汤。二诊患者腹痛缓解，乏力好转，新发瘀斑，仍口干欲眠，大便色黑，说明体内新血再生、瘀血未祛，新加凉血止血、活血行气诸药；三诊诸症基本消失，仍有少量出血点，方中去行气药，加强益气以固摄血液；待湿热尽去，当以健脾益气，滋阴养血，勿使化湿太过伤阴。

医案二　紫癜风（虚体感邪）

患者：李某，女，20 岁。2010 年 5 月 11 日首诊。

现病史：肌肤多处出血斑点已 3 天，不痛不痒，仅觉体倦乏力。查见两下肢膝以下出血斑点密集，小者如小米粒，大者如黄豆大小，抚之并不碍手。纳眠二便及月经均正常。查周围血血小板计数（PLT）$164 \times 10^9/L$，白细胞、红细胞及血红蛋白均在正常范围内，凝血 4 项检查无异常发现；骨髓细胞学检查正常，尿常规检验无异常发现。

既往史：无特殊。

中医诊断：紫癜风（虚体感邪）。

西医诊断：过敏性紫癜。

治则：益气养血，凉血止血。

方药：犀角地黄汤化裁。处方如下：水牛角 30 g、牡丹皮 15 g、赤芍 15 g、生山药 15 g、连翘 30 g、黄芩 15 g、云苓 30 g、泽泻 15 g、仙鹤草 30 g、白茅根 30 g、玉米须 30 g、紫草 50 g、炒白术 20 g、生薏苡仁 30 g、甘草 12 g、生姜 3 g、大枣 10 g。7 剂，水煎服，每日 1 剂，分 2 次温服。同服血症安胶囊（陈安民验方，河南省中医院制剂），每服 6 粒，一日 3 服。

二诊：2010 年 5 月 18 日。服药 1 周，紫癜基本消退。继巩固服药 2 周后自行停药。

三诊：2010 年 6 月 23 日。劳累感冒复发，但紫癜较前为轻，予血症安胶囊治疗半个月病愈。后又服血症安胶囊 2 个月巩固疗效，随访 1 年，未见复发。

按语：此患者疾病之初，身现多处出血点而无所苦，仅觉体倦乏力，乃气血亏虚、气不摄血所致。给予血症安胶囊补血祛邪、凉血止血。随着病势渐深，气虚卫外不固，感受时邪，首诊时患者皮下瘀点瘀斑，压之不褪色，下肢为重，为外感风热之邪，与气血相搏，热伤血络，迫血妄行，外溢肌表，发为紫癜。证属血热妄行，治以清热解毒、凉血止血，方选加味犀角地黄汤，以水牛角代犀角以清热解毒，生地黄、牡丹皮、紫草以清热凉血，黄芩加强清热解毒之力。此患者病程较短，乃一过性机体调节失衡，并非毒邪深入骨髓而发的生发无力，故治疗效果尤为明显，实属幸事。

医案三 紫癜性肾炎（血分郁热，湿热下注）

患者：李某某，女，26 岁。2013 年 12 月 9 日首诊。

现病史：确诊过敏性紫癜 2 个月余。现主症：确诊为过敏性紫癜后一直应用糖皮质激素治疗，现下肢仍可见或红或紫之紫癜，以小腿为重，紫癜密集，大小不等。纳眠、二便正常。舌淡红，苔白稍腻，脉沉缓。查血常规：白细胞计数（WBC）12.5×10^9/L，红细胞计数（RBC）5.0×10^{12}/L，血红蛋白（Hb）156 g/L，血小板计数（PLT）200×10^9/L；尿常规：隐血（2+），尿蛋白（2+），酮体（+−）。

既往史：既往无特殊病史。

诊断：紫癜性肾炎（血分郁热，湿热下注）。

治则：清热凉血，清利湿热。

方药：银翘石斛汤化裁。处方如下：金银花 30 g、连翘 30 g、生地炭 20 g、山茱萸 15 g、生山药 15 g、云苓 30 g、牡丹皮 15 g、泽泻 15 g、旱莲草 30 g、仙鹤草 30 g、白茅根 30 g、玉米须 50 g、紫草 50 g、炒白术 20 g、生薏苡仁 30 g、甘草 10 g、生姜 3 g、大枣 10 g。7 剂，水煎服，每日 1 剂，分 2 次温服。同服血症安胶囊（陈安民验方，河南省中医院制剂），每服 6 粒，一日 3 服。

二诊：2013 年 12 月 16 日。药后双下肢紫癜减少，纳眠、二便、月经正常，近日咳嗽，咳吐黄痰。舌淡红，苔白稍腻，脉沉缓。方药：首方去山茱萸、生山药，加鱼腥草 30 g、黄芩 15 g、北沙参 20 g、桔梗 15 g，7 剂，煎服法同上。

三诊：2014 年 3 月 10 日。药后咳愈，紫癜未见新发，自行停药，现无明显不适，求继服中药巩固疗效。遂予首方继服。

四诊：2014 年 4 月 3 日。近日劳累，两下肢可见散在出血点，大者如麦粒，小者如小米粒大小。纳眠、二便正常。舌淡红，苔薄，脉濡数。首方汤剂 15 剂继服。同服血症安胶囊。

五诊：2014 年 9 月 8 日。四诊药后紫癜全消，尿检正常，且无明显不适，遂停药。近日感冒并发咽炎，又见小腿出现鲜红斑点，弥散分布。当地医院予"消炎药"治之感冒咽炎愈，今求治紫癜。首方汤剂并血症安胶囊，嘱服半个月。药后紫癜消，尿检正常。

后嘱上方再服 1 个月巩固疗效。

按语：本案患者感受外邪，治疗失时或治疗不当，邪入血分，正盛邪实，郁热乃生，热邪迫血妄行，发为本病。患者皮下瘀点瘀斑，压之不褪色，下肢为重，属"紫癜"范畴，为外感时邪，六气皆从火化，蕴郁于皮毛肌肉之间，热入血分，灼伤血络，迫血妄行，外溢肌表，发为紫癜。舌淡红，苔白稍腻，脉沉缓为血分郁热、湿热下注之证。治以清热凉血、清利湿热，方选银翘石斛汤化裁，方中金银花、连翘以清热解毒，白茅根、紫草清热凉血，生地炭凉血止血，山茱萸、旱莲草补肾益髓，泽泻、玉米须清利湿热。二诊时紫癜减少，新发咳嗽咳痰，加用化痰祛湿之品。血分之热已除，脉安则血自止，疾病乃愈。

医案四　紫癜性肾炎（风热犯络，迫血妄行）

患者：胡某，男，25 岁。2009 年 10 月 20 日首诊。

现病史：患过敏性紫癜半年，经当地县医院治疗，皮肤紫癜已消，尿常规检验：隐血（2+ ～ 4+），尿蛋白（+ ～ 4+），时高时低，反复不愈。刻诊：未见肌肤紫癜，血常规正常，尿常规：隐血（4+），尿蛋白（3+），舌淡红苔薄白，脉沉稍数。

既往史：无特殊病史。

中医诊断：紫癜风（风热犯络，迫血妄行）。

西医诊断：紫癜性肾炎。

治则：疏风清热、凉血止血。

方药：连翘薏仁地黄汤化裁，处方如下：连翘 30 g、薏苡仁 50 g、生地黄 20 g、荆芥 15 g、金银花 15 g、淡豆豉 9 g、云苓 30 g、牡丹皮 15 g、丹参 20 g、泽泻 15 g、旱莲草 30 g、仙鹤草 30 g、白茅根 30 g、玉米须 50 g、紫草 50 g、炒白术 20 g、甘草 10 g。7 剂，水煎服，每日 1 剂，分 2 次温服。同服血症安胶囊（陈安民验方，河南省中医院制剂），每服 6 粒，一日 3 服。

二诊：2009 年 11 月 23 日。治疗 1 个月，病情见好，尿常规检验隐血(＋)，尿蛋白(＋-)。

感冒发热来诊，上方加柴胡 18 g、桑叶 15 g、桔梗 12 g。

三诊：2009 年 11 月 30 日。感冒好转。劳倦后稍有皮肤紫癜，嘱坚持服用血症安胶囊，汤剂加黄芪、太子参、红花等益气扶正、活血通络之品。

又经 3 个月的治疗，其病告愈。随访 1 年，未见复发。

按语：对于过敏性紫癜，西医尚无特效疗法，目前仍以糖皮质激素治疗为主。根据本患者来诊四诊信息，其病机为风热侵犯脉络、迫血妄行所致，邪犯肾脏，血溢脉外，可见尿隐血阳性；肾气不利，功能受损，藏精失司，可见尿蛋白阳性。治疗上以疏风清热、凉血止血为主，方予连翘薏仁地黄汤，配用血症安胶囊，使风热之毒疏解，血脉和利，则诸症消除。本病遇感冒、劳累易复发，合并感冒、发热、劳累后及时随症加减，阻止病情发展。嘱患者积极预防感染，避免剧烈活动等危险因素，经治疗后患者目前病情无复发，一如常人。

第十七章　单纯性紫癜医案

患者：高某某，女，58岁。2015年9月14日首诊。

现病史：皮肤瘀斑3年，经常不断，无明显原因，不痛不痒无所苦，出无定处，多在四肢出现，下肢更为多见，大者3 cm×3 cm，小者1.5 cm×1.5 cm，同时出现1～5片不等，近日全身肌肤可见散在如小米粒大小红疹，无所苦。平素腰背酸痛，纳眠、二便正常。因患有高血压病及下肢静脉曲张而服用替米沙坦、硝苯地平、阿司匹林、阿托伐他汀钙片，并服用自制中药保健药，由丹参、制何首乌、山楂打成细粉，每服10 g，一日2次。舌淡红，苔薄，脉沉缓。查见两下肢静脉曲张，右小腿为甚。右前臂及左大腿各见一青色瘀斑。血常规检验及凝血4项检查均在正常范围。

既往史：高血压病，现服药物控制在正常范围。

诊断：单纯性紫癜（气虚不摄血）。

治则：益气摄血。

方药：归脾汤化裁，处方如下：黄芪30 g、当归9 g、炒白术9 g、陈皮9 g、桂圆肉15 g、旱莲草30 g、仙鹤草30 g、紫草30 g、茜草30 g、大黄炭9 g、连翘20 g、栀子炭15 g、焦东楂15 g、甘草9 g、生姜3 g、大枣10 g。7剂，水煎服，每日1剂，分2次温服。

二诊：2015年9月28日。肌肤红疹及瘀斑全部消退，舌淡红，苔薄，脉沉缓。述偶尔身体某一局部疼痛，短时即逝。方药：首方化裁，去桂圆肉、仙鹤草、紫草、连翘、栀子炭，加赤芍和白芍各15 g、红花9 g、丝瓜络15 g、细辛3 g。7剂，煎服法同上，以善其后。

按语：患者以瘀斑为主要表现来诊，不痛不痒，属中医"紫癜病"范畴。《医宗金鉴·外科心法》曰："发于遍身，唯腿胫居多。"本病主要机制为气虚不能统摄血液导致血溢脉外。患者老年女性，年多半百气自半，气为血之帅，气虚固摄无力，活动后尤甚，血溢脉外可见皮肤瘀斑，瘀血阻于经络，经气不利，腰府失养，则腰背酸痛。治疗以补脾益气为主，方中黄芪、当归、炒白术、陈皮、桂圆肉健脾益气，旱莲草、仙鹤草、紫草、茜草、大黄炭、连翘、栀子炭、焦东楂凉血止血，生姜、大枣入脾经佐制寒凉伤胃，甘草调和诸药，整方共奏益气摄血之功。二诊时患者肌肤红疹及瘀斑已全部消退，偶有局部疼痛，为瘀血尚未祛尽，方中去止血等寒凉之品，入赤芍、白芍、红花、丝瓜络、细辛加强活血化瘀，通络止痛之力，以善其后。

第十八章　骨髓增生性疾病医案

骨髓增生异常综合征

医案一　虚劳（血虚血瘀）

患者：刘某某，男，29 岁。2015 年 3 月 18 日首诊。

现病史：患者 5 个月前在新乡某医院诊断为"骨髓增生异常综合征"，给予地西他滨＋AA 方案化疗。后反复感染发热，胸部 CT 示肺部感染。现已好转。现主症：神清，精神尚可，现不发热，纳食可，二便调。舌淡红苔白，脉沉缓。

中医诊断：虚劳（血虚血瘀）。

西医诊断：骨髓增生异常综合征（RCMD）。

治则：健脾益肾，清热解瘀。

方药：自拟方，处方如下：黄芪 30 g、党参 15 g、太子参 15 g、当归 9 g、生地黄 20 g、熟地黄 20 g、炒白芍 15 g、桑葚 15 g、女贞子 30 g、鸡血藤 30 g、重楼 15 g、白花蛇舌草 50 g、陈皮 15 g、炒山楂 15 g、仙鹤草 30 g、菟丝子 15 g、北豆根 15 g、甘草 9 g、生姜 5 g、大枣 15 g。15 剂，水煎服，日 1 剂。

二诊：2015 年 4 月 3 日。药后血象改善，但药后胃满，舌淡红苔白，脉沉缓。汤剂：去桑葚、仙鹤草，加鸡内金 15 g、砂仁 9 g、枳壳 15 g、厚朴 9 g。15 剂，水煎服，每日 1 剂。

三诊：2015 年 4 月 20 日。药后症状改善，舌淡红苔薄白脉沉缓。汤剂：上方当归加至 15 g。15 剂，水煎服，日 1 剂。

按语：陈安民教授潜心研究血液病数十年，对于该领域中医诊疗及理法方药均有深层次的认识和独到的见解，归纳起来概括如下：①血液病可归属于虚证、血证、热证、瘀证四大基本证候之中；正虚、血瘀、热毒侵袭是血液病的三大基本病理。②补、活、清、消是血液病的四大基本治法；其总体治疗原则为：肾脾两脏并重，气血阴阳共调。既重先天，也重后天，调治肾脾即调治血液根源；阴阳互根，气血互生，非总体权衡同时共调不能取得良好的治疗效果。③治疗的全过程要确保治疗用药依从性，遣方用药，和中求效，不可猛浪，不可过度。效勿强求，免伤正气，保得一分正气就保得一分生机。④掌握疗效三个层次，运筹帷幄，科学施治，此即"愈病治疗""控病治疗""保命治疗"。"保命治疗"同样是可取的、积极的、极具人道爱心的治疗。⑤标本理论新义：人为本，病为标；病为本，工为标；生存质量为本，年龄岁月为标；疗效为本，治法为标。以本为本，是为上工；标本相得，邪气乃服。生存质量第一，保命延生第一，符合医学的根本宗旨。

骨髓增生异常综合征在中医辨证为气虚邪盛，本病多为中老年患者，年老正气亏虚，无法外御邪毒，毒邪入骨伤髓，发为本病。治疗需既重扶正，又驱邪毒。陈安民教授根据此理论制定方药。健脾益肾扶养正气，清热解毒驱除邪毒。

医案二　虚劳（脾肾两虚）

患者：马某某，男，41 岁。2015 年 5 月 18 日首诊。

现病史：患者 1 年前在郑州某医院诊断为"骨髓增生异常综合征（RCMD）"，给予地西他滨方案化疗。现主症：神清，精神欠佳，面色苍白，乏力，咽喉疼痛，口干，咽干，皮肤散在出血点，齿衄，纳食可，二便调。舌淡红苔薄黄，中间无苔，脉沉缓。

中医诊断：虚劳（脾肾两虚）。

西医诊断：骨髓增生异常综合征（RCMD）。

治则：健脾益肾，滋阴补阳。

方药：四维生血汤，处方如下：黄芪 30 g、生地黄 15 g、熟地黄 15 g、当归 15 g、赤芍 20 g、炒白芍 15 g、紫草 30 g、麦冬 20 g、五味子 15 g、北沙参 30 g、天冬 30 g、葛根 30 g、补骨脂 15 g、仙鹤草 30 g、菟丝子 15 g、炒栀子 15 g、牡丹皮 15 g、鹿角霜 15 g、甘草 9 g、生姜 5 g、大枣 15 g。10 剂，水煎服，每日 1 剂。

二诊：2015 年 6 月 29 日。咽干痛已愈，口不渴，腹泻，小便可，皮肤出血点已消失，舌淡红苔白，脉沉缓。方药：去麦冬、五味子、北沙参，加炒白术 15 g、炒薏苡仁 30 g、车前子 15 g。15 剂，水煎服，日 1 剂。

三诊：2015 年 7 月 15 日。诉腹泻减轻，余无不适，纳眠可，舌淡红苔白腻脉沉缓无力。方药：黄芪 50 g、当归 15 g、党参 15 g、炒白术 15 g、炒薏苡仁 30 g、车前子 15 g、木香 9 g、云苓 30 g、鸡血藤 30 g、仙灵脾 15 g、菟丝子 15 g、生地黄 30 g、熟地黄 30 g、桑葚 15 g、补骨脂 15 g、陈皮 15 g、鹿角霜 15 g、女贞子 30 g、生姜 3 g、大枣 10 g。15 剂，水煎服，日 1 剂。

按语：骨髓增生异常综合征在中医辨证为"虚劳"，为本虚标实之病，证属脾肾两虚、邪毒内蕴。本病多为中老年患者，年老正气亏虚，无法外御邪毒，毒邪入骨伤髓，发为本病。治疗需既重扶正，又驱邪毒。西医化疗为驱邪之治，中医则需以补虚扶正为主。陈安民教授根据此理论制定方药：健脾益肾，益气养血，调和阴阳，扶养正气。

《素问·阴阳应象大论》曰："治病必求于本"。气血生成在脾在肾。《灵枢·决气篇》曰："中焦受气取汁，变化而赤，是谓血。"《灵枢·邪客篇》曰："营气者，泌其津液，注之于脉，化以为血。"皆言胃纳脾化而生血，是为后天之本生血之谓。肾者主骨，生髓，藏精，精血互相转化，是为先天之本藏精化血之谓。故唐容川云："虚劳内伤，不出气血两途。治气血虚者，莫重于脾肾。"而明·绮石《理虚元鉴》说得更为简捷直白："治肾治脾，治虚之道毕矣！"故贫血之治自当补脾益肾，补先天之本，实后天之本，气血即可化生。

气血生成在于阴阳二气相互转化、相反相成、相辅相成。唐容川云："人之一身，不外阴阳，而阴阳二字，即是水火；水火二字，即是气血。"如是，阴阳即气血，气血乃阴阳也。明·李中梓《医宗必读》云："无阳则阴无以生，无阴则阳无以化"。故贫血之亦当治其阴而同调阴阳也。在此理论指导下组建治疗贫血的方剂自是气血阴阳共调，强先天之肾，补后天之脾，先天生机强旺，后天化源充盛，生血补血之功俱有，贫血诸病、气血虚弱诸证可除。故总体治法："虚则补之"一法统揽。

四维生血方为陈安民教授所制经验方，是在《太平惠民和剂局方》十全大补汤和《景岳全书》右归丸基础上化裁而来的，十全大补汤补气补血，右归丸滋补肾阴而壮肾阳，与"四维生血"极为合拍。

原发性血小板增多症

患者：曹某，男，68 岁。2010 年 3 月 5 日首诊。

现病史：患血小板增多症已 8 年，近查血小板计数（PLT）828×10^9/L，自臀胯到足均见瘀块结节，压痛，左足 4 趾趾腹肿胀疼痛，麻木，纳眠二便正常，舌质暗红，苔薄黄，脉细涩。

既往史：无特殊。

中医诊断：血瘀证（瘀热互结）。

西医诊断：原发性血小板增多症。

治则：活血化瘀，清热解毒。

方药：血府逐瘀汤化裁，处方如下：当归 15 g、炒桃仁 15 g、红花 12 g、赤芍 15 g、生地黄 15 g、川芎 15 g、枳壳 15 g、黄芪 30 g、川牛膝 9 g、茯苓 15 g、延胡索 15 g、木香 15 g、丹参 30 g、地龙 15 g、甘草 9 g。14 剂，水煎服，每日 1 剂。清髓解毒胶囊，4 粒 / 次，一日 3 服，配服。

二诊：2010 年 3 月 20 日。治疗 2 周，肌肤瘀块硬结消失，足趾疼麻明显减轻，查周围血血小板计数（PLT）717×10^9/L。心前区疼痛，中药汤剂加入丹参饮化裁，清髓解毒胶囊继服。

三诊：2010 年 4 月 14 日，胸痛除，查血小板计数（PLT）119×10^9/L。坚持服用清髓解毒胶囊伍用辨证施治汤剂。

后血小板基本维持在（300 ~ 500）×10^9/L，无特殊不适，正常生活。

按语：老年患者，病程绵长，血小板持续高值，血液黏稠而运行不畅，血瘀则气不行，气滞则血不畅；经脉瘀滞，可见瘀块结节；不通则痛，瘀而化热，则有肿胀疼痛；经络不通，气血不能濡养，四肢不充，可见麻木。治疗上以活血化瘀、清热解毒为主。经治疗后患者血小板较前下降，肌肤瘀块硬结消失，足趾痛麻明显减轻，治疗有效；后续出现心前区疼痛，瘀血瘀滞于心脉，心脉不通，不通则痛可见此症。予丹参饮活血化瘀止痛，症状消失。后期遵上法，使血脉流利，气血调和，最终诸症皆愈。

骨髓纤维化

医案一　癥瘕（气虚血瘀）

患者：袁某某，男，50岁。2015年7月9日首诊。

现病史：患者诊断为骨髓纤维化4年。现主症：神志清，精神差，乏力，腹胀腹痛，腹部巨大包块，纳差食少，小便黄，夜寐差，大便尚可。舌质淡，苔白厚腻，脉沉细。

中医诊断：癥瘕（气虚血瘀）。

西医诊断：骨髓纤维化。

治则：益气养血，活血止痛。

方药：膈下逐瘀汤化裁，处方如下：黄芪15g、当归12g、党参15g、炒白术15g、茯苓15g、炒桃仁9g、红花9g、赤芍20g、川芎9g、炒枳壳9g、醋香附9g、牡丹皮15g、醋延胡索15g、乌药3g、醋五灵脂6g（包煎）、炒蒲黄6g（包煎）、桂枝6g、白芍30g、生姜3g、大枣15g、甘草9g。15剂，水煎服，日1剂。

二诊：2015年7月25日。患者服药后腹胀腹痛较前减轻，乏力，腹部包块，纳食稍有好转，二便调。舌淡暗苔白厚，脉沉细。守上方加醋龟甲15g、醋鳖甲15g。15剂，水煎服，每日1剂。

三诊：2015年8月10日。患者自觉五心烦热，多汗，腹胀腹痛减轻，乏力，腹部包块，纳食尚可，二便调。舌淡暗苔白稍腻，脉沉。处方如下：黄芪15g、当归12g、党参15g、炒白术15g、茯苓15g、炒桃仁9g、红花9g、赤芍20g、川芎9g、炒枳壳9g、醋香附9g、牡丹皮20g、醋延胡索20g、清半夏9g、醋五灵脂6g（包煎）、炒蒲黄6g（包煎）、桂枝6g、知母12g、生姜3g、大枣15g、甘草9g、煅牡蛎30g、醋鳖甲15g、银柴胡15g。15剂，水煎服，每日1剂。

按语：骨髓纤维化属于中医"癥瘕""积聚"范畴。多因脏腑功能失调，尤其是肝、脾、肾的功能失调所致。肝主疏泄，郁怒伤肝则肝失疏泄，气机不畅，气滞则血瘀。脾主运化，思虑伤脾则运化失司，水湿内停，日久化痰成浊，痰瘀内结则成癥积，癥积日久则可伤肾。脾为生血之源，脾虚则气血生化乏源，肾主骨，生髓，藏精，精可化血，脾肾两虚则可致气血两虚，出现乏力、心慌、气短、面色苍白等证候。陈安民教授治疗此病多崇王清任的《医林改错》方。书中"方叙"有云：立通窍活血汤治头面四肢、周身血管血瘀之症；立血府逐瘀汤治胸中血府血瘀之症；立膈下逐瘀汤治肚腹血瘀之症。对于腹部包块，选膈下逐瘀汤化裁治疗。患者为正气亏虚为本，同时给予益气扶正，气足运血通畅，血行则瘀散。

医案二　癥积（气虚血瘀）

患者：马某某，男，55 岁。2015 年 8 月 12 日首诊。

现病史：患者左胁下不适 20 余天。诊断为骨髓纤维化。现主症：神志清，精神差，乏力，腹胀，腹部巨大包块，纳差食少，小便黄，夜寐差，时或大便干结。舌质淡，苔白黄腻，脉濡数。

中医诊断：癥积（气虚血瘀）。

西医诊断：骨髓纤维化。

治则：益气养血，活血止痛。

方药：血府逐瘀汤化裁，处方如下：黄芪 30 g、当归 15 g、党参 15 g、炒白术 15 g、茯苓 15 g、炒桃仁 9 g、红花 9 g、赤芍 15 g、生牡蛎 30 g、炒枳壳 15 g、鸡内金 15 g、莪术 9 g、广木香 9 g、佛手 15 g、厚朴 15 g、全瓜蒌 15 g、草决明 15 g、生姜 3 g、大枣 15 g、甘草 9 g。15 剂，水煎服，每日 1 剂。

二诊：2015 年 8 月 27 日。患者服药后腹胀较前减轻，乏力，腹部包块，纳食稍有好转，二便调。舌质红苔白稍腻，脉沉细。守上方另加醋龟甲 15 g、醋鳖甲 15 g、穿山甲 15 g、鸡内金 15 g。上四位研粉冲服。15 剂，水煎服，日 1 剂。

三诊：2015 年 9 月 3 日。患者腹胀减轻，双下肢酸，腰酸，乏力，腹部包块，纳食尚可，二便调。舌淡暗苔白稍腻，脉沉。守上方加川牛膝 15 g、徐长卿 30 g。15 剂，水煎服，每日 1 剂。

按语：骨髓纤维化属于中医"癥瘕""积聚"范畴。本病多见于老年人，年老体虚，脾肾亏虚，痰瘀互阻，发为本病。此病的病因病机与《医林改错》中的理法相符。书中云：积块日久，饮食依然如故，自然不在肠胃之内，必在肠胃之外。肠胃之处，无论何处，皆有气血。气有气管，血有血管，气无形不能结块，结块者必有有形之血也。血受寒则凝结成块，血受热则煎熬成块。陈安民教授治疗此病多崇王清任的《医林改错》方。

血府逐瘀汤方中桃仁破血行滞而润燥，红花活血化瘀以止痛，共为君药。赤芍、川芎助君药活血化瘀；牛膝长于祛瘀通脉，引瘀血下行，共为臣药。当归养血活血，祛瘀生新；生地黄凉血清热除瘀热，与当归养血润燥，使祛瘀不伤正；枳壳疏畅胸中气滞；桔梗宣肺利气，与枳壳配伍，一升一降，开胸行气，使气行血行；柴胡疏肝理气，为佐药。甘草调和诸药，为使药。本方为活血化瘀药、行气药、养血药合用，活血而又行气，祛瘀而又生新，可作为通治一切血瘀气滞的基础方。骨髓纤维化为本虚标实之证，除外活血逐瘀，亦需健脾益气、疏肝益肾以扶养正气。

真性红细胞增多症

医案一　眩晕（阳亢血瘀）

患者：宋某，男，52岁。2013年8月以"间断头痛眩晕"1年，发现红细胞增高来诊。

现病史：间断头痛，眩晕阵发，口干咽痛，时有齿衄、鼻衄，面色红赤。舌红苔黄褐厚腻，脉沉弦而数。查体：面红目赤，血压稍高，心肺腹无殊。血常规：红细胞计数（RBC）6.32×10^{12}/L，血红蛋白（Hb）203 g/L。骨髓象：骨髓增生明显活跃，无明显幼稚细胞增多。JAK-2融合基因阳性。

中医诊断：眩晕（阳亢血瘀）。

西医诊断：真性红细胞增多症。

治则：清肝平肝，凉血消瘀。

方药：龙胆泻肝汤化裁，处方如下：龙胆草6 g、黄芩10 g、柴胡15 g、泽泻10 g、栀子15 g、连翘18 g、银花18 g、川芎15 g、生龙牡各30 g、鸡血藤30 g、桃仁和红花各9 g、白茅根30 g、牡丹皮15 g、青黛3 g（冲服），紫草和茜草各30 g。

连服15剂，头痛、眩晕发作明显减少，出血减轻；服30剂后头痛眩晕基本消失。仍舌红苔薄黄，脉显弦细。减龙胆草、龙骨、牡蛎，继服2个月，症状基本消失，红细胞5.32×10^{12}/L，血红蛋白178 g/L。

按语：患者发病来诊时为进展期，辨证多为肝热血瘀的实证，治疗则以龙胆泻肝汤寒凉直折泻实热。如实热渐退后又出现脾虚之象，则需减苦寒药之量，酌加补气之党参之类。青黛凉血泻火，应后下另煎，效果方可靠。本病治疗后虽红细胞仍较高，但因本不是可治愈之病，维持一阴阳和调状态，防止发生"中风"等其他变证即可。

医案二　血瘀（瘀血内阻）

患者：魏某某，女，73岁。2014年8月20日。

现病史：确诊真性红细胞增多症半年余。患者于半年前在省级医院诊为"真性红细胞增多症"，给予干扰素治疗，同时用清脉逐瘀汤，效欠佳。现主症：手麻，腿沉，多汗，寐差，纳可，大便排解不尽，日行 1～2 次，夜尿 3～4 次。舌暗红苔白，脉沉缓。

中医诊断：血瘀（瘀血内阻）。

西医诊断：真性红细胞增多症。

治则：活血化瘀。

方药：血府逐瘀汤化裁，处方如下：当归 9 g、丹参 30 g、赤芍 15 g、桃仁 15 g、红花 15 g、桔梗 9 g、川牛膝 15 g、柴胡 9 g、炒酸枣仁 30 g、夜交藤 15 g、麻黄根 20 g、桑叶 10 g、水蛭 15 g、郁金 15 g、威灵仙 20 g、甘草 9 g、生姜 3 g、大枣 10 g。10 剂，水煎服，取汁 400 mL，分早晚 2 次服，每日 1 剂。

二诊：2014 年 8 月 30 日。服上药后，症状有所缓解，血常规示：白细胞计数（WBC）10.84×10^9/L，红细胞计数（RBC）4.24×10^{12}/L，血红蛋白（Hb）146 g/L，血小板计数（PLT）533×10^9/L。现主症：易醒多梦，纳可，二便调，舌质淡暗，苔少，脉沉缓。处方如下：黄芪 30 g、炒白术 15 g、防风 15 g、赤芍 15 g、龙胆草 6 g、板蓝根 30 g、水蛭 18 g、炒酸枣仁 30 g、夜交藤 15 g、桑叶 20 g、麻黄根 30 g、浮小麦 50 g、桔梗 15 g、玄参 20 g、甘草 9 g、淡竹叶 15 g。15 剂，水煎服，每日 1 剂。

三诊：2014 年 9 月 15 日。复查血常规示：白细胞计数（WBC）8.7×10^9/L，红细胞计数（RBC）4.1×10^{12}/L，血小板计数（PLT）472×10^9/L。现主症：寐差，入睡难，多梦，多虑，大便难，不干。小便可。纳可，舌质淡红偏暗，苔薄，脉沉缓无力。方药：天王补心丹化裁，处方如下：太子参 15 g、玄参 20 g、丹参 20 g、炒酸枣仁 30 g、茯神 30 g、远志 9 g、夜交藤 15 g、竹茹 15 g、枳实 15 g、厚朴 15 g、水蛭 15 g、龙胆草 6 g、淡竹叶 15 g、甘草 9 g、生姜 3 g、大枣 10 g。取 15 剂，水煎服，日 1 剂。

四诊：2014 年 9 月 30 日。服上药后症状好转，现主症：睡眠有所好转，大便通畅，纳可，舌质淡红暗，苔薄黄，脉沉弦。白细胞计数（WBC）9.2×10^9/L，红细胞计数（RBC）4.15×10^{12}/L，血红蛋白（Hb）139 g/L，血小板计数（PLT）511×10^9/L。继用上药，15 剂，水煎服，日 1 剂。

按语：骨髓增生性疾病多为血瘀疾患，多为热毒侵犯骨髓致骨髓造血细胞无序生长，且变性而为病态细胞，疯狂克隆致生髓瘀，是为"血实"；《素问·阴阳应象大论》曰："血实宜决之"。清·何梦瑶《医碥·卷二·杂症·积聚》："结者散之，客者除之，留者行之，坚者削之，咸以软之，苦以泄之，辛以开之"。中医认为，真性红细胞增多症属于中医"血积""血实""眩晕""瘕积"等范畴，主要病位在骨髓，涉及肝脾、肾脏，基本病机是气滞血瘀，血气有余。根据中医久病入络，脉络瘀阻不通的论点，脏腑辨证，从肝、脾、肾三脏论治，采用清肝化瘀、活血止痛，佐以止血等治疗原则，结合活血化瘀、清热解毒等方法取得了较好的治疗效果，多采用桃仁、红花、鸡血藤、赤芍、牛膝、地龙、丹参等活血之品。在临证辨病时需同时辨证，当患者主症改变时，需四诊合参，正确辨证，法随证出。

医案三　血瘀（瘀血内阻）

患者：李某某，男，63 岁。2013 年 6 月 20 日首诊。

现病史：确诊真性红细胞增多症 2 年余。患者于 2 年前诊断为真性红细胞增多症，服用羟基脲 2 片 / 天，现主症：寐差，纳可，二便调。舌暗紫，苔稍黄厚，脉沉缓无力。

中医诊断：血瘀（瘀血内阻）。

西医诊断：真性红细胞增多症。

治则：活血化瘀。

方药：血府逐瘀汤化裁，处方如下：当归 9 g、党参 15 g、黄芪 30 g、桃仁 9 g、红花 9 g、川牛膝 15 g、鸡血藤 30 g、炒酸枣仁 30 g、夜交藤 15 g、丝瓜络 15 g、龙胆草 6 g、水蛭 15 g、郁金 15 g、甘草 9 g、生姜 3 g、大枣 10 g。10 剂，水煎服，取汁 400 mL，分早晚 2 次服，每日 1 剂。

二诊：2013 年 6 月 30 日。服上药后，症状有所缓解，口腔溃疡，血常规示：白细胞计数（WBC）6.97×10^9/L，红细胞计数（RBC）4.59×10^{12}/L，血红蛋白（Hb）165 g/L，血小板计数（PLT）265×10^9/L。现主症：口腔内两颊黏膜红赤，白膜数块，基部肿胀，纳可，二便调，舌质淡暗，苔白黄腻，脉沉缓。上方水蛭加至 18 g，党参改用太子参 15 g。15 剂，水煎服，每日 1 剂。

三诊：2013 年 7 月 15 日。复查血常规示：白细胞计数（WBC）7.11×10^9/L，红细胞计数（RBC）4.76×10^{12}/L，血红蛋白（Hb）170 g/L，血小板计数（PLT）247×10^9/L。现主症：口腔溃疡好转，睡寐差。二便可。纳可，舌质暗，苔白，脉沉缓。处方如下：太子参 20 g、麦冬 15 g、五味子 15 g、桃仁 15 g、丹参 30 g、红花 15 g、茯神 30 g、石斛 15 g、夜交藤 15 g、白及 9 g、黄连 9 g、吴茱萸 3 g、水蛭 15 g、胆草 6 g、地骨皮 9 g、甘草 9 g、生姜 3 g、大枣 10 g、细辛 6 g。取 15 剂，水煎服，日 1 剂。

按语：中医认为，真性红细胞增多症属于中医"血积""血实""眩晕""瘕积"等范畴，主要病位在骨髓，涉及肝脾、肾脏，基本病机是气虚血瘀，血气有余。《内经》曰："血实宜决之，气虚宜引之。"根据中医久病入络，脉络瘀阻不通的论点，脏腑辨证，从肝、脾、肾三脏论治，采用清肝化瘀、活血止痛、健脾益肾，佐以止血等治疗原则，结合活血化瘀、清热解毒等方法取得了较好的治疗效果，多采用桃仁、红花、鸡血藤、赤芍、牛膝、地龙、丹参等活血之品。

血府逐瘀汤为王清任所创，王氏在《气血合脉说》中阐述："治病之要诀，在明白气血，无论外感内伤，要知初病伤人何物，不能伤脏腑，不能伤筋骨，不能伤皮肉，所伤者无非气血，气有虚实，实者邪气实，虚者正气虚，……血有亏瘀，血亏必有亏血之困，或因吐血、衄血，或溺血、便血，或破伤流血过多，或崩漏、产后伤血过多，若血瘀，有血瘀之症可查。"王氏充分运用气血之间相互作用的关系，重视气药与血药的配伍，使气通血活，以达到治愈疾病的目的。王氏的方药配伍：一是以活血逐瘀为主，着重考虑瘀血部位及结合兼夹之邪而制定；二是以补气为主，创造性地提出"气虚血瘀论"。陈安民教授对瘀血论深有体会，亦对《医林改错》的论述颇有心得，对于治疗骨髓增生性肿瘤陈教授多用益气化瘀之法，同时疏肝通络。在临症时兼顾主症兼症，四诊合参，法随证出。

第十九章　白血病医案

急性髓系白血病

医案一　急劳（邪毒深伏骨髓，耗伤气阴）

患者：赵某某，男，27 岁。2007 年 9 月 26 日首诊。

现病史：述 2007 年 7 月 10 日，因"感冒"发热 1 周就诊于当地医院，查见周围血象白细胞明显增高，经治疗效不显，遂转郑州一家省级三甲医院诊治。经骨髓细胞学检查确诊为"急性粒细胞白血病部分分化型（M2）"，经化疗 3 次（方案不详），已不发热，但患者难耐化疗反应，拒绝化疗转至我院要求中药治疗。现主症：精神欠佳，倦怠乏力，口干喜饮，饮而不多，纳呆，动则短气，心悸汗出，体力不支，舌淡红，苔薄白微黄，脉濡数。骨髓细胞学检查：原粒细胞 29.2%，早幼粒细胞 8%，中幼粒细胞 23.6%。

中医诊断：急劳（邪毒深伏骨髓，耗伤气阴）。

西医诊断：急性粒细胞白血病部分分化型（AML-M2）。

治则：清髓解毒，益气养阴。

方药：沙参麦冬汤加清髓解毒之品，处方如下：黄芪 30 g、太子参 15 g、沙参 15 g、麦冬 15 g、玉竹 15 g、当归 9 g、生地黄和熟地黄各 15 g、白花蛇舌草 30 g、蚤休 15 g、土茯苓 30 g、生薏苡仁 30 g、大青叶 30 g、半枝莲 30 g、甘草 9 g。水煎服，每日 1 剂，分 2 次温服，计服 15 剂。同时服用清髓解毒胶囊（陈安民经验方，由雄黄、牛黄、青黛、蚤休组成），每次服2粒，1日3次。

二诊：2007年10月11日。药后无明显不适，遂加大清髓解毒药物剂量，白花蛇舌草、土茯苓、生薏苡仁均加至50 g，另加浙贝母15 g、天门冬30 g、丹参30 g，水煎服，每日1剂。同服清髓解毒胶囊，服法、用量同上。

三诊、四诊、五诊、六诊：基本守上方，根据证情变化出入化裁，直至2007年12月底。2007年12月25日查见骨髓象：粒系增生活跃，各期比值、形态无明显异常，嗜酸性粒细胞可见；红系增生活跃，晚幼红细胞比值增高，各期细胞比值大致正常，可见类巨幼样变幼红细胞；淋巴细胞比值、形态无明显异常；巨核细胞403个，分类25个，幼稚巨1个，颗粒型巨核细胞14个，产板型巨核细胞10个，血小板易见。周围血象正常。疗效判定：完全缓解（CR）。

七诊：2008年1月11日。精神体力均佳，纳眠二便正常，无明显不适，且在当地某单位上班做些不甚紧张、不甚劳累的工作。舌淡红，苔薄白，脉沉缓。为巩固疗效拟一处方嘱其常服。处方如下：黄芪30 g、当归9 g、白术15 g、陈皮9 g、半夏9 g、茯苓30 g、天门冬30 g、白花蛇舌草50 g、冬凌草50 g、蚤休15 g、生薏苡仁50 g、野菊花30 g、北豆根9 g、东山楂15 g、甘草9 g。每月服20剂，休息10天，而后再服。

按语：白血病现代治疗大多采用化疗方案，一般来说白血病化疗都能取得明显疗效，但是也常常带来一些不良反应，如衰弱乏力、心悸短气、食欲缺乏、恶心呕吐、发热、口腔糜烂、肛周感染等，更为严重的是出现骨髓抑制而致气血无以再生，正气极度虚弱，不得不中止化疗方案，而在这些方面，中医药确有一定的治疗优势。本案患者因于白血病毒邪及化疗药物之药毒深伏骨髓而现气阴耗伤之证，选用黄芪、太子参、沙参、麦冬、玉竹等益气养阴之品，合白花蛇舌草、重楼、土茯苓、大青叶等清热解毒之品，并伍以当归、地黄补血药物，辅以祛邪之清髓解毒胶囊，益气养阴，解毒祛邪，扶正固本，标本同治，出入化裁，经年调治，终能取得完全缓解的疗效，突显中医治疗以人为本，顾护先天后天之气，辨证施治，全方位调理之独特优势。

医案二　急劳（气阴两虚，热郁血瘀）

患者：黄某，女，45岁。2015年1月10日首诊。

主诉：骨髓纤维化2年余，转急性白血病3个月余。

现病史：2年前无明显诱因出现面部水肿，颈部疼痛，双下肢酸困，经血、骨髓检查诊断为"骨髓纤维化"，经治疗好转。3个月前下肢疼痛，查血常规骨髓提示转为白血病M2，化疗2次未缓解，外周血涂片原始细胞占15%。拒绝再次化疗，要求中医治疗。刻下症：发热，身痛，乏力，纳寐差，小腹下坠欲便，自汗、盗汗，胸骨压痛，小便正常。舌淡红偏暗，苔白稍厚，脉濡数。血常规：白细胞 65.3×10^9/L，血红蛋白 78 g/L，血小板 22×10^9/L。

中医诊断：急劳（气阴两虚，热郁血瘀）。

西医诊断：急性粒细胞白血病部分分化型（AML-M2）。

治则：益气养阴，清髓解毒。

方药：自拟方，处方如下：太子参 30 g、柴胡 20 g、黄芩 20 g、连翘 30 g、炒栀子 15 g、生石膏 50 g（先煎）、知母 15 g、葛根 30 g、陈皮 15 g、牛蒡子 15 g、徐长卿 30 g、焦东楂 30 g、砂仁 9 g、白花蛇舌草 50 g、半枝莲 30 g、大青叶 30 g、桑叶 20 g、麻黄根 30 g、牡丹皮 20 g、甘草 9 g、生姜 3 g、大枣 10 g。7 剂，每日 1 剂，水煎服，每日 3 次。另服：清髓解毒丹 9 g，每日 3 次。羟基脲 1 片，每日 3 次。

二诊：2015 年 1 月 19 日。汗出稍改善，精神食欲稍好，身痛基本消失。余症改善不明显。血常规示：白细胞 28.2×10^9/L，血红蛋白 67 g/L，血小板 15×10^9/L。予上方去徐长卿加地骨皮 30 g，继服 14 剂。羟基脲 1 片，每日 2 次。

三诊：2015 年 2 月 3 日。热退痛消，仍乏力汗出，纳食好转。舌质暗红，苔薄白，脉濡数。上方去生石膏、大青叶、牛蒡子，加黄芪 30 g、当归 12 g，继服清髓解毒丹。

四诊：2015 年 3 月 2 日。病情相对稳定，外周血涂片原始细胞在 5% ~ 10%，继服清髓解毒丹，每日羟基脲 1 片维持。

按语：中药治疗白血病有两大优势：一是可促使白血病细胞加速凋亡而不伤害正常血细胞，临床应用既安全又有效，如砷剂、复方青黛片的应用；二是中药作用于人体在于调整人体全身功能，扶助、恢复、增强正气，从而依靠人体自身强盛的正气祛除疾病。正气乃肾中真元之气与脾肺生成的宗气化一而成，一则维护机体正常代谢，二则抗邪祛毒，减痛消疾。

急性淋巴细胞白血病

急劳（气血亏虚）

患者：李某，男，35 岁。2000 年 1 月 24 日首诊。

现病史：患者 1999 年 11 月因感冒后出现发热，咽喉肿痛，应用抗生素治疗 1 周，症状不减，且全身出现瘀点瘀斑，颈部淋巴结肿大。经血常规及骨髓检查确诊为"急性淋巴细胞白血病"。在外院应用化疗后，患者出现较重化疗反应，骨髓抑制，红细胞、白细胞、血红蛋白及血小板均低于正常，不能继续化疗，遂转至我院门诊要求中医药治疗。现主症：面色苍白，神疲乏力，齿衄，皮肤瘀斑，舌质淡白，苔薄白，脉沉细无力。

既往史：无特殊病史。

中医诊断：急劳（气血亏虚）。

西医诊断：急性淋巴细胞白血病。

治则：滋髓生血，气血阴阳并补。

方药：人参 15 g、阿胶 15 g（烊化）、鹿角胶 15 g（烊化）、何首乌 15 g、熟地黄 15 g、桂圆肉 15 g、杞果 15 g、仙鹤草 15 g、补骨脂 10 g、仙灵脾 10 g、甘草 9 g、黄芪 30 g、鸡血藤 30 g。每日 1 剂，水煎服。同时并服滋髓生血胶囊，每服 6 粒，一日 3 次，以促使气血化生功能尽快恢复。

二诊：2000 年 3 月 4 日。服 30 余剂后，临床症状得除，体质明显改善，调整治则扶正祛邪，以滋髓清髓养血为法治之。药用清髓解毒胶囊，每服 2 粒，一日 3 次；滋髓生血胶囊，每服 6 粒，一日 3 次。

服药 1 年，期间根据病情变化，适当辅以中药汤剂调治。时至今日已经 9 年，多次复查周围血象及骨髓象均正常，无明显不适，恢复正常工作已多年。

按语：本例患者病因病史清晰，是正气虚弱而罹患风热毒邪，治疗不当或不及时导致毒邪深入，正虚不能抵御外邪或驱邪于外，留恋于骨髓，发为本病。正虚邪盛，日久耗气伤阴，阴血同源，阴亏必将伤及血分，阴阳互根互用，阳损及阴，阴损及阳，最终发展为气血阴阳俱虚。气血亏虚，机体失于濡养，可见面色苍白，神疲乏力；气为血之帅，气虚不能统摄血液，血溢脉外，可见齿衄，皮肤瘀斑。治疗应滋髓生血、气血阴阳并补。方中人参、阿胶（烊化）、黄芪、鸡血藤养血补血益气，何首乌、熟地黄、桂圆肉、杞果、仙鹤草、鹿角胶（烊化）滋补肾阴，补骨脂、仙灵脾以壮肾阳，阴阳交泰、水火共济以期左右平衡，甘草为使调和诸药。治疗后患者气血得补，阴阳得调，诸症皆除，各项检查均正常，实乃幸事。

慢性淋巴细胞白血病

痰核（痰郁血瘀，肝阳上亢）

患者：余某某，女，73岁。2013年4月22日首诊。

现病史：双侧腋窝各有一核桃大包块1年余，不痛，头晕脑胀多年，平时血压较高（180/100 mmHg），曾多次住院治疗。2012年7月在某省级三甲医院手术取出左腋窝肿大淋巴结，经病理检查，确诊为慢性淋巴细胞白血病，住院治疗，好转出院。现头晕脑胀，心悸如惕，行走稍快则更加心慌短气，纳可，睡眠多梦，二便调。体丰，颜面红赤，口糜，绿豆大溃疡面数个，舌红，苔中部黄腻，脉缓。查：两腋窝各有一直径约3 cm×2 cm大小包块，质硬，光滑，无粘连，捏压无痛感，颈部两侧可触数个淋巴结，大者如杏子，小者如黄豆大，无痛。ECG示心肌缺血型改变，血常规：白细胞计数（WBC）16.33×10^9/L，中性粒细胞计数3.52×10^9/L，淋巴细胞计数11.48×10^9/L，红细胞计数（RBC）3.96×10^{12}/L，血红蛋白（Hb）121 g/L，血小板计数（PLT）216×10^9/L。血脂：总胆固醇7.10 mmol/L，LDL–C 4.51 mmol/L。空腹血糖（GLU）6.14 mmol/L。尿常规：胆红素（＋）。血压160/90 mmHg。

既往史：1999年胆石症行胆囊切除术，脑血管硬化、高血压（现用药控制140/80 mmHg）、糖尿病。

中医诊断：痰核（痰郁血瘀，肝阳上亢）。

西医诊断：慢性淋巴细胞白血病。

治则：行气活血，化痰散结，平肝潜阳。

方药：桃红四物汤合消瘰丸化裁，处方如下：当归9 g，赤芍和白芍各15 g，桃仁9 g，红花9 g，柴胡9 g，川牛膝20 g，陈皮9 g，法半夏9 g，云苓30 g，浙贝母9 g，夏枯草20 g，玄参20 g，炒酸枣仁15 g，火麻仁15 g，麦冬15 g，五味子15 g，白花蛇舌草50 g，半枝莲30 g，生姜3 g，大枣10 g。7剂，水煎服，每日1剂，分2次温服。

注：消瘰丸《医学心悟》玄参、煅牡蛎、贝母。功用：清热滋阴，化痰散结。主治：肝肾阴亏所致的瘰疬。方中玄参清热滋阴，凉血散结；牡蛎软坚散结；贝母清热化痰。三药合用，可使阴复热除，痰化结散，使瘰疬、痰核自消。

养护：忌食辛辣、生冷、肥甘厚味。

二诊：2013年5月1日。头晕心悸、行走心慌短气均有减轻，但觉夜眠口干，服药后数分钟胃中下沉不适,稍事自行缓解。舌红,苔中部黄白厚腻,脉弦滑。待药已中的,上方陈皮加至 15 g,麦冬、玄参均加至 30 g,7 剂,水煎服如上法。

三诊:2013 年 5 月 27 日。行走心慌明显好转,纳可眠可,口腔溃疡减轻,夜眠口干舌强,舌红,苔中部白腻,脉左沉细,右沉弦。上方去桃仁、酸枣仁,加广木香 9 g、焦东楂 15 g。7 剂,水煎服如上法。

四诊:2013 年 8 月 19 日。时或头晕及胃中不适,今测血压 140/80 mmHg,空腹血糖 4.22 mmol/L,血脂:总胆固醇 6.93 mmol/L,余在正常范围。血常规:白细胞计数(WBC)14.6×10⁹/L,中性粒细胞计数 3.30×10⁹/L,淋巴细胞计数 10.60×10⁹/L,红细胞计数(RBC)4.27×10¹²/L,血红蛋白(Hb)115 g/L,血小板计数(PLT)200×10⁹/L。胃镜示:非萎缩性糜烂性胃炎伴反流,十二指肠球炎。彩超示:左肾囊肿(中下极 47 mm×36 mm),脂肪肝(中度)。舌淡红,苔中部黄腻,脉沉弦。方药:逍遥散化裁,处方如下:当归 9 g、赤芍和白芍各 12 g、柴胡 9 g、云苓 30 g、炒白术 15 g、黄连 9 g、白及 9 g、浙贝母 15 g、乌药 15 g、海螵蛸 15 g、枳壳 15 g、鸡内金 9 g、白花蛇舌草 50 g、半枝莲 30 g、玄参 20 g、夏枯草 20 g、生姜 3 g、大枣 10 g。7 剂,水煎服如上法。

五诊:2013 年 12 月 16 日。头晕较首诊时明显减轻,纳眠二便正常,两腋窝包块已消除,颈右侧可触数个淋巴结,大者如杏子,小者如黄豆大,无痛,两腹股沟无肿大淋巴结,舌淡红,苔中后部黄腻,脉沉缓有力。方药:拟逍遥散合消瘰丸化裁,处方如下:当归 9 g、赤芍和白芍各 12 g、柴胡 9 g、云苓 30 g、炒白术 12 g、夏枯草 30 g、浙贝母 15 g、玄参 30 g、鸡内金 15 g、生牡蛎 30 g(先煎)、白花蛇舌草 30 g、半枝莲 30 g、龙胆草 6 g、陈皮 9 g、生姜 3 g、大枣 10 g。7 剂,水煎服如上法。

六诊:2013 年 12 月 30 日。自觉倦怠神疲,总欲闭目以养精神,足跗郁胀,口中乏味,纳食尚可,睡眠多梦,面色已不赤红,查颈部淋巴结无明显变化,述自从服中药后口腔溃疡未再发生。血压 124/70 mmHg。方药:拟杞菊地黄汤化裁,处方如下:杞果 15 g、菊花 15 g、生地黄和熟地黄各 15 g、山茱萸 15 g、生山药 15 g、云苓 30 g、牡丹皮 15 g、泽泻 30 g、炒白术 15 g、车前子 15 g(布包)、生薏苡仁 30 g、生牡蛎 30 g(先煎)、夏枯草 20 g、浙贝母 15、鸡内金 15 g、焦东楂 15 g、陈皮 15 g、枳壳 15 g、川牛膝 15 g、生姜 3 g、大枣 10 g。7 剂,水煎服如上法。

七诊:2014 年 3 月 10 日。时或心悸、头懵,纳眠二便正常,舌淡红,苔白微黄,脉沉缓。上方去生薏苡仁、川牛膝,加炒酸枣仁 15 g、茯神 30 g,7 剂,水煎服。

八诊:2014 年 4 月 15 日。近日头晕头胀、脑中热,睡眠多梦,视物模糊,右下腹不适似痛,纳可,二便调,舌淡红,苔中部白腻稍黄稍厚,脉沉弦,血压 180/80 mmHg。方药:

拟杞菊地黄汤化裁，处方如下：杞果 15 g，菊花 15 g，桑叶 15 g，夏枯草 20 g、生地黄和熟地黄各 15 g、山茱萸 15 g、生山药 15 g、云苓 30 g、牡丹皮 15 g、泽泻 30 g、川牛膝 30 g、地龙 30 g、川芎 18 g、荷叶 15 g、天麻 15 g、延胡索 15 g、生姜 3 g、大枣 10 g。6 剂，水煎服如上法。

九诊：2014 年 4 月 21 日。头晕减轻，纳眠二便正常；舌淡红，苔白稍腻，脉沉弦。颈部可触及数个黄豆大淋巴结，光滑，无痛，无粘连，双侧腋窝及腹股沟均未触及肿大之淋巴结。血压 150/80 mmHg。血常规：白细胞计数（WBC）12.04 × 10^9/L，中性粒细胞计数 3.17 × 10^9/L，淋巴细胞计数 7.81 × 10^9/L，红细胞计数（RBC）3.88 × 10^{12}/L，血红蛋白（Hb）119 g/L，血小板计数（PLT）171 × 10^9/L。方药：拟半夏白术天麻汤化裁，处方如下：陈皮 15 g、法半夏 12 g、云苓 30 g、天麻 15 g、钩丁 15 g、桑叶 15 g、夏枯草 20 g、川牛膝 30 g、地龙 30 g、荷叶 15 g、菊花 15 g、玄参 20 g、浙贝母 15 g、生牡蛎 50 g（先煎）、蚕休 15 g、丹参 30 g、生姜 3 g、大枣 10 g。7 剂，水煎服如上法。

2014 年 10 月 15 日随访，病情稳定，无明显不适，颈部及两腋窝、两腹股沟未见肿大之淋巴结，纳眠、二便正常。

按语：本案患者年高体丰，年高多气虚，体丰多痰湿，又老年少动，气血流行缓慢迟滞，自是形成痰郁血瘀致发痰核的体质因素，复有脑血管硬化、高血压、糖尿病，均为代谢紊乱之老年病，治疗即当以健脾化痰、活血化瘀、软坚散结为基本治则。方用桃红四物汤活血化瘀则瘀散坚软结消，用二陈汤、消瘰丸健脾祛湿，化痰而消痰郁瘰块，辅以白花蛇舌草、半枝莲以解毒散结，入酸枣仁、火麻仁、麦冬、五味子益心止悸，标本兼治。而后随症化裁相继选用逍遥散、杞菊地黄汤、半夏白术天麻汤为基本方和合二陈、消瘰之属贯穿治疗全程，最后达到痰核得除，血液中淋巴细胞虽仍偏高，但无明显不适，保证了正常的生活质量，带病生存，同样可以延年益寿。

慢性粒细胞白血病

癥积（气虚血瘀）

患者：张某，男，28 岁。2008 年 6 月 6 日首诊。

现病史：患者 1 个月前因感冒发热、腹痛就诊于河南省某省级医院，经查诊断为"慢性粒细胞白血病"，经治热退腹痛止而出院。近因腹胀纳呆乏力就诊于我院。查体见：面色萎黄不华，胸骨中段及两胫骨压痛，脾大平脐。周围血常规检查：白细胞计数（WBC）73.72×10⁹/L，红细胞计数（RBC）4.16×10¹²/L，血红蛋白（Hb）126 g/L，血小板计数（PLT）283×10⁹/L。

既往史：无特殊。

中医诊断：癥积（气虚血瘀）。

西医诊断：慢性粒细胞白血病。

治则：益气活瘀，清髓解毒。

方药：清髓解毒胶囊，4粒/次，一日3服，同时服用加味血府逐瘀汤：黄芪30 g、太子参15 g、党参15 g、桃仁15 g、红花15 g、当归9 g、赤芍15 g、枳壳15 g、白花蛇舌草30 g、蚤休15 g、土茯苓30 g、生薏苡仁30 g、牡蛎30 g、半夏15 g、半枝莲30 g、甘草9 g。水煎服，每日1剂，分2次温服，计服15剂。

二诊：2008年7月6日。治疗1个月，胸骨中段及胫骨已不疼痛，腹胀减，纳食增，脾脏回缩，肋下3 cm，查周围血白细胞计数（WBC）9.0×10⁹/L，中性粒细胞计数6.14×10⁹/L，淋巴细胞计数1.93×10⁹/L，红细胞计数（RBC）3.65×10¹²/L，血红蛋白（Hb）120 g/L，血小板计数（PLT）272×10⁹/L。

后基本按此治疗方案坚持治疗，病情有时有一定波动，但无大起落，至今已3年有余，患者正常生活。

按语：患者病属"癥积"，证属气虚血瘀。患者初犯风热之邪，正邪交织，表现为发热等，至疾病后期，正虚均有所耗，再经治疗后邪祛正虚。气为血之帅，气虚则血不行，气滞则血瘀，瘀血不去，新血不生，可见面色萎黄不华；肝藏血，肝主疏泄和气机升降，气滞不行，肝气郁而不达，横逆犯脾胃，脾胃失用，不能运化水湿，成痰成饮，痰瘀互阻，停滞于脾，可见脾大、腹胀、纳呆、乏力等消化道症状。瘀血停滞，不通则痛，可见胸骨中段及两胫骨压痛。治疗以清髓解毒，辅以活血行气、化瘀祛痰之法。后期治疗以活血化瘀，辅以疏肝理气，并持之以久，疾病得愈。

第二十章　白细胞减少症医案

虚劳（气虚不固）

患者：赵某，女，46岁。2009年5月20日首诊。

现病史：倦怠乏力，畏寒，极易感冒，病后病程牵延时日较长，常达月余。查周围血白细胞 $3.2 \times 10^9/L$，中性粒细胞 $1.5 \times 10^9/L$，淋巴细胞 $1.1 \times 10^9/L$，红细胞、血红蛋白及血小板正常。

既往史：无特殊。

中医诊断：虚劳（气虚不固）。

西医诊断：白细胞减少症。

治则：益气固表。

方药：玉屏风散化裁，处方如下：黄芪30 g、白术15 g、防风15 g、党参15 g、山药30 g、当归9 g、赤芍15 g、枳壳15 g、仙灵脾20 g、茯苓30 g、生薏苡仁30 g、地榆30 g、虎杖15 g、甘草9 g。水煎服，每日1剂，分2次温服，计服15剂。

同时服用滋髓生血胶囊，每次6粒，每日3次，饭后服。

二诊：2009年8月20日。治疗3个月，自觉精神体力倍增，不再畏寒，3个月来未曾发生感冒，查周围血白细胞 $5.40 \times 10^9/L$，中性粒细胞 $3.1 \times 10^9/L$，淋巴细胞 $1.20 \times 10^9/L$，余正常。其病告愈。

按语：患者中年女性，素体虚弱，气虚表现明显。《灵枢·本藏》曰："卫气者，所以温分肉、充皮肤、肥腠理、司开合者也"。卫气具有温养内外，护卫肌表，抗御外邪，滋养腠理，开阖汗孔等作用。《素问遗篇·刺法论》曰："正气存内，邪不可干"。由于气虚卫气不固，腠理开阖失调，卫外无力，五淫六气之邪易从腠理而入，气虚托送无力，邪不易解，邪盛正虚，故恶寒较甚，留恋日久；正气虚失于温煦，可见身楚倦怠。治疗上以扶正益气为主，辅以调和营卫。正气实则驱邪于外，邪祛疾病自解。

第二十一章　恶性淋巴瘤、骨髓瘤医案

恶性淋巴瘤

医案一　心悸（气阴不足）

患者：古某某，男，29 岁。2014 年 7 月 26 日首诊。

现病史：患者于 1 年 3 个月前在郑州某大医院诊断为"非霍奇金淋巴瘤"，后反复在郑州某大医院化疗，现为化疗结束。患者乏力，劳则汗多，偶有心慌，食后胃中痞满，纳可，入睡困难，二便调。舌淡红，苔白厚腻，脉濡数。血常规：白细胞计数（WBC）5.1×10^9/L，红细胞计数（RBC）3.13×10^{12}/L，血红蛋白（Hb）98 g/L，血小板计数（PLT）169×10^9/L。

既往史：既往急性肾炎、白癜风病史。

中医诊断：心悸（气阴不足）。

西医诊断：淋巴瘤。

治则：滋阴益气，安神化湿。

方药：天王补心丹化裁，处方如下：黄芪 30 g、党参 20 g、麦冬 20 g、五味子 15 g、白蔻仁 9 g、砂仁 9 g、佩兰 15 g、藿香 15 g、苍术和白术各 15 g、陈皮 9 g、半夏 12 g、茯苓 30 g、茯神 30 g、炒酸枣仁 30 g、枳壳 15 g、厚朴 15 g、夜交藤 15 g、麻黄根 30 g、浮小麦 50 g、生姜 3 g、大枣 10 g。20 剂，水煎服，每日 1 剂，分 2 次温服。

二诊：2014 年 8 月 26 日。自诉服上药后症状改善，8 月 5 日强化疗 1 次，8 月

22日上颌骨囊肿切除术，今未拆线。现查脾大，肝功能异常。现主症：体虚乏力动则汗出，食欲可，入睡难，舌淡红苔白厚腻褐绿，脉濡数。方药：人参生脉饮与上方化裁，药物组成：黄芪50 g、太子参30 g、麦冬15 g、五味子15 g、白蔻仁9 g、砂仁9 g、藿香9 g、佩兰15 g、陈皮15 g、苍术和白术各15 g、半夏12 g、茯苓30 g、炒酸枣仁30 g、麻黄根30 g、夜交藤15 g、浮小麦50 g、炒内金15 g、半枝莲20 g、生姜6 g、大枣10 g。15剂，煎服法同上。

三诊：2014年11月21日。患者化疗休疗期血常规：白细胞计数（WBC）22.1×10^9/L，红细胞计数（RBC）3.13×10^{12}/L，血红蛋白（Hb）101 g/L，血小板计数（PLT）87×10^9/L。现主症：大便不成形，色发青，集中于早晨和10点以后，一日3～4次，小便起泡沫，体虚动则汗出，口唇发干，纳可，入睡困难，多梦，脐周稍感疼痛，舌淡红苔白黄腻厚脉沉缓无力。处方如下：炒杏仁15 g、白蔻仁9 g、生薏仁30 g、黄芪30 g、苍术和白术各15 g、陈皮15 g、半夏12 g、茯苓30 g、藿香15 g、防风15 g、麻黄根20 g、炒酸枣仁30 g、广木香9 g、延胡索15 g、车前子20 g、焦东楂30 g、夜交藤15 g、茯神30 g、党参15 g、甘草9 g、生姜3 g、大枣10 g。15剂，煎服法同上。

四诊：2015年1月12日。体虚乏力，活动尤甚，眠浅，动则汗出，唇干，畏寒，大便成形，青色1～2次/日，矢气多，小便正常，纳可，舌淡红，苔白稍腻，脉沉缓。血常规：白细胞计数（WBC）4.6×10^9/L，红细胞计数（RBC）3.88×10^{12}/L，血红蛋白（Hb）124 g/L，血小板计数（PLT）147×10^9/L。处方如下：黄芪30 g、当归10 g、太子参15 g、陈皮15 g、半夏9 g、茯苓30 g、山茱萸20 g、炒白术20 g、防风15 g、黄精15 g、车前子15 g、炒薏仁30 g、炒酸枣仁30 g、夜交藤15 g、白花蛇舌草30 g、半枝莲30 g、生姜3 g、大枣10 g。14剂，水煎服，每日1剂。

患者顺利化疗结束，症状好转，疾病未进展。

按语：患者反复化疗，脾胃亏虚，气血生化乏源，气血亏虚，则出现乏力。阴血亏虚，心脉失养，则出现心慌。脾胃亏虚，运化失司，则食后胃痞。气虚，收涩无力，故汗多。舌淡红、苔白厚腻、脉濡数亦为气阴不足之象。治疗需给予益气养阴、养心资髓。化疗、放疗对血细胞有普遍的杀伤作用，病态细胞受抑，骨髓造血功能同样会受到显著抑制，甚则是严重的毁灭性挫伤，以致各系列细胞停滞化生，临床上主要表现为全血细胞减少。这时就需要催生骨髓再造再生功能。治宜滋补肝肾、滋髓生血、健脾益气生血。陈安民教授认为治疗恶性疾病的药物，尤其是清髓解毒之品大都有一定的毒性，如果只顾荡涤毒邪，一味大剂猛浪冲击，热毒之邪或得清解，但人体正气也荡然无存，连正常的生命体征，如心跳、呼吸都难以维继，生存质量大为降低，此等治法促其命期，实不可取。临床治疗中应遵循古训，有是证用是药，血象、骨髓象基本恢复正常即当以调治为主，勿使过之，勿杀无过，勿伤其正，适可而止，力戒过度治疗；不尽，行复如法，再行荡涤清解，总以提高生存质量为治疗根本宗旨。对于提高疗效、缩短病程、提高生存质量都将大有裨益。

医案二　癥瘕、心悸（气血亏虚，痰瘀互阻）

患者：王某某，女，75 岁。2014 年 10 月 9 日首诊。

主诉：脾大 1 年，间断性全身皮肤瘙痒半年余。

现病史：患者以"发现脾大 1 年，间断性全身皮肤瘙痒半年余"为主诉求诊，诊断为"非霍奇金淋巴瘤 – 脾边缘区淋巴瘤"。现主症：神清，精神可，皮肤瘙痒，面色稍苍白，左腹可触及包块，质韧，无多汗，无发热，近期无明显消瘦，纳食欠佳，睡寐差，二便调。舌质淡暗，苔白，脉沉细。

中医诊断：癥瘕、心悸（气血亏虚，痰瘀互阻）。

西医诊断：淋巴瘤。

治则：益气养血，化痰散瘀。

方药：血府逐瘀汤合消瘰丸化裁，处方如下：黄芪 50 g、当归 15 g、赤芍 15 g、炒白芍 15 g、炒桃仁 9 g、红花 9 g、北柴胡 15 g、醋三棱 9 g、醋莪术 9 g、醋鳖甲 15 g、炮山甲 15 g、牡蛎 50 g（先煎）、炒鸡内金 15 g、白花蛇舌草 50 g、重楼 15 g、浙贝母 15 g、炒酸枣仁 30 g、茯神 30 g、炒山楂 30 g、甘草 9 g、生姜 3 g、大枣 10 g、蛇蜕 15 g、白鲜皮 15 g。7 剂，水煎服，每日 1 剂，分早晚 2 次服。

二诊：2014 年 10 月 17 日。患者服药后自觉睡眠较前好转，瘙痒减轻，左腹包块无明显变化，面色稍苍白，饮食欠佳。舌质黯淡，苔白，脉沉。上述中药中加用太子参 15 g、麸炒白术 15 g。7 剂，水煎服，每日 1 剂，分早晚 2 次服。

三诊：2014 年 10 月 24 日。患者症状好转，睡眠、饮食均较前有所好转，精神好转，瘙痒减轻，左腹包块稍有缩小，二便调。舌质淡暗，苔白，脉沉细。将上剂中的牡蛎、鳖甲、山甲，鸡内金打粉口服，余中药继服。

按语：淋巴瘤在中医上属于"痰核""癥瘕""积聚"范畴。自《难经》分出"积者阴气也，五脏所生；聚者阳气也，六腑所成。"后隋·巢元方《诸病源候论》另立癥瘕之名，以不动者为癥，动者为瘕。究之亦即《难经》积聚之意。前贤有云：初为气结在经，久则血伤入络。《诸病源候论》提出"百病皆由痰作祟"。朱丹溪提出"实脾土，燥脾湿"。本患者年老体虚，正气不足，脾肾亏虚，气虚血运不畅，气滞血瘀，痰湿内生，痰瘀互结，发为本病。治疗给予补气血，气行则血行，气行则水湿得运，温化痰湿，痰湿渐消。故陈安民教授给予血府逐瘀汤活血化瘀，消瘰丸化痰散结，当归补血汤益气养血，标本共治，以达其效。曾有云：脾胃生痰之器。健运脾胃，则痰无以化生，故二诊给予加用四君子汤健脾益气。本病病程长，需长期服药求得良效。

骨髓瘤

患者：刘某某，女，64 岁。2015 年 3 月 27 日首诊。

现病史：患者诊断为多发性骨髓瘤 3 年。现主症：少气无力，头晕，心悸，偶有肩胛骨、腰椎等疼痛，时有耳鸣如蝉鸣音，纳可，寐差，入寐难，易醒，大便一日 1 次，不成形，小便可。舌暗苔薄白脉沉缓。

中医诊断：瘀证（气虚血瘀）。

西医诊断：骨髓瘤。

治则：健脾益肾，化瘀通络。

方药：天王补心汤化裁，处方如下：太子参 15 g、丹参 30 g、五味子 15 g、炒酸枣仁 50 g、远志 9 g、云苓 30 g、茯神 30 g、徐长卿 30 g、蝉蜕 15 g、炒白术 15 g、炒薏仁 30 g、车前子 15 g、桑寄生 30 g、黄芪 30 g、补骨脂 15 g、甘草 9 g、生姜 3 g、大枣 15 g。7 剂，水煎服，每日 1 剂。

二诊：2015 年 4 月 4 日。乏力好转，腰不耐久站，脊背至两胯酸困，足底软，耳听力下降，舌淡红偏暗，苔白腻稍厚，脉沉缓。拟血府逐瘀汤化裁，处方如下：黄芪 30 g、当归 9 g、鸡血藤 30 g、桃仁 9 g、红花 9 g、丝瓜络 15 g、葛根 30 g、桑寄生 30 g、徐长卿 30 g、地鳖虫 9 g、补骨脂 15 g、熟地黄 30 g、石菖蒲 15 g、川牛膝 15 g、仙灵脾 30 g、泽兰 30 g、生姜 3 g、大枣 10 g。

按语：中医学无多发性骨髓瘤病名，但根据其临床表现应属于"虚劳"范畴，与中医文献的"骨痹"相似。《金匮要略》描述虚劳为："虚劳里急，悸衄，腹中痛，梦失精，四肢酸痛，手足烦热，咽干口燥。"这些症状与多发性骨髓瘤患者的贫血、心悸、出血及骨痛表现相似。本病多由肝肾虚损，肝血肾精不能相互滋生，终致精亏血少，正气虚弱，邪毒内侵，又可生痰致瘀。肾主骨生髓藏精，故肾虚为本病之本，在治疗上应抓住补肾填精之根本。气血两虚之证为精亏之标，瘀血及痰阻亦为脏器功能不足的产物。病之初期常以肝肾阴虚及气血两虚为主要见证，并可伴有气滞血瘀之象。随着疾病的进展，上述症状加重并可阴损及阳，呈现阳虚痰阻征象。病证日久，邪毒日深，正气虚甚，复感外邪而致毒热炽盛，呈现出正虚邪盛的虚实夹杂之候。陈安民教授所制治疗血液病的"十法"的滋髓、凉血、破血、行瘀、益气、养阴、化湿、扶正均为调整人体功能增强正气之措施，通过这些措施使机体正气旺盛而能主动与病邪抗争，从而能达到髓清、热清、斑化、坚软、结散、满除、血止、血生等治疗目的。

本例患者肝肾亏虚导致腰背酸痛、乏力等症，气虚血行不畅则致血瘀，故治疗以健脾益肾为主，活血化瘀为辅。

第二十二章　内科杂病医案

肿瘤疼痛

患者：任某某，男，83岁。2013年10月21日首诊。

现病史：患者腰骶疼痛1年余，坐卧皆痛，痛致夜不成眠，纳可，大便日1行，尚顺畅，小便不利。舌红，苔薄白，脉沉缓有力，身体瘦小，精神一般。某市医院X线显示：胸椎多发成骨性转移癌待排，腰椎退行性变，腰椎小关节紊乱。

既往史：2年前双侧斜疝手术，1年前前列腺癌手术。

诊断：腰骶疼痛（气滞血瘀，肝肾亏虚）。

治则：活血化瘀，通络止痛，补益肝肾。

方药：血府逐瘀汤化裁，处方如下：当归9g、赤芍和白芍各15g、桃仁9g、红花9g、川牛膝15g、怀牛膝15g、车前子15g（包煎）、桑寄生30g、徐长卿30g、细辛6g、熟地黄15g、黄精15g、炒酸枣仁30g、夜交藤15g、制乳香、制没药各9g、甘草9g、琥珀粉6g（冲服）、生姜3g、大枣10g。7剂，水煎服，分2次温服。

二诊：2013年10月28日。疼痛减轻，寐差，纳可，二便调，两小腿、足跗中度水肿，舌淡红，苔白微黄，脉弦滑。此乃水湿潴留而致水肿，首方去怀牛膝、熟地黄、黄精，加茯苓30g、猪苓30g、大腹皮20g、车前子加至30g、细辛加至9g。7剂，水煎服如上法。

三诊：2013年11月4日。腰骶仍痛影响睡眠，外用麝香正骨酊、神农镇痛膏疼痛可缓解，纳可，二便调，舌红绛，苔薄黄，脉沉弦。查第5腰椎及骶部压痛。拟活血通络、镇静安神、强壮腰膝、利水消肿为治。处方如下：黄芪30 g、当归9 g、赤芍15 g、熟地黄30 g、炒酸枣仁30 g、远志9 g、云苓30 g、茯神30 g、夜交藤15 g、竹茹15 g、徐长卿30 g、细辛10 g、制乳香和制没药各9 g、车前子30 g（布包）、大腹皮30 g、炒杜仲15 g、桑寄生30 g、三七参粉4 g（冲服）、生姜3 g、大枣10 g。7剂，水煎服如上法。

四诊：2013年11月11日。疼痛减轻，睡眠较前有所改善，水肿已消，舌淡红，中部苔稍黄腻，脉沉弦滑。上方三七参粉加至5 g，继进7剂。

五诊：2013年11月18日。疼痛明显减轻，睡眠仍差，右下肢内侧时或疼痛，性质为突然刺痛，面黄不华，时或足跗肿胀，舌红少苔，脉弦滑稍数。上方去竹茹、熟地黄，加川牛膝15 g、丝瓜络15 g。7剂，水煎服如上法。

六诊：2013年11月25日。腿痛明显减轻，骶部仅轻微疼痛，平卧起身困难，床上翻身困难，足跗微肿，纳可，寐差，二便调。舌淡红，前部少苔，脉弦滑稍数。处方如下：黄芪30 g、鸡血藤30 g、丹参30 g、炒酸枣仁30 g、远志9 g、云苓30 g、茯神30 g、夜交藤30 g、徐长卿30 g、细辛10 g、制乳香和制没药各9 g、车前子30 g（布包）、大腹皮30 g、防己15 g、怀牛膝15 g、三七参粉5 g（冲服）、生姜3 g、大枣10 g。7剂，水煎服如上法。

七诊：2013年12月2日。近尾骨处疼痛，翻身时疼甚，平卧时疼痛较著，坐位时痛轻，足跗仍肿，食欲缺乏，纳少，睡眠欠佳，二便调畅。舌淡红，边尖红，苔白稍腻，脉滑数。上方去黄芪、鸡血藤、怀牛膝，加太子参20 g、竹茹15 g、莲子心6 g。7剂，水煎服如上法。

八诊：2013年12月9日。疼痛明显减轻，精神体力增强，可自行到附近小区公园散步，但夜尿多至7、8次，下肢水肿，足跗水肿为甚，纳呆，寐差，近时听力下降，某院血常规检验示：白细胞计数（WBC）4.8×10^9/L，红细胞计数（RBC）2.57×10^{12}/L，血红蛋白（Hb）72 g/L，血小板计数（PLT）153×10^9/L，中度贫血。处方如下：黄芪50 g、党参30 g、当归9 g、炒酸枣仁30 g、夜交藤30 g、远志9 g、云苓30 g、茯神30 g、徐长卿30 g、细辛10 g、制乳香和制没药各9 g、生薏苡仁50 g、大腹皮30 g、防己15 g、鸡内金15 g、砂仁9 g、焦东楂30 g、陈皮15 g、车前子30 g（布包）、三七参粉5 g（冲服）、生姜3 g、大枣10 g。7剂，水煎服如上法。同时服用复方阿胶浆，每服1支，一日3服。

九诊：2013年12月16日。背腰已不痛，平躺床上已可自行翻身，足跗水肿明显减轻，散步行走后水肿加重，倦怠乏力，纳眠可，二便调。舌淡红，中部苔白稍腻微黄，周边少苔，脉沉稍数、和缓。上方党参易太子参30 g，防己加至18 g，云苓易川牛膝15 g。7剂，水煎服如上法，同时继服复方阿胶浆。

十诊：2013年12月23日。腰骶已不疼痛，可在床上自由翻身，但足踝足面仍肿，纳馨，夜尿6、7次，舌淡红，苔薄，脉弦。拟上方防己加至20 g，另加冬瓜皮30 g。7剂，水煎服如上法。

十一诊：2013年12月30日。足跗水肿减轻，但觉倦怠乏力，洗脸洗脚即觉累甚，大便窘迫，每日1行。舌淡红，苔薄黄，脉濡稍数。方药：生脉饮，每服1支，一日3服。汤剂：上方生薏苡仁易炒薏苡仁50 g，7剂，水煎服如上法。另制膏方，慢进缓图，巩固疗效，进而康复。黄芪30 g、太子参30 g、麦冬15 g、五味子15 g、炒酸枣仁30 g、茯神30 g、远志9 g、夜交藤30 g、徐长卿30 g、细辛10 g、制乳香和制没药各10 g、炒白术20 g、车前子20 g、云苓30 g、猪苓30 g、大腹皮30 g、陈皮15 g、防己15 g、川牛膝15 g、当归15 g、熟地黄30 g、丹参30 g、枳壳15 g、鸡内金15 g、焦东楂30 g、桑寄生30 g、菟丝子30 g、淫羊藿30 g、生薏苡仁30 g、甘草10 g、阿胶300 g、蜂蜜适量收膏，生晒参10 g，研极细粉，兑入。服法：每日早晚各取膏20 mL，白开水冲服。

春节过后，其子告知，其父精神体力、生活状态均可，只是夜尿仍多。

按语：患者既往病史较长，曾两次行手术治疗，导致元气大伤，最终气滞血瘀，气滞则血运行不畅，血瘀则经气不利，两者互为因果。瘀滞于腰府，不通则痛，可见腰骶疼痛。治疗以活血化瘀、通络止痛、补益肝肾为主，方用血府逐瘀汤化裁，方中当归、赤芍、白芍、桃仁、红花养血活血，川牛膝、怀牛膝、车前子、桑寄生、徐长卿、熟地黄、黄精补益肝肾，患者疼痛剧烈，予制乳香、制没药配伍细辛加强辛散止痛之功；患者寐差，予炒酸枣仁、夜交藤、甘草、琥珀粉养血安神；生姜走而不守为使，进一步加强行气止痛，大枣调和诸药。二诊患者疼痛减轻，新出现水湿潴留导致两小腿、足跗中度水肿，方去怀牛膝、熟地黄、黄精等生津补液之品，入茯苓、猪苓、大腹皮等行水化湿药物，车前子、细辛加量利水之功。待病情趋于稳定，缓则治其本，以补脾益肾为大法，水土旺，则五行皆旺，患者病程损耗日久，机体益虚，加用补益气血之品徐徐图之，终竟全功。

感冒咳喘

医案一 风寒感冒（外感风寒，肺气不宣）

患者：张某，女，62岁。2014年7月12日首诊。

主诉：发热，头痛，咽干咽痛1周。

现病史：1周前感受风寒，全身不适，头身疼痛，咽干咽痛，喉痒，轻微咳嗽咳痰，T：37.5℃，自服"穿心莲口服液""藿香正气水"症状有些许减轻，但仍低热畏寒，头痛身痛，纳呆不欲食，眠可，二便调。舌质淡紫，苔薄白，脉沉缓。

诊断：风寒感冒（外感风寒，肺气不宣）。

治则：益气强卫，清热宣肺，清利咽喉。

方药：玉屏风散合小柴胡汤化裁，处方如下：黄芪30 g、炒白术15 g、防风15 g、柴胡18 g、黄芩18 g、桔梗15 g、赤芍10 g、威灵仙20 g、牛蒡子10 g、鱼腥草30 g、羌活10 g、川芎18 g、细辛3 g、陈皮10 g、焦东楂30 g、甘草9 g、生姜3 g、大枣10 g。7剂，水煎服，每日1剂，分2次服。

患者服用1剂热退未再发热，3剂服完其病若失，剩余3剂不惜扔弃，续而服之巩固疗效。

按语：方用玉屏风散者以扶助正气而祛邪，因其毕竟年过六旬，正气已衰，扶正乃为治本之法。取小柴胡汤之主药柴胡、黄芩主以清卫被寒郁所生之热，用羌活、细辛散寒止痛，川芎气烈走窜，通络止痛，是为治疗头痛身痛要药；鱼腥草配黄芩清肺而止咳；赤芍、桔梗、威灵仙、甘草、牛蒡子消瘀止痒清利咽喉；陈皮、焦东楂醒脾健胃，增进饮食，生姜、大枣则和胃安胃。诸药合用，清热宣肺，利咽止咳，对于外感风寒发热、咽干咽痛、咽喉不利、咳嗽咳痰者适是相宜。此方乃陈安民教授多年临床治疗上呼吸道感染习用方剂，每用必效。

医案二 体虚感冒（卫阳不足，肝脾不和）

患者：高某，女，46岁。2016年9月22日首诊。

现病史：平素易于感冒2年余，劳汗风吹感寒遂病冒。常觉困倦乏力，浑身疼痛，怕冷，口干口苦，纳可眠可，溲黄，便溏，日行2次，舌淡红，苔白厚腻，脉沉缓无力。体丰，体重95 kg。

既往史：膝关节骨质增生，腰椎间盘突出，颈椎病，高脂血症。

诊断：体虚感冒（卫阳不足，肝脾不和）。

治则：益气固表，疏肝健脾。

方药：玉屏风散合逍遥散化裁，处方如下：黄芪 30 g、炒白术 20 g、防风 15 g、党参 15 g、太子参 15 g、炒薏苡仁 30 g、车前子 30 g、柴胡 15 g、当归 9 g、炒白芍 15 g、升麻 9 g、陈皮 15 g、炙甘草 9 g、生姜 5 g、大枣 15 g。7 剂，水煎服，每日 1 剂，分 2 次温服。

二诊：2016 年 9 月 30 日。药后倦怠乏力、口干口苦均减，大便已不稀溏，每日 1 行，小便稍黄，仍畏寒怕冷，舌淡红，苔薄白，脉沉缓。9 月 23 日查体报告：轻度脂肪肝，胆囊结石。方药：首方黄芪加至 40 g，另加鹿角霜 15 g，7 剂，煎服法同上。

三诊：2016 年 10 月 13 日。乏力畏寒、肝脾不调症状均得显著改善，现症见双下肢困胀疼痛乏力、膝痛，2 年前曾做影像检查示有骨刺，舌淡红，苔黄稍腻，脉沉缓，尺弱。上方加川牛膝 15 g、徐长卿 30 g、泽兰 30 g，10 剂，煎服法同上。

四诊：2016 年 10 月 27 日。药后双下肢疼痛明显减轻，后在三诊处方基础上出入化裁计服 50 剂，其病得以痊愈，治疗期间未曾发病感冒。

按语：患者 2 年余易于感冒，便溏，体丰，病久，脾气虚损，脾虚生湿，湿盛又可以困遏脾土，根据母子关系，脾虚则肝郁，故用玉屏风散合逍遥散化裁，以益气固表、疏肝健脾为治法。方用玉屏风散以扶助正气提高患者的免疫力，方用黄芪益气固表；白术健脾，助黄芪固表实卫；佐以防风走表而祛风邪，既可防黄芪、白术敛邪，又可助芪、术所补之气行遍周身肌表。柴胡疏肝解郁，使肝气得以条达，配以升麻升脾之阳气，当归、白芍协同柴胡、党参、太子参、炒薏苡仁、生姜、大枣健脾益气。本方肝脾同治，立法周全，组方严谨。二诊时患者畏寒怕冷症状仍明显，故黄芪加量，加大健脾补气之力，鹿角霜温肾助阳，推动气得温煦功效。三诊时患者双下肢疼痛明显，川牛膝、徐长卿、泽兰祛风止痛。

医案三 咳嗽（痰湿阻肺）

患者：王某某，男，41 岁。2014 年 5 月 17 日首诊。

主诉：咳嗽 3 个月余。

现病史：晨起咳嗽，咳吐白黏条状痰，时欲呕，饮水与进食后此症即消，纳眠二便正常。舌淡红，苔白微黄腻，齿痕，脉沉弦细稍数无力。胸部 CT 示：两肺支气管血管束增强，右肺中叶条索状影，T_9、T_{10} 椎体斑片低密度影。

既往史：前列腺炎 2 年。

诊断：咳嗽（痰湿阻肺）。

治则：健脾燥湿，化痰止咳。

方药：止嗽散化裁，处方如下：荆芥 9 g、白前 15 g、炙紫菀 15 g、炙百部 15 g、陈皮 15 g、法半夏 9 g、云苓 30 g、桔梗 15 g、牛蒡子 9 g、威灵仙 20 g、炒白术 15 g、鱼腥草 30 g、丹参 30 g、甘草 9 g、生姜 6 g、大枣 10 g。7 剂，水煎服，每日 1 剂，分 2 次温服。

二诊：2014 年 5 月 27 日。咳嗽减轻，喉痒，咽干，咳时欲呕，口苦，纳眠、二便正常，舌淡红，苔薄，脉沉细无力。上方加炙杷叶 15 g、赤芍 15 g、党参 15 g。7 剂，煎服法同上。药后其病基本痊愈。

按语：患者咳嗽 3 个月，认为久咳伤肺，使肺失宣降，气机上逆，久咳累及脾，脾为生痰之源，肺为贮痰之器。脾气亏虚，其运化功能失常，痰湿内生，聚集于中焦，土不能生金，生气不足则肺失濡养，使肺气亦虚，治节渐衰而致久咳、痰湿蕴肺之证。治则：健脾燥湿，化痰止咳。方用止嗽散化裁。方中桔梗宣通肺气，与白前降气化痰，一宣一降，以复肺气之宣降。荆芥辛苦而温，疏风解表。紫菀、百部润肺止咳化痰。桔梗入肺经，载诸药上行，为引经之药，加用半夏、茯苓、陈皮、白术等以健脾气、化痰湿、止咳嗽；生姜、大枣、甘草健脾益气。现代药理研究威灵仙、鱼腥草均具有抗菌消炎的功效。

病案四　咳嗽（肺阴不足）

患者：高某，男，28 岁。2014 年 5 月 16 日首诊。

现病史：咽干咳嗽反复发作已 4 年。平素易于疲劳，精神不济，手足心热，易于出汗，量大，易于上火，咽干喉痒咳嗽，偶有胸闷，受寒后咳嗽加重，久坐腰部不适。舌边尖红，苔白中后部偏厚稍黄，脉沉弦细。曾做胸部 CT 检查未见异常。

既往史：无特殊病史。

诊断：咳嗽（肺阴不足）。

治则：润肺止咳，固表敛汗。

方药：沙参麦冬汤化裁，处方如下：北沙参 30 g、天冬 15 g、麦冬 15 g、五味子 15 g、赤芍 15 g、威灵仙 20 g、升麻 9 g、炙杷叶 15 g、石斛 15 g、火麻仁 15 g、桔梗 15 g、牛蒡子 10 g、地骨皮 20 g、麻黄根 20 g、浮小麦 50 g、甘草 9 g、生姜 3 g、大枣 10 g。7 剂，水煎服，每日 1 剂，分 2 次温服。

二诊：2014 年 5 月 24 日。药后基本不咳，咽干明显好转，胸闷消失，汗出减少，仍感困顿，手足心热，腰部不适。舌淡红，苔薄黄，脉沉缓。首方北沙参易太子参 30 g，天冬易丹参 30 g，炙杷叶易桑叶 15 g。7 剂，煎服法同上。药后病愈。

按语：患者久病耗气伤阴，累及肺金之体，复又感外邪，正气欲亏，无力驱邪外出，邪恋于肺，迁延不愈；肺喜润恶燥，凡燥热伤肺，或肺病日久，损及肺阴，而致肺阴不足而失于濡润，故以沙参麦冬汤化裁，故以润肺止咳，固表敛汗为治法。以北沙参、天冬、麦冬、石斛养阴清肺生津，麻黄根、浮小麦、五味子敛阴止汗固表，赤芍、地骨皮清虚热，升麻、桔梗升阳载药上行，威灵仙通络止痛，生姜、枣、甘草固护正气。二诊时患者阴虚火旺较重，故给予丹参、桑叶、太子参滋阴清热。

医案五　小儿咳嗽（肺阴不足，肺气不宣）

患者：徐某，男，5 岁。2015 年 12 月 28 日首诊。

现病史：1 个月前即见鼻塞，现鼻中鸣音，咳嗽，无痰，前额头痛，纳眠尚可，二便正常。舌淡红，苔中后部黄厚而腻，脉沉细。

既往史：无特殊病史。

诊断：咳嗽（肺阴不足，肺气不宣）。

治则：宣通肺气，润肺止咳。

方药：苍耳子散合止嗽散化裁（配方颗粒），药物组成：荆芥 6 g、白前 9 g、炙紫菀 9 g、炙百部 9 g、陈皮 9 g、桔梗 9 g、鱼腥草 20 g、黄芩 9 g、牛蒡子 6 g、辛夷 6 g、白芷 6 g、细辛 3 g、南沙参 9 g。3 剂，白开水冲服，每日 1 剂，分 2 次温服。

二诊：2015 年 12 月 31 日。咳嗽、鼻鸣、头痛均明显减轻，要求继服上方，遂予上方 3 剂，服法同上。

三诊：2016 年 1 月 6 日。病愈，求巩固疗效，继服中药再行调理。舌淡红，苔黄稍腻，脉缓。遵上方治则，加清化脾胃热之品。方药（配方颗粒）：陈皮 9 g、清半夏 6 g、茯苓 15 g、桔梗 9 g、辛夷 6 g、白芷 6 g、细辛 3 g、黄芩 9 g、藿香 6 g、焦东楂 15 g、鸡内金 6 g、甘草 6 g。

按语：止嗽散来源《医学心悟》卷三："治诸般咳嗽"。苍耳子散是治疗鼻渊临床常用方，出自《济生方》卷五。患者感受外邪，外邪犯肺，肺失清肃，肺通窍于鼻，故出现鼻塞、咳嗽，久病邪恋于肺，故伤于肺阴，故治以肺阴不足，肺气不宣为治则。方中紫菀、百部为君药润肺止咳化痰；桔梗宣通肺气，与白前降气化痰，一宣一降，以复肺气之宣降；荆芥辛苦而温，疏风解表。桔梗入肺经，载诸药上行，为引经之药；辛夷、白芷、细辛通鼻窍兼解表；黄芩、鱼腥草清热燥湿；陈皮理中焦之气使气机畅达。6剂后症状消失。三诊以健脾清热燥湿调理身体。

医案六　咳喘（痰热蕴肺，肺失宣降）

患者：张某某，女，59岁。2013年9月16日首诊。

现病史：咳嗽咽痛2个月余，平卧时喉中喘鸣，夜晚咳甚，影响睡眠，咳吐黄白黏痰，纳可，二便调。舌淡红，苔白微黄稍腻乏津，脉沉缓。

既往史：白癜风7年。

诊断：咳喘（痰热蕴肺，肺失宣降）。

治则：清热化痰，宣肺平喘。

方药：沙参麦冬汤合苏子降气汤化裁，处方如下：南沙参20g、天冬和麦冬各15g、全瓜蒌15g、陈皮15g、法半夏12g、炙紫菀15g、炙百部15g、炙杷叶15g、赤芍10g、威灵仙20g、炙桑白皮20g、天竺黄15g、炙麻黄9g、炒杏仁15g、苏子9g、桔梗15g、甘草9g、生姜3g、大枣10g。6剂，水煎服，每日1剂，分2次温服。

二诊：2013年9月30日。咳喘减轻，清晨起床后仍有阵咳，咳吐黄白色痰，咳而不深，仅觉痰在咽喉部位，大便日行2～3次，纳眠、小便正常。舌淡红，苔黄稍腻乏津，脉沉缓。方药：止嗽散化裁，处方如下：荆芥9g、白前15g、炙紫菀20g、炙百部20g、陈皮12g、桔梗15g、南沙参20g、天冬和麦冬各15g、五味子15g、鱼腥草30g、黄芩18g、赤芍12g、威灵仙20g、牛蒡子9g、天竺黄15g、甘草9g、生姜3g、大枣10g。7剂，水煎服如上法。

三诊：2013年10月7日。咳喘明显减轻，但饮水少时则咽干并咳吐黄痰，舌淡红，苔黄乏津，脉沉缓无力。方药：遵上方化裁，处方如下：太子参15g、南北沙参各15g、麦冬20g、五味子15g、鱼腥草30g、黄芩15g、炙百部20g、牛蒡子9g、炙杷叶15g、赤芍9g、天竺黄9g、威灵仙20g、桔梗15g、甘草9g、生姜3g、大枣10g。7剂，水煎服如上法。

后电话随访，述三诊之后，其病告愈。

按语：患者年近六旬，久病多虚，知其必有内虚，内伤咳嗽兼痰饮，伤脾肾之阳。肺虚不能化津，脾虚不能传输，肺脾气虚，痰浊内生，痰浊内蕴化热，痰热壅肺，故痰黏黄白；肺热内蕴，清肃失司，肺气上逆，则咳喘，痰多；痰热郁蒸故口干；辨证属痰饮内阻，郁而生热，故用沙参麦冬汤合苏子降气汤化裁以清热化痰，宣肺平喘。

二诊时患者咳嗽明显好转，痰而不深，故宣利肺气，用止嗽散化裁。三诊时患者基本无咳喘，故去除白前、紫菀止咳化痰药，患者肺阴虚症状明显，故太子参、南北沙参滋肺阴。

医案七　咳喘（肺脾肾虚）

患者：马某，女，34岁。2010年6月3日首诊。

现病史：咳嗽2年余，2年前怀孕后始见干咳，自2009年11月咳黄黏痰，团状胶固，咳深，胸闷气短，心悸，乏力，身体颤抖，身高1.70 m，体重仅45 kg，面黄，目窠黯黑，舌淡红，少苔，脉濡数无力。查血常规基本正常。

中医诊断：咳喘（肺脾肾虚）。

西医诊断：变异性支气管炎，慢性阻塞性肺疾病。

治则：益气健脾，滋补肺肾，清热化痰，宣降平喘。

方药：膏剂，药物如下：黄芪30 g、炒白术15 g、防风15 g、白前15 g、炙紫菀15 g、炙百部15 g、陈皮15 g、瓜蒌皮15 g、枳壳15 g、炙桑白皮20 g、苏子9 g、白芥子9 g、炒莱菔子15 g、炙麻黄9 g、炒杏仁15 g、厚朴15 g、法半夏9 g、天竺黄15 g、桔梗15 g、黄芩15 g、当归15 g、炒白术15 g、炒山楂30 g、车前子15 g、炒酸枣仁30 g、太子参30 g、北沙参30 g、炙杷叶15 g、杞果15 g、茺蔚子20 g、徐长卿30 g、桑寄生30 g、甘草10 g、生姜3 g、大枣10 g、阿胶20 g。共10剂，蜂蜜适量，同阿胶共收为膏。每服30 mL，每日早晚各服1次。

由于患者肺脾肾均很虚弱，致经常感冒，咳嗽、咳痰，心悸，喘满，方用玉屏风散、止嗽散、三子养亲汤、二陈汤、苏子降气汤、沙参麦冬汤、香砂六君子汤等化裁，好转一时而不能痊愈，且几乎天天饮服中药汤剂也令人难以长期坚持，于2013年开始服用膏剂，连续三年冬季均制膏方1料，每年服2个多月，安然无恙过冬。经治病减。现体重已增至60 kg，颜面红润毫无病色，胜任正常工作，无明显不适，可谓完全康复。

按语：夙患咳嗽2年余，久病必虚，必有内虚，咳嗽内虚多为脾肾不足，内伤咳嗽多兼痰饮；久病邪恋于肺，伤于肺阴，久病累及脾肾，故见患者咳黄痰、乏力、偏瘦。治以益气健脾和胃，滋肺补肾，清热化痰，宣降平喘，故用玉屏风散、止嗽散、三子养亲汤、二陈汤、苏子降气汤、沙参麦冬汤、香砂六君子汤化裁的膏方长期调理。

胸痹心悸

医案一 胸痹（气虚血瘀，肝脾不调）

患者：张某某，女，51岁。2014年4月24日首诊。

现病史：心悸、胸闷压榨感样疼痛6天，睡眠欠佳，入睡困难，眠浅易醒，左侧卧位睡眠则胸闷加重难以呼吸，倦怠乏力，纳可，自觉消化力差，腹胀便难，太息则舒，小便正常。绝经2年，但仍常烦躁郁闷。左腿、左手示指、无名指偶感麻木，而今麻木感有上行趋势。曾做相关检查：CT、MRI、血脂、血糖、心电图均未见异常。舌体胖大有齿痕，质淡红，苔薄白，脉沉细无力。

既往史：无特殊病史。

诊断：胸痹（气虚血瘀，肝脾不调）。

治则：益气活血，通络除痹，辅以调和肝脾。

方药：血府逐瘀汤化裁，处方如下：黄芪30g、党参15g、太子参15g、丹参30g、赤芍和白芍各15g、柴胡15g、红花9g、檀香10g、延胡索15g、枳壳15g、瓜蒌皮15g、丝瓜络15g、麻黄3g、细辛3g、炒酸枣仁30g、炒麦芽20g、厚朴15g、生姜3g、大枣10g。7剂，水煎服，每日1剂，分2次温服。

二诊：2014年5月5日。胸闷减轻已无压榨感，睡眠改善，大便顺畅。现仍觉手麻，食后胃脘不舒。舌淡红，齿痕，苔薄白微黄，脉沉细无力。首方檀香加至12g，去麻黄加薤白20g，7剂，煎服法同上。

三诊：2014年5月12日。胸闷、胸痛、心悸、不寐、手麻、胃脘胀闷均明显减轻，然昨日生气后又见胸痛、失眠、手麻、乏力。舌黯，齿痕，苔薄黄，脉沉细无力。查心脏彩超示：三尖瓣轻度反流；左室功能正常。拟丹参饮合生脉饮、瓜蒌薤白白酒汤化裁，处方如下：丹参30g、檀香15g、枳壳15g、砂仁9g、柴胡15g、黄芪30g、太子参15g、麦冬15g、五味子15g、瓜蒌皮15g、薤白15g、厚朴15g、车前子15g、炒白术15g、延胡索15g、红花15g、丝瓜络15g、生姜6g、大枣10g。7剂，煎服法同上。后得知，药后诸症告愈。

按语：患者以胸闷疼痛为主症，结合脉象、舌体胖大有齿痕，质淡红，苔薄白，辨证为气虚血瘀、肝脾不调。王清任所称"胸中血府血瘀"之证，胸中为气之所宗，血之所聚，肝经循行之分野，胸中血瘀，影响脾胃，故自觉消化力差，腹胀便难；瘀久化热，瘀热扰心，故寐差。治以益气活血、通络除痹，辅以调和肝脾，方用血府逐瘀汤化裁，加枳壳、瓜蒌皮、柴胡理气健脾疏肝。二诊时患者胃脘不舒，故见胸中之气不疏，故加檀香、薤白增强理气之功。三诊时患者生气后症状加重，故应通阳散结，行气止痛。

医案二　胸痹（心阳不振，气虚血瘀）

患者：王某某，男，24岁。2014年4月19日首诊。

现病史：胸痛1个月余。述无明显诱因突发心前区疼痛，连及后背，纳眠二便正常，舌黯红，苔薄白，脉沉弦迟。心脏彩超示：①三尖瓣少量反流；②肺动脉压稍高；③肺动脉瓣微量反流。心肌酶谱：无明显异常。ECG：窦性心动过缓，心率（HR）：55次/分。

既往史：无特殊病史。

诊断：胸痹（心阳不振，气虚血瘀）。

治则：温阳益气，活血通痹。

方药：血府逐瘀汤化裁，处方如下：黄芪30g、党参20g、太子参15g、当归9g、桃仁9g、红花9g、赤芍15g、柴胡10g、延胡索15g、檀香10g、木香9g、薤白20g、桂枝9g、枳壳15g、丹参30g、苏木30g、生姜3g、大枣10g。7剂，水煎服，每日1剂，分2次温服。

二诊：2014年5月1日。药后胸痛基本消失，仅晨起轻微疼痛，后背沉胀感。三天前感冒，轻微头痛，鼻塞，咳嗽，少量黄痰，体温正常，纳眠可，大便溏，小便正常，不发热，舌淡红偏暗，苔薄白，脉沉弦无力。上方去太子参、苏木，加鱼腥草30g、辛夷9g，檀香、桃仁、红花均加至12g。7剂，煎服法同上。

后得知，二诊药后，胸痛、感冒咳嗽一并告愈。

按语：本方诸症皆为瘀血内阻胸部，气机郁滞所致，血瘀胸中，气机郁滞，清阳郁遏不升，故胸痛，气不能推动血液运行加重血瘀；故温阳益气、活血通痹，方用血府逐瘀汤化裁。桃仁、红花、赤芍活血化瘀止痛；黄芪、党参、太子参益气健脾；当归、丹参养血益阴、清热活血；柴胡疏肝解郁，升达清阳与檀香、木香、薤白、枳壳、苏木理气行滞，使行气则血行。二诊患者兼感冒，加解表之药。

医案三　胸痹（气滞血瘀，脾胃不和）

患者：胡某某，男，30岁。2015年11月2日首诊。

现病史：心前区满闷不适、寐差多梦月余，时有眠中噩梦惊悸，梦魇不适，大便一日2行，或干或黏腻不爽，胃脘嘈杂，纳可，小便畅利。舌黯，苔白微黄，脉沉弦稍细。

血压（BP）142/100 mmHg。

既往史：无特殊病史。

诊断：胸痹（气滞血瘀，脾胃不和）。

治则：行气活血通痹，健运脾胃，镇心安神。

方药：丹参饮合香砂六君子汤化裁，处方如下：丹参 30 g、檀香 9 g、枳壳 15 g、砂仁 9 g、党参 15 g、炒白术 15 g、陈皮 15 g、清半夏 9 g、云苓 30 g、木香 9 g、苏梗 15 g、瓜蒌皮 15 g、炒酸枣仁 30 g、远志 9 g、夜交藤 15 g、竹茹 10 g、柴胡 9 g、生龙齿 30 g（先煎）、甘草 9 g、生姜 6 g、大枣 10 g。7 剂，水煎服，每日 1 剂，分 2 次温服。

二诊：2015 年 12 月 12 日。睡眠好转，仍有梦魇发生，胃胀嘈杂不适，按揉后得舒，纳食尚可，大便一日 2 行，黏腻不成形，夜尿频数，舌淡红偏黯，苔白，中部稍腻，脉沉弦。BP：142/100 mmHg。2014 年 4 月做胃镜检查示慢性非萎缩性胃炎。方药：丹参饮合半夏泻心汤化裁，处方如下：丹参 30 g、砂仁 9 g、枳壳 15 g、檀香 12 g、炒酸枣仁 30 g、夜交藤 15 g、黄连 9 g、炒黄芩 15 g、干姜 9 g、法半夏 9 g、香橼 15 g、川牛膝 20 g、地龙 20 g、桑螵蛸 15 g、益智仁 15 g、甘草 9 g、生姜 6 g、大枣 10 g。7 剂，煎服法同上。

三诊：2016 年 1 月 16 日。近睡眠安好，梦魇未作，胃胀，得嗳气即舒，小便已转正常，受凉后仍有心前区不适。上方加陈皮 15 g、佛手 15 g、薤白 15 g。7 剂，煎服法同上。

四诊：2016 年 1 月 25 日。已无明显不适，上方继服 10 剂而善其后。

按语：丹参饮出自《时方歌括》，主治"心胃脘诸痛，服热药而不效者宜之"，瘀血阻于胃络，不通则痛，瘀为有形之邪，故痛有定处，夜间较重，寐差。瘀血阻于胃络，脾胃不和，则胃脘嘈杂，故方选丹参饮合香砂六君子汤。二诊时脾胃不和症状明显，寒热错杂，故用半夏泻心汤寒热平调。三诊时患者受凉后心前区不适，加陈皮、佛手、薤白加强理气功能。

医案四　心悸（心气不足，气虚血瘀）

患者：耿某，女，45 岁。2013 年 10 月 7 日首诊。

现病史：患者述心悸不适、乏力，动则心悸尤甚且见短气喘促 2 年。平时生活不太规律，纳眠二便尚可，只是大便黏腻不爽，月经周期正常，色黯夹有瘀块，6 天尽。舌淡红偏黯，脉缓无力、代脉。心电图检查示：二联律、三联律、期前收缩。

诊断：心悸（心气不足，气虚血瘀）。

治则：补益心气，活血化瘀。

　　方药：炙甘草汤合丹参饮化裁，处方如下：黄芪 30 g、党参 15 g、麦冬 15 g、五味子 15 g、桂枝 9 g、生地黄 15 g、丹参 20 g、火麻仁 15 g、枳壳 15 g、檀香 9 g、茯苓 30 g、红花 9 g、郁金 15 g、生龙牡各 30 g（先煎）、炙甘草 20 g、浮小麦 30 g、生姜 3 片、大枣 5 枚（劈开）。7 剂，水煎服，每日 1 剂，分 2 次温服。

　　二诊：2013 年 10 月 14 日。药后心悸减轻，排便顺畅，现症时或心急烦躁，受惊而悸，咽喉不利。舌淡红，苔白，中后部稍黄腻，脉沉缓偶见代脉。首方去红花、生龙牡、浮小麦，加柴胡、白芍疏肝理气，茯苓加至 50 g 以增强宁心安神之力，党参、麦冬均加至 20 g，增强补心气益心阴之力，加桔梗、威灵仙清利咽喉。7 剂，水煎服。

　　三诊：2013 年 10 月 28 日。无明显自觉症状，舌脉正常。处以强身胶囊（黄芪、人参、麦冬、五味子）以善其后。

　　按语：本案中患者乏力，动则心悸尤甚，辨证属心气不足；月经色黯夹有瘀块为血瘀之象。《伤寒杂病论·辨太阳病脉证并治》云："伤寒脉结代，心动悸，炙甘草汤主之"，炙甘草汤是治疗心律失常的代表方。方中炙甘草、人参补心气；麦冬、阿胶、生地黄滋阴养血充脉；火麻仁一方面能润肠通便，另一方面科学研究发现它还具有修复受损心肌细胞的功能；桂枝、生姜辛散温通，温阳通脉，使全方补而不滞。诸药合用气血阴阳并补，共奏复脉定悸之效。丹参饮由丹参、檀香、砂仁组成，是行气化瘀止痛的良方。根据现代药理学研究，丹参具有抗血小板聚集、提高心肌耐缺氧能力、扩张冠状动脉等作用，临床上治疗心血瘀阻所致的胸痹心悸多选丹参。龙骨牡蛎重镇安神，潜敛心阳。二诊时患者心悸已减轻，处方主要针对心烦、咽喉不适等对症下药。三诊时基本痊愈，选用生脉散加黄芪制成胶囊来巩固疗效。中医在剂型选择方面，急性期多用汤剂以期快速见效，慢性期或收尾阶段可选丸剂、散剂巩固善后，即所谓"丸者缓也，汤者荡也"。

医案五　心悸（心脾两虚）

　　患者：姬某某，女，15 岁。2015 年 7 月 20 日首诊。

　　现病史：心悸胸闷伴汗出半年，感冒、情绪欠佳及压力大时易于发病。晨起咽喉不适，纳眠、二便正常，月经量大，7 天尽，伴小腹疼痛。舌淡红，苔薄黄，脉沉缓。查心电图示：窦性心律失常，心率 60 ～ 74 次 / 分。

　　既往史：一年前曾因鼻衄而晕厥一次，别无特殊。

　　诊断：心悸（心脾两虚）。

　　治则：补益心脾。

　　方药：归脾汤化裁，处方如下：黄芪 30 g、当归 9 g、桂圆肉 15 g、炒酸枣仁 15 g、火麻仁 15 g、云苓 15 g、茯神 15 g、远志 9 g、太子参 15 g、麦冬 20 g、五味子 15 g、炒白术 9 g、枳壳 15 g、檀香 6 g、柴胡 10 g、炒白芍 20 g、炙甘草 9 g、浮小麦 30 g、生姜 3 g、大枣 10 g。7 剂，水煎服，每日 1 剂，分 2 次温服。

二诊：2015 年 7 月 27 日。心悸胸闷若失，时或右大腿伏兔（股四头肌）抽搐，别无不适。舌淡红，苔黄白稍腻，脉沉缓。方药：首方化裁，去桂圆肉、火麻仁，加川牛膝、川木瓜各 15 g。10 剂，煎服法同上。

三诊：2015 年 8 月 10 日。大腿已不抽搐，偶有胸闷，短暂即逝，纳眠二便正常，月经尚未来潮。舌淡红，苔薄白，脉沉缓。查心电图示：正常。拟逍遥散、生脉饮、丹参饮化裁，处方如下：黄芪 30 g、太子参 15 g、麦冬 15 g、五味子 15 g、当归 9 g、炒白芍 20 g、生地黄和熟地黄各 15 g、柴胡 9 g、丹参 30 g、枳壳 15 g、檀香 6 g、砂仁 6 g、炒酸枣仁 15 g、柏子仁 15 g、云苓 30 g、浮小麦 30 g、炙甘草 10 g、生姜 3 g、大枣 10 g。10 剂，煎服法同上。

四诊：2015 年 8 月 21 日。月经来潮，无腹痛，心悸胸闷未再发作，余无不适，舌淡红，苔薄白，脉沉缓。予强身胶囊（黄芪、人参、麦冬、五味子），每服 4 粒，一日 3 服，计服半个月善后。

按语：归脾汤出自明代薛己的《正体类要》，是在宋代严用和《济生方》基础上加当归、远志而成。归脾汤是治疗心脾气血两虚的主方，又能治疗脾不统血所致的妇女月经量多、便血等症。本案中患者为学生，平素学业繁重、压力大，耗伤心血，心血不足，心神失养发为心悸。首诊方药中除归脾汤外又合生脉散以补气阴，逍遥散以疏肝气。二诊加川木瓜、川牛膝治疗右大腿伏兔抽搐。木瓜有舒筋活络、和胃化湿之效，既能治疗转筋（肌肉痉挛），又可消白腻之舌苔。三诊时胸闷、心悸基本消失，去茯神、远志。患者处于经前期，故在上方基础上加生地黄、熟地黄养血，丹参活血调经。四诊诸症均好转，继服强身胶囊扶正固本善后。

胃肠疾病

医案一　胃脘痛（脾胃虚弱）

患者：李某某，女，17 岁。2015 年 2 月 3 日首诊。

现病史：胃脘胀满时或疼痛半年，有时蔓延满腹疼痛，吃辛辣、生冷等刺激性食品则发病，时或胸闷、喘气，纳眠尚可，便干便难，3～4日1行，小便及月经正常。舌淡红，苔白，脉沉缓。

既往史：无特殊。

诊断：胃脘痛（脾胃虚弱）。

治则：健脾和胃，理气止痛。

方药：香砂六君子汤化裁，处方如下：党参15g、生白术30g、陈皮15g、法半夏9g、云苓30g、木香9g、枳壳15g、砂仁9g、延胡索15g、柴胡9g、乌药15g、肉苁蓉20g、炒莱菔子15g、鸡内金10g、甘草6g、生姜3g、大枣10g。7剂，水煎服，每日1剂，分2次温服。

二诊：2015年3月9日。其父代述、药后症减，胃已不痛。效不更方，上方继服7剂，煎服法同上。

三诊：2015年3月16日。其父代述、胃痛未再发生，纳可，但大便仍干，3～4日1行。治以异功散、麻仁丸、增液承气汤化裁，处方如下：党参15g、生白术30g、木香9g、陈皮15g、枳实15g、厚朴15g、郁李仁15g、火麻仁15g、当归15g、肉苁蓉30g、炒决明子18g、炒莱菔子15g、麦冬15g、玄参20g、生地黄20g、甘草6g、生姜3g、大枣10g。7剂，煎服法同上。

四诊：2015年3月23日。其父代述、大便顺畅，纳可，下午腹部稍胀，苔白厚。上方去当归、麦冬、玄参、生地黄，炒莱菔子加至15g，另加法半夏10g、云苓30g、佛手15g。7剂，煎服法同上。

五诊：2015年4月6日。饮食不周，偶有胃痛，噫气不舒，时或胸闷，月经周期正常，但伴腹痛，经量可，3～4天尽。舌淡红，苔白腻稍厚，脉右沉缓，左尺弱无力。拟香砂六君子汤合逍遥散化裁，处方如下：党参15g、苍术和白术各9g、陈皮15g、法半夏12g、云苓30g、木香9g、砂仁9g、当归9g、赤芍和白芍各15g、柴胡12g、延胡索15g、枳壳15g、佛手15g、香橼9g、焦东楂15g、炒莱菔子15g、生姜3g、大枣10g。7剂，煎服法同上。

六诊：2015年4月13日。其父代述：无明显不适，只是食欲稍差。上方去佛手、香橼，焦东楂加至30g，7剂水煎服，巩固疗效而善其后。

按语：《素问》曰："胃者水谷之海，六腑之大源也，……五味入口，藏于胃以养五脏气"。脾虚、肝郁、饮食是导致脾胃虚弱功能性消化不良的关键，胃失和降、脾失健运发为本病，病位在胃，脾虚是发病基础，脾胃虚弱多因长期外邪入侵、饮食不节、先天不足等，使脏器受损，脾气亏虚、脾失健运。本案中患者为少女，平素饮食不节，损伤脾胃，胃气壅滞，致胃失和降，不通则痛，故胃脘疼痛。五味过极，辛辣无度，肥甘厚腻，则蕴湿生热，伤脾碍胃，气机壅滞，上犯于肺，肺失宣降，气滞胸中，则时或胸闷、喘气。如《医学正传·胃脘痛》说："致病之由，多由纵恣口腹，喜好辛酸，恣饮热酒………复餐寒凉生冷，朝伤暮损，日积月深……故胃脘疼痛"。治疗应健脾和胃，理气止痛，方选香砂六君子汤化裁。"香砂六君子"为补气健脾之首方，为四君子汤加陈皮、半夏、木香、砂仁、生姜、大枣而成，原方主治脾胃虚弱，运化乏力。功在益气和胃、行气化痰。用于主治脾胃气虚、痰阻气滞证。汪昂《医方集解·补养之剂》对四君子汤、六君子汤评价如下："此手足太阴、足阳明药也，人参甘温，大补元气为君。白术苦温，燥脾补气，为臣。茯苓甘淡、渗湿泻热为佐。甘草甘平，和中益土为使也。气足脾运，饮食倍进，则余脏受荫，而色泽身强矣，再加陈皮以理气散逆，半夏以燥湿除痰，名曰六君，以其皆中和之品，故曰君子也。"案中以香砂六君子为基础方，取原方之效，辨证加减。木香辛行苦泄温通，行脾胃之滞气；枳壳宽中除胀；砂仁辛散温通，化湿醒脾，行气温中，三者同用，共奏行气止痛之效。患者胃脘疼痛，有时蔓延满腹疼痛，用乌药、延胡索行气止痛。柴胡辛行苦泄，善调达肝气，肝主疏泄，调理全身气机，肝气疏则气机运行通畅，胀满自除。肉苁蓉甘温质润，润燥滑肠，改善便干难行。炒莱菔子行气消胀，鸡内金消食化积，健运脾胃，两者同用，共奏健脾行气之效。二诊药已中病，守方守法。三诊胃痛未再发生，纳可，脾胃虚弱已有改善，方选异功散益气健脾、行气化滞。方中党参健补脾胃，白术既助党参补益脾胃之气，更以其苦温之性，健脾燥湿，助脾运化。配伍陈皮、木香行气化滞。以巩固疗效。大便仍干，纠其病因，乃肠胃燥热，脾津不足，气机受阻所致。胃肠燥热内结，传导失司，则大便秘结，燥屎不下，热结愈盛则阴津愈枯，热结津亏，肠道失于濡润，下之不通，即"津液不足，无水舟停"。郁李仁、火麻仁质润多脂，润肠通便；枳实、厚朴、炒莱菔子行气破结消滞；当归补血润燥，肉苁蓉润燥滑肠，决明子清热润肠通便，三者同用，通便之功显著；玄参滋阴降火，泄热软坚；生地黄、麦冬甘寒质润，助玄参之效；三药同用，共行增液润燥之功。腹胀、苔白厚为湿邪偏重之象，加用法半夏、云苓燥湿化痰，炒莱菔子、佛手理气除胀，同时又有"治痰先治气，气顺则痰消"之意。

　　肝属木，为刚脏，性喜条达而主疏泄；胃属土，喜濡润而主受纳。肝胃之间，木土相克，肝气郁结，易于横逆犯胃，以致中焦气机不通，发为胃痛。噫气不舒，为肝气郁结的表现，同时伴有饮食不周，脾胃受损。肝藏血，主疏泄，肝郁血虚脾弱，则经期腹痛。香砂六君子补益脾胃，逍遥散疏肝解郁、养血健脾。配伍佛手、香橼理气机，焦东楂、炒莱菔子消食导滞除胀。六诊焦东楂加量消食化积，以收全功。

医案二　胃脘痛（肝胃不和，脾胃虚弱）

患者：蒲某某，女，40 岁。2013 年 7 月 22 日首诊。

现病史：胃脘疼痛 5 年，噫气不舒，饮食生冷及生气时发病，纳食尚可，睡眠欠佳，头晕乏力，月经量少，色黯，超前 1 周，伴腹痛腰痛，二便调畅。舌淡红，苔中后部白微黄稍腻，脉沉缓无力。2 个月前在某三甲医院胃镜检查示：慢性糜烂性胃炎。

既往史：无特殊。

诊断：胃脘痛（肝胃不和，脾胃虚弱）。

治则：疏肝和胃，理气止痛。

方药：逍遥散合香砂六君子汤化裁，处方如下：党参 15 g、炒白术 15 g、陈皮 9 g、法半夏 9 g、云苓 30 g、广木香 9 g、砂仁 9 g、当归 9 g、赤芍和白芍各 15 g、柴胡 9 g、延胡索 15 g、桑寄生 30 g、佛手 15 g、甘松 15 g、枳壳 15 g、甘草 9 g、生姜 3 g、大枣 10 g。7 剂，水煎服，每日 1 剂，分 2 次温服。

二诊：2013 年 7 月 29 日。胃脘已不疼痛，腰痛也减，睡眠较前改善，但脘闷胁胀太息则舒，头昏，二便调，舌淡红，苔白不厚，脉寸关弦、尺弱，左沉缓无力。上方中的见效，继服，行气和胃之陈皮加至 15 g，去甘草减轻中满，加川牛膝 15 g 引浊气下行而除头昏。7 剂，水煎服如上法。

此后在本方基础上守方化裁，继进 10 剂，其症痊愈。2014 年 5 月随访，无胃痛发作。

按语：此案辨证为肝胃不和、脾胃虚弱。患者平素忧思恼怒，伤肝损脾，肝失疏泄，则见噫气不舒；横逆犯胃，脾失健运，胃气阻滞，致胃失和降，而发为胃痛。如《沈氏尊生书·胃痛》所说："胃痛，邪干胃脘病也。……唯肝气相乘为尤甚，以木暴性，且正克也"。脾胃为后天之本，化生水谷精微，化气生血，脾胃后天失调，加之饮食不节，久病正气不复，终致脾胃虚弱，运化失司，气血化生乏源，则乏力。脾弱运化失职，气滞痰凝，湿阻中焦，清气不能上利头目，则头晕。《临证指南医案·胃脘痛》云："胃痛久而屡发，必有凝痰聚瘀。"月经色黯，伴腹痛，苔中后部白微黄稍腻均为痰、瘀之象。

《素问·藏气法时论》云："肝苦急，急食酸以缓之……脾欲缓，急食甘以缓之……甘欲散，急食辛以散之"。故用酸苦之白芍，养血敛阴，柔肝缓急；甘辛之当归，养血和血；苦平之柴胡，疏肝解郁。三药同用，补肝体而助肝用，使血和则肝和，血充则肝柔。党参、白术、云苓、甘草实木以御木乘，且使营血化生有源。广木香、砂仁两者相须为用，共化中焦之湿。法半夏、陈皮一燥湿，一理气，配伍行气之甘松、枳壳、佛手，使气顺则痰消。桑寄生补益肝肾，延胡索止痛，对症应用。方效显著，仍脘闷胁胀、太息则舒、头昏，陈皮加量以加强行气和胃之功，川牛膝引药下行，引浊气下行而除头昏，甘草性味甘平，易滋生痰湿，故减量应用减轻中满。药已中病，守方守法，以收全功。

医案三　胃脘痛（肝阳上亢，肝胃不和）

患者：高某某，女，63岁。2015年10月13日首诊。

现病史：胃脘疼痛一年余，胃中灼热、烧心、反酸、口苦、头晕、头痛、头懵、头热、目涩、寐差，难以入睡，眠中多梦，纳可，大便一日1行或2行，溲黄，舌淡黯，苔薄白，脉左沉弦，右沉缓。

既往史：2014年2月24日郑州某三甲医院胃镜示：慢性食管炎、慢性非萎缩性胃炎。高血压病。今测血压145/90 mmHg，脑供血不足。

诊断：①胃脘痛（肝阳上亢，肝胃不和）；②头痛。

治则：疏肝和胃。

方药：丹栀逍遥散合半夏泻心汤化裁，处方如下：牡丹皮9 g、炒栀子9 g、当归9 g、赤芍和白芍各15 g、柴胡15 g、云苓30 g、炒白术15 g、黄连9 g、吴茱萸3 g、木香9 g、徐长卿30 g、川牛膝15 g、川木瓜15 g、桑叶15 g、炒酸枣仁30 g、夜交藤15 g、茺蔚子20 g、生姜3 g、大枣10 g。7剂，水煎服，每日1剂，分2次温服。

二诊：2015年10月30日。胃已不痛，但仍有灼热、烧心、反酸、头懵之症，舌淡红，少苔，脉沉弦。上方去牡丹皮，加连翘20 g，川牛膝加至20 g，7剂，煎服法同上。

三诊：2015年11月11日。头痛明显减轻，胃脘偶有隐痛，而今左上肢刺痛阵作三天，左肩尤甚，运动功能无碍，白天精神困顿，纳眠可，二便调，舌淡红偏黯，苔薄，脉沉弦。拟身痛逐瘀汤化裁，处方如下：当归9 g、赤芍15 g、桃仁9 g、红花9 g、桂枝15 g、桑枝30 g、羌活15 g、细辛3 g、徐长卿30 g、丝瓜络15 g、海螵蛸15 g、川牛膝15 g、制乳香和制没药各9 g、茺蔚子20 g、太子参15 g、仙灵脾15 g、生姜3 g、大枣10 g。7剂，煎服法同上。

四诊：2015年12月2日。诸症均明显好转，白天仍然困乏倦息，舌淡红，苔薄白，脉沉弦，右关弦滑。上方去仙灵脾，加连翘15 g，14剂，煎服法同上。

后告知，14剂药服完，精神振奋，无明显不适，其病告愈。

按语：患者因情志不遂，肝气旺而横逆脾土，故见胃脘痛。方中柴胡升肝气以疏肝，白术与茯苓和中补土。因病程1年余，肝气郁久化热，则胃中灼热，烧心，佐以牡丹皮泻血中之伏火，栀子清三焦之火热。热盛于中，胆火上炎则口苦，配伍黄连清肝胆郁热，泻肝胆实火。肝气不舒而克土，使胃失通降，以致胃脘胀满疼痛。方中木香行脾胃之滞气，徐长卿行气止痛；情志失调，气不能敛降致胃气上逆，引起反酸，用吴茱萸疏肝下气而止酸。肝为风木之脏，体阴而用阳，肝阴不足，阴不潜阳，或肾水不足，水不涵木而致风阳上扰。因而肝肾阴虚，阴不制阳，则致头晕、头痛、头懵，目涩，配伍川牛膝、川木瓜补益肝肾，桑叶、茺蔚子清利头目，当归、白芍养血柔肝止痛。热扰心神则寐差，难以入睡，眠中多梦，配伍炒酸枣仁、夜交藤养心安神，生姜、大枣调和诸药。二诊时无明显血瘀，去牡丹皮。热邪仍偏重，加用连翘清泄热邪，川牛膝补益肝肾。三诊胃痛减轻，以上臂及肩部疼痛为主诉。中医言"不通则痛""不荣则痛"。患者以左上肢刺痛为主，舌质偏暗，辨证为瘀，脾气亏虚，湿邪困阻，故白天精神困顿，治宜活血化瘀、除湿止痛。方中红花、桃仁活血化瘀，没药、乳香行气活血，再辅以桂枝通经脉，羌活、徐长卿、桑枝、丝瓜络、海螵蛸、仙灵脾祛风湿通络止痛，细辛止痛，并且佐以当归、赤芍养血，川牛膝、茺蔚子活血，太子参、大枣补益脾气。诸药共奏活血化瘀、行气止痛、除风通痹的功效。

医案四　痞证（肝胃不和）

患者：张某某，男，63岁。2015年1月12日首诊。

现病史：睡眠欠佳，前半夜不能入睡，口干口苦，食则胃中撑胀疼痛，口中遂即产生酸水，但不反酸烧心，此症年余。纳食不减，二便调。近三日腰背酸困疼痛，行走时足蹠掌外侧疼痛，左侧卧位则心悸短气。舌淡红，苔白稍腻，脉右弦滑，左关脉弱、尺脉大。

既往史：曾做胃镜检查，示"慢性胃炎"征象。

诊断：①痞证（肝胃不和）；②不寐。

治则：疏肝和胃，理气止痛，和胃安眠，活血通络。

方药：逍遥散合温胆汤化裁，处方如下：当归9g、赤芍15g、炒白芍15g、柴胡12g、茯苓30g、炒白术15g、陈皮12g、法半夏9g、枳壳15g、木香9g、竹茹15g、黄连9g、吴茱萸3g、连翘20g、炒酸枣仁15g、夜交藤15g、徐长卿30g、生姜6g、大枣10g。3剂，水煎服，每日1剂，分2次温服。

二诊：2015年1月16日。睡眠转安，胃脘与足均已不痛，口干口苦如故，腹胀，转矢气后胀减则舒,两肩痛,双侧耳鸣,动则短气,肛门湿腻。舌淡红,苔白,脉右沉弦,左沉缓。拟柴平汤化裁,处方如下:柴胡15 g、炒白芍20 g、陈皮15 g、法半夏12 g、茯苓30 g、苍术15 g、枳壳15 g、枳实9 g、槟榔9 g、厚朴15 g、佛手15 g、木香9 g、徐长卿30 g、丝瓜络15 g、蝉蜕10 g、苦参20 g、生姜6 g、大枣10 g。7剂,煎服法同上。

三诊:2015年1月26日。胃脘微痛,腹部撑胀大减,嗳气,口干、口苦、耳鸣如故,晨见两眼眼屎,两肩沉重,鼻梁疼痛,身不出汗,手足心热,纳可,大便畅,小便量少。舌淡红,苔薄白,脉弦数。近半年来血压不稳定,今测血压120/95 mmHg。予龙胆泻肝汤化裁,处方如下:龙胆草6 g、炒栀子9 g、黄芩15 g、柴胡15 g、车前子15 g、泽泻20 g、当归9 g、生地黄15 g、徐长卿30 g、苦参20 g、木香9 g、枳壳15 g、丝瓜络15 g、麦冬15 g、五味子15 g、蝉蜕10 g、生姜6 g、大枣10 g。7剂,煎服法同上。

四诊:2015年2月2日。胃已不痛,腹胀除,耳鸣减轻,时或烘热,肩沉膝痛,近二日自觉胸中空空,头痛。舌淡红稍黯,苔薄白,脉沉弦数。予丹栀逍遥散化裁,处方如下:牡丹皮15 g、炒栀子15 g、柴胡15 g、当归9 g、赤芍和白芍各15 g、茯苓30 g、炒白术15 g、地骨皮20 g、生地黄和熟地黄各15 g、知母15 g、黄柏15 g、蝉蜕10 g、川芎18 g、川牛膝15 g、丹参30 g、徐长卿30 g、生姜6 g、大枣10 g。7剂,煎服法同上。

五诊:2015年2月8日。耳鸣明显减轻,大便畅顺,尿频,面热、背热背沉,腿痛,两足底痛热,口干唇干,总欲闭目,太息则舒,舌淡红,苔薄黄,脉弦数。血压120/85 mmHg。予丹栀逍遥散合知柏地黄汤化裁,处方如下:牡丹皮15 g、炒栀子15 g、知母15 g、黄柏15 g、柴胡15 g、薄荷9 g(后下)、生地黄和熟地黄各15 g、地骨皮15 g、秦艽15 g、川牛膝15 g、蝉蜕10 g、桑螵蛸15 g、麦冬15 g、玉竹15 g、徐长卿30 g、生姜6 g、大枣10 g。7剂,煎服法同上。7剂服完,诸症均有明显减轻,又进7剂,病除。

按语:本病辨证为肝胃不和,从病因分析,患者平素情志不遂,肝气郁滞,失于疏泄,横逆乘脾犯胃,脾胃升降失常,则会有食则胃中撑胀疼痛;肝气郁久化火,邪热犯胃,则有吐酸,正如《寿世保元·吞酸》曰:"夫酸者肝木之味也,由火盛制金,不能平木,则肝木自甚,故为酸也。"胆火上炎,热盛伤津,则口干口苦;邪火扰动心神,神不安而不寐。结合舌脉,考虑本病病机为肝郁脾虚,胆胃不和,痰热上扰,治法以疏肝和胃、理气止痛、和胃安眠、活血通络为主。以逍遥散合温胆汤化裁。加用木香行脾胃之气滞;黄连配伍吴茱萸,清肝火,清胃热,泻心火,降胃逆;连翘清心火;炒酸枣仁、夜交藤养血安神；徐长卿通络。二诊患者睡眠、疼痛均减轻，仍有肝郁、气机不利等症状，故选用柴平汤燥湿和中、调节气机。配伍白芍酸敛肝阴、养血柔肝；茯苓健脾利湿；枳壳、枳实、佛手调理气机；槟榔配木香，木香善通行胃肠、三焦气滞，槟榔则"破气坠积，能下肠胃有形之物耳"，两者配伍，能消痞满胀痛，苦参清下焦湿热，缓解肛门湿腻；徐长卿、丝瓜络通络止痛；蝉蜕清肝经之热。三诊辨为肝郁气滞，噫气不舒，日久化火伤阴，肝胆实火循经上冲，故耳鸣、口苦、手足心热。治以清泻肝胆实火，方选龙胆泻肝汤。配伍木香、枳壳调理气机，苦参清下焦湿热，徐长卿、丝瓜络通络止痛，蝉蜕清肝经之热，麦冬、五味子养阴生津。

肝体阴用阳，肝失柔养以致不能正常行使疏泄之职，肝失疏泄，全身气机不畅，久而气郁化火，血行不畅，肝旺乘脾，脾失健运，气血化生乏源，更加重血虚，还易致虚热内生。治疗以丹栀逍遥散为基本方，取其解郁清肝、养血健脾的主要功效，同时针对病变之本配伍生地黄、熟地黄养血柔肝，使肝体得养而肝用复常。配伍地骨皮、知母、黄柏清虚热；对症配伍蝉蜕、丹参、徐长卿、川芎、川牛膝以清肝火、利头目、通经络、活血化瘀。五诊患者阴虚火旺之象偏重，一则肝火久盛，子病及母，则肾阴亏虚，阴亏阳旺以致相火妄动不归原位；二则病程日久，机体阴阳气血皆损，元阳元阴更加虚耗，此时若患者正气仍有回头之势则易虚火上炎或是相火妄动的代偿反应，故处方用药上使用益肾填精之品以补元阴而修复其虚损，方选丹栀逍遥散合知柏地黄丸，并佐加少量清热生津之品制其虚动之阳。对症配伍，诸药合用，共奏滋阴降火之效。正如王冰曰："壮水之主，以制阳光"。再填7剂以收全功。

医案五 痞证（脾胃虚弱，肝胃不和）

患者：李某某，男，57岁。2015年11月9日首诊。

主诉：胃胀不适3年，加重1个月。

现病史：3年前即间断性胃脘胀闷不舒，纳食尚可，食后不舒，无烧心反酸，无痛，口干口苦，大便时干时溏，日行2～3次，小便黄，时有睡眠欠佳，舌质偏红，苔薄白，脉沉稍弦。2015年11月5日查电子内镜示：胃溃疡，慢性非萎缩性胃炎伴胆汁反流，十二指肠球炎，HP（＋）。

既往史：肠息肉于2014年5月已手术切除。

诊断：痞证（脾胃虚弱，肝胃不和）。

治则：健脾和胃，调和肝脾。

方药：香砂六君子汤合半夏泻心汤化裁，处方如下：党参15 g、炒白术15 g、陈皮 15 g、法半夏 9 g、茯苓 30 g、木香 9 g、砂仁 9 g、鸡内金 15 g、黄连 9 g、炒黄芩 15 g、干姜 9 g、厚朴 15 g、柴胡 10 g、炒白芍 15 g、佛手 15 g、炒栀子 15 g、茵陈 30 g、车前子 15 g、生姜 6 g、大枣 10 g。7 剂，水煎服，每日 1 剂，分 2 次温服。

二诊：2015 年 11 月 16 日。仍觉胃胀，口干，纳少，寐差，夜晚大便干，晨起大便不成形，日行 2 次，小便灼热。舌黯红，苔白腻，前半部少苔，脉沉缓。首方去柴胡、白芍、栀子、茵陈，加枳壳 15 g、槟榔 15 g、焦东楂 30 g、炒莱菔子 15 g。12 剂，煎服法同上。

三诊：2015 年 12 月 5 日。腹胀明显减轻，胃脘满闷、口干好转，纳可，但惧胀而不敢多食，眠可，大便日行 1～2 次，溏质转轻，排尿似觉不尽，舌淡红，苔白稍腻，脉沉缓无力。上方去黄芩加车前子 15 g。7 剂，煎服法同上。

四诊：2015 年 12 月 30 日。胃胀、睡眠明显好转，大便日行 1～2 次，成形，小便黄，灼热感减轻。舌质偏红，苔薄白，脉沉缓。拟香砂六君子汤化裁，处方如下：党参 15 g、炒白术 9 g、陈皮 9 g、姜半夏 9 g、茯苓 30 g、木香 9 g、砂仁 9 g、鸡内金 15 g、焦东楂 30 g、车前子 15 g、赤芍 15 g、炒白芍 30 g、淡竹叶 15 g、炒莱菔子 15 g、甘草 9 g、生姜 3 g、大枣 10 g。15 剂，煎服法同上。

五诊：2016 年 1 月 15 日。觉病愈而饮食不周，病有反复，胃凉，食后脘胀，便溏，溲黄灼热。舌淡红，苔薄白，齿痕，脉沉缓。仍拟香砂六君子汤合半夏泻心汤化裁，处方如下：党参 15 g、炒白术 15 g、陈皮 15 g、姜半夏 12 g、茯苓 30 g、木香 9 g、砂仁 9 g、鸡内金 15 g、枳壳 15 g、佛手 15 g、黄连 9 g、炒黄芩 15 g、干姜 9 g、炒薏苡仁 30 g、车前子 15 g、淡竹叶 15 g、生姜 3 g、大枣 10 g。10 剂，煎服法同上。并嘱年关已近，过节要特别注意生活起居，勿烟酒、食凉饮冷、油腻厚味，饭吃八成饱，胃肠需靠自己好生养护。后告知，其病未再复发。

按语：《兰室秘藏》指出："脾湿有余，腹满食不化。"虚责之于本，多由脾胃素虚，内外之邪乘而袭之，使脾之清阳不升，胃之浊阴不降所致，阻碍中焦气机，而发为痞证。机体感受外邪或内伤造成脏腑功能紊乱，引起阴阳不调，升降失常，出现寒热交织的证候。以香砂六君子汤合半夏泻心汤加减。食后不舒，加鸡内金健胃消食；口干口苦，大便时干时溏，提示肝郁脾虚，配伍柴胡疏肝理气，白芍柔肝敛阴，厚朴、佛手调理气机；肝胆湿热循经下注则小便黄，配伍茵陈、车前子清利下焦湿热。二诊时患者症状稍有改善，湿邪较重，就诊时间为冬季，《素问·六元正纪大论》曰："用寒远寒，用凉远凉"，寒冬时节，人体阴盛而阳气内敛，腠理致密，同时感受风寒，应慎用寒凉之品，故去栀子、茵陈等寒凉药物。加用枳壳、槟榔、焦东楂、炒莱菔子行脾胃之滞。

三诊患者肝胃不和好转，下焦湿热仍重，加车前子清热利湿。

该病反复发作，病程较长，病情缠绵不愈，久病必虚，中焦脾胃虚弱，运化失职，气机阻滞，治疗宜健脾行气。香砂六君子汤具有健脾化湿、和胃畅中的功效。随症加减配伍，鸡内金、焦东楂、炒莱菔子行脾胃之滞；车前子利下焦之湿；淡竹叶清上焦之火。五诊饮食不节，损伤脾胃，纳运无力，食滞内停，痰湿阻中，气机被阻，则生痞满；感受寒邪，内里化热，则成寒热错杂之痞。方选香砂六君子合半夏泻心汤化裁。食后脘胀，配伍鸡内金消食化积，枳壳、佛手调理气机；舌有齿痕，配伍炒薏苡仁健脾利湿；溲黄灼热，配伍车前子清利下焦湿热。

医案六　痞证（肝胃不和，脾肾阳虚）

患者：李某某，男，60 岁。2016 年 1 月 21 日首诊。

主诉：胃脘痞满、烧心反酸 3 年，加重 3 个月。

现病史：纳可，食后半小时即觉胃脘不适，20 分钟后可自行缓解，无痛，寐差，入睡困难，四肢欠温，畏寒，正常体温 35 ~ 36℃，二便调，近时耳鸣。舌黯，苔白乏津，脉左沉细无力，右弦滑。血压 141/92 mmHg。2015 年 11 月 19 日当地医院胃镜检查示：①反流性食管炎伴真菌感染；②非萎缩性胃炎伴糜烂。

既往史：素来体质较差，易于感冒，已 20 年。原患肠息肉，已于去年手术剔除。

诊断：痞证（肝胃不和，脾肾阳虚）。

治则：疏肝和胃，温补脾肾。

方药：玉屏风散、逍遥散合半夏泻心汤化裁，处方如下：黄芪 30 g、炒白术 15 g、防风 15 g、当归 9 g、赤芍和白芍各 15 g、柴胡 15 g、茯苓 30 g、姜半夏 9 g、黄连 9 g、炒黄芩 15 g、干姜 9 g、木香 9 g、海螵蛸 15 g、炒酸枣仁 30 g、夜交藤 15 g、鹿角霜 15 g、生姜 6 g、大枣 10 g。7 剂，水煎服，每日 1 剂，分 2 次温服。

二诊：2016 年 1 月 27 日。烧心反酸明显减轻，睡眠改善，现胃脘仍稍有不适，食硬食后不适加重，太息觉舒，少有矢气，气味臭，纳差，大便溏，小便畅，双侧耳鸣，腰酸，背部时有疼痛，咽部不适，转颈时咽部疼痛。舌质偏红，苔薄白，左脉沉细无力，右脉沉弦，查咽腔充血，咽后壁淋巴滤泡密集。上方去炒酸枣仁、夜交藤、当归、茯苓，加徐长卿 20 g、车前子 15 g、炒莱菔子 15 g、鸡内金 15 g。7 剂，煎服法同上。另辅以复方双花片（中成药），每服 4 片，一日 3 服。

三诊：2016 年 2 月 4 日。已无明显不适，虑其素体正虚，慢性胃病日久，予逍遥丸合香砂六君丸调服以巩固疗效，嘱戒烟酒辛辣厚味而善其后。1 个月后告知，一如常人，病未复发。

按语：患者平素情志不畅，肝气郁滞，失于疏泄，横逆犯胃，脾胃升降失常，则见食后胃脘不适，痞满。肝郁日久化热，犯胃则见反酸烧心，扰心则见夜寐不安。患者年老，平素体弱，元气亏虚，腠理不固，时常感受外邪，久病肺虚，母病及子，肾元亏虚，肾阳不足；同时脾胃为后天之本，化生水谷精微充养先天，脾胃虚弱，运化失职，则肾气不能得以充养，日久更虚，故见四肢欠温，畏寒，耳鸣。本案病机总属肝胃不和、脾肾阳虚，兼之肺气不固，方选玉屏风散、逍遥散合半夏泻心汤化裁以益气固表、疏肝健脾和胃，肾阳虚衰则脾失温煦，运化失职，故配伍鹿角霜温肾助阳，海螵蛸制酸止痛，炒酸枣仁、夜交藤养血安神。《证治汇补·痞满》云："痞由阴伏阳蓄，气血不运而成，处于心下，位于中央，填塞痞满，皆湿土之为病也"。二诊时患者睡眠已改善，脾胃症状减轻；饮食不节，脾胃虚弱不能运化，食积气滞。同时，《证治汇补·痞满》云："痞同湿治，唯宜上下分消其气，如果有内实之证，庶可略与疏导"。故配伍炒莱菔子、鸡内金以理脾胃之滞，徐长卿通络止痛，车前子利小便实大便。《兰室秘藏·中满腹胀》曰："或多食寒凉，及脾胃久虚之人，胃中寒则胀满，或脏寒生满病"。故除给香砂六君子合逍遥散益气疏肝健脾，同时嘱患者调饮食，使脾胃得以调养的同时不再受外邪侵袭，以达其效。

医案七　痞证（脾胃虚弱，卫阳不足）

患者：郭某某，男，60岁。2014年5月22日首诊。

现病史：心下痞满消化不良4年余。平素食后胃脘胀满，灼热，全身不适，常自服"三黄片"可得缓解。平素易于感冒，头痛，便干，寐差，小便频数，全身发凉，舌淡红，苔薄黄，中后部稍厚，脉沉数无力。

既往史：糖尿病20年，现用胰岛素治疗，空腹血糖控制在6.8～7.0 mmol/L，糖化血红蛋白8%；2012年胃镜检查示：慢性非萎缩性胃炎。

中医诊断：痞证（脾胃虚弱，卫阳不足）。

西医诊断：糖尿病胃轻瘫。

治则：益气固表，健运脾胃。

方药：玉屏风散合香砂六君子汤化裁，处方如下：黄芪30 g、生白术20 g、防风15 g、陈皮15 g、姜半夏9 g、云苓30 g、枳壳15 g、香橼15 g、鸡内金15 g、砂仁9 g、知母15 g、连翘18 g、厚朴15 g、炒决明子18 g、炒莱菔子15 g、生姜3 g、大枣10 g。7剂，水煎服，每日1剂，分2次温服。

二诊：2014年5月29日。药后诸症均有不同程度的减轻，现进餐则全身汗出，难受，及至饭后半小时可以缓解。舌淡红，苔中部黄白厚腻，脉濡数。方药：党参20g、炒苍术15g、生白术20g、防风15g、陈皮15g、法半夏12g、云苓30g、枳壳15g、鸡内金15g、白蔻仁9g、佛手15g、厚朴15g、知母15g、连翘20g、炒决明子18g、麻黄根20g、藿香10g、佩兰15g、生姜3g、大枣10g。7剂，煎服法同上。

药后诸症悉除，后有胃脘不适即服此方治之，进三、五剂即安。

按语：患者以心下痞满为主症，辨病为痞证。《素问·六元正纪大论》云："太阴所致，为积饮痞隔。"《素问病机气宜保命集》曰："脾不能行气于肺胃，结而不散，则为痞。"即脾胃虚弱，不能运化水谷，气机升降失司，聚于心下，则见痞满，食后胃脘胀满。《灵枢·本藏》篇云："卫气者，所以温分肉，充肌肤，肥腠理，司开合者也。"今卫气虚弱，不得温分肉，充肌肤，则腠理空虚而易感冒，全身发凉。综观诸症，则辨证为脾胃虚弱、卫阳不足，治疗宜益气固表、健脾行气，方选玉屏风散合香砂六君子汤。食积气滞明显，加用鸡内金、炒莱菔子理脾胃之滞，香橼、厚朴疏中焦之气；便干难解，加决明子润肠通便；食后胃脘灼热，加知母、连翘清中焦之热。脾为太阴湿土，居中州而主运化，其性喜燥恶湿，湿困脾胃，气机失畅，则见脘腹胀满，舌苔厚腻，脉濡缓均为湿之象。感受外风，风性疏泄，卫气因之失其固护之性，不能固护营阴，致令营阴不能内守而外泄，故汗出。正如《诸病源候论·痞噎病》曰："夫八痞者，营卫不和，阴阳隔绝，而风邪外入，与卫气相搏，血气壅塞不通而成痞也"。治宜燥湿运脾、解表化湿、理气和中，方选平胃散合藿香正气散化裁。

医案八　反酸（肝胃不和）

患者：董某某，男，27岁。2016年1月1日首诊。

主诉：反酸1个月余。

现病史：近1个多月以来胃部饱胀，噫气不舒，反酸，呕恶，述与饮食有关，呕吐物多为不消化之食物，吐后胃脘得舒，眠可，二便调，舌淡红，苔白，脉沉弦。近查HBV-DNA：1.583E＋008 IU/mL，谷丙转氨酶（ALT）60 U/L，谷草转氨酶（AST）40 U/L，总胆红素（TBIL）33.2 U/L，结合胆红素（DBIL）7.8 U/L，腺苷脱氨酶（ADA）30 U/L。乙肝6项：第1、3、5项（＋）；肝脏彩超检查示：肝实质回声稍粗密。

既往史：乙肝病史20年，慢性非萎缩性胃炎10年。

诊断：反酸（肝胃不和）。

治则：疏肝和胃。

方药：逍遥散合半夏泻心汤化裁，处方如下：当归9g、赤芍和白芍各15g、柴胡15g、茯苓30g、炒白术9g、陈皮15g、枳壳15g、木香9g、黄连9g、吴茱萸3g、海螵蛸15g、砂仁9g、鸡内金15g、半枝莲30g、白花蛇舌草30g、甘草9g、生姜3g、大枣10g。7剂，水煎服，每日1剂，分2次温服。

二诊：2016年1月25日。胃脘饱胀感除，反酸减轻，时或噫气，纳眠可，二便调，舌淡红，苔白，脉缓无力，不任重按。上方去半枝莲、白花蛇舌草、甘草，加党参15g、厚朴15g、佛手15g，7剂，煎服法同上。药后反酸愈。

本案治疗在于治其新病之反酸，旧病痼疾之乙肝而后治之。

按语：本案患者肝炎日久，外邪侵袭，肝络失疏，气机郁结，则见噫气不舒；肝为藏血之脏，体阴而用阳，肝木不能条达，肝体失于柔和，则肝郁血虚；同时患者平素饮食不节，损伤脾胃，脾胃虚弱不能运化水谷精微，气血化生乏源，则血愈虚；肝郁横逆犯胃，胃气上逆，水谷随气逆上出，则发为呕吐，脾胃气虚不能运化水谷，则见呕吐物为胃内容物，吐后气机条畅，故吐后则舒。总的病机为肝郁血虚脾弱，肝胃不和，故选用逍遥散合半夏泻心汤化裁。食积重，配伍鸡内金消食导滞，木香、枳壳、砂仁、陈皮理气开胃、醒脾化湿，气顺则食积自除；吴茱萸、海螵蛸制酸止痛；《素问·至真要大论》曰："诸呕吐酸，暴注下迫，皆属于热。"配伍半枝莲、白花蛇舌草清热。二诊时脉缓无力，提示正气偏虚，不宜用半枝莲、白花蛇舌草性味苦寒之品，易伤胃气；加用党参益气健脾，厚朴、佛手调理气机。临床病患病情多复杂多变，常常不能兼顾诸症，临证治疗时应着重解决患者最主要的痛苦。本案以反酸为主，肝炎已20年，非一日之功可除，应徐徐缓之。

医案九　反酸（肝胃不和）

患者：李某，男，35岁。2013年12月5日首诊。

现病史：胃脘胀满不舒、反酸、烧心1个月余，两眼干涩，多眵，口臭，大便时干时溏，溲黄，平素易感冒。舌淡红，苔白黄，脉左沉弦稍滑，右沉缓无力。

既往史：今年3月份体检，查见脂肪肝。

诊断：反酸（肝胃不和）。

治则：疏肝和胃。

方药：丹栀逍遥散化裁，处方如下：牡丹皮9g、炒栀子9g、当归9g、赤芍、白芍各15g、柴胡9g、茯苓30g、炒白术15g、甘松15g、黄连9g、吴茱萸3g、海螵蛸20g、菊花15g、桑叶15g、车前子15g、夏枯草15g、枳壳15g、生姜3g、大枣

10 g。水煎服,每日 1 剂,分 2 次温服。

二诊:2013 年 12 月 17 日。药后胃脘胀满不舒、反酸、烧心之症全无,但见食欲缺乏,两眼仍干涩,便溏日 1 行,溲黄,腰酸,舌淡红,苔白稍腻,脉沉弦滑稍数。治以杞菊地黄汤加健脾和胃之品而善其后。方药:杞果 15 g、菊花 15 g、茺蔚子 20 g、熟地黄 20 g、山茱萸 15 g、生山药 15 g、茯苓 30 g、牡丹皮 9 g、泽泻 9 g、桑寄生 30 g、怀牛膝 15 g、炒白术 15 g、车前子 15 g、海螵蛸 20 g、甘松 15 g、鸡内金 15 g、生姜 6 g、大枣 10 g。7 剂,煎服法同上。

按语:本案患者既往脂肪肝,知其平素饮食不节,损伤脾胃,纳运无力,食滞内停,痰湿阻中,气机被阻,故见胃脘胀满不舒;嗜食肥甘,损伤脾胃,湿热内生,郁于肝胆,肝胆失于疏泄,郁滞日久,则生热化火,犯于胃则见反酸烧心,循经上炎则见多眵,肝阴不足,头目失濡,则见两眼干涩;肝郁脾虚则大便时干时溏。单纯应用逍遥散已不足以平其火热,故方选丹栀逍遥散,加牡丹皮以清血中之伏火,炒栀子善清肝热,并导热下行。根据《内经》:"木郁达之"的原则,首先顺其条达之性,开其郁遏之气,并宜养营血而健脾土,以达养阴补脾之目的。二诊久病耗伤正气,损伤脾肾,肝肾同源,肝病日久及肾,肾为先天之本,主骨生髓,肾阴精不足,骨髓不充,则见腰酸;肝阴亏虚,不能上滋于目,则见两眼干涩。故治宜滋肾养肝明目,方用杞菊地黄丸,同时又有脾胃虚弱导致的食欲缺乏,故配伍健脾和胃之品。

医案十　腹痛(肝胃不和,气滞血瘀)

患者:贾某某,男,31 岁。2017 年 3 月 18 日首诊。

主诉:左胁下并左上腹疼痛 2 天余。

现病史:自前天晚上正在厨房灶台工作突然左上腹痛,持续加重,无热无呕吐,发病之第 2 天曾用两餐,一餐吃面条 1 碗,一餐吃水饺 1 碗,至夜 12 点腹痛加重,稍动即痛。曾经一所二甲医院及一所三甲医院诊治,灌肠排便。平素腹胀、胃痛、便溏,大便日行 1 ~ 2 次。查:腹柔微胀,左上腹肋弓下压痛,无反跳痛,舌淡红,苔薄白,脉沉缓无力。外院检查血常规:正常。胸部 X 片:心肺膈未见异常。彩超示双肾、输尿管、膀胱未见异常。本院彩超检查示:肝左叶下血管瘤 11 mm×9 mm,胆囊壁稍厚,脾胰正常。血清胰淀粉酶 75 U/L,尿胰淀粉酶 301 U/L,均在正常范围。

既往史:无特殊不适。

诊断:腹痛(肝胃不和,气滞血瘀)。

治则:行气活血,调畅气机。

方药：逍遥散化裁，因痛急需及时服药而予免煎颗粒剂冲服，药物组成：当归 9 g、炒白芍 20 g、赤芍 15 g、柴胡 15 g、茯苓 30 g、木香 10 g、砂仁 9 g、枳壳 15 g、延胡索 18 g、细辛 6 g、白术 15 g、枳实 15 g、厚朴 15 g、香橼 15 g、莱菔子 15 g、甘草 9 g。3 剂，每日 1 剂，白开水冲服，分 2 次温服。

2017 年 3 月 23 日患者电话告知，一剂痛减，二剂痛除，三剂完全恢复正常。

按语：肝乃将军之官，性喜条达，主调畅气机。患者平素情志不遂，肝失条达，气机不畅，气机阻滞而痛，故见左胁下并左上腹疼痛。正如《证治汇补·腹痛》云："暴触怒气，则两胁先痛而后入腹。"气滞日久，血行不畅，血为阴，故夜间疼痛加重。综观诸症，病属肝胃不和、气滞血瘀，治以疏肝和胃、行气活血、调畅气机，方用逍遥散配伍理气行滞药物，患者痛甚，给延胡索、细辛止痛，则药到病除。

医案十一　泄泻（肝郁脾虚）

患者：高某某，女，79 岁。2014 年 9 月 22 日首诊。

主诉：食少便溏 1 年。

现病史：平素易于感冒盗汗，食少呕恶，大便溏泄，日行 2～3 次，日渐消瘦，心悸，寐差，全身不适，夜尿频 4～5 次，指尖麻木，情绪易于激动，常会因一些小事生气发怒。今年 4 月份曾住某市级医院，诸多检查各项指标未见明显异常。舌红苔薄黄，舌面可见多条短小裂纹，脉象：左沉弦滑，右脉沉缓，关脉虚不任重按。

既往史：2 型糖尿病 6 年，现药物控制血糖在正常范围，血压正常，白内障已于 2012 年手术治疗。

诊断：泄泻（肝郁脾虚）。

治则：疏肝健脾，益气固表。

方药：逍遥散合玉屏风散化裁，处方如下：黄芪 30 g、炒白术 20 g、防风 15 g、当归 9 g、炒白芍 15 g、柴胡 15 g、茯苓 30 g、炒薏苡仁 30 g、车前子 15 g（包煎）、玉竹 15 g、鸡内金 15 g、焦东楂 30 g、陈皮 15 g、竹茹 15 g、炒酸枣仁 30 g、甘草 9 g、生姜 3 g、大枣 15 g。7 剂，水煎服。

二诊：2014 年 9 月 29 日。药后纳增，大便呈成形软便，1～2 天 1 行，睡眠明显改善，夜尿 2～3 次，有所减少，现仅凌晨 5 点钟时心中不适，出汗，平时紧张时也会心悸出汗，手指麻木有所减轻。舌红少苔，细小裂纹，脉沉弦。首方去甘草，加浮小麦养心敛汗。7 剂，水煎服。

三诊：2014 年 10 月 13 日。无泄泻，大便成形，出汗减轻，现主症：头懵，黎明时分胃中难受不适，面黄欠华。舌淡红苔薄白，脉沉缓。上方当归加至 15 g，另加鸡血藤 30 g、仙灵脾 15 g。7 剂，水煎服。

2015 年 3 月 15 日，引领其亲戚来此看病，告知三诊药后诸症皆除，至今健康状况良好，现无明显不适。6 月 1 日其女婿告知，患者一切均好。

按语：患者常因一些小事生气发怒是为肝气郁滞失其疏泄之职，肝郁克伐脾土而致脾之运化能力减弱，谷不得运，湿不得化而致食少便溏，胃气不和则食少呕恶。脾气虚弱则诸气得不到充养，卫阳不固则易于外感而自汗盗汗；脾虚气血阴阳皆不足，心阴不足则心神不安而见心悸失眠；肾气不足下元固摄之权衰减而致夜尿频数；气虚而致血行不畅难荣四末，则指尖麻木。通观诸症，皆肝失疏泄脾虚不运所致，故用逍遥散疏肝健脾，辅以玉屏风散益气固表，酌加薏苡仁、车前子加强健脾渗湿之力，加鸡内金、焦东楂开胃纳食消谷，陈皮、竹茹和胃止呕，加酸枣仁安心神而助眠，是谓切中病机，标本同治，故而调理 20 日病愈。

病案十二　泄泻（湿热内蕴，下注肠间）

患者：郭某某，男，40 岁。2015 年 5 月 24 日首诊。

现病史：便溏泄泻 3 年，日行 2～3 次，近半个月来肛门灼热疼痛，纳可，失眠多梦，腰痛，阴囊潮湿黏腻，小便畅利。嗜酒。舌边尖红，苔黄腻，脉沉弦滑。

既往史：脂肪肝。

诊断：泄泻（湿热内蕴，下注肠间）。

治则：清热利湿。

方药：龙胆泻肝汤化裁，处方如下：龙胆草 6 g、炒栀子 15 g、当归 9 g、生地黄 15 g、赤芍 15 g、黄芩 15 g、柴胡 15 g、车前子 15 g、泽泻 15 g、苦参 20 g、黄柏 15 g、炒白术 15 g、炒薏苡仁 30 g、地肤子 30 g、蛇床子 30 g、徐长卿 20 g、生姜 3 g、大枣 10 g。7 剂，水煎服，每日 1 剂，分 2 次温服。

二诊：2015 年 6 月 1 日。大便时肛门灼热痛感已无，阴囊潮湿减轻，大便仍迟滞不畅，左胁下时有不适，左背第 7、第 8 肋部位不定时疼痛，早泄，饮酒后头部左后疼痛。舌边尖红，苔黄腻厚，脉沉弦。上方化裁：去当归、生地黄、赤芍、地肤子，加白蔻仁 9 g、陈皮 15 g、半夏 9 g、厚朴 15 g、延胡索 15 g，炒白术易生白术 30 g，徐长卿加至 30 g。7 剂，煎服法同上。

三诊：2015 年 6 月 15 日。大便较前顺畅，但近 2 日便前腹痛，便后痛除，且寐差难以入睡。舌红，苔黄腻，脉沉弦。拟龙胆泻肝汤化裁，处方如下：龙胆草 6 g、炒栀子 15 g、黄芩 15 g、柴胡 15 g、车前子 30 g、泽泻 30 g、丹参 30 g、苦参 20 g、蛇床子 30 g、黄柏 15 g、炒酸枣仁 30 g、白蔻仁 9 g、陈皮 9 g、半夏 9 g、云苓 30 g、藿香 15 g、生白术 30 g、延胡索 15 g、生姜 3 g、大枣 10 g。7 剂，煎服法同上。

四诊：2015 年 6 月 22 日。诸症悉除，求继服上方 7 剂善后。

按语：本案患者平素饮食不节，损伤脾胃，运化失职，蕴生湿邪，小肠无以分清泌浊，故见泄泻。正如《医宗必读》云："无湿不成泄。"更有《景岳全书·泄泻》云："若饮食不节，起居不时，以致脾胃受伤，则水反为湿，谷反为滞，精华之气不能输化，乃至合污下降而泻痢作矣。"嗜食肥甘，嗜酒，湿热内蕴，损伤脾胃，传化失司，则见泄泻伴有肛门灼热疼痛；日久脾病及肾，则见肾阳亏虚，症见腰痛。苔黄腻，脉沉弦滑均为湿热之象。故方选龙胆泻肝汤以清热利湿，配伍苦参、黄柏清热燥湿，炒白术、炒薏苡仁健脾化湿。二诊泄泻已减轻，仍有气机不畅，久病肾虚不固，则见早泄。当归、生地黄性甘质润，易于助湿，故弃用。加用白蔻仁、陈皮、半夏、厚朴化湿行气，气顺则湿邪自除。炒白术偏热，故改为生白术。徐长卿祛风通络。湿性黏腻，标本同治，续用 14 剂后病愈。

情志疾病

医案一　郁证（肝郁脾虚）

患者：李某某，女，32 岁。2013 年 7 月 29 日首诊。

现病史：自述胸部憋闷，肌肤肿胀 2 个月余，困倦，焦虑，睡眠多梦。今年 5 月份人工流产后即出现郁闷不乐，情志不舒。月经可行 1 周，量小，色黯，夹有小瘀血块，白带量大较稀。纳呆，二便调。舌淡红，苔薄白，脉左寸关弦、尺弱，右脉沉缓。

既往史：2015 年 4 月行右肾肾结石体外碎石术。

诊断：郁证（肝郁脾虚）。

辨证分析：人流后情志不遂，肝气郁结，遂致胸部憋闷抑郁不乐；肝郁横克于脾，则纳呆食少，脾不化湿，水湿郁于肌肤则肌肤肿胀，水湿流于下焦而致白带量大；肝郁气滞影响月事而致月经量少而夹瘀，其脉左弦右缓自是肝郁脾虚之脉象。

治则：疏肝健脾，活血渗利湿邪。

方药：逍遥散化裁，处方如下：当归9 g、赤芍和白芍各15 g、柴胡9 g、云苓30 g、炒白术15 g、枳壳15 g、青皮和陈皮各9 g、益母草30 g、丹参30 g、泽兰30 g、川牛膝15 g、车前子15 g（包煎）、丝瓜络15 g、太子参15 g、生薏苡仁30 g、瓜蒌皮15 g、焦三仙各15 g、鸡内金15 g、生姜3 g、大枣10 g。7剂，水煎服，每日1剂，分2次服。

二诊：2013年8月5日。药服7剂，诸症明显减轻，无明显不适及不良反应，唯睡眠不能深睡，舌淡红，苔薄白微黄，脉左沉细、右沉缓。说明肝郁脾虚之势得以缓解，依法继进逍遥散方，并入镇静安神之品治之。方药：当归9 g、赤芍和白芍各15 g、柴胡9 g、云苓30 g、生白术15 g、枳壳15 g、泽兰30 g、车前子15 g（布包）、生薏苡仁30 g、焦东楂30 g、炒酸枣仁20 g、夜交藤15 g、生姜3 g、大枣10 g。7剂，水煎服。

1个月后随访，述二诊7剂药后，神清气爽，诸症悉除。

按语：患者青年女性，人流术后出现郁闷不乐，情志不舒，肝气郁结，气滞胸中，则见胸部憋闷；气滞血瘀，行经不畅，故月经量少、色黯有块。逍遥散是疏肝解郁、健脾养血的代表方，方中柴胡疏肝解郁，白芍养阴柔肝，当归补血活血，养肝体而助肝用，又可防柴胡疏泄太过，白术、茯苓健脾益气，生姜温中。诸药合用肝脾同治，气血双调。服用7剂后诸症明显减轻，二诊在原方基础上加入炒酸枣仁、夜交藤等养心安神之品，改善睡眠。更服7剂后诸症悉除。

医案二　郁证（肝脾不调，气阴不足）

患者：刘某某，女，40岁。2017年4月6日首诊。

现病史：3年前即出现精神抑郁，生活没有兴趣。2014年曾在某省会三甲医院诊为中度焦虑症，曾予盐酸舍曲林片病情明显改善，停药后复发且病情较前明显加重，症见头痛、失眠、烦躁，精神紧张，情绪波动大，易怒，心慌胸闷气短，常有无助感、绝望感，生活索然无趣，恐惧易惊，纳差，耳鸣，二便正常，月经量少，前后不定期，小腹坠痛，腰酸。舌淡红，苔薄白，脉沉细无力。

既往史：盆腔炎2年。

诊断：郁证（肝脾不调，气阴不足）。

治则：疏肝健脾，补益气阴。

方药：丹栀逍遥散合天王补心丹、甘麦大枣汤化裁，处方如下：牡丹皮9 g、炒栀子9 g、当归9 g、炒白芍15 g、柴胡15 g、茯苓30 g、炒白术9 g、川芎20 g、细辛3 g、炒酸枣仁50 g、茯神30 g、远志9 g、枳壳15 g、生龙齿50 g（先煎）、浮小麦50 g、炒山楂20 g、延胡索15 g、蝉蜕12 g、甘草15 g、生姜5 g、大枣30 g。30剂，水煎服，每日1剂，分2次温服。

因家居新疆，来诊不便，30剂中药服完诸症均有明显好转，嘱照上方继服30剂。

2017年6月11日来电告知其病基本痊愈，询问是否还需服药，嘱再服30剂以告彻底痊愈。

按语：肝主疏泄，其中很重要的一个方面就是调畅情志，使人心情舒畅，既无亢奋，也无抑郁。情志的调节与肝密切相关，肝气不舒则心情郁闷，悲伤喜哭，故治疗情志病时应着重调理肝气，如明代赵献可在《医贯·郁病论》中所说："予以一方治其木郁，而诸郁皆因而愈。一方曰何？逍遥散是也。"心藏神，心神失养会引起烦躁、心慌、胸闷等一系列症状，《金匮要略·妇人杂病脉证并治第二十二》说："妇人脏躁，喜悲伤欲哭，像如神灵所作，数欠伸，甘麦大枣汤主之。"可见甘麦大枣汤就是用来治疗脏躁所引起的情绪异常的主方。

医案三　郁证（痰郁、湿郁、血郁、气郁）

患者：轩某某，男，43岁。2014年3月31日首诊。

主诉：多寐4年余。

现病史：4年来无明显原因精神困顿多眠，睡眠打鼾，头晕头懵，枕部麻木并觉有脉动感，纳可，食后即欲排便。舌淡红，苔白微黄腻，齿痕，脉沉缓。查血脂：三酰甘油（TG）3.36 mmol/L，低密度脂蛋白（LDL-C）3.85 mmol/L，总胆固醇（CHOL）6.03 mmol/L，尿糖（GLU）6.5 mmol/L。现服降脂药，具体药物不详。

诊断：郁证（痰郁、湿郁、血郁、气郁）。

治则：健脾畅达气机除郁。

方药：越鞠丸化裁，处方如下：陈皮15 g、法半夏12 g、焦东楂30 g、焦神曲30 g、炒栀子15 g、苍术和白术各15 g、制香附15 g、升麻9 g、柴胡9 g、丹参30 g、太子参20 g、黄芪30 g、桑叶15 g、荷叶15 g、郁金15 g、甘草9 g、生姜6 g、大枣10 g。水煎服，每日1剂，分2次温服。

二诊：2014年4月11日。药后精神困倦、枕部脉动感明显减轻，纳可，便溏，日行2～3次，小便正常。舌淡红，苔白黄腻，齿痕，右脉弦滑，左脉沉缓。拟上方基础上化裁：黄芪30 g、党参15 g、苍术和白术各15 g、焦神曲30 g、法半夏9 g、陈皮15 g、茯苓30 g、炒薏苡仁30 g、车前子20 g、焦东楂30 g、川芎18 g、肉豆蔻9 g、柴胡9 g、升麻9 g、郁金15 g、荷叶15 g、生姜3 g、大枣10 g。7剂，煎服法同上。

三诊：2014年4月21日。原有诸症均有缓解，唯仍觉精神困倦，欲眠。舌淡红，苔白稍腻，脉沉缓。上方去半夏、焦东楂，加石菖蒲9g、远志9g。7剂，煎服法同上。

四诊：2014年4月29日。自述其病几近痊愈，但夜眠仍打鼾，舌淡红，苔白稍腻，脉沉缓。方药：黄芪30g、太子参15g、炒白术9g、炒神曲30g、陈皮15g、茯苓30g、炒薏苡仁30g、车前子15g、川芎18g、石菖蒲9g、远志9g、郁金15g、赤芍15g、僵蚕9g、威灵仙20g、桔梗15g、牛蒡子9g、甘草6g、生姜3g、大枣10g。7剂，煎服法同上。

五诊：2014年5月9日。唯余夜眠打鼾之症，舌脉同上。上方石菖蒲加至12g，赤芍加至20g，僵蚕加至15g，威灵仙加至30g，7剂，煎服法同上。药后打鼾有所改善，继进7剂善后。

按语：从患者首诊的症状来看，一派痰湿困阻之象。西医的高脂血症，从中医角度解释就是痰浊沉积于脉管，致脉道狭窄，气血运行不畅。越鞠丸治疗气郁为主而引起的气、血、痰、火、湿、食之六郁证。方中制香附行气解郁，为治气郁要药；苍术燥湿化痰，治疗湿郁；焦神曲消食和胃，以治食郁；炒栀子清热除烦，治疗火郁。本病用药以健脾化湿为主，佐以行气解郁，畅达气机。二诊便溏，加入茯苓、薏苡仁、车前子利小便以实大便。三诊患者仍觉困倦，故用石菖蒲、远志开窍醒神、芳香化湿。四诊、五诊在巩固疗效的基础上主要解决鼾症的问题。鼾症俗称"打呼噜"，过去往往被大家忽视，随着人们生活水平的提高及医学研究的不断深入，鼾症的治疗也被正式提上议程。医学研究表明，轻度鼾声对人体影响不大，但睡眠中伴有呼吸暂停的鼾症则可导致不同程度的缺氧，长此以往，会增加脑梗死、冠心病等疾病的风险，甚至引发猝死。西医认为鼾症多与肥胖、腭垂肥大等因素有关，中医多从痰湿偏盛来治疗鼾症。陈安民教授选择赤芍、僵蚕、威灵仙三味药，其中赤芍凉血散瘀，僵蚕化痰散结，威灵仙软坚消骨鲠，三药协同作用，直达病所。

医案四 郁证（心气不足，气郁痰郁）

患者：王某，男，34岁。2017年2月9日首诊。

主诉：心情抑郁情绪不畅7个月。

现病史：患者北京务工打拼数年，因生意经营不顺而致情绪低落，睡眠不宁，眠中易惊，头痛头懵，头重如裹，盗汗，遇事悲观，见人欲哭，日渐加重。曾在北京某三甲医院门诊就医及住院治疗，未见明显疗效，故返回家乡河南治疗。刻诊：神情呆滞，少言寡语，声音低怯，面晦不华，舌淡红，苔前部薄白，中后部白腻微黄花剥，脉沉弦稍数。

既往史：双向情感障碍。

诊断：郁证（心气不足，气郁痰郁）。

治则：疏肝解郁，养心安神。

方药：丹栀逍遥散合甘麦大枣汤化裁，处方如下：牡丹皮9 g、炒栀子9 g、当归9 g、炒白芍15 g、柴胡15 g、茯苓30 g、炒白术9 g、佩兰15 g、郁金15 g、石菖蒲15 g、炙甘草20 g、浮小麦60 g、炒酸枣仁50 g、远志9 g、茯神30 g、夜交藤15 g、麻黄根20 g、桑叶15 g、车前子15 g、生姜6 g、大枣30 g。15剂，返回北京煎服，每日1剂，分2次温服。

2017年3月3日其妻来电，兴奋告知，患者病情大有好转，眠安不惊，盗汗明显减轻，头已不痛不懵，精神振作，可与人正常交往，自感全身轻松无不适。服药期间未见药物不良反应。嘱首方不变，继服15剂巩固疗效。

按语：情绪、心理对一个人的影响是巨大的，所以中医提出了"七情致病"。本病案中患者因情绪抑郁损伤心神。心为"君主之官""五脏六腑之大主"，心神通过驾驭协调各脏腑之气达到调控各脏腑之气的作用。故情志所伤，首伤心神。心藏神的功能出现问题，会导致各脏腑功能的紊乱。如本病案中影响中焦脾胃，脾失健运，痰浊内生，上蒙清窍，则见头痛头懵、头重如裹，方以丹栀逍遥散合甘麦大枣汤化裁。神情呆滞，少言寡语，声音低怯均为阴证之表现，如郁而化火，扰动心神，则见烦躁、癫狂等阳证症状。临症时应注意区分。

医案五　癔症（肝脾不调，心脾两虚）

患者：王某，女，56岁。2013年6月20日首诊。

现病史：心胸不畅，情绪郁闷，时时欲哭，断断续续30年，今又复发半个月余，小腿憋胀疼痛，头困痛，失眠多梦，胃脘痛，纳呆，太息则舒，心中急躁，发病后自己打头。舌淡红，苔薄白，脉沉缓。

诊断：癔症（肝脾不调，心脾两虚）。

治则：疏肝解郁，益气养心。

方药：甘麦大枣汤合逍遥散化裁，处方如下：当归9 g、炒白芍20 g、柴胡9 g、云苓30 g、炒白术9 g、枳壳15 g、丹参30 g、徐长卿30 g、丝瓜络15 g、川芎18 g、焦东楂30 g、木香9 g、炙甘草20 g、浮小麦50 g、川牛膝15 g、炒酸枣仁30 g、夜交藤15 g、大枣50 g。水煎服，每日1剂，分2次温服。

二诊：2013年6月29日。药后郁闷悲伤欲哭好转，现倦怠乏力，右侧头痛，胃痛轻微，小腿胀痛,失眠多梦,多汗,纳可,二便调,舌淡红,苔薄白,脉沉缓。拟丹栀逍遥散化裁,处方如下:牡丹皮9g、炒栀子9g、地骨皮15g、当归9g、赤芍和白芍各15g、柴胡9g、云苓30g、川牛膝15g、川木瓜15g、桑叶15g、麻黄根20g、炒酸枣仁30g、太子参15g、浮小麦50g、川芎18g、木香9g、甘草15g、生姜3g、大枣30g。7剂,煎服法同上。

三诊:2013年7月6日。药后郁闷悲伤欲哭之症痊愈,乏力、睡眠均有好转,余症尤在,舌脉同上。上方去川牛膝、川木瓜、太子参,加茯神30g、枳壳15g、丝瓜络15g、徐长卿20g;桑叶、麻黄根均加至30g。7剂,煎服法同上。

2014年5月20日来诊他病告知,三诊药后其病基本告愈而未再复诊,一年来癔症未再发作。

按语:癔症是指由精神刺激或不良暗示引起的一类神经精神障碍,其主要症状散见于"郁证""脏躁""百合病""梅核气"等病证中。《古今医统·郁证门》说:"郁为七情不舒,遂成郁结,既郁已久,变病多端",可见郁证临床表现多种多样。本病案中患者病史已有30年之久,久病多虚,忧思恼怒损耗心脾,心脾两虚则失眠多梦;肝喜条达而恶抑郁,抑郁太过则肝失条达,肝气郁结,故见小腿憋胀疼痛、心中急躁。《素问·五常政大论》云:"土得木则达",肝失疏泄,最易影响脾土,而致胃痛、纳呆。方用逍遥散取其"逍遥"之义,调肝气,解郁结,甘麦大枣汤补心气,养心神。二诊患者情志症状好转,仍有胃痛,加木香行气止痛;小腿胀痛,加木瓜舒筋活络。三诊用茯神安神巩固疗效,仍选丝瓜络、徐长卿通络止痛。三诊后病近痊愈。

医案六 胁痛(肝脾不调)

患者:关某某,女,49岁。2014年2月10日首诊。

现病史:右胁疼痛月余,纳呆,大便不畅,睡眠不实,时或心烦气燥出汗,倦怠乏力,舌尖涩。舌淡红偏黯,苔白,脉沉缓。

既往史:体质虚弱,曾患慢性胆囊炎,一年前已愈。

诊断:胁痛(肝脾不调)。

治则:调和肝脾,理气止痛。

方药:逍遥散化裁,处方如下:生白术30g、云苓30g、生姜3g、当归9g、柴胡15g、甘草9g、赤芍和白芍各15g、大枣10g、延胡索15g、川楝子9g、广木香9g、竹茹15g、砂仁9g、焦东楂20g、炒莱菔子15g、炒酸枣仁30g、夜交藤15g。7剂,水煎服,每日1剂,分2次温服。

二诊：2013 年 2 月 17 日。右胁已不痛，现症：寐差，舌尖涩，以往不曾夜尿，现夜尿 1 次，舌淡红，苔白稍腻，脉沉缓。拟天王补心丹化裁，处方如下：党参 15 g、丹参 15 g、玄参 20 g、麦冬 15 g、五味子 15 g、炒酸枣仁 30 g、夜交藤 15 g、远志 9 g、茯神 30 g、桑螵蛸 15 g、黄连 9 g、肉桂 9 g、延胡索 9 g、枳壳 15 g、甘草 6 g、生姜 3 g、大枣 10 g。7 剂，水煎服如上法。

2013 年 2 月 27 日电话随访，告知诸症皆愈，无明显不适。

按语：《医宗金鉴》言："其两侧自腋而下，至肋骨之尽处，通名曰胁。"《素问·脏气法时论》中说："肝病者，两胁下痛引少腹，令人善怒。"因此，胁痛是因情志、饮食等各种因素致肝气郁结、瘀血停着、湿热蕴结或肝络失养所致。

本案患者女性，肝失条达，疏泄不利，气阻络痹而发肝郁胁痛；气郁生热扰心而致烦躁汗出；木胜克土，肝脾不和、脾失运化而致纳呆、大便不畅、倦怠乏力。治宜调和肝脾、理气止痛。方以逍遥散为主，疏肝解郁、养血健脾；加延胡索、川楝子、广木香、竹茹增强疏肝理气化痰、解郁止痛的功效；配以砂仁、山楂醒胃健脾、增加食欲；酸枣仁、夜交藤养血安神。肝脏体阴而用阳，疏肝理气治疗肝气郁结时，应注意疏肝与柔肝并举，以固护肝阴，药用柴胡配白芍；气为血帅，血为气母，气郁而血亦滞，因此在疏肝理气的同时，应配赤芍以活血理气。

代谢内分泌疾病

医案一 代谢综合征（气血亏虚）

患者：赵某某，男，40 岁。2014 年 4 月 7 日首诊。

现病史：近两年来，工作繁忙，往往工作至深夜 12 点钟，又频于交往应酬，嗜酒，嗜食肥甘厚味，致血尿酸、糖化血红蛋白、胆固醇均偏高，血压尚属正常，终日疲困乏力，自觉工作效率远不如前，纳可，睡眠不足，二便畅利。舌淡红，苔薄白，脉沉缓，两尺脉弱。

既往史：中度脂肪肝。

诊断：代谢综合征（气血亏虚）。

治则：益气养阴。

方药：强身饮（自拟）化裁，处方如下：黄芪 30 g、太子参 15 g、丹参 30 g、生地黄和熟地黄各 15 g、黄精 15 g、鸡血藤 30 g、女贞子 15 g、仙灵脾 15 g、车前子 15 g、萆薢 15 g、云苓 30 g、甘草 9 g、生姜 3 g、大枣 10 g。7 剂，水煎服，每日 1 剂，分 2 次温服。

二诊：2014 年 4 月 15 日。药后平和，无不适，似觉疲困有所减轻，舌淡红，苔薄白，脉沉缓近乎迟脉，脉搏 55 次 / 分。首方生地黄、熟地黄、女贞子、仙灵脾均加至 30 g，萆薢加至 20 g。14 剂，水煎服如上法。

另外，患者经常出差，为方便服药求带免煎配方颗粒剂：黄芪 10 g、太子参 10 g、丹参 10 g、熟地黄 10 g、黄精 10 g、仙灵脾 10 g、车前子 15 g、杞果 10 g、云苓 10 g、萆薢 10 g、女贞子 10 g、菟丝子 10 g。14 剂，白开水冲服，每日早晚各冲服 1 剂。

三诊：2014 年 10 月 5 日。近日健康体检见尿酸、糖化血红蛋白仍稍偏高，空腹血糖正常，血压 115/80 mmHg（此前血压 95/65 mmHg），心率缓慢，57 次 / 分，纳眠、二便正常，舌淡红，苔薄白，脉沉缓。因本病为慢性病，需长期服药方可得见药之功力，故制水丸经常服之，药物组成：当归 9 g、赤芍 15 g、炒白芍 20 g、柴胡 15 g、黄精 15 g、女贞子 15 g、杞果 15 g、炒决明子 15 g、焦东楂 30 g、荷叶 15 g、萆薢 15 g、云苓 30 g、车前子 15 g、黄连 10 g、僵蚕 15 g、红参 15 g、麦冬 15 g、五味子 15 g、陈皮 15 g、菟丝子 15 g。7 剂，制水丸，如梧桐子大，每服 10 g，每日早晚各服 1 次。

按语：代谢综合征，是指人体的蛋白质、脂肪、糖类等物质发生代谢紊乱，在临床上出现一系列综合征，即称代谢综合征。属于中医"肥胖""眩晕""虚劳""消渴""湿阻""痰饮"等病症范畴。本例患者在中医诊断上考虑为"虚劳"范畴，患者长期劳累，复因嗜酒、嗜食肥甘厚味，湿热内蕴，耗伤脾肾，脾虚则无以运化水谷精微，气血生化无源，肾亏虚则五脏无以充养，气血阴阳俱虚，从而形成本病。故治疗应以平补气血阴阳为主，方药以陈安民自拟的强身饮化裁。二诊时患者疲困有所减轻，唯有脉沉缓，遂加大滋补肾气之品。三诊时患者症状及检查结果好转，因此为慢性疾病，遂改为水丸以缓缓图之。

医案二　消渴病（肺胃肾蕴热）

患者：王某某，男，60 岁。2014 年 5 月 1 日首诊。

现病史：口渴多饮、多尿月余，尿量及排尿次数均明显增多，夜尿 5 ~ 6 次，口干涩，口味变淡，食多饮多，体重下降，盗汗，出汗量大如洗，全身乏力，精神倦怠。近 20 天尿痛且有烧灼感，淋漓不尽，舌淡红偏黯，苔白满布于舌，稍腻乏津，脉沉弦。

查空腹血糖 12.12 mmol/L；三酰甘油（TG）1.88 mmol/L。

既往史：吸烟史 40 年。

诊断：消渴病（肺胃肾蕴热）。

治则：清上中下三焦之热。

方药：麦味地黄汤化裁，处方如下：麦冬 30 g、五味子 15 g、乌梅 15 g、生地黄和熟地黄各 20 g、山茱萸 15 g、花粉 15 g、葛根 30 g、牡丹皮 15 g、泽泻 15 g、僵蚕 15 g、黄连 10 g、肉桂 10 g、车前子 15 g、赤芍 15 g、麻黄根 20 g、浮小麦 50 g、桑螵蛸 15 g、益智仁 15 g。7 剂，水煎服，每日 1 剂，分 2 次温服。同时，辅以消渴丸，每服 2 g，一日 3 服。

二诊：2014 年 5 月 12 日。药后口渴减轻，饮水减少，排尿量减少，夜尿 3 次，仍尿频、尿痛，但灼热感除，已不盗汗，乏力倦怠减轻，舌淡红偏黯，苔白腻，脉弦滑稍数。查空腹血糖 6.39 mmol/L。首方去麻黄根、浮小麦，加桑叶 20 g，黄连、肉桂均加至 12 g。7 剂，煎服法同上。

三诊：2014 年 5 月 27 日。夜尿 1 次，无热痛感，口渴大减，已无乏力感，余无明显不适。舌淡红，苔白微黄稍腻，脉弦滑。查空腹血糖 6.61 mmol/L。方药：生地黄和熟地黄各 30 g、山茱萸 15 g、生山药 30 g、牡丹皮 15 g、桑叶 30 g、黄连 15 g、肉桂 15 g、僵蚕 15 g、桑螵蛸 15 g、益智仁 15 g、麦冬 30 g、五味子 15 g、花粉 15 g、葛根 30 g、赤芍 15 g、淡竹叶 10 g。7 剂，煎服法同上。

而后治疗基本在此方基础上化裁，空腹血糖一直波动在 6 ~ 7 mmol/L，全身无明显不适。病情比较稳定，遂将此方制水丸常服，巩固疗效。

按语：消渴病是中医学的病名，是指以多饮、多尿、多食及消瘦、乏力、尿甜为主要特征的一系列综合征。其主要病变部位在肺、胃、肾，病机为阴津亏耗、燥热偏盛。消渴病日久，病情发展，则阴损及阳，热灼津亏血瘀，而致气阴两伤，阴阳俱虚，络脉瘀阻，经脉失养，气血逆乱，脏腑器官受损而出现疖、痈、眩晕、胸痹、耳聋、目盲、肢体麻疼、下肢坏疽、肾衰竭水肿、中风昏迷等兼证。其临床表现方面，中医学的消渴病与西医学的糖尿病基本一致。中医药在改善症状、防治并发症、提高患者生活质量等方面有很好的效果。中医古籍对消渴有较多记述。消渴病名，最早出自《内经》，如《素问·奇病论》说："此人必数食甘美而多肥也，肥者令人内热，甘者令人中满，故其气上溢，转为消渴。"本例患者已达 6 旬，肝肾阴虚，加上平素嗜烟长达 40 年，肺、胃、肾湿热内盛，故口渴多饮、多尿，尿痛且有烧灼感，淋漓不尽，肾内湿热内盛，耗伤气血则全身乏力，精神倦怠。舌淡红偏黯，苔白满布于舌稍腻乏津，脉沉弦，为肺、胃、肾湿热内盛，且日久阴伤。故治则当予清上、中、下三焦之热，同时给予滋补肺、胃、肾阴，方选麦味地黄汤化裁。二诊时患者口渴减轻，饮水减少，排尿量减少，夜尿 3 次，仍尿频、尿痛，但灼热感除，已不盗汗，乏力倦怠减轻，考虑患者肺、胃湿热减轻，遂去麻黄根、浮小麦，加桑叶、黄连继续减轻湿热。三诊夜尿 1 次，无热痛感，口渴大减，已无乏力感，且无明显不适。遂治则不变，继续服药后病情缓解。

医案三　消渴病（脾虚，气阴不足）

患者：田某，男，43 岁。2017 年 6 月 7 日首诊。

现病史：头重如裹不清醒，嗜睡，乏力，近半年来体重下降 10 余斤，食凉即感胃中不适，进食时出汗，手足多汗而凉，平素易于感冒，纳眠尚可，二便正常。舌淡红，少苔，脉沉缓无力。血压（BP）90/70 mmHg，心电图正常，尿糖（GLU）14.25 mmol/L，次日空腹血糖 8.49 mmol/L，餐后 2 小时血糖 12 mmol/L，低密度脂蛋白（LDL）3.40 mmol/L，血常规、甲状腺功能均正常，胃镜示：慢性非萎缩性胃炎。

既往史：既往体健。

中医诊断：消渴病（脾虚，气阴不足）。

西医诊断：2 型糖尿病。

治则：益气健脾。

方药：玉屏风散合香砂六君子汤化裁，处方如下：黄芪 30 g、党参 15 g、炒白术 15 g、防风 15 g、陈皮 9 g、姜半夏 9 g、茯苓 30 g、砂仁 9 g、生薏苡仁 30 g、升麻 9 g、麻黄根 30 g、桑叶 20 g、淫羊藿 20 g、干姜 9 g、僵蚕 15 g、黄连 10 g、肉桂 10 g、甘草 9 g、生姜 5 g、大枣 15。7 剂，水煎服，每日 1 剂，分 2 次温服。

二诊：2017 年 6 月 17 日。头晕，巅顶跳痛，乏力，多汗，口干，纳眠可，大便溏，小便正常，右足第一趾麻木，眼干涩微痛，舌淡红，苔薄，脉沉缓。空腹血糖 8.49 mmol/L。治以滋补肝肾，健脾活血敛汗。方用杞菊地黄汤化裁，处方如下：杞果 15 g、菊花 15 g、茺蔚子 30 g、熟地黄 30 g、炒山药 30 g、山茱萸 15 g、茯苓 30 g、葛根 30 g、黄连 15 g、肉桂 15 g、僵蚕 15 g、川牛膝 15 g、丹参 30 g、丝瓜络 15 g、麻黄根 30 g、浮小麦 50 g、甘草 9 g、生姜 3 g、大枣 10 g。7 剂，煎服法同上。

三诊：2017 年 6 月 26 日。头晕、口干、目涩减轻，胃中觉凉，大便不实，日行 1 次，手心及头部多汗，右足第一趾仍麻木。舌淡红，苔薄少津，脉沉缓无力。尿糖（GLU）8.12 mmol/L，血压（BP）120/70 mmHg。治疗：上方菊花易桑叶 15 g，黄连、肉桂均加至 18 g。7 剂，煎服法同上。

四诊：2017 年 7 月 10 日。自觉头脑不清醒，乏力，多汗，右足第一趾麻木，压痛。舌脉同前。尿糖（GLU）7.87 mmol/L。上方黄连、肉桂、僵蚕均加至 20 g。10 剂，煎服法同上。

五诊：2017 年 7 月 22 日。头脑不清醒及右足第一足趾麻木减轻，喝水后易出汗，乏力，余无明显不适，舌淡红，苔薄白，脉沉缓。尿糖（GLU）7.58 mmol/L。上方继服 10 剂。

后在上方基础上依据病情加减化裁服 60 剂，测空腹血糖 6.6 mmol/L，而后血糖有所波动，空腹血糖 6.8 mmol/L、7.01 mmol/L，餐后 2 小时血糖 8.03 mmol/L；至 2018 年 3 月 2 日测空腹血糖 6.29 mmol/L，无明显不适，正常工作。现仍在巩固治疗中。

按语：《内经·奇病论》已经明确了消渴病是一种行为方式疾病，并且认为是肥甘厚腻之品摄入过多，主食摄入过少造成的。而明代医学家张介宾在其著作《景岳全书》中又进一步做了说明："消渴病，其为病之肇端，皆膏粱肥甘之变，酒色劳伤之过，皆富贵人病之而贫贱者少有也。"本例患者其主要病变部位在脾、胃、肾，病机为中焦湿热，阴津亏耗，肾水不足。消渴病日久，病情发展，则阴损及阳，热灼津亏血瘀，而致气阴两伤，阴阳俱虚，络脉瘀阻，经脉失养。治宜益气养阴。古代医家辨证施治，多采用健脾益气法。针对本例患者陈安民教授采用香砂六君子汤合玉屏风散化裁，二诊时头重如裹不清醒，嗜睡，乏力等湿热上犯清窍、脾虚湿盛症状减轻，但是头晕，巅顶跳痛，乏力，多汗，口干，眼干涩微痛等肾阴亏虚症状明显，遂更改治则为滋补肝肾、健脾活血敛汗为主，方用杞菊地黄汤化裁，三诊时患者症状明显缓解，遂在上述治则的基础上，斟酌加入一些调和心肾相交之品从而控制了血糖。

医案四　水肿（气滞血瘀）

患者：李某某，女，57 岁。2014 年 5 月 1 日首诊。

主诉：全身水肿 3 个月余。

现病史：无明显原因全身水肿，头顶及枕部、脊背、四肢疼痛，腰部酸困，盗汗且汗出量大，纳呆食少，胃胀，寐差，大便干，小便量少，下肢郁胀，按压后虽有压痕但很快复原，舌淡红，苔白腻，脉沉缓无力。查：甲状腺功能、肝功、肾功未发现异常，尿潜血（2+），彩超示胆囊炎性改变。

既往史：今年 2 月行痔疮手术。

诊断：水肿（气滞血瘀）。

治则：行气活血利水。

方药：血瘀逐瘀汤化裁，处方如下：黄芪 50 g、党参 15 g、当归 9 g、丹参 30 g、鸡血藤 30 g、桃仁 9 g、红花 15 g、泽兰 30 g、川牛膝 15 g、防己 15 g、大腹皮 15 g、陈皮 15 g、白茅根 30 g、麻黄根 20 g、炒酸枣仁 30 g、焦东楂 30 g、生姜 3 g、大枣 10 g。7 剂，水煎服，每日 1 剂，分 2 次温服。

二诊：2014 年 5 月 22 日。药服 7 剂水肿明显减轻，肩背疼痛均有减轻，胃胀消，纳可，仍乏力，腰困，多汗冷汗，寐差，服药期间便溏，停药则大便正常，小便量少。现感冒鼻塞，口干，目胀，两胁下痛，无热。舌淡红，苔白花剥，脉沉缓。方药：丹栀逍遥散合五苓散化裁，处方如下：牡丹皮 15 g、炒栀子 15 g、当归 10 g、赤芍和白芍各 15 g、柴胡 15 g、云苓 30 g、陈皮 15 g、法半夏 12 g、炒白术 20 g、砂仁 9 g、枳壳 15 g、延胡索 15 g、车前子 20 g、大腹皮 20 g、泽兰 30 g、麻黄根 30 g、煅牡蛎 50 g、黄芪 30 g、防风 15 g、浮小麦 60 g、生姜 3 g、大枣 10 g。7 剂，煎服法同上。

药后水肿尽消，余症明显改善，生活调理康复。

按语：水肿是指因感受外邪，饮食失调，或劳倦过度等，使肺失宣降通调，脾失健运，肾失开合，膀胱气化失常，导致体内水液潴留，泛滥肌肤，以头面、眼睑、四肢、腹背，甚至全身水肿为临床特征的一类病证。诚如《景岳全书·肿胀》指出："凡水肿等证，乃肺、脾、肾三脏相干为病。盖水为阴邪，故其本在肾，水化于气，故其标在肺，水唯畏土，故其制在脾。肺虚则气不化精而化水，脾虚则土不制水而反克，肾虚则水无所主而妄行。"故治疗水肿的原则应分阴阳论治。阳水主要治以发汗、利小便、健脾理气、活血化瘀，水势壅盛则可酌情暂行攻逐，总以祛邪为主；阴水则主要治以温阳益气、健脾、益肾、补心，兼利小便，酌情化瘀，总以扶正助气化为治。虚实并见者，则攻补兼施。本例患者辨证为气滞血瘀，其治则当以行气活血利水，方药选用血府逐瘀汤化裁。二诊时患者水肿明显减轻，肩背疼痛均有减轻，胃胀消，纳可，但是仍乏力，腰困，多汗冷汗，寐差，考虑肝火横逆犯脾所致，遂更改治则为疏肝健脾，清热利水消肿，方药改为丹栀逍遥散合五苓散化裁，患者药后水肿尽消，余症明显改善，生活调理康复。

医案五 寒厥（肾阳不足，血脉郁滞）

患者：张某某，女，28 岁。2015 年 10 月 26 日首诊。

主诉：手指冰凉紫黯 1 年余。

现病史：患者述自去年怀孕后而见此症，遇冷天或着凉水两手指端发白，继而紫黯，甲紫，指端木感，两手湿凉，胃胀，纳眠、月经、小便均正常，大便二日 1 行，口苦，舌淡红，苔薄白微黄，脉沉缓无力。

既往史：无特殊病史。

中医诊断：寒厥（肾阳不足，血脉郁滞）。

西医诊断：雷诺综合征。

治则：温阳通络，活血化瘀。

方药：当归四逆汤化裁，处方如下：黄芪50 g、当归15 g、鸡血藤30 g、桂枝15 g、炒白芍15 g、细辛3 g、通草9 g、丝瓜络15 g、生麻黄3 g、鹿角霜15 g、肉苁蓉30 g、枳壳15 g、木香9 g、甘草9 g、生姜3 g、大枣10 g。7剂，水煎服，每日1剂，分2次温服。

二诊：2015年11月4日。药后诸症均有所减轻，尤以麻木感减轻明显，此间月经来潮，经量较往常多，夹瘀，余无不适，舌淡红，苔薄白，脉沉缓。效不更方，继服7剂，煎服法同上。

三诊：2015年11月11日。手凉指紫尤在，手背已有小块冻伤（去年曾发冻疮），舌脉同上。上方白芍易赤芍15 g，桂枝加至18 g，生麻黄加至5 g，鹿角霜加至20 g，另加巴戟天15 g，7剂，煎服法同上。

四诊：2016年1月15日。右手较前转温，左手仍凉，尤以无名指凉紫黯为著，遇冷指痛，左手背冻疮已结痂，月经较上月有所减少，有少量瘀块，时或小腹隐痛。舌淡红，苔白黄稍厚，脉沉细无力。治疗仍以当归四逆汤化裁，适当加大温阳通络之力。方药：黄芪50 g、当归15 g、桂枝20 g、细辛9 g、通草9 g、白芥子9 g、生麻黄6 g、鹿角霜30 g、巴戟天15 g、肉苁蓉30 g、葫芦巴15 g、赤芍15 g、红花15 g、延胡索15 g、陈皮9 g、木香6 g、甘草9 g、生姜9 g、大枣15 g。7剂，煎服法同上。

后电话告知，病情大有好转，询问是否还要服药，嘱继服10剂巩固疗效。

按语：雷诺综合征，亦称肢端动脉痉挛症，是由寒冷激发的一种阵发性的肢体末端小动脉的痉挛性收缩。发病时皮肤即现苍白、发凉、发绀和疼痛症状，得热则舒适。属中医"寒厥""手足厥冷""虚劳""痹证"等范畴，其病机多由于情志失调，脾肾阳虚，外受寒冷刺激，血脉痹阻，阳气不能达于四肢，肢端失其温养而引起。《素问·举痛论》曰："寒气入经而稽迟，泣而不行。"《伤寒明理论》曰："伤寒厥者，何以明之？厥者，冷也，甚于四逆也。"《内经》曰："厥者，阴阳气不相顺接，便为厥。""厥者，手足逆冷是也，谓阳气内陷，热气逆伏，而手足为之冷也。"《诸病源候论·虚劳四肢逆冷候》载"经脉所行皆起于手足，虚劳则气血衰损，不能温其四肢，故四肢逆冷也。"陈安民教授认为此乃肾阳虚弱，不能温煦肢体末端，血液循行不畅，导致上述症状出现。本例患者辨证为肾阳不足、血脉郁滞。治则为温阳通络、活血化瘀。方药以当归四逆汤化裁，患者二诊时症状明显改善，遂效不更方，继续口服，在四诊时左手仍凉，尤以无名指凉紫黯为著，遇冷指痛，左手背冻疮已结痂，月经较上个月有所减少，遂加大温阳通络之力。后电话回访而症状缓解。

医案六　少阴病（肾阳不足，外感寒邪）

患者：黄某某，女，65岁。2015年4月14日首诊。

主诉：脊背不适1个月余。

现病史：本病初由感冒引起，农历正月十七日发病，发病之初脊背发紧，继而全身发冷，体温不高，无汗，心慌，历时2小时至1天不等，数日1发，伴口苦口臭。曾服中药汤剂、输"脉络宁"针剂罔效。现双下肢无力、发紧，纳可，寐差，二便调，舌淡黯，苔黄白腻，脉沉细无力。血压正常。心电图示：窦性心律，72次/分，部分导联ST段改变（STV5、V6压低）。

既往史：高脂血症10年，糖尿病8年。

诊断：伤寒少阴病（肾阳不足，外感寒邪）。

治则：温阳散寒。

方药：麻黄附子细辛汤合玉屏风散化裁，处方如下：黄芪50g、炒白术15g、防风15g、生麻黄3g、制附子9g、细辛3g、桂枝9g、炒白芍15g、茯苓30g、麦冬15g、五味子15g、川牛膝15g、鹿角霜15g、红花10g、丝瓜络15g、甘草9g、生姜3g、大枣10g。3剂，水煎服，每日1剂，分2次温服。

二诊：2015年4月18日。背已不紧，身已不冷，乏力、口苦、口臭、心慌尤在，两腘窝紧，纳眠可，二便调，舌黯苔黄，脉沉缓。首方去制附子、桂枝、鹿角霜，加太子参30g，火麻仁、柏子仁各15g，浮小麦50g。3剂，煎服法同上。

三诊：2015年4月23日。脊背舒适无冷感，双下肢无力，纳眠二便正常，仍口干、口苦、口臭、心慌。舌黯，苔中部黄厚，脉沉缓。拟逍遥散化裁，处方如下：当归9g、赤芍和白芍各15g、柴胡12g、茯苓30g、炒白术15g、陈皮15g、党参15g、麦冬15g、五味子15g、炒酸枣仁15g、柏子仁15g、远志9g、茯神30g、川牛膝15g、白蔻仁9g、焦东楂15g、甘草9g、生姜3g、大枣10g。7剂，煎服法同上。

药后诸症悉除，唯觉倦怠乏力，予强身胶囊（由人参、黄芪、麦冬、五味子等组成）服之，每服4粒，一日3服，以善其后。

按语：本例患者辨证为少阴病，给予麻黄附子细辛汤化裁，麻黄附子细辛汤见于《伤寒论》第 301 条："少阴病，始得之，反发热，脉沉者，麻黄附子细辛汤主之。"少阴病阳虚阴盛，其临床表现多为无热恶寒，本不应发热，今始病即见发热，故曰"反发热"，而陈安民教授在临证运用此方，强调要紧紧抓住阳虚外寒的病机关键，而不必拘泥于发热症状。少阴阳虚临床上往往常见畏寒肢冷，倦怠乏力，口淡不渴，大便溏泄，夜尿频多，舌淡苔薄白或润，脉沉细或弱。风寒外袭，殊不知卫阳不足之人感受外邪，或感邪较轻之时，因邪正相争较轻，亦可以不发热。本例患者辨证为肾阳不足，外感寒邪，导致伤寒少阴病。治则以温阳散寒为主。二诊时背已不紧，身已不冷，伴有乏力、口苦、口臭、心慌尤在，考虑肾阳亏虚依然改善，遂去制附子、桂枝、鹿角霜，加太子参 30 g，火麻仁、柏子仁各 15 g，浮小麦 50 g，益气、通腑、理气敛汗。三诊时考虑患者肝气郁结，遂改为疏肝解郁，健脾养血，患者症状缓解。

头晕耳鸣

医案一　头晕（肝肾不足，阴精亏虚）

患者：赵某某，女，61 岁。2013 年 3 月 17 日首诊。

现病史：头晕 2 年，夜晚睡眠燥热，平素畏寒，目昏耳鸣（均为左侧），纳可，腹胀，大便正常，尿频，腰以下凉，时或胸痛。舌红，苔薄白，舌边齿痕，脉沉缓。

既往史：白内障手术摘除。过敏物质：酒精。

诊断：头晕（肝肾不足，阴精亏虚）。

治则：滋补肝肾。

方药：杞菊地黄汤加味，处方如下：杞果 15 g、菊花 15 g、生地黄和熟地黄各 15 g、牡丹皮 9 g、云苓 15 g、泽泻 15 g、山茱萸 15 g、炒酸枣仁 30 g、夜交藤 15 g、竹茹 15 g、蝉蜕 9 g、川牛膝 15 g、磁石 30 g（先煎）、延胡索 15 g、枳壳 15 g、鹿角霜 15 g。7 剂，水煎服，每日 1 剂，分 2 次温服。

二诊：2013 年 4 月 1 日。头晕、夜眠燥热明显减轻，仍眼花耳鸣，头目不爽，药后便溏，初日行 2 次，两天后日行 1 次。舌淡红，少苔，舌边齿痕，脉沉缓。求服膏方。膏方拟左归丸、香砂六君子汤、酸枣仁汤、磁朱丸合方化裁，药物组成：黄芪 200 g、太子参 100 g、炒白术 100 g、云苓 150 g、车前子 100 g、杞果 300 g、菊花 150 g、山茱萸 100 g、黄精 100 g、女贞子 150 g、荷叶 150 g、巴戟天 100 g、鹿角霜 150 g、仙茅 100 g、菟丝子 150 g、桂圆肉 150 g、枳壳 100 g、厚朴 100 g、玉竹 100 g、砂仁 90 g、陈皮 100 g、蝉蜕 150 g、磁石 200 g、神曲 200 g、茺蔚子 200 g、炒酸枣仁 200 g、夜交藤 150 g、五味子 100 g、茯神 200 g、焦东楂 200 g、丹参 200 g、阿胶 300 g、蜂蜜 250 g 收膏、西洋参 100 g、研极细粉兑入。用法：每服 20 ~ 30 g，温开水兑服，每日早晚各服 1 次。

按语：眩晕一病，不外虚实两端，且虚多于实。如《景岳全书·眩运》篇中指出："眩运一证，虚者居其八九，而兼痰火者，不过十中一二耳。"本案患者头晕，夜眠燥热，脉沉缓，辨为肾精不足证。肾为先天之本，主藏精生髓；脑为髓海，若各种原因导致肾精亏虚、髓海不足，无以充盈于脑，则发眩晕。正如《灵枢·海论》所说："髓海不足，则脑转耳鸣，胫酸眩冒，懈怠安卧。"肾阴虚阳气外浮而燥热；肾开窍于耳，肾精亏虚不能充养耳窍而耳鸣；水木相生，肾精亏虚，母病及子，水不涵木而出现肝阴亏虚，肝开窍于目而出现目昏。然阴阳互根，久病阴损及阳气化无力而尿频，失于温煦则腰膝发凉，平素畏寒。治则滋补肝肾、温煦命门。方中杞菊地黄汤加鹿角霜、山茱萸、夜交藤、酸枣仁滋肾养肝，蝉蜕、牛膝散热助眠，延胡索、竹茹、枳壳理气化痰。

医案二　头晕（肝肾阴虚）

患者：张某某，男，58 岁。2015 年 7 月 2 日首诊。

现病史：头晕，视物模糊月余。自觉左上肢酸困乏力，说话费力，胃中烧灼感，反酸，纳眠可，二便正常。舌淡红，苔微黄，脉沉缓无力。血压 130/90 mmHg。

既往史：2015 年 5 月 23 日突发头晕口歪，经当地市级医院脑部 CT 检查：脑梗死。脑血管造影：正常。经治恢复正常。

诊断：头晕（肝肾阴虚）。

治则：滋补肝肾。

方药：杞菊地黄汤化裁，处方如下：杞果 15 g、怀菊花 15 g、生地黄和熟地黄各 30 g、生山药 15 g、桑叶 15 g、茺蔚子 15 g、青葙子 15 g、密蒙花 15 g、川牛膝 20 g、地龙 20 g、车前子 15 g、茯苓 30 g、郁金 15 g、海螵蛸 20 g、丹参 30 g、丝瓜络 15 g、甘草 9 g、生姜 3 g、大枣 10 g。10 剂，水煎服，每日 1 剂，分 2 次温服。

二诊：2015 年 8 月 7 日。药后头晕愈，然视物昏花有水印感，看红色物品时明显，说话费力，左上肢偶尔困乏，胃脘烧灼感，反酸，舌淡红，苔微黄，脉沉缓无力。

眼科检查：眼底无异常改变；验光：远视。

今主症：反酸，拟香砂六君子汤合半夏泻心汤化裁，处方如下：党参 15 g、炒白术 15 g、陈皮 15 g、法半夏 9 g、茯苓 30 g、黄芪 30 g、升麻 9 g、柴胡 9 g、黄连 9 g、吴茱萸 3 g、海螵蛸 20 g、鸡内金 9 g、车前子 15 g、甘草 9 g、生姜 3 g、大枣 10 g。10 剂，煎服法同上。

4 个月后来诊看另发疾病，告知服上方后反酸即愈，至今无复发。

按语：患者首诊头晕、视物模糊为主症，辨属肝肾阴虚，治以杞菊地黄汤滋补肝肾为主，兼以活血通络而头晕 10 剂好转。二诊抓住反酸主症，陈安民教授给予香砂六君子汤益气、健脾、和胃，半夏泻心汤主治寒热错杂之痞证，功在调和肝脾，寒热平调，消痞散结。疾病不是一成不变的，在辨证施治基础上有是证用是药，才能真正解决患者疾苦。

医案三 头晕（心脾两虚）

患者：贾某某，女，80 岁。2015 年 11 月 12 日首诊。

现病史：头晕阵作 1 年余，追述无明显原因。常晨起身出虚汗，量不大，浑身不适，乏力，精神差，无食欲，但纳食尚可，眠可，二便调。舌淡红，苔白稍厚，脉沉缓。查：周围血白细胞稍低（3.90×10^9/L），血钠离子、血氯离子较低，空腹血糖 5.6 mmol/L，血压（BP）108/80 mmHg（平素血压 160/90 mmHg），心电图示：窦性心律，左前分支传导阻滞，电轴左偏，完全性右束支传导阻滞，ST-T 改变。心脏彩超示：心内结构未见明显异常，左室舒张功能减低。

既往史：高血压病（现药控），心脏病。

诊断：头晕（心脾两虚）。

治则：补益心脾。

方药：归脾汤化裁，处方如下：党参 15 g、太子参 15 g、丹参 30 g、炒白术 9 g、云苓 30 g、黄芪 30 g、桂圆肉 15 g、当归 9 g、炒酸枣仁 15 g、木香 6 g、生姜 3 g、大枣 10 g、砂仁 6 g、浮小麦 50 g、桑叶 15 g、杞果 20 g、怀菊花 15 g、陈皮 9 g、甘草 9 g。7 剂，水煎服，每日 1 剂，分 2 次温服。

二诊：2015 年 12 月 3 日。头晕减轻，晨起无可名状不适，烘热，汗出身凉，精神欠佳，纳眠可，二便调，舌淡红，苔白，右半厚腻，脉沉弦。上方去当归、桂圆肉、甘草，桑叶加至 30 g，另加夏枯草 20 g、荷叶 15 g，7 剂，煎服法同上。

三诊：2015 年 12 月 10 日。头晕基本痊愈，神疲乏力明显改善，偶有汗出，时或心慌气短，纳眠可，二便调，舌淡红，苔白稍腻，脉沉缓。上方继服7剂进一步巩固疗效，并配服强身胶囊以善其后。

按语：脾为后天之本，气血生化之源，若脾胃虚弱，气血亏虚，清窍失养，可发为眩晕。本案患者年高体虚、气血不充，中气不足、清阳不升，治以归脾汤补益心脾。表虚不固自汗，用浮小麦敛阴止汗；枸杞、菊花补肝肾益气血；陈皮、砂仁理气益胃增加食欲；桑叶平肝明目。

医案四 眩晕（痰湿中阻，清阳不达头目）

患者：李某某，男，42岁。2013年5月16日首诊。

现病史：头晕半年，伴恶心、呕吐，间断性发作。酒后、劳累及睡眠不足时易于发作，发作时天旋地转、呕恶，在当地医院输液（药物不详）后眩晕止，然于昨日又发，纳眠正常，二便调畅。舌淡红，苔白腻，脉沉弦。

既往史：无特殊病史。

诊断：眩晕（痰湿中阻，清阳不达头目）。

治则：健脾祛湿，化痰息风。

方药：半夏白术天麻汤合春泽汤化裁，处方如下：党参15 g、陈皮15 g、姜半夏10 g、茯苓30 g、砂仁9 g、天麻15 g、生白术3 g、泽泻30 g、炒酸枣仁30 g、夜交藤15 g、茯神30 g、远志9 g、车前子15 g（包煎）、生薏苡仁30 g、川牛膝15 g、甘草9 g、生姜6 g、大枣10 g。水煎服，每日1剂，分2次温服。

一剂药后，眩晕、呕恶即减，7剂服完，病获痊愈。

按语：《丹溪心法·头眩》中提出"无痰不作眩"的痰水致眩学说。多为脾胃损伤致脾失健运、水湿内停、积聚生痰，痰阻中焦、清阳不升，头窍失养而发为眩晕。半夏白术天麻汤健脾祛湿、化痰熄风；合春泽汤加强利水祛湿之效。

医案五 眩晕（肝脾不调，痰湿阻遏清阳）

患者：牛某某，女，55岁。2014年3月4日首诊。

现病史：头晕间断发作20年。平素胃脘不舒，常常打嗝噫气，反酸，纳可寐差，平时急躁易怒汗出，口苦，右少腹硬，按压不痛，大便时干，夜尿多，每夜4~5次，手足皲裂。舌淡红，苔白，脉沉缓。

既往史：腰椎间盘突出，肝部分切除、胆囊摘除3年。

诊断：眩晕（肝脾不调，痰湿阻遏清阳）。

治则：调和肝脾，化痰除湿升清。

方药：逍遥散合半夏白术天麻汤化裁，处方如下：当归9g、赤芍和白芍各15g、柴胡9g、茯苓30g、木香9g、枳壳15g、黄连9g、吴茱萸3g、海螵蛸20g、桑螵蛸20g、陈皮9g、天麻15g、法半夏9g、炒栀子15g、黄精15g、炒白术15g、生姜3g、大枣10g。15剂，水煎服，每日1剂，分2次温服。

二诊：2014年5月1日。药后诸症明显好转，现觉两眼干涩，手足皲裂明显好转，但觉手皮强硬，两小腿沉酸，偶尔无明显诱因而眼前突然发黑，并觉头中热，易惊害怕。舌淡红，苔薄黄，脉沉缓。上方加杞果15g、茺蔚子20g、荷叶15g、生龙齿30g（先煎），7剂，煎服法同上。药后诸症悉除，其病告愈。

按语：眩晕一病，病位在清窍，病变脏腑与肝、脾、肾三脏相关。忧郁恼怒太过，肝失条达、肝气郁结，气郁化火、肝阴耗伤，风阳易动，上扰头目，发为眩晕。正如《类证治裁·眩晕》所言："良由肝胆乃风木之脏，相火内寄，其性主动主升；或由身心过动，或由情志郁勃，或由地气上腾，或由冬藏不密，或由年高肾液已衰，水不涵木，以致目昏耳鸣，震眩不定。"本案患者平素急躁易怒，肝失条达、气郁化火、风阳上扰而发为眩晕；肝木乘土、肝脾不和而胃脘不适、反酸嗳气、便干；脾失健运、痰湿内生而纳差、苔白。方用逍遥散调和肝脾，半夏白术天麻汤健脾祛湿。肝脾调和、湿去痰化而诸症可消。

医案六　头懵（脾虚湿困，清阳不升）

患者：高某某，男，29岁。2015年12月4日首诊。

现病史：头懵头昏沉3个月，每每饭后尤甚，纳可，口干不欲饮，嗳气不舒，时或心悸，多在沉思时发作，大便时干时溏数年，近日大便干结，两三日1行，溲黄，入睡难且眠浅易醒，舌淡红，苔白稍腻，脉沉缓。

既往史：无特殊病史。

诊断：头懵（脾虚湿困，清阳不升）。

治则：健脾化湿，泄浊升清。

方药：香砂六君子汤化裁，处方如下：党参15g、炒白术15g、茯苓30g、陈皮15g、法半夏9g、砂仁9g、木香9g、枳壳15g、炒酸枣仁30g、夜交藤15g、远志9g、茯神30g、黄连9g、肉桂9g、厚朴15g、柴胡9g、炒决明子15g、生姜3g、大枣10g。7剂，水煎服，每日1剂，分2次温服。

二诊：2015年12月10日。头懵昏沉已去大半，心悸除，大便日1行，质黏，溲黄，纳可，寐差多梦，唇干，舌淡红，苔白，脉沉缓。上方去肉桂、木香，加竹茹 15 g、麦冬 15 g、淡竹叶 15 g，7 剂，煎服法同上。

后告知，二诊药后，其病即愈。

按语：本案证属脾胃气虚、痰湿阻滞、清阳不升而发头脑昏沉。方用香砂六君子汤益气健脾、行气化痰。沉思时思则伤脾，虽无恶心呕吐，陈安民教授从中焦脾胃入手，抓住病机关键，另酌加柴胡疏肝解郁，同时随症加减。二诊时调用竹茹、麦冬、淡竹叶清心除烦，脾健湿祛烦除而疾病告愈。

医案七 耳鸣（肝肾不足）

患者：郭某，女，39 岁。2013 年 8 月 19 日首诊。

现病史：耳鸣、脑鸣近 5 年，听力下降，左侧较重，记忆力减退，寐差多梦，晨起手足脸胀，纳可，大便日行 1 次，便干难解，小便畅利，月经超前 1 周，量可，初来色黯，夹有瘀块，腰酸。舌淡，苔薄白，脉沉弦。

既往史：颈椎病。

诊断：耳鸣（肝肾不足）。

治则：滋补肝肾。

方药：六味地黄丸化裁，处方如下：生地黄和熟地黄各 15 g、山茱萸 15 g、生山药 15 g、云苓 30 g、牡丹皮 15 g、泽泻 15 g、益母草 30 g、桑寄生 30 g、蝉蜕 10 g、川牛膝 15 g、石菖蒲 15 g、郁金 15 g、黄精 15 g、益智仁 15 g、炒酸枣仁 30 g、甘草 9 g、生姜 3 g、大枣 10 g。7 剂，水煎服，每日 1 剂，分温 2 服。

二诊：2013 年 9 月 9 日。耳鸣、脑鸣偶作，听力进步，排便畅利，清晨手足脸胀之症已除。近时牙龈肿，并述近两三年痰多，精力显著减退，足底酸困。舌淡红，苔薄，脉沉弦。药已中的，上方去山药、益智仁，加陈皮、半夏、威灵仙、桔梗化痰清利咽喉。调治月余，诸症悉除。

按语：肾主骨生髓，脑为髓海，肾精亏虚则髓海空虚，耳窍失于肾精之养，故耳鸣不休，头晕目眩。腰为肾之府，肾亏则骨髓不充，腰府失养，故腰膝酸软。肾精亏虚，气虚血瘀，故出现月经瘀块等。治则滋补肝肾，方用六味地黄丸化裁。

医案八 耳鸣（肾阴不足，脾肾阳虚）

患者：静某某，女，25 岁。2014 年 4 月 26 日首诊。

现病史：双侧耳鸣 2 个月余，眠浅多梦易醒，视久则视物模糊，纳呆，食多则便溏，近 2 个月月经量少色暗，手足凉，身畏寒，面黄不华。舌红，苔薄白微黄，齿痕，脉沉细无力。

既往史：无特殊。

诊断：耳鸣（肾阴不足，脾肾阳虚）。

治则：滋肾之阴，补肾之阳，健脾安神。

方药：右归丸化裁，处方如下：熟地黄 15 g、山茱萸 15 g、炒山药 15 g、黄精 15 g、女贞子 15 g、云苓 30 g、泽泻 20 g、车前子 15 g、炒白术 15 g、蝉蜕 10 g、炒酸枣仁 30 g、夜交藤 15 g、益母草 30 g、甘草 6 g、生姜 3 g、大枣 10 g。7 剂，水煎服，每日 1 剂，分 2 次温服。

二诊：2014 年 5 月 24 日。药后诸症均明显改善而自行停药，后因熬夜劳顿又见耳鸣，但较前轻微，上周月经来潮，夹瘀，腹痛，头晕，胸闷短气，现乏力，纳可，食凉便溏，舌淡红，伴见瘀点，苔白腻稍厚，脉沉细无力。首方加黄芪 30 g，当归 15 g，炒白术、车前子均加至 20 g，蝉蜕加至 12 g。7 剂，煎服法同上。药后病愈。

按语：肾元亏虚，阳衰阴盛，耳窍失却肾阳之温煦，乃致听闻之乱，多为耳鸣虽声细而微，却持续不休；夜间阴寒倍增，耳鸣当益甚。肢体失却阳气温养，故畏寒肢冷。元阳不足，火不生土，脾阳亦衰，故大便溏薄。舌质淡、苔白、脉沉细、亦属肾虚阳衰。方用右归饮温肾壮阳、祛寒通窍。

医案九　耳鸣（肝肾阴虚，肝脾不和，痰郁血瘀）

患者：范某某，女，72 岁。2015 年 12 月 15 日首诊。

主诉：耳鸣 5 年余，咽痛 1 个月余。

现病史：双侧耳鸣左侧较重，听力已明显下降。咽痛月余，曾某三甲肿瘤医院喉镜检查报告为慢性咽炎伴糜烂，胃脘胀满，呃逆，平素易于腹泻，大便中常见完谷，小便正常，在当地医院用药后耳鸣、咽痛加重，近 3 天睡眠很差，每天仅能睡 2 小时，右胁及右乳疼痛，舌淡红偏黯，苔黄稍腻，脉濡缓，两尺弱。查咽部充血明显。

既往史：心肌缺血，胆囊于 1 年前切除。

诊断：①耳鸣（肝肾阴虚，肝脾不和，痰郁血瘀）；②喉痹。

治则：滋补肝肾，活血化痰祛瘀。

方药：逍遥散甘桔汤化裁，处方如下：当归 9 g、赤芍和白芍各 15 g、柴胡 12 g、云苓 30 g、炒白术 15 g、陈皮 15 g、枳壳 15 g、厚朴 15 g、威灵仙 20 g、桔梗 15 g、蝉蜕 10 g、石菖蒲 20 g、泽泻 20 g、延胡索 15 g、鸡内金 10 g、甘草 9 g、生姜 3 g、大枣 10 g。7 剂，水煎服，每日 1 剂，分 2 次温服。

二诊：2015 年 12 月 22 日。右耳耳鸣稍有好转，咽痛明显减轻，睡眠时咽部作痒，干咳，大便不成形，下午双下肢肿胀乏力，睡眠有所改善，可睡 4 个小时，纳呆，右半身疼不适，舌之右半部无可名状不适，舌淡红偏黯，苔白微黄，脉沉缓。方药：柴胡 15 g、赤芍和白芍各 15 g、云苓 30 g、炒白术 15 g、鸡内金 15 g、炒神曲 20 g、威灵仙 20 g、桔梗 15 g、丹参 30 g、丝瓜络 15 g、炒酸枣仁 30 g、夜交藤 15 g、石菖蒲 30 g、蝉蜕 12 g、防己 15 g、黄芪 30 g、延胡索 15 g、车前子 15 g、甘草 9 g、生姜 3 g、大枣 10 g。7 剂，煎服法同上。

三诊：2015 年 12 月 28 日。耳鸣进一步减轻，右半身疼好转，现仍纳呆，噫气不舒，舌淡红，苔白，脉沉缓无力，患者不欲再服汤药，予香砂六君丸、逍遥丸、耳聋左慈丸服之。

按语：肝为刚脏，其性曲直，宜舒达而不宜郁滞。倘若情志不遂，肝气失和，久郁不达，郁火上逆，扰乱清空，则耳失静谧之性而鸣响作矣。肝气失和，乘凌脾土而发肝脾不和，而见胃胀呃逆便溏等症。气郁血滞而见瘀血之象。治宜疏肝和脾化瘀，方用逍遥散合甘桔汤化裁。

汗　症

医案一　多汗（气虚脾弱，肾气不足）

患者：谷某某，男，42 岁。2014 年 5 月 2 日首诊。

现病史：手足心与头部多汗半年余，手足心热，腰部酸困，溲黄，大便不成形，日行 3 ~ 5 次已 10 年余，舌淡红，苔白微黄稍腻，脉沉弦。血压 140/90 mmHg。嗜烟酒辛辣厚味。

既往史：脂肪肝、肝功轻度异常、高脂血症。

诊断：多汗（气虚脾弱，肾气不足）。

治则：益气固表敛汗，健脾滋肾。

方药：玉屏风散合牡蛎散化裁，处方如下：黄芪 30 g、炒白术 20 g、防风 15 g、麻黄根 15 g、煅牡蛎 50 g、浮小麦 50 g、炒薏苡仁 30 g、荷叶 15 g、肉豆蔻 9 g、车前子 15 g、山茱萸 30 g、桑寄生 30 g、金樱子 15 g、川牛膝 20 g、桑叶 15 g、地骨皮 20 g、地龙 20 g、生姜 3 g、大枣 10 g。15 剂，水煎服，每日 1 剂，分 2 次温服。

二诊：2014 年 5 月 27 日。药后诸症均有改善，停药则其症如前。现手足心热，腰酸困，背痛发紧，大便不成形，日行 1 ~ 2 次，小便正常，舌黯，苔薄，脉沉弦。血压 130/80 mmHg。方药：黄芪 50 g、炒白术 20 g、防风 15 g、煅牡蛎 50 g、麻黄根 30 g、浮小麦 60 g、山茱萸 30 g、金樱子 15 g、芡实 15 g、桑叶 15 g、地骨皮 20 g、丹参 30 g、徐长卿 30 g、桑寄生 30 g、车前子 20 g、赤芍 15 g、生姜 3 g、大枣 10 g。15 剂，煎服法同上。

后就医诊治他病，告知后 15 剂服完其病告愈。

按语：汗症包括自汗与盗汗，总属阴阳失调、腠理不固、营卫失和致使汗液外泄。自汗多属气虚阳虚，盗汗多属阴虚；邪热郁蒸之汗为实证。然自汗日久伤阴，盗汗日久伤阳，从而可能导致阴阳两虚、气阴两虚、阴阳虚实错杂等。本案患者肺气虚多头汗，肾阴虚致手足心热而汗出，腰部酸困；湿热郁蒸而致汗出、尿黄；脾阳不升而致大便不成形。综而观之，肺气虚弱、肾阴不足、脾阳不升、郁热内扰而致汗出、腰酸、溲黄等症。方中玉屏风散合牡蛎散益气固表、敛阴止汗；山茱萸、桑寄生、金樱子、川牛膝滋补肝肾；炒薏苡仁、肉豆蔻、荷叶健脾益气、渗湿止泻；桑叶、地骨皮甘寒清郁热；车前子利尿渗湿使湿热从下而泄。综观全方，调阴阳、清虚热、补肝肾、健肺脾，使阴阳得平、虚热得除、郁热得消。

医案二　多汗（气阴不足，肾气虚弱）

患者：杨某某，男，29 岁。2016 年 2 月 20 日首诊。

现病史：自汗、多汗、盗汗 1 年余，阴股之汗湿黏，床第之力不济，纳眠、二便正常，舌淡红，苔薄白，脉沉缓无力，尺脉尤甚。

诊断：多汗（气阴不足，肾气虚弱）。

治则：补益气阴，固表敛汗。

方药：玉屏散合牡蛎散化裁，处方如下：黄芪 50 g、白术 15 g、防风 15 g、浮小麦 50 g、煅牡蛎 50 g、麻黄根 15 g、桑叶 15 g、金樱子 15 g、乌梅 15 g、五味子 15 g、地骨皮 15 g、蛇床子 30 g、车前子 15 g、甘草 9 g、生姜 3 g、大枣 10 g。水煎服，每日 1 剂，分 2 次服。

二诊：2016 年 3 月 1 日。药后无再自汗、多汗、盗汗，余症也有显著改善，要求照原方再服 7 剂，舌脉同前，效不更方，继服 7 剂巩固疗效而善其后。

按语：自汗多属气虚阳虚，盗汗多属阴虚；邪热郁蒸之汗属实证。然自汗日久伤阴，盗汗日久伤阳，从而可能导致阴阳两虚、气阴两虚、阴阳虚实错杂等。本案患者肺气亏虚、腠理不固而自汗、多汗，肾阴亏虚、虚阳外浮而盗汗，肾阳不温而床第不力。叶天士在《临证指南医案·汗》中说："阳虚自汗，治宜补气以卫外；阴虚盗汗，治当补阴以营内。"在补肺固表、敛阴止汗的基础上，使用金樱子、五味子、乌梅等滋补肾阴，蛇床子温肾壮阳，桑叶、地骨皮、车前子甘寒除热。

医案三　多汗（营卫不和，表虚不固）

患者：李某某，女，65岁。2017年3月9日首诊。

现病史：自述1周前忽冷忽热，全身阵阵汗出，两肩胛骨下方疼痛，背部紧缩感，恶风恶寒，纳呆，食凉不舒，晨起舌干，咳吐黄黏痰，眠可，二便调畅，舌淡红，苔薄黄，脉沉缓。

既往史：无特殊不适。

诊断：多汗（营卫不和，表虚不固）。

治疗：调和营卫，益气固表。

方药：玉屏风散合桂枝汤化裁，处方如下：黄芪50 g、炒白术15 g、防风15 g、煅牡蛎50 g、麻黄根30 g、浮小麦50 g、桂枝15 g、炒白芍20 g、砂仁9 g、鸡内金9 g、炒山楂15 g、麦冬15 g、陈皮9 g、甘草9 g、生姜3 g、大枣10 g。7剂，水煎服，每日1剂，分2次温服。

二诊：2017年3月17日。诸症皆除，舌淡红，苔薄微黄，脉沉缓，其女恐其再发，坚持续服7剂巩固疗效。

按语：汗症总属阴阳失调、腠理不固、营卫失和致使汗液外泄。本案患者年高阳虚，卫外不固易感外邪致使营卫失和而汗出、身痛、恶寒等；虚阳奋起抗邪而内虚，脾阳虚而致纳呆、食凉不适。方以玉屏风散和牡蛎散益气固表、敛阴止汗为基础，桂枝、芍药调和营卫，麦冬养阴、陈皮理气健脾以防滋腻。对此类患者来说玉屏风散可作为益气固表常用预防药，以防感邪而病。

医案四　盗汗（阴虚内热，迫津外泄）

患者：王某某，男，28岁。2016年1月1日首诊。

现病史：自述夜眠多汗3年有余，口干、肤干，倦怠乏力，溲黄便干，手足心多汗，平素活动也易出汗，经常熬夜，心中烦热，早泄，平素少量饮酒，不吸烟，舌红偏黯，苔薄白，脉沉缓。

既往史：无特殊病史。

诊断：盗汗（阴虚内热，迫津外泄）。

治则：滋补肝肾，敛汗涩精。

方药：知柏地黄汤化裁（中药配方颗粒），药物组成：知母15g、黄柏15g、泽泻15g、生地黄和熟地黄各30g、茯苓30g、牡丹皮15g、黄芪30g、麻黄根30g、煅牡蛎30g、浮小麦50g、麦冬15g、五味子15g、桑叶15g、金樱子15g、芡实15g。9剂，白开水冲服，每日1剂，分2次温服。

二诊：2016年1月9日。药后盗汗减轻，但觉乏力、口干、眼干，纳眠可，二便调，舌红苔薄黄，脉沉缓。施治宜加大滋阴清热之力。上方化裁，改用饮片煎剂：知母15g、黄柏15g、生地黄和熟地黄各30g、山茱萸15g、生山药15g、麦冬30g、五味子15g、乌梅9g、杞果15g、茺蔚子30g、麻黄根15g、桑叶15g、金樱子15g、芡实15g、甘草9g、生姜3g、大枣10g。7剂，水煎服，每日1剂，分2次温服。

三诊：2016年1月16日。药后盗汗明显好转，精神体力有增，口干减轻，纳眠可，大便正常，溲黄，仍有早泄现象。舌边尖红，苔薄黄，脉沉稍数。上方知母、黄柏均加至20g，金樱子30g，生山药易为炒山药30g。10剂，煎服法同上。

药后诸症告愈。

按语：本案患者为肝肾阴虚之盗汗。患者熬夜较多，耗伤肾阴，阴虚内热、迫津外邪而致盗汗。方用地黄汤加金樱子、芡实、麦冬、五味子滋补肝肾，知母、黄柏、桑叶清热除烦，牡蛎散敛阴止汗。久病生瘀，故用牡丹皮清热除瘀。共奏滋补肝肾、敛汗涩精之效。

医案五　盗汗（气阴不足）

患者：胡某某，男，26岁。2014年12月28日首诊。

现病史：右颞叶术后29天，夜眠盗汗如洗，大便三、四日1行，干硬难排，近日感冒，鼻塞，时有发热，纳可，睡眠多梦，小便短黄，舌红，苔薄，脉濡数。

既往史：无特殊病史。

诊断：盗汗（气阴不足）。

治则：益气养阴，固表敛汗。

方药：玉屏风散合牡蛎散化裁，处方如下：黄芪50g、生白术30g、防风15g、煅牡蛎50g、麻黄根30g、浮小麦60g、金樱子15g、五味子15g、地骨皮20g、山茱萸 30 g、柴胡 15 g、黄芩 15 g、生地黄 30 g、牡丹皮 15 g、炒决明子 18 g、桑叶 1 g。7 剂，水煎服，每日 1 剂，分 2 次温服。

服药 1 剂后，盗汗减半，大便畅。药服 7 剂，诸症告愈。

按语：阴虚内热，迫津外溢，是为阴虚盗汗；汗出较多则津液易伤，气随汗出，终致气阴不足，如是循环往复。阴虚肠燥不荣，故而便干难排。便黄、舌红等亦为阴虚内热之象。方用玉屏风散，益气养阴，固表敛汗，牡蛎散养阴清热敛汗，标本兼治。

不　寐

医案一　不寐（痰扰心神，心神不安）

患者：李某某，男，54 岁。2015 年 1 月 22 日首诊。

主诉：失眠 20 年余。

现病史：20 年来常常失眠，呈阶段性发病。失眠时伴急躁易怒，纳呆不欲食，时有头晕眼花，乏力懒言，胸部及胃脘时有灼热不适，干哕，无反酸，二便正常。服用"米氮平"失眠有所减轻，已有依赖性。当地医院曾按癫痫治疗，无效。否认糖尿病及低血糖病史，曾在当地医院做头颅核磁共振检查，未见异常。查血压 130/90 mmHg，舌质红，苔白厚腻，脉沉缓无力。

诊断：不寐（痰扰心神，心神不安）。

治则：健脾化痰，清心安神。

方药：温胆汤化裁，处方如下：陈皮 5 g、法半夏 15 g、竹茹 15 g、枳实 15 g、茯苓 30 g、川黄连 9 g、远志 9 g、茯神 30 g、党参 15 g、生龙骨 50 g（先煎）、炒酸枣仁 30 g、柴胡 15 g、炒白芍 15 g、炒白术 15 g、肉桂 9 g、砂仁 9 g、焦东楂 30 g、生姜 3 g、大枣 10 g。7 剂，水煎服。

二诊：2015 年 1 月 29 日。服上方后失眠明显好转，纳差，舌淡红，苔白稍腻，脉沉缓无力。上方去远志，加鸡内金 10 g，7 剂，水煎服。

三诊：2015 年 2 月 6 日。服上方后睡眠转好，已不服用西药安眠，但时有入睡困难。纳增，时有食管烧灼感，心中懊侬，心悸，胆怯，持续数分钟可自行缓解，每日发作 1 次，无反酸，舌红苔白腻，脉沉缓。上方去焦东楂，加藿香 10 g，15 剂，水煎服。

四诊：2015 年 3 月 9 日。服上方 15 剂后，睡眠安稳，已无难寐之症。但仍时有食管烧灼感，且鼻可嗅及胃气上逆之异常气味。于 2 月 27 日在方城县医院胃镜检查示：慢性食管炎、胆汁反流性胃炎。舌淡红，苔薄白微黄，脉沉缓稍弦。拟丹栀逍遥散合半夏泻心汤化裁：牡丹皮 9 g、炒栀子 9 g、炒白术 15 g、茯苓 30 g、生姜 3 g、当归 9 g、柴胡 15 g、甘草 6 g、赤芍和白芍各 15 g、黄连 10 g、吴茱萸 3 g、海螵蛸 20 g、干姜 9 g、旋覆花 20 g（布包）、鸡内金 10 g、大枣 10 g。7 剂，水煎服。

2015 年 4 月 2 日随访，其病告愈，无明显不适症状。

按语：不寐一病，总属阳盛阴衰、阴阳失交，或为阴虚不能纳阳，或为阳盛不得入于阴。病位主要在心，与肝、脾、肾关系密切。本案证属痰热内扰、肝脾不和证。肝胆失疏，气郁生痰化热，痰热扰心，阳盛不得入于阴而不寐，急躁易怒；肝胆气郁热盛克脾土，肝脾不和而致纳呆、烧心、反酸、干哕等症；脾虚日久运化乏力，气血化源不足，心神失养、不寐加重的同时，出现头晕眼花、乏力懒言等气血虚弱的证候。

方中黄连温胆汤理气化痰清热，和胃利胆清心；安神定志丸加酸枣仁、夜交藤镇惊、补脾养血、宁心安神；柴胡、炒白芍调和肝脾；山楂、砂仁、鸡内金健脾消食化积。本方用药，遵"补其不足、泻其有余、调其虚实"之原则，在此基础上施以安神镇静之药，兼顾标本；用小量肉桂引火归元，交通心肾，使水火即济，阳得入阴；加入醒脾之动药藿香，加强脾运之力，以防补脾之药碍脾。

医案二　不寐（气阴不足）

患者：张某某，男，40 岁。2015 年 11 月 21 日首诊。

现病史：睡眠欠佳 2 个月余，入睡困难，盗汗，精神疲惫，头痛头昏，晨起干咳无痰，咽干音哑，饮热水后好转，纳可，二便调，舌黯红，苔薄白，脉沉稍细无力。

既往史：平素血压偏高（140/100 mmHg），飞蚊症 2 年。

诊断：不寐（气阴不足）。

治则：益气养阴，敛汗利咽。

方药：天王补心丹合牡蛎散化裁，处方如下：太子参 20 g、北沙参 20 g、麦冬 15 g、炒酸枣仁 30 g、柏子仁 15 g、五味子 15 g、乌梅肉 15 g、远志 9 g、竹茹 15 g、茯神 30 g、煅牡蛎 50 g、麻黄根 30 g、浮小麦 50 g、木蝴蝶 15 g、桔梗 15 g、赤芍 10 g、威灵仙 20 g、甘草 9 g、生姜 3 g、大枣 10 g。7 剂，水煎服，每日 1 剂，分 2 次温服。

另配服茶饮方：玄参 200 g、麦冬 100 g、桔梗 100 g、甘草 100 g、各包。用法：每包取适量，白开水浸泡如茶水般饮用。

二诊：2015 年 12 月 12 日。药后诸症均有明显好转，头已不痛，唯咽干音哑仍较显著，纳可，二便调，舌淡红，苔薄白，脉沉缓。首方太子参、北沙参均加至 30 g，去竹茹加诃子肉 12 g，10 剂，煎服法同上。

半个月后，患者来电告知，其病告愈。

按语：《医效秘传·不得眠》有云："若阴虚为阳所胜，则终夜烦扰而不眠也。"本案证属阴虚不能纳阳、阴阳失交而不寐；多因忧愁思虑太过而暗耗阴血，阴虚血少、心肾不交、虚火内扰所致。阴虚血少，虚热内扰而盗汗，失于滋养而致干咳暗哑。方中麦冬滋阴清热；酸枣仁、柏子仁补血养心安神；竹茹、茯神、煅牡蛎化痰安神；五味子敛心气安心神；麻黄根、浮小麦滋阴敛汗；乌梅生津敛肺；木蝴蝶、桔梗、威灵仙清肺、利咽、止痛，治干咳暗哑。本证因虚致瘀，赤芍可养血活血化瘀。

内伤发热

医案一　内伤发热（气虚血瘀）

患者：李某某，女，39 岁。2014 年 2 月 10 日首诊。

现病史：低热月余，体温常在 37℃以上。昨晚起头痛，手足心发烫，胸部窜痛，可窜至咽喉；现心前区、胸正中线应胸骨上下疼痛，时或心悸不适；纳可，寐差，难以入睡，口渴，二便调，月经先期 1 周，伴瘀块，小腹疼痛。平素经常咽喉疼痛，牵引耳痛，已 3 年有余。心前区疼痛曾有一次昏厥。舌黯，苔白，脉濡缓无力稍数。咽腔充血黯红，淋巴滤泡增生。

既往史：慢性非萎缩性胃炎，近查报告：甲状腺结节、乳腺增生、子宫壁囊肿。肺部 CT 未见异常，血常规：白细胞计数（WBC）9.12×10^9/L，中性粒细胞百分比 78.71%。

诊断：内伤发热（气虚血瘀）。

治则：活血化瘀，理气止痛，清热利咽。

方药：血府逐瘀汤化裁，处方如下：桃仁 9 g、红花 9 g、赤芍 15 g、川芎 18 g、柴胡 18 g、枳壳 15 g、白芍 15 g、甘草 9 g、黄芪 30 g、当归 12 g、黄芩 18 g、牛蒡子 9 g、细辛 3 g、炒酸枣仁 30 g、夜交藤 15 g、地骨皮 30 g、檀香 10 g、威灵仙 20 g、生姜 3 g、大枣 10 g。7 剂，水煎服，每日 1 剂，分 2 次温服。

二诊：2014 年 2 月 17 日。服药期间热退，停药复热，体温 37.5℃以下，头已不痛，乳房胀痛减轻，时或胸闷咳喘，少气无力。述春节期间参加两次文艺演出均致发热，且咽至膻中疼痛，排卵期阴道有血丝样黏液排出。舌淡红稍黯，苔白，脉沉缓无力。此血瘀之势明显减轻，述演出辛劳即热，说明表虚气虚，拟上方加入玉屏风散再行化裁，处方如下：黄芪 30 g、炒白术 15 g、防风 15 g、柴胡 18 g、黄芩 18 g、枳壳 15 g、檀香 10 g、砂仁 9 g、丹参 30 g、红花 15 g、炒酸枣仁 30 g、夜交藤 15 g、威灵仙 20 g、地骨皮 30 g、桔梗 15 g、甘草 9 g、生姜 3 g、大枣 10 g。7 剂，水煎服，如上法。

药后发热间或发生，诸症均已向愈，依此方加减化裁又进 7 剂，一周来未再发热而停药。

半年后因其他疾病来诊，述上次病热，计服 21 剂中药告愈，未再发热。

按语：本案为内伤发热之血瘀气虚证。内伤发热为脏腑受损而致气血阴阳亏虚、气血湿郁结壅遏所致。本案病已逾月，耗伤正气而致脾肺气虚，气虚无力推行血运，血行郁阻滞涩而致头痛、胸痛、耳痛、痛经且伴瘀块；阴血不能上行濡润咽喉则口干燥渴疼痛。舌黯乃血瘀之征，脉濡稍数也乃血分郁热之象。《景岳全书·火证》说："实火宜泄，虚火宜补，固其法也。然虚中有实者，治宜以补为主，而不得不兼乎清；……若实中有虚者，治宜以清为主而酌兼乎补。"本案从症状表现看，瘀血阻滞所致的症状多而重，兼有气血虚的表现，因而以血府逐瘀汤活血化瘀为主，兼用黄芪、当归补气活血。辅以清热、理气、安神、止痛之药，以治疗兼症。在诊治过程中，瘀血轻而症减，矛盾的主要方面转化为气血虚，因此在活血化瘀的基础上增加玉屏风散，以补气固表，减轻内伤发热的同时防止外邪内侵而发外感发热。

医案二　内伤发热（肝脾不调，阴虚内热）

患者：赵某某，女，64 岁。2015 年 11 月 9 日首诊。

现病史：自觉身热、口干半年余。今春打农药、搬化肥后致发本病，现左半身热，先为左胁后至左背热，继而蔓延至左侧肢体及右下肢，始为阵发性，现为持续性。身热时伴胃部不适，厌油，纳差，口干口苦，不渴，眠可，二便调，体温正常。舌淡红，苔黄腻，乏津，脉沉缓。

2015 年 10 月 21 日当地医院甲状腺彩超检查示：①甲状腺弥漫性回声改变；②甲状腺双侧叶囊性回声；③甲状腺双侧叶结节。肝脏彩超示：肝内小囊肿。动态 ECG 示：偶发房性期前收缩，短暂房性心动过速 1 阵，偶发室性期前收缩。

既往史：无特殊病史。

诊断：内伤发热（肝脾不调，阴虚内热）。

治则：调和肝脾，滋阴清热。

方药：丹栀逍遥散合清骨散化裁，处方如下：牡丹皮 15 g、炒栀子 15 g、茯苓 30 g、生姜 3 g、当归 9 g、柴胡 15 g、甘草 9 g、赤芍和白芍各 15 g、地骨皮 15 g、青蒿 20 g、知母 15 g、制鳖甲 15 g、北沙参 20 g、石斛 15 g、白蔻仁 6 g、生薏苡仁 30 g、佩兰 15 g、焦三仙各 15 g、大枣 10 g。7 剂，水煎服，每日 1 剂，分 2 次温服。

二诊：2015 年 11 月 23 日。药后腹泻 4 次，此后未再腹泻，现左侧背、腰、髋及左侧小腹部仍有热感，尤以腰髋部为著，左侧肩部热后有痛感，口干口苦，咽干咽痛，偶感胃热，纳可眠可。舌淡红偏黯，苔白厚腻，脉沉缓无力。拟遵丹栀逍遥散、三仁汤合青蒿鳖甲汤化裁，处方如下：牡丹皮 15 g、炒栀子 15 g、当归 9 g、炒白芍 15 g、茯苓 30 g、炒白术 15 g、炒杏仁 15 g、白蔻仁 9 g、生薏苡仁 30 g、藿香 9 g、车前子 15 g、柴胡 15 g、地骨皮 20 g、青蒿 20 g、制鳖甲 15 g、制龟板 15 g、知母 15 g、麦冬 15 g、桔梗 15 g、甘草 9 g、生姜 3 g、大枣 10 g。10 剂，煎服法同上。

三诊：2015 年 12 月 14 日。热感减轻，咽痛除，仍口干口苦，纳眠、二便正常，时或身痛。舌淡红偏黯，苔白稍腻，脉沉缓。拟血府逐瘀汤化裁，处方如下：黄芪 20 g、当归 9 g、赤芍和白芍各 15 g、桃仁 9 g、红花 9 g、柴胡 15 g、牡丹皮 15 g、地骨皮 20 g、秦艽 15 g、银柴胡 20 g、青蒿 20 g、制鳖甲 15 g、制龟板 15 g、川牛膝 15 g、丝瓜络 15 g、甘草 9 g、生姜 3 g、大枣 10 g。10 剂，煎服法同上。

四诊：2016 年 1 月 13 日。服药期间诸症消退，药停后其症再现，左背热，腰酸，口干不渴，发热时脘腹不适，不欲饮食，肠鸣泄泻，有时背部冷，自述"现右侧身体也欲发热"，其热下行至足，眠可。舌淡红，苔白微黄稍腻，脉濡稍数。上方加知母 15 g、黄柏 15 g、黄连 9 g、乌梅 15 g。10 剂，煎服法同上。

1 个月后，家人来电告知，病愈，未再复发。

按语：内伤发热病机复杂，气血阴阳虚损皆可兼而有之，虚实夹杂也是常见的表现，并且在诊疗过程中出现各种变化。本案之发热，以阴虚发热为主。《景岳全书·寒热》中说："阴虚之热者，宜壮水以平之；无根之热者，宜益火以培之。"清骨散以清热之品为主，佐以滋阴之品，加沙参、石斛以加强滋阴之效；肝脾不和而胁热纳呆，丹栀逍遥散调和肝脾兼以除热，加蔻仁、薏仁、佩兰、焦三仙等健脾祛湿和胃。《医门法律·虚劳论》中说："血瘀则荣虚，荣虚则发热。"气阴亏虚可咽干口燥，日久也可阴虚致瘀而生瘀热，因而在滋阴清热的基础上用血府逐瘀汤活血化瘀而除热。

第二十三章　妇科杂病医案

医案一　月经不调（肝郁脾虚，湿郁血瘀）

患者：白某某，女，21 岁。2015 年 6 月 8 日首诊。

现病史：月经前后不定期，经前腹胀，经来后腹痛 1 ~ 2 日，之后缓解，现 4 个月未来月经，此前曾有停经半年，平素倦怠乏力。B 超示子宫内膜较薄。舌淡红，苔白，齿痕，脉右弦滑，左沉缓，两尺弱。

既往史：无特殊。

诊断：月经不调（肝郁脾虚，湿郁血瘀）。

治则：疏肝健脾，活血化瘀。

方药：逍遥散合血府逐瘀汤化裁，处方如下：黄芪 30 g、党参 15 g、当归 15 g、丹参 30 g、熟地黄 30 g、赤芍和白芍各 15 g、益母草 30 g、枳壳 15 g、檀香 9 g、延胡索 15 g、乌药 15 g、云苓 30 g、车前子 20 g、鹿角霜 15 g、桃仁 9 g、红花 9 g、甘草 9 g、生姜 3 g、大枣 10 g。7 剂，水煎服，每日 1 剂，分 2 次温服。

二诊：2015 年 6 月 15 日。前数日似有经来，仅见少许褐色黏液，伴胸痛、腹泻，舌淡红，苔薄微黄，齿痕，脉右沉弦，左沉细，尺弱。方药：逍遥散、当归补血汤、桃红四物汤化裁，处方如下：黄芪 30 g、当归 15 g、丹参 30 g、鸡血藤 30 g、益母草 30 g、生地黄和熟地黄各 30 g、柴胡 15 g、炒白芍 20 g、云苓 15 g、炒白术 9 g、枳壳 15 g、檀香 9 g、延胡索 15 g、鹿角霜 15 g、桃仁 15 g、红花 15 g、生姜 3 g、大枣 10 g。7 剂，煎服法同上。

三诊：2015 年 6 月 22 日。昨日觉咽干刺激感，晨起胸痛，其余时间则不痛。舌淡红，苔白，齿痕，脉沉缓。上方去檀香、桃仁，加党参 15 g、陈皮 15 g、鸡内金 15 g、麦冬 15 g。7 剂，煎服法同上。

四诊：2015 年 7 月 6 日。上周感冒致咽喉不利，咳嗽多痰，夜晚咳甚。察见咽腔充血，双侧扁桃体Ⅰ度肿大。舌淡红，苔薄微黄，齿痕，脉沉稍数。拟止嗽散化裁，处方如下：荆芥9g、防风9g、白前15g、炙紫菀20g、炙百部20g、陈皮15g、桔梗15g、赤芍15g、威灵仙20g、牛蒡子15g、南沙参30g、麦冬15g、益母草30g、僵蚕10g、甘草9g。7剂，煎服法同上。

五诊：2015年7月13日。咳愈。本月9~14日月经来潮，色黯，量少，无明显不适。舌淡红，苔白，齿痕，脉沉细无力，尺弱。拟逍遥散加养血补肾之品，处方如下：黄芪30g、当归15g、赤芍和白芍各15g、柴胡10g、云苓30g、炒白术15g、熟地黄30g、益母草30g、红花9g、鹿角霜9g、鸡血藤30g、车前子20g、黄精15g、制首乌15g、甘草9g、生姜3g、大枣10g。7剂，煎服法同上。

六诊：2015年7月20日。月经已11天，至今未尽，色黯，量少，无明显不适，纳眠二便正常。舌淡红，苔白，齿痕，脉沉缓，尺弱。拟丹栀逍遥散化裁，处方如下：牡丹皮9g、炒栀子9g、当归15g、炒白芍20g、柴胡15g、云苓30g、炒白术15g、车前子15g、益母草30g、仙灵脾15g、鹿角霜15g、甘草9g、生姜3g、大枣10g。7剂，煎服法同上。

七诊：2015年8月3日。药后3天月经净，纳眠二便正常，无明显不适，因假期打零工睡眠较晚，多在夜晚1点钟方能就寝。舌淡红，苔薄黄稍腻，脉沉缓。拟逍遥散左归丸化裁，处方如下：黄芪30g、当归15g、赤芍和白芍各15g、柴胡12g、云苓30g、炒白术9g、生地黄和熟地黄各15g、山茱萸15g、黄精15g、女贞子15g、连翘15g、益母草30g、丹参30g、鹿角霜15g、甘草9g、生姜3g、大枣10g。7剂，煎服法同上。

八诊：2015年8月24日。8月15日月经来潮，6天尽，前3天量大，色红，伴少量瘀块，小腹轻微下坠感。月经来潮前1周乳胀，纳眠、二便正常。舌淡红，苔白，齿痕，脉沉缓。拟逍遥散化裁，处方如下：当归15g、赤芍和白芍各15g、柴胡12g、云苓30g、炒白术15g、枳壳15g、益母草30g、生地黄和熟地黄各15g、制香附9g、黄精15g、女贞子15g、鹿角霜9g、车前子15g、竹叶9g、焦东楂15g、甘草9g、生姜3g、大枣10g。7剂，煎服法同上。

九诊：2015年8月31日。无明显不适，舌淡红，苔白，齿痕，脉沉稍数。上方去焦东楂，加牡丹皮、炒栀子各9g。7剂，煎服法同上，善后。

1个月后，其姨来诊告知，患者月经已归正常，无不适。

按语：本病辨证为肝郁脾虚，方以肝郁脾虚、湿郁血瘀，以逍遥散合血府逐瘀汤化裁。女子以肝为先天，肝主藏血，具有贮存血液、调节血量、防止出血的功能，月经不调多从肝论治。肝气郁结，藏泄失司，血海蓄溢失常，则月经先后不定期。脾胃为气血生化之源，脾虚则气虚血少，故见子宫内膜较薄。治疗从肝脾入手，疏肝健脾，调理气血。二诊患者行经不畅，治以补血活血之中药。三诊患者咽干有刺激感，加麦冬滋阴。四诊时患者外感风邪，方以止嗽散疏风利咽、润肺止咳。五诊时月经已来潮，但色黯，量少，故以养血活血为主。六诊月经仍淋漓不尽，与肝的疏泄功能相关，故治疗上仍守逍遥散之义，健脾疏肝，同时加牡丹皮凉血活血、炒栀子稍稍止血。七诊合左归丸补肾阴，滋养内膜，调补冲任气血。八诊已见明显疗效，本次月经量、色、质及行经时间均优于之前，患者诉经前 1 周乳房胀，属肝郁气滞之象，加制香附、枳壳行气疏肝。九诊已基本痊愈。陈安民教授治疗该病，疏肝健脾贯穿始终，辨证准确，故药后辄取良效。

医案二　月经不调（气虚血瘀）

患者：杨某某，女，37 岁。2015 年 12 月 22 日首诊。

现病史：自 2014 年 5 月生二胎后 2 个月即来月经，量少，色黯夹瘀，行经 4 天，周期 25 天左右，不能憋尿，蹦跳即有尿液溢出，纳眠可，大便日 1 行，畅顺。生二胎后脱发较多，四肢懒动，肌筋酸沉疼痛。舌淡红，苔白，脉沉缓。

既往史：无特殊病史。

诊断：月经不调（气虚血瘀）。

治则：益气养血，调和肝脾。

方药：逍遥散化裁，处方如下：黄芪 30 g、当归 15 g、赤芍和白芍各 15 g、柴胡 15 g、云苓 30 g、炒白术 9 g、丹参 20 g、益母草 30 g、桑螵蛸 15 g、益智仁 15 g、桑叶 15 g、黄精 15 g、制首乌 15 g、生地黄和熟地黄各 15 g、甘草 9 g、生姜 3 g、大枣 15 g。7 剂，水煎服，每日 1 剂，分 2 次温服。

二诊：2016 年 1 月 9 日。首方 7 剂服完后月经来潮，4 天尽，量少，色稍黯，无疼痛，无血块，尿频、脱发均有减轻，纳眠、二便正常。舌淡红，苔白，脉沉缓。血常规：白细胞计数（WBC）7.62×10^9/L，红细胞计数（RBC）4.84×10^{12}/L，血红蛋白（Hb）143 g/L，血小板计数（PLT）208×10^9/L。方药：首方丹参加至 30 g，另加菟丝子 15 g、女贞子 15 g、侧柏叶 15 g。7 剂，煎服法同上。

三诊：2016 年 1 月 23 日。尿频、脱发明显好转，纳眠、二便正常，舌淡红，苔薄白，脉濡缓。然其白发较多，求乌发。上方去甘草，加升麻 9 g、旱莲草 30 g，进一步巩固疗效，并辅以补肝肾之阴而乌发。

按语：患者产后 2 个月即来月经，气不摄血之象明显。女子产后多虚多瘀，气虚膀胱收摄无力，故蹦跳即有尿液溢出，正如老年人肾气亏虚，肾司前后二阴，咳嗽时有尿液溢出，治疗上用桑螵蛸、益智仁暖肾固精缩尿。发为血之余，血虚无以荣养头皮则脱发。根据《本草纲目》记载：桑叶有"治劳热咳嗽，明目，长发"的作用。二诊患者症状已有所好转，加菟丝子、女贞子补肾中阴阳，侧柏叶生发乌发。因药证熨帖，故收效颇佳，三诊诸症明显改善。

医案三 痛经（气滞血瘀）

患者：王某，女，24 岁。2014 年 3 月 11 日首诊。

现病史：月经来潮腹痛 4 年，周期前后不定，量少，色黯，夹有瘀块，小腹憋胀，来潮第一天痛甚，需打止痛或服止痛片方可缓解，纳呆，常不早餐，便干，排解无规律，小便正常，眠可，舌淡红，苔薄白，脉沉缓。查血常规正常。

既往史：无特殊病史。

诊断：痛经（气滞血瘀）。

治则：行气活血，祛瘀止痛。

方药：血府逐瘀汤化裁，处方如下：黄芪 30 g、当归 10 g、丹参 30 g、鸡血藤 30 g、桃仁 9 g、红花 9 g、柴胡 15 g、延胡索 15 g、乌药 15 g、干姜 9 g、小茴香 15 g、焦东楂 15 g、肉苁蓉 30 g、炒白芍 20 g、香橼 15 g、甘草 9 g、生姜 3 g、大枣 10 g。7 剂，水煎服，每日 1 剂，分 2 次温服。

二诊：2014 年 3 月 17 日。药后无明显不适，言讲首诊未告知：月经来潮时伴腰部酸痛，舌淡红，苔薄白，脉沉缓。上方去甘草，加桑寄生 30 g，7 剂，煎服法同上。

三诊：2014 年 4 月 10 日。本次月经来潮已不疼痛，经色仍黯，舌脉正常。上方继服 7 剂。

四诊：2014 年 5 月 6 日。药后第二次月经来潮腹微痛，痛不足言，经色转红，余无不适，舌淡红，苔薄白，脉沉缓。上方去香橼，加益母草 30 g，继服 15 剂巩固疗效善其后。

按语：患者经期小腹疼痛剧烈，根据月经量、色质辨为气滞血瘀证，拟方血府逐瘀汤。血府逐瘀汤出自清代王清任的《医林改错》，系桃红四物汤合四妙散加桔梗、牛膝而成，方中当归、桃仁、红花活血化瘀，柴胡疏肝理气。本方气血同治，活血中又有补血，升降协调，祛瘀下行。二诊时腰酸，腰为肾之腑，腰酸当加补肾药。三诊胞中瘀血已去大半，通则不痛，效不更方。四诊仅余轻微疼痛，治病讲究"祛邪务尽，善后务细"，继服 15 剂巩固疗效。

医案四 产后身痛多汗（气虚血瘀，气阴不足）

患者：赵某，女，33 岁。2014 年 5 月 5 日首诊。

现病史：产后身痛至今已 100 天，全身自汗出且量大，并见眼痛、牙痛，牙龈出血，双膝无力、受凉疼痛、不能下蹲，腰痛，足跟痛，厚衣厚被使身痛可得缓解，两手不适，搓手后可缓解，头晕自觉旋转，口中黏腻不爽，饮多尿多，大便正常，纳可，舌淡红偏黯，苔白，脉濡数。

既往史：腰椎间盘突出 10 年。

诊断：产后身痛多汗（气虚血瘀，气阴不足）。

治则：益气养阴敛汗，行气活血，通络止痛。

方药：玉屏风散、牡蛎散合血府逐瘀汤化裁，处方如下：黄芪50 g、炒白术15 g、防风15 g、煅牡蛎50 g、麻黄根20 g、浮小麦60 g、麦冬20 g、石斛15 g、花粉15 g、葛根20 g、徐长卿20 g、细辛3 g、丝瓜络15 g、丹参20 g、炒白芍15 g、威灵仙20 g、山茱萸20 g、甘草9 g、生姜3 g、大枣10 g。7剂，水煎服，每日1剂，分2次温服。

二诊：2014年5月10日。药后全身痛轻，出汗明显减少，在吃饭时及饮水后仍有汗出，齿衄仍在，劳累后偶有头晕，但头晕持续时间较前减短，仍喜饮但量已少，下蹲后扶物可站起，两手仍有不适感，平时易怒，头部出汗受风后头顶发凉，捂后觉舒。舌淡红偏黯，苔白，脉濡数。首方去威灵仙、山茱萸、甘草，加鹿角霜15 g、地骨皮20 g、柴胡9 g，7剂，煎服法同上。

后家人告知，药后病愈。

按语：本案中患者症状较多，临证时当抓主要矛盾。产后血瘀身痛，血得温则行，遇寒则凝，故双膝无力受凉疼痛，厚衣厚被使身痛可得缓解；气虚不能固表，可致汗出过多，汗多又耗气伤阴，如此恶性循环。牡蛎散是治疗体虚自汗、盗汗的代表方，合玉屏风散益气固表止汗，方中黄芪用至50 g。二诊症状较前减轻，加入血肉有情之品鹿角霜补血；患者齿衄仍在，平素易怒，阴虚火旺，迫血妄行，产后不宜用寒凉之品，故选地骨皮以清虚热，柴胡疏肝气。

医案五　产后多汗（产后气虚，卫气不固，营阴外泄）

患者：吴某某，女，29岁。2015年2月28日首诊。

现病史：20天前剖宫产出第二胎，由此始见盗汗，汗后身凉，烦躁易怒，恶露时有时止，眠浅多梦，小便灼热，大便正常，胃胀，奶水过多。舌黯红，苔中部白厚腻，脉沉缓。

既往史：无特殊病史。

诊断：产后多汗（产后气虚，卫气不固，营阴外泄）。

治则：益气固表敛汗，疏肝和胃。

方药：玉屏风散合牡蛎散、逍遥散化裁，处方如下：黄芪50 g、炒白术15 g、防风15 g、煅牡蛎30 g、麻黄根30 g、桑叶15 g、浮小麦50 g、柴胡15 g、蒲黄炭9 g、炒白芍15 g、当归9 g、枳壳15 g、车前子15 g、焦三仙各15 g、甘草9 g、生姜6 g、大枣10 g。7剂，水煎服，每日1剂，分2次温服。

以后来诊，问及此事，答曰：药服7剂，诸症皆愈。

按语：妇女生产无论是顺产还是剖宫产都会耗伤气血，顺产过程中女子需要不断用力，会大量出汗，剖宫产属外来创伤。"汗后身凉"是因为在表阳气本已亏虚，出汗又带走了更多的阳气。阴虚潮热盗汗则不会有此症状。玉屏风散属补气剂，方中黄芪擅补脾肺之气，白术健脾益气，培土生金，佐以防风升阳祛风，与黄芪合用，固表而不留邪，祛邪而不伤正。陈安民教授善用逍遥散化裁治疗各种疾病，逍遥散属和解之剂，和即和解、调和，是通过缓和的手段以解除病邪，通过减盈济虚，平亢扶卑，达到恢复脏腑功能和谐的目的。妇女产后不耐攻伐，故用和法治之。

医案六　带下（脾虚湿停，湿热下注）

患者：顾某，女，52岁。2016年1月19日首诊。

现病史：白带量大1年余。述50岁停经后半年始见白带增多，初稀后浓，经细胞学检查，未见上皮内病变及恶性病变细胞，系反应性细胞改变，重度炎症。临床伴发乳房胀痛，纳可，寐差，眠浅多梦，大便日行1~2次，基本成形，小便正常，胃脘偶有疼痛。舌淡红，舌后部苔黄腻，脉沉缓细而无力。

既往史：慢性非萎缩性胃炎，已治愈。

诊断：白带（脾虚湿停，湿热下注）。

治则：健脾清化湿热，调和肝脾。

方药：完带汤化裁，处方如下：党参15g、炒白术20g、陈皮9g、茯苓30g、炒山药30g、炒薏苡仁30g、车前子20g、芡实15g、炒黄柏15g、柴胡15g、当归9g、赤芍和白芍各15g、延胡索15g、枳壳15g、苦参15g、甘草9g、生姜3g、大枣10g。7剂，水煎服，每日1剂，分2次温服。

2个月后随访，述7剂药后，遂即病愈。

按语：本病属中医"带下病"范畴。如《沈氏女科辑要笺正》引王孟英所言："带下，女子生而既有，津津常润，本非病也。"正常的白带具有润泽胞宫、阴道、外阴的作用。带下过多则属病态。中医认为带下过多多由湿邪为患，临床中常根据带下的质地、颜色来辨寒热虚实。本病案中带下色白，初稀后浓，结合舌脉，辨为脾虚湿停，患者又有乳房胀痛，为肝郁气滞之象，故治以健脾清化湿热，调和肝脾。7剂病瘥。

第二十四章　男科疾病医案

医案一　阳痿（肝肾亏虚，气滞血瘀）

患者：刘某，男，39 岁。2015 年 11 月 21 日首诊。

现病史：阳痿难举、性事稀少 2 年余，劳累熬夜后心前区不适或有疼痛，时有右胁疼痛，乏力，纳眠尚可，二便调，自述心电图检查正常，舌质黯红，苔白微黄乏津，左脉沉细无力，右脉稍弦，两尺脉弱。诊疗目的：求嗣。

既往史：素来性格内向，不喜活动。

诊断：阳痿（肾气不足，肝郁血瘀）。

治则：滋肾壮阳，疏肝活血，通络祛瘀。

方药：右归丸、五子衍宗丸合丹参饮化裁，处方如下：熟地黄 30 g、山茱萸 15 g、生山药 15 g、黄精 15 g、女贞子 15 g、杞果 15 g、蛇床子 30 g、五味子 15 g、金樱子 15 g、车前子 15 g、菟丝子 15 g、丹参 30 g、檀香 9 g、枳壳 15 g、党参 15 g、柴胡 15 g、甘草 9 g、生姜 3 g、大枣 10 g。7 剂，水煎服，每日 1 剂，分 2 次温服。

二诊：2015 年 12 月 5 日。诸症均有好转，纳眠可，二便调，主动增加室外活动配合治疗。舌淡红偏黯，苔白微黄，左脉沉缓无力，两尺脉弱。上方加黄芪 30 g，7 剂，煎服法同上。

三诊：2015 年 12 月 13 日。自我感觉无明显不适，但性事仍觉力不从心，舌脉同上。药已奏效，告之此证尚需从长计议。上方出入化裁，继续服药 2 个月，健康状况得以复原，精力充沛，无明显不适。妻孕否，未访。

按语：成年男子阴茎不举，或举而不坚，夫妇不能进行性交，称为阳痿。本病多为功能失调所致。阳痿是一切性功能减退疾病中症情较重的一种，早泄或遗精日久不愈，有可能进一步发展成阳痿。古人认为，阳痿的病位主在宗筋，宗筋由肝所主，肾司作强之处，宗筋之举起，思念于心，培养于脾，故阳痿的发病与肝、肾、心、脾四脏关系密切。命门火衰、心脾受损、恐惧伤肾、肝郁不舒及湿热下注是其主要病因病机。本例患者先天禀赋不足，肾精亏虚，日久形成肝肾亏虚，久病入络，出现气滞血瘀证候。故中药以右归丸、五子衍宗丸补肝肾、强精髓，兼以疏肝理气、活血化瘀为辅，配合丹参饮化裁，患者症状明显缓解，二诊诊脉显示左脉沉缓无力，两尺脉弱，提示气血不足，故在原方的基础上加黄芪以补脾益气，口服 2 个月后，阳痿症状消失。

医案二　血精（湿热下注，精血外泄）

患者：甄某某，男，30 岁，已婚。2014 年 6 月 19 日首诊。

现病史：近期房事发现精液中带血，茎中痛热，腰部酸沉疼痛，溲短黄，大便干，舌淡红，苔白微黄腻，齿痕，脉沉缓。查血常规、尿常规未见异常，曾前列腺彩超示：前列腺内可见一 5 mm × 3 mm 囊性暗区。

既往史：嗜烟酒。

诊断：血精（湿热下注，迫精迫血外泄）。

治则：清利湿热，凉血止血。

方药：龙胆泻肝汤化裁，处方如下：龙胆草 6 g、栀子炭 20 g、黄芩 15 g、柴胡 9 g、车前子 20 g、泽泻 30 g、仙鹤草 30 g、大黄炭 15 g、血余炭 9 g、白茅根 30 g、黄柏 15 g、怀牛膝 15 g、白及 10 g、蒲黄炭 9 g、阿胶珠 15 g（研末冲服）、淡竹叶 15 g、甘草 9 g、生姜 3 g、大枣 10 g。7 剂，水煎服，每日 1 剂，分 2 次温服。

二诊：2014 年 7 月 5 日。药后血精症状有所减轻，偶有茎中热痛，小便色清，大便调，平时因工作关系而久坐，腰部酸困沉痛，纳眠尚可。舌淡红，苔白微黄，齿痕，脉沉缓。首方已见初效，加桑寄生 30 g、炒杜仲 15 g 更增其效，7 剂，煎服法同上。

2016 年 7 月 16 日甄先生因参与抗洪抢险，夜以继日连续奋战致旧病复发，谈及 2014 年之疾，述二诊之后，其病即获痊愈。

按语：精液中混有血液，称为血精。血精是一个病名，同时也是一个症状，常见于精囊炎患者，属男生殖系的非特异性感染之一。发病年龄不限，但大都发生在性活动旺盛之中青年。当然，也有一些血精患者，未经治疗，亦会自行消失，然并非痊愈。正如《医学衷中参西录》所云："溺血之证……问有出自阴道者……肝移热于室，则出自精道。"本例患者平素好烟酒，湿热内蕴，湿热之邪熏蒸精室，迫血妄行，发为血精。故治则当予清利湿热、凉血止血。龙胆泻肝汤化裁，患者 7 剂后症状缓解，考虑患者肝经湿热日久，伤及肾府，故给予桑寄生、炒杜仲以补肾壮腰。二诊后则诸症消失。

医案三　气淋（气血亏虚兼血瘀）

患者：陈某某，男，52岁。2016年10月29日首诊。

现病史：排尿时寒战3年，且尿液滞留排解不净，口唇发紫黯5年，纳眠正常，大便顺畅。舌黯苔白，左脉沉弦，右脉沉弦细。

既往史：无特殊病史。

诊断：气淋（气虚血郁）。

治则：益气活血，温肾通淋。

方药：十全大补汤化裁，处方如下：黄芪50 g、党参15 g、桂枝12 g、炒白术9 g、陈皮9 g、茯苓30 g、川芎15 g、当归9 g、炒白芍15 g、丹参30 g、巴戟天15 g、郁金15 g、石菖蒲9 g、车前子15 g、乌药15 g、丝瓜络15 g、生姜3 g、大枣10 g。7剂，水煎服，每日1剂，分2次温服。

二诊：2016年11月9日。药后排尿寒战症状消失，尿频、尿液滞留症状犹在，纳眠、大便正常，舌黯，苔薄白，脉沉缓。心脏彩超示：左室收缩功能、缩短分数43%，射血分数74%，左室舒张TDI：二尖瓣前叶瓣环运动曲线A＞E峰。首方石菖蒲加至15 g，去丝瓜络加怀牛膝15 g。7剂，煎服法同上。

三诊：2016年11月17日。尿滞留症状减轻，余无明显不适，舌黯苔白，脉沉缓。上方去陈皮加小茴香9 g，炒白术加至15 g，15剂。因其赴加拿大工作，改用免煎颗粒剂方便携带与服用，每日1剂，白开水冲服，分2次服。

后来电告知，数年之恙，已获痊愈。

按语：气淋病亦曰气癃，是表现为小便涩痛、淋漓不尽、小腹胀满疼痛、苔薄白、脉多沉弦的一种疾病。《金匮要略》记载："小便如浆状，小腹弦急，痛引脐中。"《诸病源候论·淋病诸候》曰："气淋者，肾虚膀胱热，气胀所为也。"便是对该病的描述。临床上有气滞不通和气虚无力之分。本例患者年过五旬，气血亏虚，排尿无力则出现排尿时寒战及排解不净，气血亏虚日久，血液运行无力则出现血瘀，故舌质黯，脉沉缓。给予十全大补汤化裁以益气活血、温肾通淋，患者气血亏虚明显缓解，尿寒战症状消失，尿频尿液滞留症状犹在，且舌黯、脉沉缓，故在原方的基础上给予川牛膝活血化瘀，三诊后诸症缓解，唯有舌黯苔白、脉沉缓，给予白术、小茴香健脾祛湿、行气活血。经过治疗后症状缓解。

第二十五章 头面五官疾病医案

医案一 颜面红赤（肝经郁热夹湿）

患者：宋某某，女，45岁。2014年4月7日首诊。

现病史：整个面部红赤如涂朱，且有粟粒样小丘疹已2年，瘙痒。初因用化妆品（具体品种不详）所致，用激素治疗后好转，但持续治疗则不效，凡觉热燥则颜面红赤瘙痒，晨起双目郁胀。2年来多次更医，多次换药治疗，效果不显，影响容貌社交，心烦气燥。纳眠尚可，月经色黯夹有瘀块，周期正常。舌边尖红绛，苔黄稍厚稍腻，脉沉弦稍数。

既往史：无特殊病史。过敏体质，对花粉、辛辣、冷热均过敏。

诊断：颜面红赤（肝经郁热夹湿）。

治则：疏肝解郁，清利肝经湿热。

方药：丹栀逍遥散化裁，处方如下：牡丹皮15g、炒栀子15g、当归9g、赤芍和白芍各15g、柴胡15g、云苓30g、炒白术15g、薄荷10g（后下）、桑叶15g、炙杷叶15g、龙胆草6g、车前子15g、泽泻20g、黄芩15g、生地黄20g、川牛膝15g、白鲜皮15g、地肤子30g、甘草9g。7剂，水煎服，每日1剂，早晚分服。

二诊：2014年4月15日。颜面红赤及面部丘疹基本消退，唯鼻部尚显红赤，舌淡红，苔薄黄稍腻，脉沉缓。效不更方，上方继服7剂。

三诊：2014年4月23日。面红、丘疹均已消退，自感有燥热之时，仍有颜面红赤，但较前明显轻微，舌淡红，苔薄，脉沉缓。上方药味酌减其量，继服7剂，巩固疗效告愈。

按语：凡皮肤过敏性疾患多见皮肤瘙痒、红赤、局部发热，多是血分郁热所致，治疗自当清解血分郁热。但皮肤过敏之症多夹湿邪而致缠绵反复难愈，故治之当辅以祛湿之法。《内经》云："肝藏血，主疏泄。"肝郁不疏则会加重肝血郁滞生热。本案宋女士颜面红赤丘疹瘙痒两年不愈，心绪郁闷烦躁致使肝经郁热加重而日久不愈；月经色暗夹瘀，舌红苔黄腻脉数是为肝经血瘀湿热所为，故选丹栀逍遥散加清热利湿之品治之。方中牡丹皮、炒栀子、龙胆草、黄芩清肝经郁热；柴胡、白芍疏肝解郁清热；当归、赤芍、生地黄和血凉血、活血化瘀；炒白术、云苓健脾除湿；薄荷、桑叶、杷叶宣肺清上轻解郁热；车前子、泽泻、地肤子、白鲜皮利湿除痒；川牛膝引热下行，甘草调和诸药，共奏清解肝经郁、利湿除痒之效，方药切中病机而除颜面红赤之顽症。

医案二　唇风（湿郁痰郁，卫阳不足）

患者：孟某，女，32岁。2015年10月12日首诊。

现病史：上唇肿痛、破溃流黄水半年。自述今年3月因产后受寒怕冷在街道诊所服用中药后上火致上唇肿胀，而后溃破流水，经治不愈，迁延至今。现倦怠乏力，畏寒，纳可，睡眠多梦，心烦易怒，咳吐黄痰，大便干，腰困，小腹不适，时或疼痛，妇科诊为盆腔炎。舌淡红偏黯，苔薄白，脉沉细无力。

既往史：无特殊病史。

诊断：唇风（湿郁痰郁，卫阳不足）。

治则：益气实卫，健脾除湿。

方药：玉屏风散合香砂六君子汤、三妙散化裁，处方如下：黄芪30g、苍术和白术各15g、防风15g、陈皮9g、法半夏9g、茯苓30g、木香9g、砂仁6g、黄柏15g、车前子30g、炒决明子18g、延胡索15g、全瓜蒌15g、土茯苓30g、白花蛇舌草30g、地骨皮15g、白及9g、甘草9g、生姜3g、大枣10g。7剂，水煎服，每日1剂，分2次温服。

二诊：2015年10月19日。上唇已无破溃流水，已不烦躁，但唇干起皮，仍倦怠乏力，额部起红丘疹数个，颈部受风而有凉感，腰困，寐差多梦，纳可，二便调，舌尖红，苔薄黄，脉沉缓。上方服后已见明显效果，效不更方，继服7剂，煎服法同上。

三诊：2015年11月6日。2天前上唇又流黄水，但较以往轻微，自行涂抹红霉素软膏后已愈。现唇干口渴，寐差，入睡困难，颈部与腰部畏风畏寒，纳可，二便调。舌淡红，苔薄白，脉滑稍数。上方去木香、砂仁、炒决明子、延胡索，加当归9g、石斛15g、北沙参20g、麦冬15g，甘草加至15g。7剂，煎服法同上。

四诊：2015年11月16日。现唇干起皮，睡眠欠佳，多梦易醒，颈肩疼痛（职业电脑操作），大便黏腻不爽，小便正常，左下腹痛，白带较多，纳可，舌淡红，苔薄，脉沉缓。拟天王补心丹化裁，处方如下：太子参15g、丹参30g、麦冬15g、五味子15g、炒酸枣仁 30 g、远志 9 g、云苓 30 g、茯神 30 g、徐长卿 30 g、延胡索 15 g、生薏苡仁 30 g、车前子 15 g、北沙参 15 g、石斛 15 g、白及 9 g、土茯苓 30 g、甘草 15 g、生姜 3 g、大枣 10 g。7 剂，煎服法同上。

五诊：2015 年 12 月 28 日。诸症均有减轻，上方稍事出入，随症化裁，继服 14 剂，诸症告愈。

按语：唇风俗称驴嘴风，常发生于上下唇，以下唇较为常见，多发于秋冬季。《外科正宗》记载："唇风，阳明胃火上攻，其患下唇发痒作肿，破裂流水，不疼难愈。"本病多因外感风寒或风热失治，入里化热，热传阳明而来，或因感受燥邪，或误食苦寒，温燥之品，耗伤阴血化燥所致，脾津不布，或好食辛辣厚味，胃腑蕴热，因足阳明胃经环唇，胃经实火循经上传，与外风相合，风火相煽而成本病。本例患者因恶寒怕冷服用中药后上火致上唇肿胀，辨证为湿郁痰郁、卫阳不足。治以益气实卫、健脾除湿，方药选用玉屏风散合香砂六君子汤、三妙散化裁。三诊时考虑湿热日久伤阴，给予加当归、石斛、北沙参、麦冬等药以补血养阴清热。四诊时考虑心阴亏虚、心阴失养，改为天王补心丹化裁以达到滋阴清热、养血安神之功效。患者症状均无。

医案三　乳蛾（血郁热郁）

患者：王某某，男，17 岁。2014 年 5 月 3 日首诊。

主诉：发热咽痛 3 天。

现病史：自述 3 天前感寒发热，嗓子痛，咳嗽，深呼吸时觉气管发痒，头晕头痛，全身乏力，动则汗出，纳呆，眠可，2 日未解大便，小便正常。舌淡红，苔白稍厚腻，脉浮数。查见右侧扁桃体 Ⅱ 度肿大并见脓性分泌物。体温（T）：39.5℃。血常规：白细胞计数（WBC）8.03×10⁹/L，中性粒细胞计数（NEUT）5.91×10⁹/L，淋巴细胞绝对值（LYMPH）1.57×10⁹/L，红细胞计数（RBC）5.14×10¹²/L，血红蛋白（Hb）146 g/L，血小板计数（PLT）203×10⁹/L。

既往史：无特殊病史。

诊断：乳蛾（血郁热郁）。

治则：清热解毒，凉血散郁。

方药：普济消毒饮化裁，处方如下：羌活 30 g、连翘 30 g、黄连 10 g、黄芩 20 g、陈皮 15 g、柴胡 30 g、薄荷 10 g、桔梗 15 g、升麻 9 g、牛蒡子 10 g、玄参 30 g、板蓝根 30 g、马勃 15 g、僵蚕 15 g、赤芍 15 g、威灵仙 20 g、鱼腥草 30 g、甘草 10 g。5 剂，水煎服，每日 1 剂，分 2 次温服。

羚羊角粉 9 g，每日早晚各冲服 1.5 g，与汤剂同服。

另：复方双花片（中成药，由金银花、连翘、玄参、桔梗等组成）每服 4 片，早、中、晚饭后及晚 10 点钟各服 1 次。

后告知，药后即愈。

按语：乳蛾是因邪客喉核（扁桃体），核内血肉腐败所致，以咽痛、喉核红肿或化脓为特征的咽部疾病。分急乳蛾和慢乳蛾两类，相当于急、慢性扁桃体炎。古代中医文献对本病论述较多，乳蛾涉及的病名也较多。在宋代，《太平惠民和剂局方》卷六中就有"单蛾""双蛾"；金代张子和的《儒门事亲》卷三中，正式提出"乳蛾"之名。而乳蛾的病因病理方面，古代医家多认为有内外因素形成，外因主要属风寒侵袭、风热侵袭、饮食不节，而内因则为脏腑失调，以致痰火积热上攻、水亏火炎、虚阳上攻等，与肺胃肾等脏腑病变关系密切。如明·窦梦麟《疮疡经验全书》卷一说："咽喉有数证，有积热，有风热，有客热，有病后余邪未清，变化双蛾者"。本例患者则是热毒郁结，血分热毒偏盛形成，故治则以清热解毒、凉血散郁。给予羚羊角粉清热解毒消肿，普济消毒饮化裁清热解毒、凉血透郁。

医案四　喉痹（血郁痰郁）

患者：吕某某，男，28 岁。2014 年 2 月 1 日首诊。

主诉：咽喉不利 1 年余。

现病史：患者企业管理工作，平素讲话较多，易于上火，攻冲咽喉致咽干咽痛，或伴牙痛，纳可眠可，但凡出差则寐差，大便黏腻不爽，小便正常，舌淡红，苔白稍腻，脉沉缓。查见咽部充血，咽后壁淋巴滤泡增生密集。体丰超重。

既往史：今年 3 月份体检，查见脂肪肝。

诊断：喉痹（血郁痰郁）。

治则：活血散郁，化痰利咽。

方药：半夏厚朴汤合普济消毒饮化裁，处方如下：陈皮 15 g、姜半夏 9 g、茯苓 30 g、厚朴 15 g、紫苏 9 g、当归 9 g、赤芍 9 g、牛蒡子 10 g、玄参 20 g、升麻 9 g、僵蚕 15 g、马勃 15 g、板蓝根 30 g、桔梗 15 g、威灵仙 20 g、甘草 9 g、生姜 3 g，大枣 10 g。7 剂，水煎服，每日 1 剂，分 2 次温服。

二诊：2014 年 5 月 1 日。服上药后咽喉症状明显减轻，偶尔会有不适，近日切齿牙痛，纳眠、二便正常，舌淡红，苔薄白，脉沉稍数。首方加细辛 5 g、川牛膝 15 g，7 剂，煎服法同上。药后牙痛症愈。

按语：喉痹是指以咽部红肿疼痛，或干燥、异物感，或咽痒不适，吞咽不利等为主要临床表现的疾病。其病名最早见于帛书《五十二病方》。《素问·厥论》曰："手明阳少阳厥逆，发喉痹，嗌肿。"本例患者辨证为血郁痰郁。治则为活血散郁、化痰利咽。方药用半夏厚朴汤合普济消毒饮化裁，二诊时患者牙疼较为明显，遂给予细辛、川牛膝祛风止痛、活血化瘀，患者诸症消失。

医案五　喉痹（热郁痰郁）

患者：张某，男，22 岁。2015 年 12 月 30 日首诊。

主诉：咽干疼痛、鼻塞 3 个月。

现病史：患者数月前感冒发热，经治热退，但咽干疼痛、欲饮，头痛头懵，颈肩酸痛，眠浅易醒，乏力，精神不振，脱发较多，时或上肢麻木，纳可，二便调。舌淡红，苔薄白，脉沉缓有力。查：咽腔充血，咽后壁淋巴滤泡增生密集。

既往史：无特殊病史。

诊断：喉痹（热郁痰郁）。

治则：清热利咽，化痰散结，辅以活血止痛，宣通肺窍，养心安神。

方药：普济消毒饮化裁，处方如下：当归 9 g、赤芍 9 g、玄参 30 g、麦冬 15 g、板蓝根 30 g、牛蒡子 15 g、马勃 9 g、僵蚕 9 g、桔梗 15 g、威灵仙 20 g、川芎 18 g、蔓荆子 15 g、辛夷 15 g、炒酸枣仁 30 g、夜交藤 15 g、甘草 9 g、生姜 3 g、大枣 10 g。7 剂，水煎服，每日 1 剂，分 2 次温服。

二诊：2016 年 1 月 9 日。咽干咽痛减半，睡眠得安，仍鼻塞、干痒，遇冷及刺激性异味则咳嗽，晨起咳嗽偶见痰中血丝，头痛，颈肩酸痛，乏力，纳可，二便调。血压 124/80 mmHg，舌红，苔薄白，脉沉稍弦。方药：上方去炒酸枣仁、夜交藤、玄参、麦冬，加炒黄芩 18 g、细辛 3 g、徐长卿 30 g。7 剂，煎服法同上。

2016 年 2 月 20 日其母来诊告知，儿子之病于服最后 7 剂药后所有症状全无，其病告愈。

按语：喉痹，多由邪热内结、气血瘀滞痹阻所致，主要症见咽喉肿痛、吞咽阻塞不利。《素问·阴阳别论》曰："一阴一阳结谓之喉痹。"《灵枢·本脏篇》曰："肺大则多饮，善病胸痹喉痹逆气。"本例患者感受风寒，风寒日久郁而化热，热毒郁结，形成喉痹，故治则当以清热利咽，化痰散结，辅助活血止痛，宣通肺窍，养心安神。中药采用普济消毒饮化裁。二诊患者症状减轻，但仍伴鼻塞、干痒，遇冷及刺激性异味则咳嗽，晨起咳嗽偶见痰中血丝，头痛，颈肩酸痛，乏力，考虑肺内热盛，遂去炒酸枣仁、夜交藤、玄参、麦冬，加炒黄芩、细辛、徐长卿三药以加强清肺热、去瘀毒、利水消肿止痛，患者服药后果然诸症消失。

病案六　牙龈萎缩并口糜（肾阴不足，胃火上炎）

患者：夏某某，男，23岁。2015年12月28日首诊。

主诉：牙龈萎缩月余。

现病史：2个月前因失眠、遗精，服中药治疗，服至半月牙齿不适，不能吃较硬食物，并见牙龈萎缩，且进展较快，牙龈疼痛，唇干，唇内黏膜数个米粒大溃疡，吐白黏痰涎，纳眠可，大便不成形，日1行，溲黄，舌淡红，苔白微黄，脉沉稍数。

既往史：无特殊病史。

诊断：牙龈萎缩并口糜（肾阴不足，胃火上炎）。

治则：滋阴降火。

方药：知柏地黄汤化裁，处方如下：知母15g、黄柏15g、生地黄和熟地黄各30g、生山药15g、茯苓30g、牡丹皮9g、泽泻15g、黄精15g、玉竹15g、丹参30g、黄连9g、吴茱萸3g、金樱子20g、甘草9g、生姜3g、大枣10g。7剂，水煎服，每日1剂，分2次温服。

二诊：2016年1月4日。牙龈萎缩已见好转，口唇溃疡愈，但头晕、恶心、足凉，进餐后好转，胃脘不适，得按则舒，舌淡红，苔白，脉濡缓。拟香砂六君子汤化裁，处方如下：党参15g、炒白术15g、陈皮15g、清半夏9g、茯苓15g、砂仁9g、藿香9g、紫苏15g、熟地黄30g、黄柏15g、金樱子15g、甘草9g、生姜3g、大枣10g。3剂，煎服法同上。

三诊：2016年1月8日。牙龈萎缩明显好转，现唇干且痛，四末不温，下肢较重，遗精，神疲，唇内新起一米粒大小溃疡，纳眠可，大便日行1次，质稍溏，小便正常，舌尖红，苔白稍腻，脉濡缓。上方去黄柏，加黄连9g、吴茱萸3g、地骨皮15g、鹿角霜15g。3剂，煎服法同上。

四诊：2016年1月13日。诸症均见明显改善，无明显不适。上方继进7剂，其病告愈。

按语：牙龈萎缩属于"牙宣"范畴，牙宣是指以龈肉萎缩、牙根宣露、牙齿松动，经常渗出血液甚至脓液为特征的病症。古代医书中常用齿龈宣露、齿牙根摇、齿间出血、齿挺、食床等病名。《医宗金鉴·外科心法要诀》曰："此证牙龈宣肿，龈肉日渐腐颓，久则削缩，以致齿牙宣露。"临床上多见虚实两证，虚证多见于肾阴亏虚、气血不足等，实证则见于胃火炽盛。本例患者为虚实夹杂，胃火炽盛，灼伤肾阴，肾阴不足，无以滋养牙根，故牙龈裸露，同时胃火炽盛，故牙龈疼痛、唇干、溲黄、苔白微黄、脉沉稍数为胃火炽盛之征象。故治疗以滋阴降火，方选知柏地黄汤化裁。二诊牙龈萎缩已见好转，口唇溃疡愈，但头晕、恶心、足凉，进餐后好转，胃脘不适，得按则舒，舌淡红，苔白，脉濡缓。考虑胃火炽盛，火盛伤胃，脾胃虚弱，拟香砂六君子汤化裁以健脾养胃而收功。

医案七　寒冷磕牙症（心肺气虚，肾阳不足）

患者：周某，女，67岁。2013年10月14日首诊。

现病史：每遇气温下降天气寒冷则颤抖，上下牙齿不自主地磕碰抖动，且右侧肢体麻木，时或提劲提精神时头胀手胀，情绪激动时语言謇塞障碍。纳可，寐差，睡眠醒来仍困倦乏力，二便调。舌淡红，苔黄，脉沉缓，两寸脉弱。

既往史：2011年脑栓塞已治愈，高血压，服药控制在正常水平，高脂血症。

诊断：寒冷磕牙症（心肺气虚，肾阳不足）。

治则：补益心肺，温壮肾阳，活血通络。

方药：归脾汤化裁，处方如下：黄芪30g、太子参20g、麦冬15g、五味子15g、桂圆肉15g、生白术15g、陈皮9g、炒酸枣仁20g、广木香9g、黄精15g、玉竹15g、柴胡9g、枳壳15g、仙灵脾20g、丹参30g、鹿角霜15g、丝瓜络15g、川牛膝20g、生姜3g、大枣10g。7剂，水煎服，每日1剂，分2次温服。

二诊：2013年10月28日。药服7剂，症状减轻，自行照上方又取6剂，服后病情得以明显改善，现下肢较前有力，走路已不颤抖，说话能自如表达，吐字清晰，别无明显不适。舌淡红，苔薄黄，脉沉缓有力。

上方中的，去木香之耗气，黄芪加至50g，鹿角霜加至20g以增药力。7剂，水煎服如上法。

后访之，其病痊愈。

按语：患者每遇气温下降天气寒冷则颤抖，上下牙齿不自主地磕碰抖动，同时伴有右侧肢体麻木，寐差，睡眠醒来仍困倦乏力，考虑为患者年过七旬，肾阳亏虚，心肺不足，故治疗给予补益心肺，温肾壮阳，活血通络。方药采用归脾汤化裁。二诊患者症状明显好转，遂加大补益心肺、温补肾阳之药品。患者坚持口服而症状消失。

医案八　嗅觉失灵（肺阴不足，血郁痰郁）

患者：赵某某，男，64岁。2013年3月9日首诊。

现病史：鼻不闻气味 3 个月，寐差，纳可但食之乏味，二便调，平素饮水少，晨起口干、口苦，舌黯红，苔白黄而腻，脉沉缓无力。

既往史：突发性耳聋（已愈）、鼻窦炎、圆形脱发、脂肪肝。

诊断：嗅觉失灵（肺阴不足，血郁痰郁）。

治则：益气宣肺通窍，活血化瘀。

方药：拟玉屏风散、桃红四物汤、苍耳子散合方化裁，处方如下：黄芪 30 g、炒白术 15 g、防风 15 g、当归 9 g、丹参 15 g、桃仁 9 g、红花 9 g、白芷 9 g、辛夷 9 g、黄芩 15 g、紫苏 15 g、川芎 9 g、郁金 9 g、石菖蒲 9 g、陈皮 9 g、云苓 30 g、白蔻仁 6 g、甘草 9 g、生姜 3 g、大枣 10 g。7 剂，水煎服，每日 1 剂，分 2 次温服。

二诊：2013 年 4 月 15 日。偶可闻到气味，舌黯红，苔白微黄，脉沉缓。首方炒白术易生白术，去甘草加麦冬 15 g，当归加至 15 g，丹参加至 30 g，7 剂，水煎服如上法。

三诊：2013 年 4 月 22 日。鼻已闻知气味，偶尔失灵，另背部有一处 2 cm×2 cm 大小皮肤瘙痒，移时可消，时或外耳道痒。舌淡红，苔白微黄稍腻乏津，脉沉缓。上方辛夷加至 15 g，麦冬易玉竹 15 g。7 剂，水煎服如上法。

四诊：2013 年 4 月 29 日。鼻之嗅觉已经恢复，能正常辨别气味，背痒耳痒消失，舌淡红，苔薄白，左脉沉细，右脉沉缓。上方继服 7 剂，巩固疗效。

按语：嗅觉失灵在古代中医称为"不闻香臭"或者"鼻聋"，认为嗅觉的生理病理与肺、心、脾密切相关，因鼻为清气道，司嗅觉，为肺之系；心主五臭；脾主升清，清阳出上窍。本例患者经辨证确定为肺阴不足，血郁痰郁，治则当以益气宣肺通窍、活血化瘀，方药采用玉屏风散、桃红四物汤、苍耳子散合方化裁，患者二诊症状缓解，遂加大活血化瘀的药物使用。三诊时患者诉鼻已闻知气味，偶尔失灵，另背部有一处 2 cm×2 cm 大小皮肤瘙痒，移时可消，时或外耳道痒。辛夷辛散温通，芳香走窜，上行头面，善通鼻窍，为治鼻渊头痛要药。遂效不更方，继续口服缓解症状。

医案九 鼻鼽（肺肾阳虚）

患者：韩某，男，45 岁。2015 年 4 月 20 日首诊。

现病史：经常喷嚏连连，鼻流清涕年余，倦怠乏力，全身酸困 2 个月，纳可，时或睡眠欠佳，晨起仍觉头脑昏沉，大便一日 2 次，首次成形，第二次则为溏便，小便正常。舌淡红，苔黄白稍腻，脉沉缓，右尺虚大。

既往史：无特殊。

诊断：鼻鼽（肺肾阳虚）。

治疗：益气固表，补益肺肾。

方药：玉屏风散合苍耳子散化裁，处方如下：黄芪30g、炒白术15g、防风15g、辛夷10g、苍耳子10g、细辛3g、白芷9g、熟地黄15g、女贞子15g、黄精15g、太子参15g、丹参30g、仙灵脾15g、柴胡9g、陈皮9g、车前子15g、生薏苡仁30g、甘草9g、生姜3g、大枣10g。7剂，水煎服，每日1剂，分2次温服。

2015年5月11日其母亲陪患者前来诊视疾病，述其7剂药后，鼻鼽未再发作。

按语：鼻鼽是指突然和反复发作的以鼻痒、打喷嚏、流清涕、鼻塞等为主要特征的鼻病。本病无性别、年龄、地域差异，可常年性发病，亦可呈季节性发作，甚或诱发哮喘，为一常见病和多发病。鼻鼽一病首见于《内经》如《素问·脉解篇》云："所谓客孙脉则头痛、鼻鼽、腹肿者，阳明并于上，上者则其孙络太阴也，故头痛、鼻鼽、腹肿也。"在《内经》中尚有"鼽嚏""鼽衄"等别称。《素问·玄机原病式1卷》谓："鼽者，鼻出清涕也"，"嚏，鼻中因痒而气喷作于声也"。本例患者素体禀赋不足，肾气亏虚，复因感受风寒，肺气不利，形成本病，故中药治疗给予益气固表、补益肺肾，方药以大剂量玉屏风散益气固表，合苍耳子散加味芳香清窍、祛风散寒。患者疾患消失。

医案十　黑苔（肺肾气虚，脾失健运）

患者：王某，女，53岁。2013年12月5日首诊。

现病史：述舌体左半黑苔8个月，或一周1发，或20天1发，无明显原因，无明显不适，黑苔多在夜晚微汗时出见，常觉喉中有痰。纳眠二便正常，断经已5年。舌淡红，左半舌苔黑稍腻，脉沉缓，两尺无力。

既往史：窦性心动徐缓、窦性心律不齐。

诊断：黑苔（肺肾气虚，脾失健运）。

辨证分析：舌之黑苔多呈现在热病后期邪热深入下焦所致，其苔黑多由黄苔转来，焦黑起芒刺，干燥无津，多为肾阴枯竭所致。但也有肾水上泛而现黑苔者，多舌体胖大，苔黑湿滑。此苔黑仅占舌体一半，且润而腻，伴见喉中多痰，当为痰湿为患，而夜半阴尽阳升之时肾气升发而至舌化为黑苔，身有微汗出者乃肾阳升腾、卫不固营所致。两尺脉虚正乃肾气不足不能主一身水液之脉象。本证形成复由肺气虚不能通调水道而湿聚，脾虚不能运化水湿而生痰，肺脾肾三脏之虚所为。

治则：健脾渗湿，补益肺肾。

方药：香砂六君子汤化裁，处方如下：党参15g、炒白术9g、陈皮9g、法半夏9g、云苓30g、砂仁6g、白蔻仁6g、炒薏苡仁30g、生山药15g、佩兰9g、太子参15g、焦三仙各 15 g、车前子 15 g（布包）、补骨脂 9 g、甘草 9 g、生姜 3 g、大枣 10 g。7 剂，水煎服，每日一剂，分 2 次温服。

二诊：2013 年 4 月 15 日。三剂药后黑苔即退，退后未再出见黑苔。现另见证候，遇风则迎风一侧身畏寒觉凉，并觉腿脚不灵，腰痛，舌淡红，苔薄白，脉沉缓。此肾阳不足气血流行不畅所致，治宜温肾助阳，活血通络治之，方用四维饮（自拟方）化裁：黄芪 15 g、太子参 15 g、炒白术 9 g、丹参 30 g、黄精 15 g、仙灵脾 15 g、菟丝子 15 g、巴戟天 15 g、肉苁蓉 15 g、桑寄生 30 g、徐长卿 15 g、鸡血藤 30 g、女贞子 15 g、鹿角霜 15 g、甘草 9 g、生姜 3 g、大枣 10 g。7 剂，水煎服，如上法。

药后来电告知，诸症悉除，现无不适。

按语：黑苔指舌苔色黑。多由灰苔或焦黄苔发展而来，常见于疫病严重阶段。主里证，或为热极，或为寒盛。若苔黑而燥裂，甚则生芒刺，多为热极津枯；若苔黑而滑润，多属寒盛阳衰。总之，患者出现黑苔，中医一般认为病情变化大多已达到一定程度，不是热极就是亏虚至极。古代文献对黑苔曾有不少论述。如《舌鉴辨证》说："伤寒病寒邪传里化火，则舌苔变黑，自舌中黑起延及根尖者多，自根尖黑起者少。热甚则芒刺干焦鳞裂，其初必由白苔变黄，由黄变黑，甚至刮之不脱，湿之不润者，热极伤阴也……宜用苦寒以泻阳，急下以救真阴。"《伤寒金镜录》中说："舌见红色，内有黑形如小舌者，乃邪热结于里也。君火炽盛，反兼水化，宜凉膈散、大柴胡汤下之。"本例患者肺肾气虚，脾失健运。患者苔黑仅占舌体一半，且润而腻，伴见喉中多痰，当为痰湿为患，而夜半阴尽阳升之时肾气升发而至舌化为黑苔，身有微汗出者乃肾阳升腾卫不固营所致。两尺脉虚正乃肾气不足不能主一身水液之脉象。本证形成复由肺气虚不能通调水道而湿聚，脾虚不能运化水湿而生痰，肺脾肾三脏之虚所为。故治则以健脾渗湿、补益肺肾，方药采用香砂六君子汤加味。二诊时患者自述 3 剂药后黑苔即退，退后未再出见黑苔。但因感受风寒，其迎风一侧身畏寒觉凉，并觉腿脚不灵，腰痛，舌淡红，苔薄白，脉沉缓。此肾阳不足、气血流行不畅所致，治宜温肾助阳、活血通络。陈安民教授采用自拟四维饮化裁，患者诸症悉除，现无不适。

第二十六章　皮肤病医案

医案一　痤疮（肝郁血瘀）

患者：孙某某，女，25岁。2013年10月28日首诊。

现病史：面部痤疮2个月余，唇红，咽干咽痛，口鼻气热，月经前后无定期，伴胸闷腹胀，纳可，寐差，二便调，历年每至冬季手足冰凉。舌红偏黯，苔薄黄，脉沉缓。B超查见甲状腺结节。

诊断：痤疮（肝郁血瘀）。

治则：疏肝解郁，活血化瘀。

方药：丹栀逍遥散化裁，处方如下：牡丹皮15 g、炒栀子15 g、当归15 g、赤芍和白芍各15 g、柴胡12 g、云苓30 g、生白术15 g、薄荷9 g（后下）、蒲公英30 g、紫花地丁30 g、生薏苡仁30 g、车前子15 g、牛蒡子9 g、玄参30 g、桔梗15 g、甘草9 g、生姜3 g、大枣10 g。7剂，水煎服，每日1剂，分2次温服。

二诊：2013年11月11日。颜面痤疮减少，口周仍有新发，咽干咽痛愈，纳可，寐差，小便正常，大便成形，但由一日行增至一日2次，无所苦；平素经期不准，乳房胀痛，一般衍期5～10天，色黯。舌尖红质偏黯，苔白微黄，脉沉缓。首方去薄荷、生白术、牛蒡子、玄参、桔梗，加炒白术15 g、益母草30 g、枳壳15 g、威灵仙20 g、黄芩15 g、野菊花15 g、红花15 g，柴胡加至15 g。7剂，水煎服如上法。

三诊：2013年12月16日。痤疮少发，唯口周颏部有数个丘疹，面赤，遇冷空气则痒，乳胀，咽干，目黯，述月经近日即当来潮。舌淡红，中部裂纹，苔薄黄，脉沉缓。治拟丹栀逍遥散化裁，处方如下：牡丹皮15 g、炒栀子15 g、当归9 g、赤芍和白芍各15 g、柴胡9 g、云苓30 g、生白术15 g、蒲公英30 g、紫花地丁30 g、生薏苡仁

30 g、黄芪 30 g、防风 15 g、白鲜皮 20 g、地肤子 20 g、枳壳 15 g、甘草 9 g、生姜 3 g、大枣 10 g。7 剂，水煎服如上法。

1 周后电话告知，月经来潮，色量正常，痤疮全消，现无明显不适，不欲再服中药。

按语：《傅青主女科》有云："妇人有经来断续，或前后无定期，人以为气血之虚也，谁知是肝气郁结乎。"肝失疏泄，经气不利，气郁化火，气火循经上逆，气血失和，冲任失调。故以丹栀逍遥散化裁疏肝解郁，牡丹皮解肌热，炒栀子清郁热，痤疮为热毒炽盛所致，故加用蒲公英、紫花地丁、玄参清热解毒，牛蒡子、桔梗清利咽膈。二诊痤疮减少，热象已去，肝郁血瘀之症仍在，故去清热解毒、利咽之薄荷、牛蒡子、玄参、桔梗等药，增强疏肝理气、活血调经之力，益母草既活血调经，又有清热解毒之效，枳壳宽中下气，野菊花清热解毒、泻火平肝，黄芩清泻火热，红花活血化瘀，加大柴胡用量以增强疏肝理气之功，炒白术以增强补气健脾之功效。三诊时诸症均有好转，药已中病，则守方守法，加黄芪补益脾气，防风疏理气机，白鲜皮、地肤子清热祛湿止痒。

医案二　痤疮（肝胆郁热，肺胃虚火）

患者：钱某某，男，24 岁。2016 年 1 月 20 日首诊。

现病史：颜面项背痤疮反复发作 2 年，平素易于上火发热，体温常略高于 37℃，咽痛、口糜，时或伴发头痛，纳眠、二便正常。舌红，苔薄白微黄，舌边齿痕，脉沉弦细稍数。查见咽后壁淋巴滤泡增生密集。

既往史：无特殊病史。平素熬夜多，少量烟酒，不嗜辛辣。

诊断：痤疮（肝胆郁热，肺胃虚火）。

治则：清利肝胆郁热，清泻肺胃虚火。

方药：龙胆泻肝汤化裁，处方如下：龙胆草 6 g、炒栀子 15 g、黄芩 15 g、柴胡 15 g、车前子 15 g、泽泻 15 g、当归 9 g、生地黄 15 g、蒲公英 30 g、紫花地丁 30 g、威灵仙 20 g、赤芍 9 g、桔梗 15 g、玄参 20 g、甘草 9 g、生姜 6 g、大枣 10 g。7 剂，水煎服，每日 1 剂，分 2 次温服。

二诊：2016 年 1 月 29 日。药后已不发热，口糜愈，咽已不痛，诸症均有减轻，纳眠、二便正常，面部背部未见新出痤疮，口干。舌淡红，苔薄微黄，舌边齿痕，左脉沉细，右脉稍弦。上方继服 7 剂，煎服法同上。

三诊：2016 年 2 月 16 日。药后平和，未见不良反应，痤疮已消大半，效不更方，续服 10 剂，病获痊愈。

按语：此案辨证为肝胆郁热，肺胃虚火。湿热内蕴，肝胆疏泄失职，气机不畅，日久郁而化热，邪热于上，则发为头痛；肺胃阴液不足，失于濡养，则咽喉不利，故有咽痛、口糜；以龙胆泻肝汤化裁清利肝胆郁热，清泄肺胃虚火；龙胆草清肝胆实火，炒栀子、黄芩清泄肝热，车前子、泽泻利湿清热，以当归、生地黄养血补血、滋养肝体，正如《医宗金鉴》所言："然皆泄肝之品，若使病尽去，恐肝亦伤矣，故又加当归、生地黄补血以养肝。"柴胡疏达肝气，威灵仙通络止痛，痤疮为热毒炽盛所致，故加蒲公英、紫花地丁、玄参清热解毒。二诊诸症状均有减轻，未见新出痤疮，药已中病，则守方守法。三诊已见成效，效不更法，以收全功。

医案三　痤疮并四肢疖病（肝脾不调，血郁热郁湿郁）

患者：范某某，女，26岁。2014年3月4日首诊。

现病史：面部常年痤疮6年余，反复发作。近数月加重且淌水多，自觉头晕头沉，纳可，偶有反酸，平素易于感冒，全身肌肤皆有丘疹，四肢尤多，不痛不痒，可自消，但反复发作，或有成脓时；大便秘结，三、四日1行，月经按月来潮，腹痛，量少，时淡时黯，时或夹有瘀块，伴头顶疼痛，舌淡红，苔薄白，脉沉缓。

既往史：咽炎多年。

诊断：痤疮并四肢疖病（肝脾不调，血郁热郁湿郁）。

治则：调和肝脾，清热利湿。

方药：丹栀逍遥散化裁，处方如下：牡丹皮9g、炒栀子9g、当归9g、赤芍和白芍各15g、柴胡10g、茯苓30g、生白术30g、蒲公英30g、紫花地丁30g、野菊花15g、生薏苡仁30g、延胡索15g、陈皮9g、法半夏9g、细辛3g、甘草9g、生姜3g、大枣10g。15剂，水煎服，每日1剂，分2次温服。

二诊：2014年5月1日。丘疹明显消退，大便二日1次，畅顺，多淌、头晕头沉、反酸均获改善。现低热，T：37.1℃（近年来每至夏季低热），变天后则咳，无痰，晨起咳少量稀痰，月经来潮如前诸症仍在。舌淡红，苔薄黄，脉濡稍数。上方去生薏苡仁、陈皮、法半夏、细辛，加柴胡18g、地骨皮20g、益母草30g、鱼腥草30g，15剂，煎服法同上。

后告知，药后病愈。

按语：此案辨证为肝脾不调、血郁热郁湿郁。肝气犯脾，气机郁滞，运化失常，气滞湿阻，生湿化热，熏蒸颜面，故发为痤疮、丘疹。以丹栀逍遥散化裁调和肝脾、清热化湿，牡丹皮、炒栀子入肝经，清解肝经气郁之火，当归、白芍养血敛阴以补肝体，柴胡疏肝理气，茯苓、生白术、生薏苡仁健脾祛湿，配伍蒲公英、紫花地丁、野菊花、延胡索清热解毒，陈皮、法半夏行气以助脾运化水湿，细辛祛风止痛。诸药合用，标本兼治，共奏良效。二诊药已中病，症状明显改善，故去健脾化湿、祛风止痛之生薏苡仁、陈皮、法半夏、细辛等药，现症见低热、变天则咳，少量稀痰之症状，加柴胡解表退热，地骨皮清肺降火，益母草既活血调经，又有清热解毒之功，加鱼腥草增强解毒排脓之效，以竟全功。

医案四　荨麻疹（血郁热郁）

患者：顾某某，男，9岁。2015年12月7日首诊。

主诉：面部及全身肌肤红色丘疹3天。

现病史：患者3天前不明原因面部出现红色丘疹，第二天泛及全身，皮温不高，痒甚，时或鼻塞，口角溃烂，纳眠、二便正常。舌尖红，苔白稍厚腻，脉沉数稍滑。

既往史：无特殊病史。

诊断：荨麻疹（血郁热郁）。

治则：疏风清热，凉血散郁。

方药：桃红四物汤合消风散化裁，处方如下：当归9g、赤芍9g、桃仁6g、红花6g、荆芥9g、防风9g、蝉蜕9g、白鲜皮20g、蛇床子20g、白蒺藜15g、陈皮9g、法半夏9g、茯苓30g、砂仁6g、甘草9g、生姜3g、大枣10g。7剂，水煎服，每日1剂，分2次温服。

二诊：2015年12月14日。药服1剂，荨麻疹即完全消退，同时鼻塞症状涤，口角糜烂仍旧，纳眠可，二便调。舌质偏红，苔中后部白厚稍腻，脉细数。面色欠华，平素易于鼻塞，家长要求用中药调理增强体质。拟香砂六君子汤化裁：党参10g、炒白术9g、陈皮9g、姜半夏6g、云苓30g、砂仁6g、鸡内金9g、焦东楂15g、辛夷6g、桔梗9g、牛蒡子9g、炒神曲15g、炒麦芽15g、炒莱菔子9g、甘草9g、生姜6g、大枣10g。10剂，煎服法同上，令善其后。

按语：风淫作祟，客于营卫肌腠，阳气郁闭，络脉瘀阻，则发为丘疹，色红痒甚。本病以络脉瘀阻为主，所谓"无风不作痒"即是此理。《诸病源候论》云："每逢风寒相折则起风瘙瘾疹，风邪搏于肌肉与热气并则生蓓癗。"风热之邪，郁于腠理，营卫失调，故兼见鼻塞，口角溃烂。结合舌苔脉象，考虑本病病机为血郁热郁，明代李中梓《医宗必读》有云："治风先治血，血行风自灭。"治以桃红四物汤、消风散化裁疏风清热、凉血散郁，当归、赤芍、桃仁、红花活血补血养血，荆芥、防风、蝉蜕疏风散邪，白鲜皮、蛇床子、白蒺藜祛风止痒，陈皮、法半夏、茯苓、砂仁健脾化湿，甘草益气缓急，调和药性，诸药配伍，遵"疹形于外，病发于内"之理，依疏里达表之法，以奏疏风清热、凉血散郁之效。二诊麻疹全消，鼻塞涤，症状明显改善，尚有口角糜烂，又见舌质偏红，苔厚稍腻，脉细数，乃热郁未解。正如《诸病源候论》所言："此由脾胃有客热，热气熏发于口，两吻生疮，其疮色白，如燕子之吻，故名为燕口疮也。"以香砂六君子汤化裁健脾和胃、理气化湿，加鸡内金、焦山楂、炒神曲、炒麦芽健脾和胃，辛夷宣通鼻窍，桔梗宣肺祛痰，牛蒡子疏散风热，诸药合用，补而不滞，温而不燥，以奏补气健脾和胃之功。

医案五　顽固性瘾疹并鼻鼽（血分湿热）

患者：卢某某，女，21 岁。2013 年 7 月 24 日首诊。

现病史：全身肌肤泛发瘾疹 10 余年，现呈湿疹样泛发全身，伴见喷嚏、清涕、眼痒，月经前后为甚，近日腹痛腹泻。舌淡红，苔黄白腻，脉沉缓。

既往史：慢性胃肠炎。

诊断：瘾疹并发鼻鼽（湿热郁于血分，泛发肌肤，鼻窍不宣）。

治则：清利湿热，活血行郁。

方药：龙胆泻肝汤、苍耳子散合方化裁，处方如下：龙胆草 6 g、炒栀子 9 g、黄芩 15 g、柴胡 9 g、车前子 20 g、泽泻 15 g、当归 9 g、赤芍 15 g、生地黄 15 g、白鲜皮 20 g、地肤子 30 g、蛇床子 30 g、辛夷 9 g、苍耳子 9 g、牡丹皮 15 g、焦东楂 30 g、广木香 9 g、淡竹叶 15 g。7 剂，水煎服，每日 1 剂，分 2 次温服。

二诊：2013 年 7 月 31 日。药后口麻呕恶，湿疹样瘾疹消退，但见扁平片状瘾疹，清晨及夜晚入睡时眼痒，清晨喷嚏、鼻塞，很少清涕，纳可，二便畅。舌淡红，苔右半黄腻稍厚，左半薄黄，脉沉缓。方药：消风散化裁，处方：荆芥 10 g、防风 10 g、蝉蜕 12 g、赤芍 15 g、牡丹皮 15 g、苦参 20 g、地肤子 30 g、白鲜皮 20 g、车前子 15 g、生薏苡仁 30 g、陈皮 10 g、砂仁 9 g、藿香 9 g、焦东楂 30 g、辛夷 9 g、白芷 9 g、生姜 6 g、大枣 10 g。7 剂，水煎服如上法。

三诊：2013 年 8 月 7 日。药后仅出过 1 次瘾疹，仍喷嚏清涕，眼痒，纳眠、二便正常。舌淡红，苔白腻厚，脉沉缓。上方去白芷、焦东楂，加鹿角霜 15 g、苍耳子 9 g、黄芪 30 g、炒白术 15 g。7 剂，水煎服如上法。

四诊：2013 年 8 月 14 日。肌肤又见瘾疹、湿疹，全身瘙痒，眼痒。舌淡红，苔黄腻，脉沉缓。首方去木香、竹叶、生地黄，加白蔻仁 6 g、陈皮 9 g、云苓 30 g，白鲜皮加至 30 g。7 剂，水煎服如上法。

五诊：2013 年 8 月 16 日。电话告知：药后眼已不痒，湿疹、瘾疹消退，带此方返回学校，继续服之巩固疗效。

六诊：2014 年 6 月 27 日。暑期返乡，述一年来未再出瘾疹、湿疹。现症：鼻痒，鼻头鼻翼肿痛，眼痒，耳痒，每年至 6 月底发病，纳呆食少，寐差，二便调，月经周期稍有延迟，腹微痛，乏力，腰膝酸软，多汗，口腔溃疡时有发作。舌淡红，苔黄白稍腻，脉沉缓。此为鼻鼽，辨证：肺肾阳虚，胃经虚热。治疗：玉屏风散合苍耳子散化裁，处方：黄芪 30 g、炒白术 15 g、防风 15 g、辛夷 10 g、苍耳子 10 g、细辛 3 g、鱼腥草 30 g、车前子 15 g、鹿角霜 15 g、黄芩 15 g、炒酸枣仁 30 g、黄连 9 g、吴茱萸 3 g、白鲜皮 20 g、桑叶 15 g、甘草 15 g、生姜 3 g、大枣 10 g。7 剂，水煎服如上法。

七诊：2014 年 7 月 4 日。鼻肿已消，眼已不痒，但觉口干舌燥。舌淡红，苔黄乏津，脉沉缓。拟消风散化裁，为方便在校服用，改用免煎颗粒：荆芥 9 g、防风 9 g、辛夷 9 g、黄芩 15 g、丹参 15 g、车前子 15 g、地肤子 30 g、白鲜皮 30 g、乌梅 15 g、蝉蜕 10 g、甘草 9 g。15 剂，白开水冲服，每日 1 剂，分 2 次温服。

2015 年寒假返里，告知瘾疹、鼻鼽均未再发，彻底告愈。

按语：瘾疹之名首见于《素问》"少阴有余，病皮痹瘾疹"，中医认为邪之所凑，其气必虚。患病日久，平素体弱，气血不足，复感风邪，内不得疏泄，外不得透达，郁于皮毛肌腠之间而发。《素问》有云："所谓客孙脉则头痛鼻鼽腹肿者，阳明并于上，上者则其孙络太阴也，故头痛鼻鼽腹肿也。"脉证合参，可考虑本病病机为湿热郁于血分，泛发肌肤，鼻窍不宣，以龙胆泻肝汤、苍耳子散合方化裁清利湿热，活血行郁，诸药配伍，使清升浊降，风热散而脑液自固矣。二诊口麻呕恶，湿疹消退，又见扁平瘾疹，可见肺经风热之证仍未改善，故换消风散化裁祛风除湿，清热养血，诸药配伍，施治对证。三诊药已中病，仍有喷嚏清涕，眼痒，故去白芷、焦山楂，加黄芪、炒白术增强补气之功，苍耳子宣通鼻窍，鹿角霜通督脉之气。四诊瘾疹再发，加白蔻仁、云苓、陈皮，加大白鲜皮用量，以增强清热燥湿、祛风解毒之功，正如《药性论》论之："治一切热毒风，恶风、风疮、疥癣赤烂，眉毛脱脆，皮肌急，壮热恶寒。"五诊症状明显缓解，效不更方，以资巩固。六诊瘾疹已愈，又添表证，肺肾阳虚，胃经虚热，故以玉屏风散、苍耳子散化裁，诸药配伍，补中有散，散中有收，益气固表。七诊诸症均已缓解，故以消风散化裁巩固疗效，以防复发。

医案六　斑秃（血分郁热）

患者：李某某，男，27 岁。2013 年 5 月 19 日首诊。

现病史：近期过度疲劳紧张，睡眠欠佳，忽见头部左侧圆形脱发一块，2.0 cm×1.5 cm，为时已两个月余。现症：眠少多梦，每晚 12 点就寝，早晨 6 点即起，纳可，二便调。舌淡红，苔薄，脉弦数。

既往史：2004 年曾有此症，治愈。近查发现左侧甲状腺囊肿 0.5 mm×0.7 mm 一个。

诊断：斑秃——圆形脱发（血分郁热）。

治则：疏肝解郁，清热凉血。

方药：丹栀逍遥散化裁，处方如下：牡丹皮 15 g、炒栀子 15 g、当归 15 g、赤芍 15 g、生白芍 15 g、柴胡 9 g、云苓 30 g、炒酸枣仁 30 g、女贞子 15 g、侧柏叶 15 g、制首乌 15 g、菟丝子 20 g、夏枯草 20 g、生地黄和熟地黄各 15 g、丹参 30 g、甘草 9 g、生姜 3 g、大枣 10 g。7 剂，水煎服，每日 1 剂，分 2 次温服。

二诊：2013 年 6 月 16 日。脱发部位毛囊已突起，且有短发生出，如刚剃过头两天之短发，药后大便不成形，日行 2～3 次，不腹痛，余无明显不适。舌淡红，苔薄，脉沉缓。14 剂，水煎服如上法。

三诊：2013 年 7 月 7 日。脱发部位毛发增生明显，但不密集，仍有平光皮面，纳眠、二便正常。舌脉同上。上方女贞子、生地黄、熟地黄均加至 30 g，继服 14 剂。

四诊：2013 年 8 月 4 日。脱发部位仍可见平光皮面，无明显不适，舌淡红，齿痕，苔白，脉沉缓。此后该方继服 30 剂，脱发部位毛发全生如正常头发，斑秃告愈。

按语：斑秃又称"鬼剃头"，《诸病源候论》有云："人有风邪在头，有偏虚处，则发脱落，肌肉枯死。或如钱大，或如指大，发不生，亦不痒，故谓之鬼剃头。"情志忧郁，日久化火，耗损阴血，血热生风，风热随气上窜于巅顶，风盛血燥，毛根不得阴血濡养而突发斑秃。正如《外科正宗》所言："乃血虚不能随气荣养肌肤，故毛发根空，脱落成片，皮肤光亮，痒如虫行，此皆风热乘虚攻注而然。"结合舌苔脉象可考虑本病病机为血分郁热，故以丹栀逍遥散化裁，牡丹皮、炒栀子入肝经，清解肝经气郁之火；芍药、柴胡相用，一疏一敛，调和肝气；当归、白芍配伍有养血柔肝开郁之功；制首乌、菟丝子、女贞子补肾益精，滋补肝肾以乌发，侧柏叶生发乌发，夏枯草清热凉血，生地黄、熟地黄同用取其凉血补血之功。以大量丹参养血安神，历代医家比喻丹参谓"一味丹参，功同四物"。方中诸药配伍，共奏疏肝解郁、清热凉血之效。二诊脱发部位毛囊突起，有短发生出，可见明显改善，热象渐消，则守方守法。三诊毛发增生明显，但不密集，仍有平光皮面，故加大女贞子、生地黄、熟地黄用量，以增强补肝肾补血生血之功，使得毛发密集。四诊，药已中病，故原方不变，巩固疗效，以收全功。

医案七 脱发（气虚，湿郁，血郁）

患者：崔某某，女，50岁。2015年12月15日首诊。

现病史：油性发质，经常脱发，近1个月来脱发明显加重。自觉颜面发胀，颈肩酸痛，纳可，寐差，入睡困难，二便调畅。舌红，苔白厚乏津，左脉沉细无力，右脉沉稍弦。

既往史：高血压病，现用药控制在正常范围，今测血压110/70 mmHg，胆囊切除已4年，颈椎病。

诊断：脱发（气虚，湿郁，血郁）。

治则：滋肾养血，活血祛郁，健脾化湿。

方药：七宝美髯丹化裁，处方如下：熟地黄30 g、制首乌15 g、山茱萸15 g、黄精15 g、女贞子30 g、旱莲草15 g、侧柏叶15 g、茯苓30 g、车前子15 g、陈皮9 g、砂仁6 g、炒酸枣仁30 g、夜交藤15 g、桑叶15 g、徐长卿30 g、甘草9 g、生姜3 g、大枣10 g。7剂，水煎服，每日1剂，分2次温服。

二诊：2015年12月22日。脱发减少，睡眠得以改善，脸仍有胀感，颈肩仍痛，纳食可，二便正常。舌淡红，苔白微黄稍腻，脉沉缓。上方去山茱萸、黄精，加泽兰30 g、大腹皮15 g。7剂，煎服法同上。

三诊：2015年12月29日。脱发明显好转，梳头洗发很少落发，仍脸胀肩痛，纳可，半夜睡眠醒后难以再行入睡，二便调。舌淡红，苔白腻微黄，左脉沉细无力，右脉沉缓。上方去熟地黄、首乌、夜交藤、砂仁、陈皮，加黄芪30 g、炒白术15 g、丹参30 g、生麻黄3 g、丝瓜络15 g、羌活15 g，车前子加至30 g。10剂，煎服法同上。7剂，煎服法同上。重点治其脸胀肩痛。

按语：斑秃，中医又称之为油风，《外科正宗》有云："油风乃血虚不能随气荣养肌肤，故毛发根空，脱落成片，皮肤光亮。"肝为风木之脏，赖肾水以滋养。肾主精，肝藏血，精血同源，肝肾精血充足，则头发光亮；肝肾亏损，精不化血，则发生长缺源，故成斑片脱落。《素问》有云："诸湿肿满，皆属于脾。"结合舌苔脉象可考虑本病病机为气虚、湿郁、血郁。以七宝美髯丹化裁滋肾养血、活血祛郁、健脾化湿，方中制首乌、女贞子、墨旱莲、侧柏叶均有乌须生发之功，茯苓交心肾而渗脾湿，车前子渗湿，陈皮燥湿，砂仁化湿，配伍则有"进补之前先开路"之说，炒酸枣仁、夜交藤宁心安神，徐长卿祛风化湿、行气通络。诸药配伍，各彰其功。二诊脱发减少，睡眠改善，湿邪未解，故去温补之山茱萸、黄精，加泽兰、大腹皮利水消肿止痛。三诊脱发已明显好转，观其脉沉无力，寐差，脸胀肩痛仍未缓解，故再去温补之品，加补气、利水、祛湿止痛之药。纵观其方，选药精当，配伍合理，诸症悉除。

医案八 化疗后严重脱发（肝肾阴虚，血分郁热）

患者：何某某，女，37岁。2016年9月14日首诊。

现病史：宫颈癌术后并化疗已4个月，严重脱发，几近光而无毛发，寐差，腰膝酸软，左脚掌外侧瘙痒，纳可，大便日行1～3次，小便正常，舌红苔薄黄，舌面右侧见一黄豆大溃疡，脉沉缓无力。

诊断：脱发（肝肾阴虚，血分郁热）。

治法：滋补肝肾，兼清血分郁热。

方药：左归饮化裁，处方如下：生地黄15 g、熟地黄30 g、赤芍9 g、炒白芍15 g、侧柏叶15 g、制首乌15 g、女贞子30 g、炒酸枣仁30 g、夜交藤15 g、茯神30 g、桑寄生30 g、徐长卿30 g、白鲜皮20 g、蛇床子20 g、川牛膝15 g、丝瓜络15 g、生姜3 g、大枣10 g。7剂，水煎服，每日1剂，分2次温服。

二诊：2016年9月21日。腰痛足痒好转，但见肌肤无定处瘙痒，他症如前。舌淡红，苔薄白，脉沉缓。首方去丝瓜络加当归15 g，生地黄加至30 g，炒酸枣仁加至50 g，7剂，煎服法同上。

三诊：2016年9月29日。左脚掌外侧及全身无定处肌肤瘙痒完全消失，述20年之恙而今得愈。腰部酸困疼痛明显好转，眠浅易醒如故，未见新发生长，口渴喜饮，纳可，二便调。舌质稍黯，苔白，脉沉缓。上方去桑寄生，加牡丹皮15 g，赤芍加至15 g，炒酸枣仁加至60 g，白鲜皮、蛇床子均减至15 g，另加盐黑豆30 g。10剂，煎服法同上。

四诊：2016年10月10日。脱发明显减少，腰部不适好转，但感说话多时易累，两上臂胀，按压左臂则膻中穴处疼痛，纳眠可，二便调，舌淡红，苔薄黄，脉沉缓。拟补中益气汤加味：黄芪30 g、党参15 g、当归9 g、炒白术9 g、陈皮9 g、柴胡9 g、升麻9 g、檀香9 g、枳壳9 g、丝瓜络15 g、桂枝9 g、熟地黄20 g、女贞子20 g、炒酸枣仁60 g、炒山楂15 g、甘草9 g、生姜5 g、大枣15 g。10剂，煎服法同上。

五诊：2016年12月1日。近日头皮瘙痒夜甚，脱发进一步好转，新发普生，腰部不适走路久则酸痛，休息后可得缓解，5天前口腔左颊黏膜生一黄豆大溃疡，前天出现视物恍惚，乳房憋胀疼痛，口渴喜饮，纳眠可，二便调舌淡红，苔薄黄，脉沉缓。上方党参易太子参，柴胡加至15 g，熟地黄、女贞子均加至30 g，去枳壳、桂枝、檀香、炒白术，加徐长卿20 g、杞果20 g、白鲜皮30 g、桑叶15 g。7剂，煎服法同上。

六诊：2016年12月8日。诸症明显减轻，已趋痊愈，舌淡红，苔薄黄，脉沉缓。

上方继服 10 剂。药后已无明显症状，头皮瘙痒大减，已不脱发，且发质明亮柔顺。

按语：患者为化疗后，化疗损伤人体正气，耗气伤阴，故化疗后患者多见脱发、乏力、发热等不良反应。肾为先天之本，《素问·上古天真论》中记载："……五七，阳明脉衰，面始焦，发始堕……"，肾在体合骨，其华在发，发的生机根源于肾，肾藏精，精化血，精血旺盛，则毛发粗壮而润泽，反之则须发早白甚至脱发。因此，临床脱发多从肾论治。首诊治以左归饮滋补肾中精血。二诊患者肌肤瘙痒无定处，考虑血分郁热、血虚生风，加当归养血，生地黄清热凉血。三诊时瘙痒、腰酸已见显效，遗留寐差、脱发等症，中医讲究以形补形，黑色及咸味均入肾，加黑豆补肾。四诊出现了气虚的表现：说话多时易累，膻中属气海，按压左臂则膻中穴处疼痛亦为气虚之象，以补中益气汤补气健脾、升发清阳，助水谷精微之气上行。五诊头皮瘙痒夜甚属阴血亏虚，熟地黄、女贞子滋补阴血；患者口腔溃疡，太子参较党参作用更柔和，补气又不易生热。六诊诸症明显减轻。本案中陈安民教授以滋肾凉血法治疗脱发，其效颇佳。

医案九　老年斑（血郁湿郁）

患者：李某某，男，75 岁。2014 年 12 月 18 日首诊。

现病史：近 2 个月来面部老年斑明显增多，纳眠、二便正常，舌淡红，苔黄白厚腻，脉沉弦，两尺脉无力。

既往史：主动脉硬化、高脂血症、颈动脉斑块、黄疣、脂肪肝、前列腺增生、空腹血糖常在 6 ~ 7 mmol/L，血压 140/90 mmHg。

诊断：老年斑（血郁湿郁）。

治则：调和肝脾，活血化湿。

方药：丹栀逍遥散化裁，处方如下：牡丹皮 9 g、炒栀子 9 g、当归 9 g、赤芍和白芍各 15 g、丹参 30 g、茯苓 30 g、苍术和白术各 15 g、陈皮 15 g、法半夏 10 g、白芷 9 g、白蔹 15 g、炒决明子 15 g、生薏苡仁 50 g、柴胡 15 g、车前子 15 g、甘草 9 g、生姜 3 g、大枣 10 g。7 剂，水煎服，每日 1 剂，分 2 次温服。

二诊：2015 年 12 月 29 日。药后部分老年斑颜色变淡，现右侧面颊及手背、背部老年斑较多，近日血压有所增高，血压 160/100 mmHg，但无明显头痛、头晕、头胀。舌淡红，苔黄稍腻，脉沉弦。上方去栀子、牡丹皮，加川牛膝 20 g、地龙 20 g，炒决明子加至 20 g，白芷加至 12 g，白蔹加至 18 g，车前子加至 20 g。15 剂，煎服法同上。

三诊：2016 年 1 月 15 日。血压回归 140/90 mmHg，老年斑未见新生，原来斑块有所减少、变淡，其信心颇足，但也深谙本病也非短期所能改善，故求整体调理，制成水丸，缓缓服之。上方白芷加至 15 g，白蔹加至 30 g，另加桃仁、红花各 15 g，10 剂，制水丸如梧桐子大，每服 10 g，每日早晚各服 1 次，缓图治之。

按语：温热病邪内陷，营阴受损，热伤血络，气血不能上荣于面，故发为老年斑。《丹溪心法》言："血郁者，四肢无力，能食便红，脉沉。"脾虚运化失职，生湿化热，熏蒸颜面，则斑块增多。以丹栀逍遥散化裁调和肝脾，活血化湿。牡丹皮、炒栀子解肌热、清郁热，当归、芍药、茯苓、白术补气、活血、健脾，薏苡仁、车前子利湿健脾，白芷祛风解表，白蔹、甘草清热解毒。二诊斑色变淡，手背、背部斑块较多，故去清热凉血之牡丹皮、炒栀子，加川牛膝、地龙引药下行、逐瘀通络，加大清热、利水、除湿之力。三诊血压正常，未见新生斑块，药已中病，诸症几除，另加桃仁、红花疏肝理气、活血通络，改丸剂巩固，缓图治之。

第二十七章　甲状腺结节医案

甲状腺结节（痰郁血郁）

患者：张某，女，36 岁。2014 年 1 月 3 日首诊。

现病史：健康体检发现甲状腺结节 5 枚，大者 11 mm×9 mm，甲状腺功能正常。现主症：乏力，腹部脐以下瘙痒，纳呆，夜晚腹胀，大便干，小便利，寐差易醒。舌淡红，苔薄白，脉沉缓。

既往史：妊娠湿疹，过敏体质。

诊断：①甲状腺结节（痰郁血郁）；②腹部瘙痒。

治则：健脾益气，化痰散结，活血祛风止痒。

方药：香砂六君子汤合消瘰丸化裁，处方如下：黄芪 30 g、太子参 30 g、陈皮 15 g、法半夏 15 g、云苓 30 g、生白术 30 g、浙贝母 15 g、玄参 30 g、夏枯草 30 g、生牡蛎 50 g、生山楂 30 g、枳壳 15 g、厚朴 15 g、炒鸡内金 15 g、白鲜皮 30 g、地肤子 30 g、白蒺藜 30 g、蛇床子 30 g、黄药子 15 g、车前子 15 g、制首乌 30 g、丹参 30 g、炙杷叶 15 g。5 剂，制水丸，如梧桐子大，每服 10 g，早、中、晚饭后各服 1 次。

按语：多数医家认为，甲状腺结节属于中医"瘿瘤"范畴，是气郁痰结血瘀所致的以一侧或双侧颈前结块，状如核桃，可大可小，可软可硬，甚至有核累累为特征的病证，具有中医学所谓"瘤"的查体所见，故称"瘿瘤"。《仁斋直指方论》记载："随忧愁而消长者，谓之气瘿"，《诸病源候论》也描述了气瘿的情状："颈下皮宽，内结突起，腘腘然，亦渐长大，气结所成也。"本例患者素体痰湿偏盛，脾虚则水谷运化不利，不能输布精微于四末，故乏力、纳呆，夜晚腹胀，血瘀则大肠传导失司，故大便干，小便利，血虚无以营养心阴，故寐差易醒。本例患者辨证为痰郁血郁、气血流行不畅所致，故治则当以健脾益气，化痰散结，活血祛风止痒，方药采用香砂六君子汤合消瘰丸化裁而病情缓解。

第二十八章　亚健康医案

亚健康（肾阴肾阳虚弱，气血不足）

患者：颜某，男，44 岁。2014 年 5 月 20 日首诊。

现病史：畏寒 10 余年，平素易于感冒，易发口腔溃疡。近年来腰腿酸软，同房后次日疲乏困倦，动则汗出，寐差，入睡困难。近 1 个月来口腔见多个血泡，舌淡红，苔薄白，脉沉缓无力。

既往史：腰椎间盘突出，哮喘，鼻炎，咽炎。

诊断：亚健康（肾阴肾阳虚弱，气血不足）。

治则：平补气血阴阳。

方药：十味强身饮（陈安民自拟方）化裁，处方如下：黄芪 30 g、党参 15 g、丹参 30 g、熟地黄 15 g、黄精 15 g、女贞子 15 g、麦冬 15 g、五味子 15 g、仙灵脾 30 g、菟丝子 15 g、鹿角霜 15 g、炒酸枣仁 30 g、夜交藤 15 g、仙鹤草 30 g、黄连 9 g、地骨皮 15 g、生姜 6 g、大枣 10 g。水煎服，每日 1 剂，分 2 次温服。

二诊：2014 年 5 月 27 日。药后诸症均有明显减轻，口腔血泡退，但成溃疡，食欲缺乏，近日中午不欲进食。舌淡红，苔白厚，脉沉无力。首方去夜交藤、仙鹤草，加吴茱萸 3 g、白及 9 g、连翘 18 g、焦东楂 20 g。7 剂，煎服法同上。药后口腔溃疡愈。

后在此方基础上化裁继服 1 个月，巩固疗效。

按语：患者畏寒为阳气虚弱；卫阳卫外失司而易感受外邪而感冒；《景岳全书·火证》所云：“寒从中生，则阳气无所依附而泻散于外，即是虚火，假热之谓也”。虚阳外浮，腐肉生疮而成口腔溃疡；腰腿酸软、同房后困倦则为肾阴虚的表现；而动则汗出、脉沉缓无力、寐差则为气血亏虚、阳难入阴的表现。因此在治疗上应滋阴补阳，补血益气。方用黄芪、党参、丹参、熟地黄益气补血；黄精、女贞子、麦冬、五味子、仙灵脾、菟丝子、鹿角霜滋阴补阳；炒酸枣仁、夜交藤补血安神；仙鹤草解毒疗疮，黄连、地骨皮清虚热。需要指出的是，肾阴肾阳亏虚非一时之事，滋阴补阳亦非几日之功，滋阴补阳需补而不腻，要注意兼顾健脾理气。